XINXUEGUAN JIBING LINCHUANG ZHENZHI

心血管疾病临床诊治

主编　张田生　刘　仿　岳宗升　姜永梅
冯伟铭　张国芬　王恒永　张垒垒

上海科学技术文献出版社
Shanghai Scientific and Technological Literature Press

图书在版编目（CIP）数据

心血管疾病临床诊治 / 张田生等主编. -- 上海：
上海科学技术文献出版社, 2024. -- ISBN 978-7-5439
-9181-1

Ⅰ. R54

中国国家版本馆CIP数据核字第2024ZA9053号

组稿编辑：张　树
责任编辑：苏密娅
封面设计：宗　宁

心血管疾病临床诊治
XINXUEGUAN JIBING LINCHUANG ZHENZHI

主　　编：张田生　刘　仿　岳宗升　姜永梅
　　　　　冯伟铭　张国芬　王恒永　张垒垒
出版发行：上海科学技术文献出版社
地　　址：上海市长乐路746号
邮政编码：200040
经　　销：全国新华书店
印　　刷：山东麦德森文化传媒有限公司
开　　本：787mm×1092mm　1/16
印　　张：22.75
字　　数：582 千字
版　　次：2024年7月第1版　2024年7月第1次印刷
书　　号：ISBN 978-7-5439-9181-1
定　　价：208.00 元

主　编

张田生　刘　仿　岳宗升　姜永梅

冯伟铭　张国芬　王恒永　张垒垒

副主编

祭晓博　林艳玉　袁卫平　苗培培

王素珍　赵文义　周汉云　王伟丽

编　委（按姓氏笔画排序）

王伟丽（山东省郯城县高峰头中心卫生院）

王恒永（新泰市第二人民医院）

王素珍（鄄城县箕山中心卫生院）

冯伟铭（高州市人民医院）

刘　仿（山东省枣庄市山亭区人民医院）

张田生（山东健康集团枣庄中心医院）

张国芬（武穴市第一人民医院）

张垒垒（山东省滨州市惠民县魏集镇卫生院）

苗培培（四川省建筑医院）

林艳玉（聊城市人民医院）

岳宗升（曹县县立医院）

周汉云（湖北省襄阳市中心医院）

赵文义（鄄城马爱云医院）

姜永梅（微山县人民医院）

袁卫平（滕州市第一人民医院）

祭晓博（山东省济南市第五人民医院）

前言 Foreword

在浩瀚的医学领域中，心血管疾病以其高发病率、高致残率及高致死率，长久以来占据着全球公共卫生挑战的重要位置。随着人口老龄化的加速、生活方式的快速变迁以及环境因素的复杂影响，心血管疾病已成为威胁人类健康与生命安全的“头号杀手”。面对这一严峻形势，提升心血管疾病的临床诊治水平，不仅是对医学科学发展的迫切要求，更是保障民众健康福祉、促进社会和谐稳定的重要基石。

《心血管疾病临床诊治》一书的编纂，正是基于这一时代背景与现实需求，旨在汇聚国内外心血管疾病领域的最新研究成果、临床实践经验与先进治疗技术，为广大医疗工作者提供一本系统、全面、实用的临床参考书。本书由一群在心血管领域深耕多年的专家共同撰写，他们不仅拥有扎实的理论基础，更在临床一线积累了丰富的实战经验，确保了书中内容的科学性与权威性。

本书内容广泛而深入，涵盖了心血管疾病的病因、发病机制、诊断方法、治疗策略等多个方面。从常见的动脉粥样硬化与冠状动脉粥样硬化性心脏病、高血压、心律失常，到复杂的心力衰竭、心脏瓣膜病等，均进行了详尽的阐述。本书理论与实践相结合，易为临床医师掌握，体现出学科性、先进性、时效性和实用性，可作为心血管疾病专科临床医师学习与再提高的参考读物。

由于编写水平有限，书中难免存在不足之处，敬请广大读者提出宝贵的修改建议，以期再版时修正完善。

《心血管疾病临床诊治》编委会

2024 年 5 月

目录 Contents

第一章 心血管疾病的常见症状与体征

第一节 心　悸

心悸是患者自觉心慌、心跳的一种症状。当心率加快时多伴有心前区不适感，心率缓慢时则感搏动有力。心悸时心率可快、可慢，也可有心律失常、心搏增强，部分患者心率和心律亦可正常。

一、发生机制

心悸发生机制尚未完全清楚，一般认为心脏活动过度是心悸发生的基础，常与心率及心搏出量改变有关。

在心动过速时，舒张期缩短、心室充盈不足，当心室收缩时心室肌与心瓣膜的紧张度突然增加，可引起心搏增强而感心悸。

心律失常如期前收缩，在一个较长的代偿期之后的心室收缩，往往强而有力，这时患者可出现心悸。心悸出现与心律失常出现及存在时间长短有关，如突然发生的阵发性心动过速，心悸往往较明显，而在慢性心律失常，如心房颤动，患者可因逐渐适应而无明显心悸。

心悸的发生常与精神因素及注意力有关，焦虑、紧张及注意力集中时易于出现。心悸可见于心脏病者，但与心脏病不能完全等同，心悸患者不一定患有心脏病，反之心脏病患者也可不发生心悸。

二、病因

(一)心脏搏动增强

心脏收缩力增强引起的心悸，可分为生理性心悸或病理性心悸。

1.生理性心悸

生理性心悸见于下列情况。

(1)健康人在剧烈运动或精神过度紧张时。

(2)饮酒、进食浓茶或咖啡后。

(3)应用某些药物：如肾上腺素、麻黄碱、咖啡因、阿托品、甲状腺片等。

2.病理性心悸

病理性心悸见于下列情况。

(1)心室肥大:高血压心脏病、各种原因所致的主动脉瓣关闭不全、风湿性二尖瓣关闭不全等引起的左心室肥大,心脏收缩力增强,可引起心悸;动脉导管未闭、室间隔缺损回流量增多,增加心脏的工作量,导致心室增大,也可引起心悸;此外脚气性心脏病,因微小动脉扩张,阻力降低,回心血流增多,心脏工作量增加,也可出现心悸。

(2)其他引起心脏搏出量增加的疾病。甲状腺功能亢进:由于基础代谢与交感神经兴奋性增高,导致心率加快;贫血:以急性失血时心悸为明显,贫血时血液携氧量减少,器官及组织缺氧,机体为保证氧的供应,通过增加心率,提高心排血量来代偿,于是心率加快导致心悸;发热时基础代谢率增高,心率加快,心排血量增加,也可引起心悸;低血糖症、嗜铬细胞瘤引起的肾上腺素释放增多,心率加快,也可发生心悸。

(二)心律失常

心动过速、过缓或心律不齐时,均可出现心悸。

1.心动过速

各种原因引起的窦性心动过速、阵发性室上性或室性心动过速等,均可发生心悸。

2.心动过缓

高度房室传导阻滞(二度、三度房室传导阻滞)、窦性心动过缓或病态窦房结综合征,由于心率缓慢,舒张期延长,心室充盈度增加,心搏强而有力,引起心悸。

3.心律失常

房性或室性的期前收缩、心房颤动,由于心脏跳动不规则或有一段间歇,使患者感到心悸甚至有停跳感觉。

(三)心脏神经官能症

由自主神经功能紊乱所引起,心脏本身并无器质性病变,多见于青年女性。临床表现除心悸外尚有心率加快、心前区或心尖部隐隐作痛,以及疲乏、失眠、头晕、头痛、耳鸣、记忆力减退等神经衰弱表现,且在焦虑、情绪激动等情况下更易发生。肾上腺素能受体反应亢进综合征也与自主神经功能紊乱有关,易在紧张时发生,其表现除心悸、心动过速、胸闷、头晕外尚可有心电图的一些改变,如出现窦性心动过速,轻度 ST 段下移及 T 波平坦或倒置,其易与心脏器质性病变相混淆。

三、伴随症状

(一)伴心前区痛

心前区痛见于冠状动脉硬化性心脏病(如心绞痛、心肌梗死)、心肌炎、心包炎,亦可见于心脏神经官能症等。

(二)伴发热

发热见于急性传染病、风湿热、心肌炎、心包炎、感染性心内膜炎等。

(三)伴晕厥或抽搐

晕厥或抽搐见于高度房室传导阻滞、心室颤动或阵发性室性心动过速、病态窦房结综合征等。

（四）伴贫血

贫血见于各种原因引起的急性失血，此时常有虚汗、脉搏微弱、血压下降或休克，慢性贫血则心悸多在劳累后较明显。

（五）伴呼吸困难

呼吸困难见于急性心肌梗死、心包炎、心肌炎、心力衰竭、重症贫血等。

（六）伴消瘦及出汗

消瘦及出汗见于甲状腺功能亢进。

（刘　仿）

第二节　胸　痛

胸痛主要由胸部疾病引起，少数由其他部位的病变所致，心血管系统疾病是胸痛的常见原因，但其他部位的疾病亦可引起胸痛症状，如肝脓肿等。因痛阈个体差异性大，胸痛的程度与原发疾病的病情轻重并不完全一致。

一、病因

（一）胸壁疾病

肋软骨炎、带状疱疹、流行性肌炎、颈胸椎疾病、胸部外伤、肋间神经痛和肋骨转移瘤。

（二）呼吸系统疾病

胸膜炎、肺炎、支气管肺癌和气胸。

（三）纵隔疾病

急性纵隔炎、纵隔肿瘤、纵隔气肿。

（四）心血管疾病

心绞痛、心肌梗死、心包炎、胸主动脉瘤、肺栓塞和夹层动脉瘤等。

（五）消化系统疾病

食管炎、胃十二指肠溃疡、胆囊炎、胰腺炎等。

（六）膈肌疾病

膈疝、膈下脓肿。

（七）其他

骨髓瘤、白血病胸骨浸润、心脏神经官能症等。

二、临床表现

（一）发病年龄

青壮年胸痛，应注意结核性胸膜炎、自发性气胸、心肌炎、心肌病、风湿性心瓣膜病；年龄在40岁以上患者还应注意心绞痛、心肌梗死与肺癌。

（二）胸痛部位

（1）局部有压痛，炎症性疾病，尚伴有局部红、肿、热表现。

(2)带状疱疹是成簇水疱沿一侧肋间神经分布伴剧痛,疱疹不越过体表中线。

(3)非化脓性肋骨软骨炎多侵犯第1~2肋软骨,对称或非对称性,呈单个或多个肿胀隆起,局部皮色正常,有压痛,咳嗽、深呼吸或上肢大幅度活动时疼痛加重。

(4)食管及纵隔病变,胸痛多位于胸骨后,进食或吞咽时加重。

(5)心绞痛和心肌梗死的疼痛多在心前区与胸骨后或剑突下,疼痛常放射至左肩、左臂内侧,达环指与小指,亦可放射于左颈与面颊部,患者误认为牙痛。

(6)夹层动脉瘤疼痛位于胸背部,向下放射至下腹、腰部及两侧腹股沟和下肢。

(7)自发性气胸、胸膜炎和肺梗死的胸痛多位于患侧腋前线与腋中线附近,后二者如累及肺底、膈胸膜,则疼痛也可放射于同侧肩部。肺尖部肺癌(肺上沟癌、Pancoast 癌)以肩部、腋下痛为主,疼痛向上肢内侧放射。

(三)胸痛性质

(1)带状疱疹呈刀割样痛或灼痛,剧烈难忍。

(2)食管炎则为烧灼痛。

(3)心绞痛呈绞窄性并有重压窒息感。

(4)心肌梗死则疼痛更为剧烈并有恐惧、濒死感。

(5)纤维素性胸膜炎常呈尖锐刺痛或撕裂痛。

(6)肺癌常为胸部闷痛,而 Pancoast 癌则呈火灼样痛,夜间尤甚。

(7)夹层动脉瘤为突然发生胸背部难忍撕裂样剧痛。

(8)肺梗死亦为突然剧烈刺痛或绞痛。常伴呼吸困难及发绀。

(四)持续时间

(1)平滑肌痉挛或血管狭窄缺血所致疼痛为阵发性。

(2)炎症、肿瘤、栓塞或梗死所致疼痛呈持续性。如心绞痛发作时间短暂,而心肌梗死疼痛持续时间很长且不易缓解。

(五)影响胸痛因素

影响胸痛因素包括诱因、加重与缓解因素。劳累、体力活动、精神紧张,可诱发心绞痛发作,休息、含服硝酸甘油或硝酸异山梨酯,可使心绞痛缓解,而对心肌梗死疼痛则无效。胸膜炎和心包炎的胸痛则可因深呼吸和咳嗽而加剧。反流性食管炎的胸骨后灼痛,饱餐后出现,仰卧或俯卧位加重,服用抗酸剂和促动力药多潘立酮或西沙必利后可减轻或消失。

三、伴随症状

(1)胸痛伴吞咽困难或咽下痛者,提示食管疾病,如反流性食管炎。

(2)胸痛伴呼吸困难者,提示较大范围病变,如大叶性肺炎、自发性气胸、渗出性胸膜炎和肺栓塞等。

(3)胸痛伴面色苍白、大汗、血压下降或休克表现时,多考虑心肌梗死、夹层动脉瘤、主动脉窦瘤破裂和大块肺栓塞等。

(林艳玉)

第三节　水　　肿

人体组织间隙有过多的液体积聚使组织肿胀称为水肿。水肿可分为全身性水肿与局部性水肿。当液体在体内组织间隙呈弥漫性分布时呈全身性水肿(常为凹陷性);液体积聚在局部组织间隙时呈局部性水肿;发生于体腔内称积液,如胸腔积液、腹水、心包积液。一般情况下,水肿这一术语,不包括内脏器官局部的水肿,如脑水肿、肺水肿等。

一、发生机制

在正常人体中,一方面血管内液体不断地从毛细血管小动脉端滤出,至组织间隙成为组织液,另一方面组织液又不断地从毛细血管小静脉端回吸入血管中。两者经常保持动态平衡,因而组织间隙无过多液体积聚。

保持这种平衡的主要因素有:①毛细血管内静水压;②血浆胶体渗透压;③组织间隙机械压力(组织压);④组织液的胶体渗透压。当维持体液平衡的因素发生障碍出现组织间液的生成大于回吸收时,则可产生水肿。

产生水肿的主要因素为:①水钠潴留,如继发性醛固酮增多症;②毛细血管滤过压升高,如右心衰竭;③毛细血管通透性增高,如急性肾小球肾炎;④血浆胶体渗透压降低,如血浆清蛋白减少;⑤淋巴回流受阻,如丝虫病。

二、病因与临床表现

(一)全身性水肿

1.心源性水肿

风心病、冠心病、肺心病等各种心脏病引起右心衰竭时出现。

心源性水肿主要由有效循环血量减少,肾血流量减少,继发性醛固酮增多引起水钠潴留及静脉淤血,毛细血管滤过压增高,组织液回吸收减少所致。前者决定水肿程度,后者决定水肿的部位。水肿程度可由于心力衰竭程度而有不同,可自轻度的踝部水肿以致严重的全身性水肿。

心源性水肿的特点是水肿首先出现于身体下垂部位(下垂部位流体静水压较高)。能起床活动者,水肿最早出现于踝内侧,行走活动后明显,休息后减轻或消失;经常卧床者以腰骶部水肿最为明显。水肿为对称性、凹陷性。此外通常有颈静脉曲张、肝大、静脉压升高,严重时还出现胸腔积液、腹水等右心衰竭的其他表现。

2.肾源性水肿

肾源性水肿见于急慢性肾小球肾炎、肾盂肾炎、急慢性肾衰竭等,发生机制主要是由多种因素引起肾排泄水、钠减少,导致水钠潴留,细胞外液增多,毛细血管静水压升高,引起水肿。水钠潴留是肾性水肿的基本机制。导致水钠潴留的因素如下:①肾小球超滤系数及滤过率下降,而肾小管回吸收钠增加(球-管失衡),导致水钠潴留。②大量蛋白尿致低蛋白血症,血浆胶体渗透压下降致使水分外渗。③肾实质缺血,刺激肾素-血管紧张素-醛固酮系统,醛固酮活性增高,导致水钠潴留。④肾内前列腺素产生减少,致使肾排钠减少。

肾源性水肿特点是疾病早期晨间起床时有眼睑与颜面水肿，以后发展为全身水肿（肾病综合征时为重度水肿）。常有尿改变、高血压、肾功能损害的表现。

3.肝源性水肿

任何肝脏疾病引起血浆清蛋白明显下降时均可引起水肿。

失代偿期肝硬化主要表现为腹水，也可首先出现踝部水肿，逐渐向上蔓延，而头、面部及上肢常无水肿。

门脉高压症、低蛋白血症、肝淋巴液回流障碍、继发醛固酮增多等因素是水肿与腹水形成的主要机制。肝硬化在临床上主要有肝功能减退和门脉高压两方面表现。

4.营养不良性水肿

慢性消耗性疾病长期营养缺乏、神经性厌食、胃肠疾病、妊娠呕吐、消化吸收障碍、重度烧伤、排泄或丢失过多、蛋白质合成障碍等所致低蛋白血症或B族维生素缺乏均可产生水肿。

营养不良性水肿特点是水肿发生前常有消瘦、体重减轻等表现。皮下脂肪减少所致组织松弛，组织压降低，加重了水肿液的潴留。水肿常从足部开始逐渐蔓延至全身。

5.其他原因的全身水肿

(1)黏液性水肿时产生非凹陷性水肿（由于组织液所含蛋白量较高），颜面及下肢水肿较明显。

(2)特发性水肿为一种原因不明或原因尚未确定的综合征，多见于妇女，特点为月经前7～14天出现眼睑、踝部及手部轻度水肿，可伴乳房胀痛及盆腔沉重感，月经后水肿逐渐消退。

(3)药物性水肿，可见于糖皮质激素、雄激素、雌激素、胰岛素、萝芙木制剂、甘草制剂等疗程中。

(4)内分泌性水肿，腺垂体功能减退症、黏液性水肿、皮质醇增多症、原发性醛固酮增多症等。

(5)其他可见于妊娠中毒症、硬皮病、血管神经性水肿等。

(二)局部性水肿

(1)局部炎症所致水肿为最常见的局部水肿，见于丹毒、疖肿、蛇毒中毒等。

(2)淋巴回流障碍性水肿多见于丝虫病、非特发性淋巴管炎、肿瘤等。

(3)静脉阻塞性水肿常见于肿瘤压迫或肿瘤转移、静脉血栓形成、血栓性静脉炎、上腔或下腔静脉阻塞综合征等。

(4)变态反应性水肿见于荨麻疹、血清病，以及食物、药物等引起的变态反应等。

(5)血管神经性水肿属变态反应或神经源性病变，部分病例与遗传有关。

三、伴随症状

(1)水肿伴肝大可为心源性、肝源性与营养不良性水肿，而同时有颈静脉曲张者则为心源性水肿。

(2)水肿伴重度蛋白尿常为肾源性水肿，而轻度蛋白尿也可见于心源性水肿。

(3)水肿伴呼吸困难与发绀常提示由心脏病、上腔静脉阻塞综合征等所致。

(4)水肿与月经周期有明显关系可见于特发性水肿。

(5)水肿伴失眠、烦躁、思想不集中等见于经前期紧张综合征。

（王恒永）

第四节 发 绀

发绀是指血液中还原血红蛋白增多,使皮肤、黏膜呈青紫色的表现。广义的发绀还包括少数由异常血红蛋白衍化物(高铁血红蛋白、硫化血红蛋白)所致皮肤黏膜发绀现象。发绀在皮肤较薄、色素较少和毛细血管丰富的部位,如口唇、鼻尖、颊部与甲床等处较为明显,易于观察。

一、发生机制

发绀是由血液中还原血红蛋白绝对含量增多所致。还原血红蛋白浓度可用血氧的未饱和度表示。正常动脉血氧未饱和度为 5%,静脉内血氧未饱和度为 30%,毛细血管中血氧未饱和度约为前二者的平均数。每 1 g 血红蛋白约与1.34 mL氧结合。当毛细血管血液的还原血红蛋白量超过 50 g/L 时,皮肤黏膜即可出现发绀。

临床实践表明,此学说不完全可靠,因为以正常血红蛋白浓度 150 g/L 计算,50 g/L 为还原血红蛋白时,提示已有 1/3 血红蛋白不饱和。当动脉血氧饱和度为 66%时,相应动脉血氧分压已降低至 4.5 kPa(34 mmHg)的危险水平。

二、病因与临床表现

由于病因不同,发绀可分为血液中还原血红蛋白增多和血液中存在异常血红蛋白衍化物两大类。

(一)血液中还原血红蛋白增多

1.中心性发绀

此类发绀是由心、肺疾病导致动脉血氧饱和度降低引起。发绀的特点是全身性的,除四肢与面颊外,亦见于黏膜(包括舌及口腔黏膜)与躯干的皮肤,但皮肤温暖。中心性发绀又可分为以下 2 种。

(1)肺性发绀:见于各种严重呼吸系统疾病,如呼吸道(喉、气管、支气管)阻塞、肺部疾病(肺炎、阻塞性肺气肿、弥漫性肺间质纤维化、肺淤血、肺水肿、急性呼吸窘迫综合征)和肺血管疾病(肺栓塞、原发性肺动脉高压、肺动静脉瘘)等,其发生机制是由于呼吸功能衰竭,通气或换气(通气/血流比例、弥散)功能障碍,肺氧合作用不足,致体循环血管中还原血红蛋白含量增多而出现发绀。

(2)心性混血性发绀:见于青紫型先天性心脏病,如法洛四联症、艾森门格综合征等,其发绀机制是由于心与大血管之间存在异常通道,部分静脉血未通过肺进行氧合作用,即经异通道分流混入体循环动脉血中,如分流量超过心排血量的 1/3 时,即可引起发绀。

2.周围性发绀

此类发绀是由周围循环血流障碍所致,发绀特点是发绀常见于肢体末梢与下垂部位,如肢端、耳垂与鼻尖,这些部位的皮肤温度低、发凉,若按摩或加温耳垂与肢端,使其温暖,发绀即可消失。此点有助于与中心性发绀相鉴别,后者即使按摩或加温,发绀症状也不消失。周围性发绀又可分为 2 种。

(1)淤血性周围性发绀:如右心衰竭、渗出性心包炎、心脏压塞、缩窄性心包炎、局部静脉病变(血栓性静脉炎、上腔静脉综合征、下肢静脉曲张)等,其发生机制是因体循环淤血、周围血流缓慢,氧在组织中被过多摄取所致。

(2)缺血性周围性发绀:常见于重症休克,由于周围血管痉挛收缩及心排血量减少,循环血容量不足,血流缓慢,周围组织血流灌注不足、缺氧,致皮肤黏膜发绀、苍白。

局部血液循环障碍如血栓闭塞性脉管炎、雷诺现象、肢端发绀症、冷球蛋白血症、网状青斑、严重受寒等,由于肢体动脉阻塞或末梢小动脉强烈痉挛、收缩,可引起局部冰冷、苍白与发绀。真性红细胞增多症所致发绀亦属周围性,除肢端外口唇亦可发绀。其发生机制是由红细胞过多,血液黏稠,致血流缓慢,周围组织摄氧过多,还原血红蛋白含量增高所致。

3.混合性发绀

中心性发绀与周围性发绀并存,可见于心力衰竭(左心衰竭、右心衰竭和全心衰竭),因肺淤血或支气管、肺病变,致肺内氧合不足及周围血流缓慢,毛细血管内血液脱氧过多所致。

(二)血液中存在异常血红蛋白衍化物

1.药物或化学物质中毒所致的高铁血红蛋白血症

由于血红蛋白分子的二价铁被三价铁所取代,致失去与氧结合的能力,当血中高铁血红蛋白含量达 30 g/L 时,即可出现发绀。此种情况通常由伯氨喹、亚硝酸盐、氯酸钾、磺胺类、苯丙砜、硝基苯、苯胺等中毒引起。其发绀特点是急骤出现,暂时性,病情严重,经过氧疗发绀不减,抽出的静脉血呈深棕色,暴露于空气中也不能转变成鲜红色,若静脉注射亚甲蓝溶液、硫代硫酸钠或大剂量维生素 C,均可使发绀消退。分光镜检查可证明血中高铁血红蛋白的存在。由于大量进食含有亚硝酸盐的变质蔬菜,而引起的中毒性高铁血红蛋白血症,也可出现发绀。

2.先天性高铁血红蛋白血症

患者自幼即有发绀,有家族史,而无心肺疾病及引起异常血红蛋白的其他原因,身体一般健康状况较好。此外,有所谓特发性阵发性高铁血红蛋白血症,见于女性,发绀与月经周期有关,机制未明。

3.硫化血红蛋白血症

硫化血红蛋白并不存在于正常红细胞中。凡能引起高铁血红蛋白血症的药物或化学物质也能引起硫化血红蛋白血症,但须患者同时有便秘或服用硫化物(主要为含硫的氨基酸),在肠内形成大量硫化氢为先决条件。所服用的含氮化合物或芳香族氨基酸则起触媒作用,使硫化氢作用于血红蛋白,而生成硫化血红蛋白,当血中含量达 5 g/L 时,即可出现发绀。发绀的特点是持续时间长,可达几个月或更长时间,因硫化血红蛋白一经形成,不论在体内或体外均不能恢复为血红蛋白,而红细胞寿命仍正常;患者血液呈蓝褐色,分光镜检查可确定硫化血红蛋白的存在。

三、伴随症状

(一)伴呼吸困难

常见于重症心、肺疾病和急性呼吸道阻塞、气胸等;先天性高铁血红蛋白血症和硫化血红蛋白血症虽有明显发绀,但一般无呼吸困难。

(二)伴杵状指(趾)

病程较长,主要见于青紫型先天性心脏病及某些慢性肺部疾病。

（三）急性起病伴意识障碍和衰竭表现

见于某些药物或化学物质急性中毒、休克、急性肺部感染等。

（袁卫平）

第五节　呼吸困难

呼吸困难是指患者主观上感到氧气不足、呼吸费力；客观上表现为用力呼吸，重者鼻翼翕动、张口耸肩，甚至出现发绀，并伴有呼吸频率、深度与节律的异常。

一、病因

引起呼吸困难的原因主要是呼吸系统和心血管系统疾病。

（一）肺源性呼吸困难

1.气道阻塞

咽后壁脓肿、喉头水肿、支气管哮喘、慢性阻塞性肺疾病及喉、气管与支气管的炎症、水肿、肿瘤或异物所致狭窄或阻塞，主动脉瘤压迫等。

2.肺疾病

如大叶性或支气管肺炎、肺脓肿、肺气肿、肺栓塞、肺淤血、肺水肿、肺泡炎、弥漫性肺间质纤维化、肺不张、细支气管肺泡癌等。

3.胸膜疾病

胸腔积液、气胸、胸膜肿瘤、胸膜肥厚粘连、脓胸等。

4.胸廓疾病

如严重胸廓脊柱畸形、气胸、大量胸腔积液和胸廓外伤等。

5.神经肌肉疾病

如脊髓灰质炎病变累及颈髓、急性多发性神经根神经炎和重症肌无力累及呼吸肌，药物（肌肉松弛药、氨基苷类药等）导致呼吸肌麻痹等。

6.膈运动障碍

纵隔气肿、纵隔肿瘤、急性纵隔炎、膈麻痹、高度鼓肠、大量腹水、腹腔巨大肿瘤、胃扩张和妊娠末期等。

（二）心源性呼吸困难

风湿性心脏病、缩窄性心包炎、心肌炎、心肌病、急性心肌梗死、肺心病等所致心力衰竭、心脏压塞、原发性肺动脉高压和肺栓塞等。

（三）血液和内分泌系统疾病

重度贫血、高铁血红蛋白血症、硫化血红蛋白血症、甲状腺功能亢进或减退、原发性肾上腺功能减退症等。

（四）神经精神因素

脑血管意外、脑水肿、颅内感染、颅脑肿瘤、脑膜炎等致呼吸中枢功能障碍；精神因素所致呼吸困难，如癔症等。

(五)中毒性呼吸困难

酸中毒、一氧化碳中毒、氰化物中毒、亚硝酸盐中毒、吗啡类药物中毒、农药中毒、尿毒症糖尿病酮症酸中毒等。

二、发生机制及临床表现

从发生机制及症状表现分析,将呼吸困难分为如下几种类型。

(一)肺源性呼吸困难

肺源性呼吸困难是由呼吸系统疾病引起通气、换气功能障碍,导致缺氧和(或)二氧化碳潴留所引起的。临床上分为 3 种类型。

1.吸气性呼吸困难

特点是吸气费力,重者由于呼吸肌极度用力,胸腔负压增大,吸气时胸骨上窝、锁骨上窝和肋间隙明显凹陷,称“三凹征”,常伴有干咳及高调吸气性喉鸣。吸气性呼吸困难见于各种原因引起的喉、气管、大支气管的狭窄与阻塞:①喉部疾病,如急性喉炎、喉水肿、喉痉挛、喉癌、白喉会厌炎等;②气管疾病,如气管肿瘤、气管异物或气管受压(甲状腺肿大、淋巴结肿大或主动脉瘤压迫等)。

2.呼气性呼吸困难

特点是呼气费力,呼气时间明显延长,常伴有干啰音。这主要是由肺泡弹性减弱和(或)小支气管狭窄阻塞(痉挛或炎症)所致;当有支气管痉挛时,可听到哮鸣音。呼气性呼吸困难常见于支气管哮喘、喘息型慢性支气管炎、弥漫性细支气管炎和慢性阻塞性肺气肿合并感染等。此外,后者由于肺泡通气/血流比例失调和弥散膜面积减少,严重时导致缺氧、发绀、呼吸增快。

3.混合性呼吸困难

特点是吸气与呼气均感费力,呼吸频率增快、变浅,常伴有呼吸音异常(减弱或消失),可有病理性呼吸音。其原因是由肺部病变广泛或胸腔病变压迫,致呼吸面积减少,影响换气功能所致。混合性呼吸困难常见于重症肺结核、大面积肺不张、大块肺栓塞、肺尘埃沉着症、肺泡炎、弥漫性肺间质纤维化、肺泡蛋白沉着症、大量胸腔积液、气胸、膈肌麻痹和广泛显著胸膜增厚等。后者发生呼吸困难主要与胸壁顺应性降低,呼吸运动受限,肺通气明显减少,肺泡氧分压降低引起缺氧有关。

(二)心源性呼吸困难

主要由左心衰竭和右心衰竭引起,两者发生机制不同,左心衰竭所致呼吸困难较为严重。

1.左心衰竭

左心衰竭引发呼吸困难的主要原因是肺淤血和肺泡弹性降低。其机制为:①肺淤血,使气体弥散功能降低。②肺泡张力增高,刺激牵张感受器,通过迷走神经反射兴奋呼吸中枢。③肺泡弹性减退,其扩张与收缩能力降低,肺活量减少。④肺循环压力升高对呼吸中枢的反射性刺激。

急性左心衰竭时,常出现阵发性呼吸困难,多在夜间睡眠中发生,称为夜间阵发性呼吸困难。其发生机制为:①睡眠时迷走神经兴奋性增高,冠状动脉收缩,心肌供血减少,心功能降低。②小支气管收缩,肺泡通气减少。③仰卧位时肺活量减少,下半身静脉回心血量增多,致肺淤血加重。④呼吸中枢敏感性降低,对肺淤血引起的轻度缺氧反应迟钝,当淤血程度加重、缺氧明显时,才刺激呼吸中枢做出应答反应。

发作时,患者常于熟睡中突感胸闷憋气惊醒,被迫坐起,惊恐不安,伴有咳嗽,轻者数分钟至数十分钟后症状逐渐减轻、缓解；重者高度气喘、面色发绀、大汗，呼吸有哮鸣声，咳浆液性粉红色泡沫样痰，两肺底部有较多湿性啰音，心率增快，可有奔马律。此种呼吸困难又称“心源性哮喘”，常见于高血压性心脏病、冠状动脉性心脏病、风湿性心瓣膜病、心肌炎和心肌病等。

2.右心衰竭

右心衰竭引发呼吸困难的原因主要是体循环淤血所致。其发生机制为：①右心房与上腔静脉压升高，刺激压力感受器反射性地兴奋呼吸中枢。②血氧含量减少及乳酸、丙酮酸等酸性代谢产物增多，刺激呼吸中枢。③淤血性肝大、腹水和胸腔积液，使呼吸运动受限，肺受压气体交换面积减少。

(三)中毒性呼吸困难

在急、慢性肾衰竭，糖尿病酮症酸中毒和肾小管性酸中毒时，血中酸性代谢产物增多，强烈刺激颈动脉窦-主动脉体化学感受器或直接兴奋、强烈刺激呼吸中枢，从而导致出现深长、规则的呼吸，可伴有鼾声，称为酸中毒大呼吸（Kussmaul 呼吸）。

急性感染和急性传染病时，由于体温升高和毒性代谢产物的影响，兴奋呼吸中枢，使呼吸频率增快。

某些药物和化学物质如吗啡类、巴比妥类、苯二氮䓬类药物和有机磷杀虫药中毒时，呼吸中枢受抑制，致呼吸变缓慢、变浅，且常有呼吸节律异常如 Cheyne-Stokes 呼吸或 Biots 呼吸。

某些毒物可作用于血红蛋白，如一氧化碳中毒时，一氧化碳与血红蛋白结合成碳氧血红蛋白；亚硝酸盐和苯胺类中毒时，可使血红蛋白转变为高铁血红蛋白，失去携氧功能致组织缺氧。氰化物和含氰化物较多的苦杏仁、木薯中毒时，氰离子抑制细胞色素氧化酶的活性，影响细胞的呼吸作用，导致组织缺氧，可引起呼吸困难，严重时可引起脑水肿抑制呼吸中枢。

(四)神经精神性呼吸困难

重症颅脑疾病如颅脑外伤、脑出血、脑炎、脑膜炎、脑脓肿及脑肿瘤等，呼吸中枢因受增高的颅内压和供血减少的刺激，使呼吸变慢变深，并常伴呼吸节律的异常，如呼吸遏制（吸气突然终止）、双吸气（抽泣样呼吸）等。

癔症患者由于精神或心理因素的影响可有呼吸困难发作，其特点是呼吸浅表而频繁，1 分钟可达 60～100 次，并常因通气过度而发生呼吸性碱中毒，出现口周、肢体麻木和手足搐搦，严重时可有意识障碍。

有叹息样呼吸的患者自述呼吸困难，但并无呼吸困难的客观表现，偶然出现一次深大吸气，伴有叹息样呼气，在叹息之后自觉轻快，这实际上是一种神经症的表现。

(五)血液病

重度贫血、高铁血红蛋白血症或硫化血红蛋白血症等，因红细胞携氧减少，血氧含量降低，致呼吸加速，同时心率加快。大出血或休克时，因缺血与血压下降刺激呼吸中枢，也可使呼吸加速。

三、伴随症状

(一)发作性呼吸困难伴有哮鸣音

发作性呼吸困难伴有哮鸣音见于支气管哮喘、心源性哮喘；骤然发生的严重呼吸困难，见于急性喉水肿、气管异物、大块肺栓塞、自发性气胸等。

(二)呼吸困难伴一侧胸痛

呼吸困难伴一侧胸痛见于大叶性肺炎、急性渗出性胸膜炎、肺梗死、自发性气胸、急性心肌梗死、支气管癌等。

(三)呼吸困难伴发热

呼吸困难伴发热见于肺炎、肺脓肿、胸膜炎、急性心包炎、咽后壁脓肿等。

(四)呼吸困难伴咳嗽、咳脓痰

呼吸困难伴咳嗽、咳脓痰见于慢性支气管炎、阻塞性肺气肿并发感染、化脓性肺炎肺脓肿、支气管扩张症并发感染等,后二者脓痰量较多;呼吸困难伴大量浆液性泡沫样痰,见于急性左心衰竭和有机磷杀虫药中毒。

(五)呼吸困难伴昏迷

呼吸困难伴昏迷见于脑出血、脑膜炎、尿毒症、糖尿病酮症酸中毒、肺性脑病、急性中毒等。

(岳宗升)

第二章
心血管疾病的心电图诊断

第一节　窄 QRS 波心动过速

一、伴有快速心室率的心房颤动

如心室率不很快，则大多数心房颤动完全不规则的心律容易在床边被识别，也容易在心电图上看到 f 波(图 2-1)。

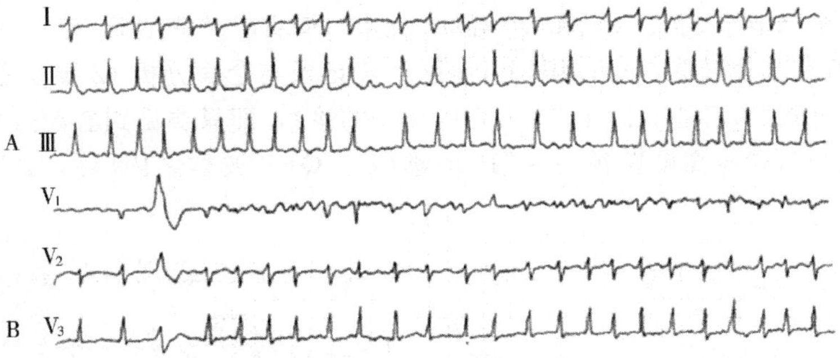

图 2-1　两例具有快速心室率的心房颤动

两例心房颤动，具有快速心室率(160 次/分左右)。f 波在 A 图 Ⅱ 导联最清楚，在 B 图 V_1 导联最清楚。B 图中的第三个 QRS 波群为左室源性期前收缩

但是如果心室率极快，则可能不容易识别其心律的不规则性和心电图上的 f 波(图 2-2)。

如果心脏无结构异常，且心室率得到满意控制，慢性心房颤动患者有时可数十年良好地耐受心房颤动。但快速型心房颤动(平均心室率＞100 次/分)，尤其发生于严重器质性心脏病的患者，如严重二尖瓣狭窄、心力衰竭或不稳定型心绞痛等患者，则可导致严重后果，甚或危及患者的生命。

二、心房扑动

1∶1 房室传导的心房扑动少见(常见于有房室旁道或药物治疗不当时)，但一旦发生可导致

250～300 次/分的心室率，而引起严重症状。当临床上遇到心室率≥250 次/分的室上性心动过速时，应首先想到 1∶1 房室传导的心房扑动，其次应考虑为逆向性房室折返性心动过速。

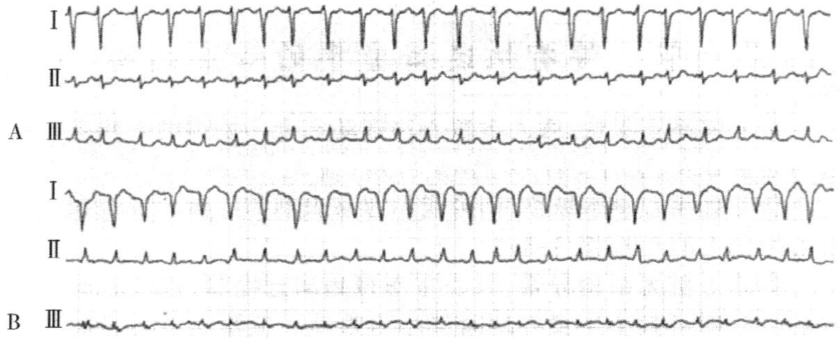

图 2-2　另两例房颤患者心电图（房颤波不明显）

两例心房颤动，具有快速心室率（图 A 心室率约 150 次/分，图 B 心室率约 170 次/分）。各导联看不到 f 波，心律完全不规整为诊断心房颤动的依据。此两例说明，f 波不是诊断心房颤动的必需心电图表现，各导联无 P 波，RR 间期完全不等是诊断心房颤动的可靠依据

2∶1 房室传导的心房扑动临床常见，有时诊断也较困难。容易诊断的情况如图 2-3，较难诊断的病例如图 2-4。有人认为不典型 2∶1 房室传导的心房扑动的被识别靠的是医师经验与感觉，而不是“视觉”。当见到心室率在 150 次/分左右（135～165 次/分）的窄 QRS 波心动过速时应首先排除心房扑动的可能；心室率 150 次/分左右的宽 QRS 波心动过速亦应排除 2∶1 房室传导的心房扑动，如图 2-3、图 2-4。

诊断 2∶1 心房扑动的主要困难在于扑动波（F 波）常重叠或埋藏于 QRS 波或 T 波中，而不易识别。尽管 F 波常在Ⅱ、Ⅲ、aVF 和 V_1 导联最清楚，但有时并非如此，可能 F 波仅在某一导联清晰可见，而在所有其他导联却难以识别，因此，同步记录与全面分析 12 导联心电图十分重要。

Bix 规则（Bix Rule）可能有助于 2∶1 心房扑动的诊断，即只要见到心动过速的“P”波恰巧在两个 QRS 波群之间，就应高度警惕另一“P”波埋藏于 QRS 波群之内［注：“P”代表心房扑动波（F 波）］。

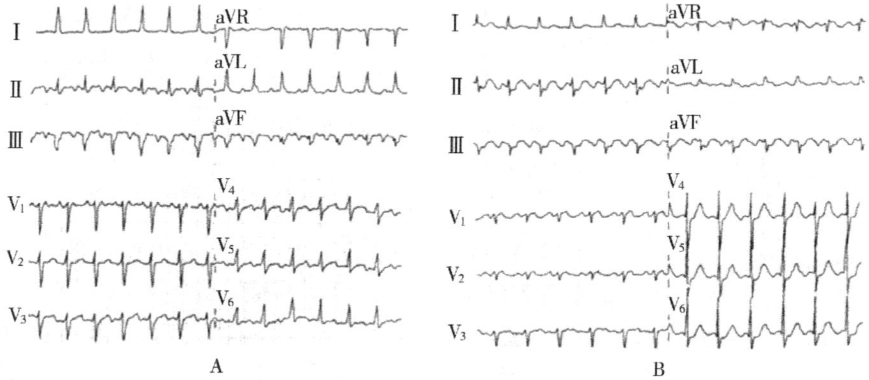

图 2-3　2∶1 房室传导的心房扑动

图 A：心房扑动波（F 波）在 V_1 导联最为清楚，在其他各个导联上也可见到或高度怀疑有 F 波，但在Ⅰ导联很难肯定有无 F 波。图 B：锯齿状扑动波（F 波）在Ⅱ、Ⅲ、aVF 和 V_1 导联最清楚（与 A 图是两例不同患者）

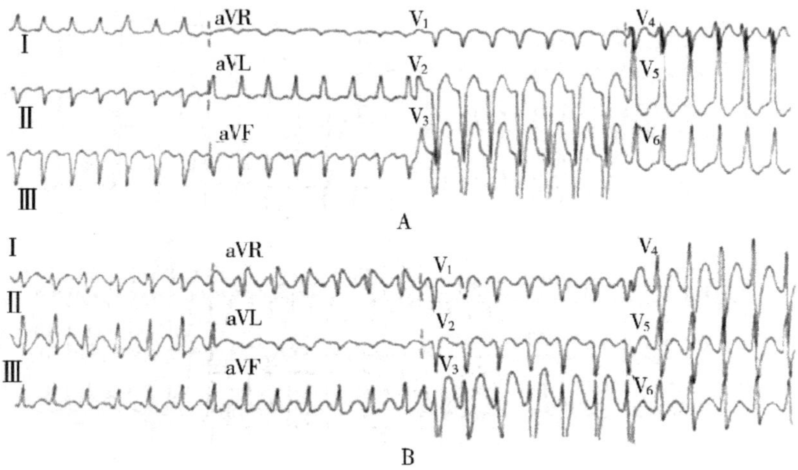

图 2-4 心房扑动波不明显的 2∶1 房室传导之心房扑动

两例 2∶1 房室传导的心房扑动。A 图的心室率为 160 次/分，B 图的心室率为 155 次/分。对在此范围的心室率的窄 QRS 波心动过速，应高度警惕心房扑动的可能性。这两例患者的 12 导联心电图的任一导联都不易清楚分辨出 F 波

三、顺向性房室折返性心动过速

顺向性房室折返性心动过速(O-AVRT)时的折返环路是经正常房室交界区下传心室，经房室旁路逆传心房。此为 W-P-W 综合征或有隐匿性房室旁路患者最常见的窄 QRS 波心动过速类型。它需与房室结折返性心动过速鉴别(图 2-5、图 2-6)。识别房室折返性心动过速的要点是 P 波位于ST 段上，与 QRS 波是分离的。如果心动过速时Ⅰ与 aVL 导联的 P 波倒置，可判断房室旁路位于左侧。房室折返性心动过速的频率大多比房室结折返性心动过速频率要快些，前者快于 200 次/分者要多些，但两种心动过速的心率范围有很大重叠性，故心率快慢对鉴别二者的意义不大。QRS 波群的电压交替现象亦更常见于房室折返性心动过速，但电压交替是一种心率相关现象(心率越快，越易发生)，并不是房室折返性心动过速特有的心电图表现。

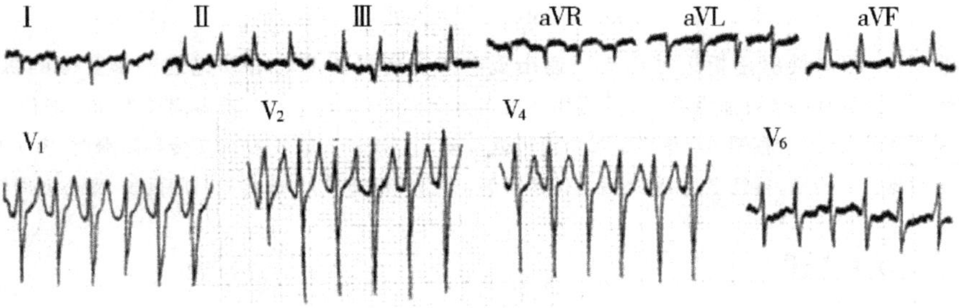

图 2-5 顺向性房室折返性心动过速

顺向性房室折返性心动过速。图示心室率 255 次/分。逆传的 P′波与 QRS 波群明显分开，位于 ST 段上，在肢体导联最为清楚。Ⅰ与 aVL 导联之 P′波倒置，表明房室旁路位于左侧

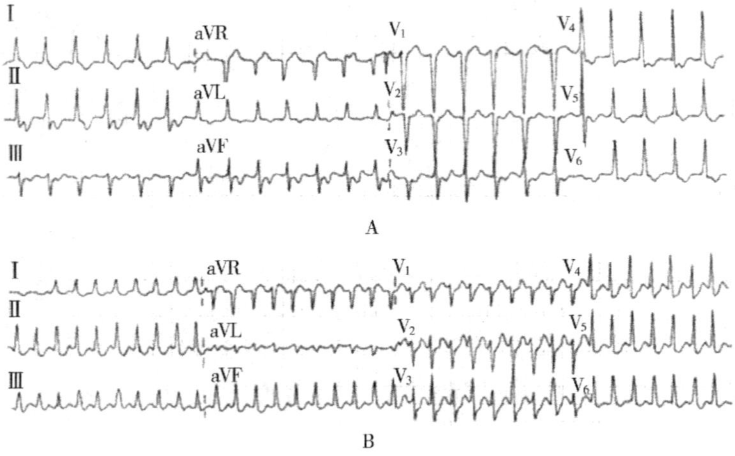

图 2-6　两例房室折返性心动过速的不同特征

两例顺向性房室折返性心动过速。图 A：心室率 152 次/分，逆传的 P′波在Ⅱ、Ⅲ和 aVF 导联最清楚，与 QRS 波群间有明显距离。图 B：心室率 230 次/分，可见 QRS 波群呈电压交替，在胸前导联，尤其 V_3 最为清楚

顺向性房室折返性心动过速的心电图相对特征是在发生室内差异性传导时心率可能减慢，即慢于无室内差异传导时的心率(图 2-7)。若房室旁路的位置与出现的束支传导阻滞图形在同一侧，如出现左束支传导阻滞型的室内差异性传导时心率减慢，则说明房室旁路位于左侧。但上述表现仅出现在右或左侧游离壁旁道的患者中，而不会出现在间隔部旁道的患者中。

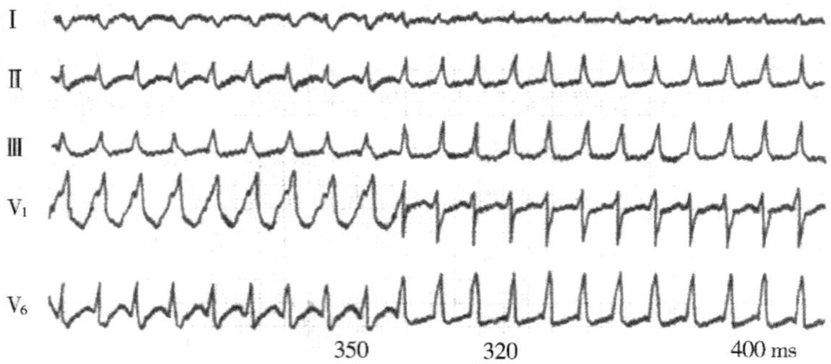

图 2-7　顺向性房室折返性心动过速出现右束支传导阻滞时心动过速频率变慢的机制

顺向性房室折返性心动过速由右束支传导阻滞型转为无束支传导阻滞型，前者周长为 350 毫秒，后者缩短为 320 毫秒，此提示右侧游离壁旁道参与的折返激动。在出现功能性右束支传导阻滞时，室上性激动需先循对侧束支传导，再经室间隔，最后才传至右侧，从而折返环扩大，故传导时间延长，致心动周期延长

四、房性心动过速

(一)心电图特点

1.自律性心动过速和折返性心动过速的鉴别

鉴别自律性心动过速和折返性心动过速的要点包括：①自律性心动过速发作时有心率逐渐加快的过程，即温醒现象。折返性心动过速则无温醒现象。②自律性房性心动过速起始时的 P′波与之后的 P′波形态相同，期前刺激可使自律性房性心动过速的节律重建，而对折返性心动

过速而言则可使其终止。

2.房性心动过速

房性心动过速的 P′波大多容易分辨，因它位于 QRS 波群的前方，即大多在 R-R 间期的后半部，如图 2-8～图 2-10。

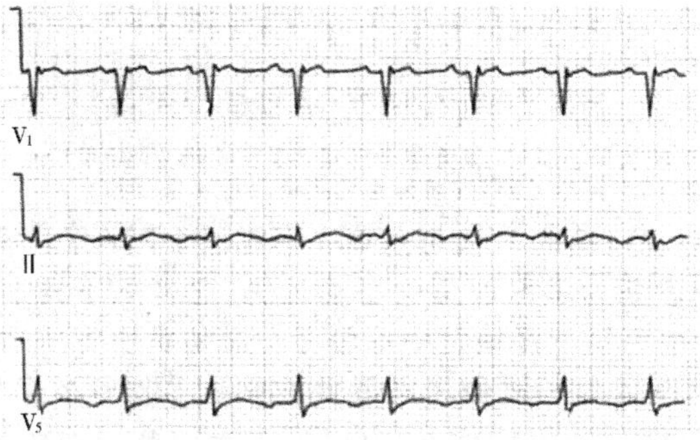

图 2-8　房性异位性心动过速

本图为房性异位心动过速。V_1 导联 P 波直立，Ⅱ与 V_5 导联 P 波倒置，故为左房起源性房速。注意房室呈 2∶1 传导，心房率 214 次/分

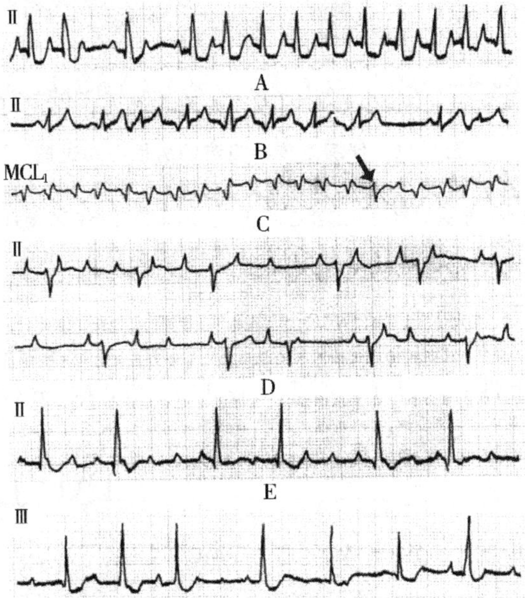

图 2-9　异位性房性心动过速

异位性房性心动过速心电图表现：A：心动过速伴有房室传导阻滞，此可除外顺向性房室折返性心动过速，且房室结折返性心动过速的可能性亦很小。并且 P 波显然不是逆传的，因Ⅱ导联 P 波直立。B：所有 P 波形态相同，并有温醒现象(心率逐渐增快)。C：心动过速中间插有未下传的心房期前搏动(箭头所示)，它使节律重建。D：多源性房性心动过速。E 和 F：两例洋地黄中毒患者的房性心动过速伴房室传导阻滞。F：为多源性房性心动过速，ST 段斜形下降呈现典型的洋地黄效应图形

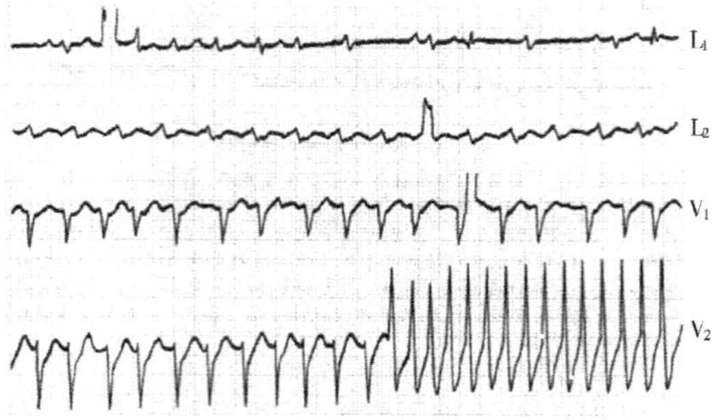

图 2-10　房性期前收缩转化为房性心动过速、心房颤动、心房扑动

本图示房性期前收缩演变为 2∶1 房速传导的房扑(第二条)与房颤(第三条)，继之又转变为房室 1∶1 传导之房扑(第四条)，此时心室率达 300 次/分

房性心动过速的 P′波可呈单一形态或多形性；如果 P′波呈多形性，则应诊断为多形性房性心动过速，它多见于慢性阻塞性肺疾病患者，也可见于洋地黄中毒患者。洋地黄中毒所致的房性心动过速常伴有不同程度的房室传导阻滞，如图 2-11。

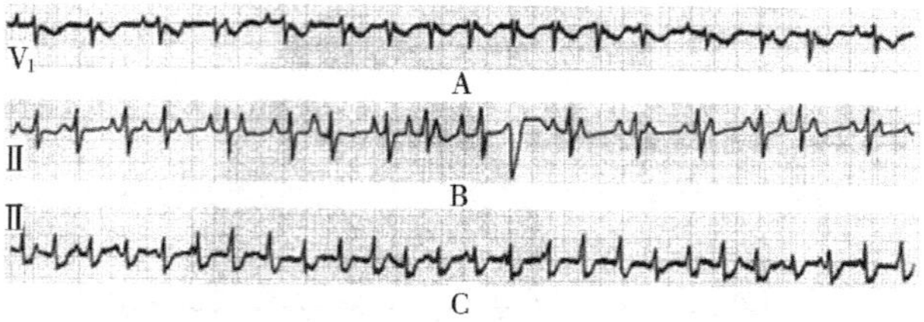

图 2-11　伴房室传导阻滞的房性心动过速

A：伴有房室传导阻滞的房性心动过速。房室传导阻滞的存在可除外顺向性房室折返性心动过速，也极少可能是房室结折返性心动过速。B：多源性房性心动过速。C：异位交界区心动过速。与房性心动过速的不同之处在于偶有房性起搏点发出的冲动夺获心室

3.交界性异位性心动过速

交界性异位性心动过速(Junctional Ectopic Tachycardia，JET)在心动过速发作时 QRS 波为窄型，为一种特殊型的室上性心动过速。心率多在 110～250 次/分(图 2-12)。本类心动过速心电图有以下特点。

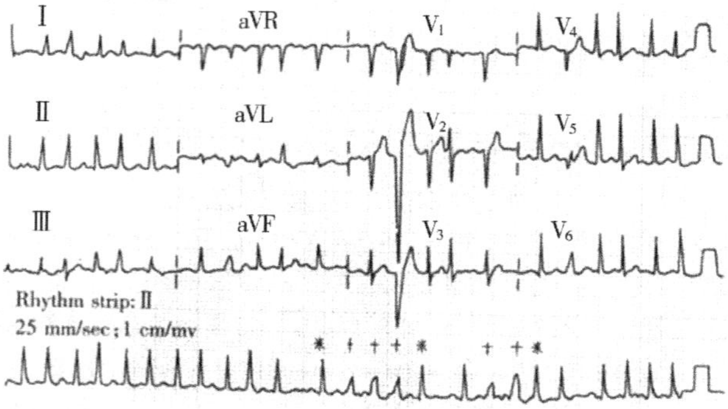

图 2-12　交界性异位性心动过速

一例交界性异位性心动过速发作时的心电图记录。注意心律不规则，且偶有窦性夺获心搏(＊)与室内差异性传导(＋)。最下一条心电图为Ⅱ导联长联记录

(1)QRS 波呈正常窄型，心动过速发作时有温醒现象。

(2)常伴间歇性室房逆传导，即心动过速 QRS 波后间歇出现逆传 P′波。少数有持续性室房逆传者心电图表现酷似房室结折返性心动过速。

(3)大多数病例呈无休止性发作，即间歇性反复发作心动过速，但每阵发作之间可出现几个正常窦性心搏。

(4)有时心动过速发作时心室率极不规则又无明显 P 波，故会误诊为心房颤动或多源性房速。此时，应记录长联心电图以识别偶发性窦性夺获。

(二)临床意义

自律性房性心动过速患者尤其儿童大多有器质性心脏病，如先天性心脏病尤其是手术治疗后的先心病或心肌病等，但成人患者可能心脏无结构异常，故称为特发性交界性自律性心动过速。但必须指出，由于本型心动过速呈无休止型反复发作的特点，故可诱发心脏扩大与心力衰竭甚或发生晕厥，故一旦诊断后应积极治疗。药物中以胺碘酮联合普罗帕酮治疗较为有效，但因药物之毒性作用常难坚持长期应用。

近年，开展导管射频消融术治疗可使大部分此类患者之心动过速获得根治。Hamdan 等报道11 例患者中 9 例在导管消融治疗后获得根治，另一例术后并发三度房室传导阻滞而需使用永久性起搏器以维持一定的心率。

五、房室结折返性心动过速

房室结折返性心动过速为最常见的窄 QRS 波心动过速类型之一，本型心动过速发作有自限性，即部分患者在年长后可自行消失的特点。其心电图特征为发作时看不到 P′波，或 P′波紧靠在 QRS 波群终末部分，类似于 QRS 波群的一部分，在 V_1 导联 P′波貌似 r′波，形成假性 rSr′而与不完全性右束支传导阻滞图形酷似；在Ⅱ、Ⅲ和 aVF 导联则可产生假性“S”波(图 2-13～图 2-15)。在比较患者窦性心律与室上速发作时的心电图记录时容易揭示上述表现。

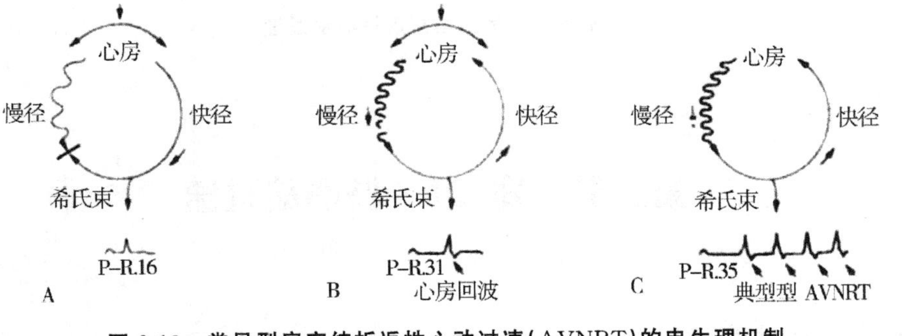

图 2-13　常见型房室结折返性心动过速(AVNRT)的电生理机制

A:窦性节律的冲动前向同时传导至快径和慢径。由于希氏束经由快径而激动，因此 P-R 间期正常。冲动下传到快径远端后又逆向激动慢径，与慢径的前向冲动相撞而抵消。B:由于快径的前向不应期比慢径长，一个适时的房性期前收缩受阻于快径，只能沿慢径下传激动希氏束，因此 P-R间期延长。冲动下传至慢径远端时快径已获得足够的时间恢复其兴奋性，因此冲动再次逆向沿快径传导至心房，产生典型的心房回波。心房回波再次兴奋慢径，但慢径此时尚未恢复兴奋性，因而冲动在此处前向受阻。C:配对间期更短的房性期前收缩受阻于快径而沿慢径下传，同时产生心房回波，心房回波能再次前向兴奋慢径，如此周而复始构成持续性 AVNRT

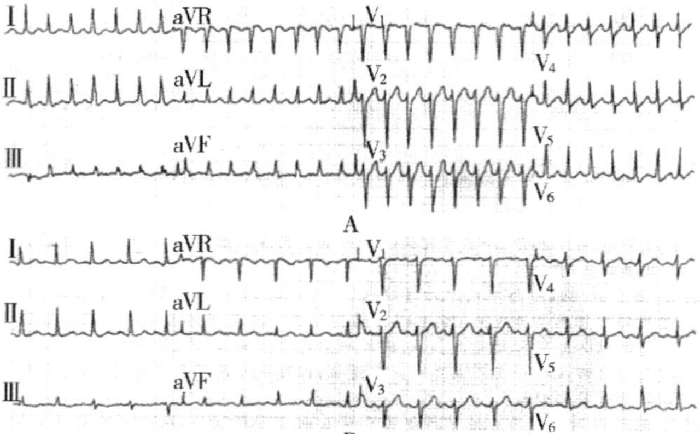

图 2-14　房室结折返性心动过速

A：房室结折返性心动过速，心率 192 次/分。逆传的 P′波紧靠在 QRS 波群，在Ⅱ、Ⅲ和 avF 导联形成伪 S 波，在 V_1 导联产生假 r 波，使 QRS 波图形类似于不完全性右束支传导阻滞。B：推注维拉帕米 5 mg 后，恢复窦性心律，伪 S 波和假 r 波均消失

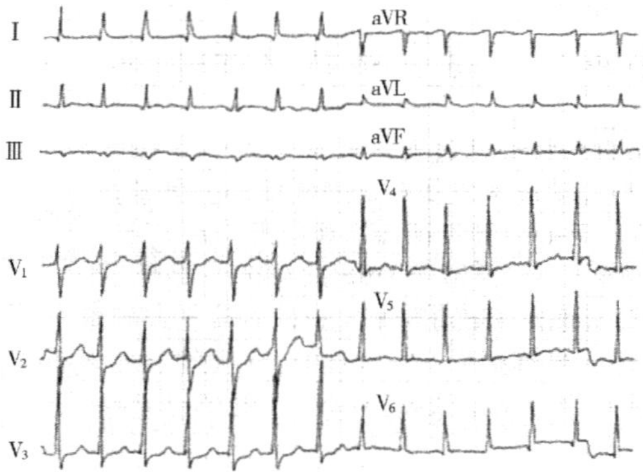

图 2-15　房室结折返性心动过速

（姜永梅）

第二节　宽 QRS 波心动过速

一、室性心动过速

（一）识别要点

（1）遇到宽 QRS 波心动过速（WT）首先应考虑室性心动过速（VT），因为 WT 中室性心动过速最为常见。在已发表的 WT 所有系列性研究报道中，室性心动过速都占 2/3 或 4/5，故室速要比室上性快速性心律失常伴室内差异性传导等情况常见得多。应该记住，心肌梗死后或心肌病患者出现宽 ORS 波心动过速时 95%以上可能是室性心动过速。

（2）必须询问的问题。如果患者能够回答问题，应当问患者是否患过心肌梗死？何时发生

的？如果第一次心动过速发生在心肌梗死之后，而不是心肌梗死之前，几乎可以肯定患者的宽QRS波心动过速为室性心动过速(图 2-16)。

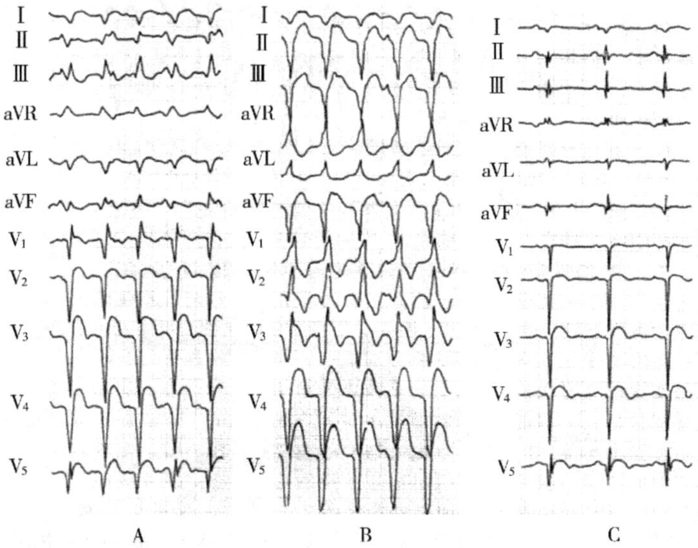

图 2-16 前壁心肌梗死合并室性心动过速

患者男性，72 岁。5 年前患广泛前壁心肌梗死。在其室性心动过速发作时，心电图示有房室分离。A 与 B 中各导联均可见到与 QRS 波群节律无关的 P 波，在Ⅱ、Ⅲ、aVF 导联最为清楚。图 C 为窦性心律时的心电图，示有广泛前壁心肌梗死

(3)不要过分强调或依靠心室率的不规整。有人强调室性心动过速节律不规整。心动过速与室上性心动过速相比，确实前者略不规整，但室性心动过速一旦持续，在大多数患者中心律会逐步变得规整。Wellens 报道的 70 例室性心动过速和 70 例室上性心动过速中，完全规整的节律见于 65 例室上性心动过速和 55 例室性心动过速。

(4)不要过分强调或依靠揭示独立的心房活动，即发现房室分离。房室分离在心电图上表现为与心室活动(QRS 波)完全无关的规律性出现的 P 波。由于在室性心动过速时，P 波常重叠或埋藏于 T 波或 QRS 波群之上或之内，因而识别 P 波可能极为困难或不可能。在分析宽 QRS 波心动过速的心电图时应认真分析 T 波与 QRS 波群图形的特征，注意是否间断有 P 波的重叠而使 T 波与QRS 波群形态发生改变。图 2-17 显示了室性心动过速时独立出现的心房活动(P 波)，即房室分离现象。体格检查寻找房室分离的证据要比单纯寻找独立的 P 波更为简捷和可靠。房室分离的体检特征包括：①颈静脉搏动出现不规则的“大炮性”A 波。②第一心音强度不等。③逐次心搏间的收缩压不等。出现以上三个体征中的任何一项即提示房室分离的存在。图 2-17 则显示了室性心动过速时动脉收缩压的变化。

从理论上讲，伴有逆向室房传导阻滞的房室交界性心动过速也可能出现室房分离，但这种情况在临床上非常罕见，因此在临床实践中应当承认室房分离是诊断室性心动过速极有价值的依据。

心电图上出现心室夺获或室性融合波也是支持室性心动过速的有力证据。它也是房室分离的表现形式，但所有的室性心动过速中仅 50%左右的心电图可见房室分离，而其余的一半患者或有心房颤动或有室房逆传。室房逆传可为 1∶1 或 2∶1，也可呈不同比例的文氏传导。图 2-18 示室性心动过速伴有7∶6的室房逆向文氏型传导。

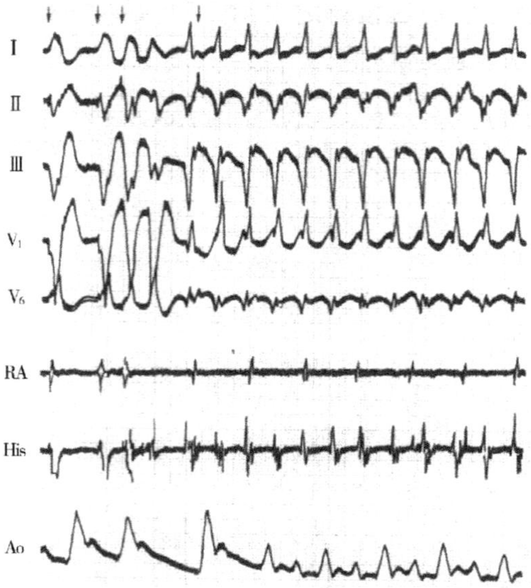

图 2-17　室性心动过速时房室分离所致的动脉压改变

室性心动过速由两个心室期前电刺激诱发。在主动脉压力记录(Ao)中显示动脉收缩压随心房收缩时间与心室收缩的相对关系不同而变化。RA为右心房内电极导管记录的右房电活动。His代表希氏束电图

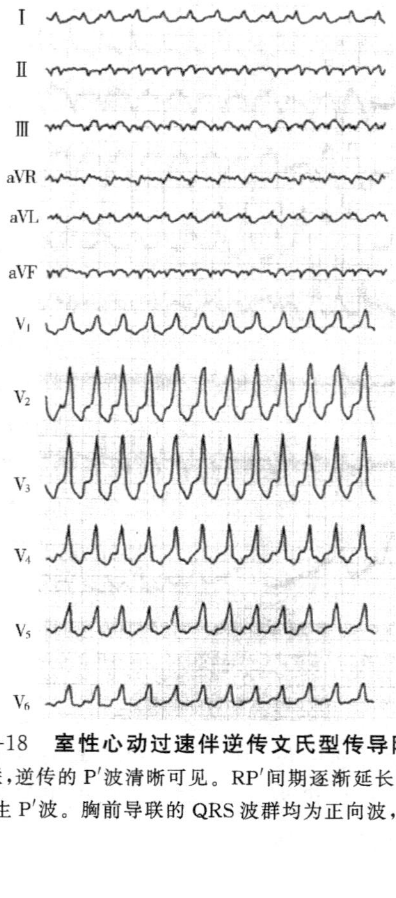

图 2-18　室性心动过速伴逆传文氏型传导阻滞

在Ⅱ、Ⅲ、aVF导联,逆传的P′波清晰可见。RP′间期逐渐延长,直到室波不能逆向回传心房,不产生P′波。胸前导联的QRS波群均为正向波,即呈R或Rs型

一半左右有房室分离的室性心动过速患者中，大约又有一半在心电图上难以辨认 P 波。如果患者的血流动力学稳定，食管导联心电图记录十分有助于显示体表心电图不能识别的 P 波。

心室夺获或室性融合波仅见于少数室性心动过速，且这些患者需具备以下条件：①心室率≤140 次/分。②良好的房室传导。③室房逆向传导功能较差。

(5)不可仅依靠Ⅱ导联心电图。Ⅱ导联心电图可能对识别 P 波很有帮助，但对 QRS 波群形态特征分析有很大局限性。Ⅱ导联在所有的四种不同类型宽 QRS 波(左束支传导阻滞、右束支传导阻滞、右室室性心动过速和左室室性心动过速)中均可出现类似的 QRS 波群(图 2-19)。San Francisco 的一项研究表明，根据Ⅱ导联的特征仅能对 34%的宽 QRS 波心动过速患者做出正确诊断，而采用胸前导联 V_1、V_3、MCL_4 和 MCL_6 中的任何一个导联可对 75%～80%的宽 QRS 波心动过速患者做出正确诊断。

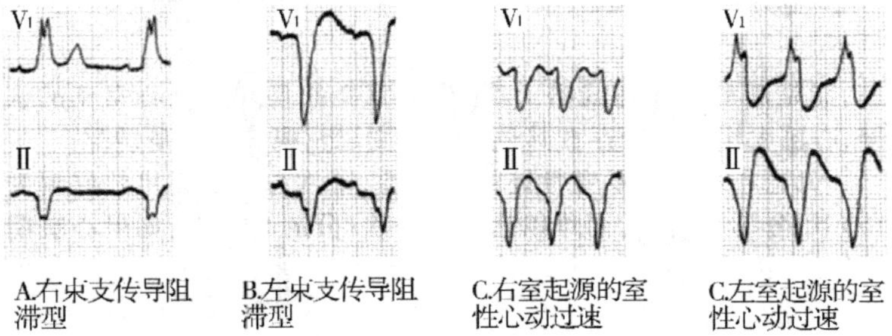

图 2-19　单纯记录Ⅱ导联诊断室速的缺点

下述四图的四种情况在Ⅱ导联的 QRS 波群均呈现同一的图形，而 V_1 导联或 MCL_4 导联的 QRS 波群却完全不同

(6)不要依靠计算机诊断。正如同计算机很可能漏诊而医师一眼便可识别的心肌梗死一样，计算机不能准确解释宽 QRS 波心动过速的心电图表现，且容易漏诊室性心动过速(图 2-20)。

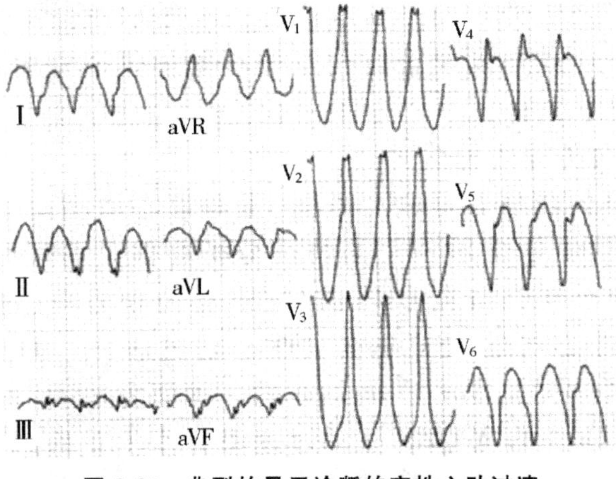

图 2-20　典型的易于诊断的室性心动过速

额面电轴在右上象限。V_1 导联的 QRS 波群为 R 波，具有双峰，左峰高于右峰(兔耳型)。V_6 的 QRS 波群呈 QS 型

(7)不可认为室性心动过速一定会发生血流动力学不稳定。临床上常见的错误概念是室性心动过速总是会有血流动力学不稳定。事实上，有时室性心动过速可持续数天，而没有发生血压

下降，并被患者良好耐受。血流动力学是否稳定并不取决于心动过速，而是取决于心动过速起源于心室还是室上部位，更重要的是取决于心室率的快慢、心脏大小和是否存在其他心脏病变以及患者的全身情况。无论心动过速是室性还是室上性，正常心脏总是可较好耐受150次/分的心室率，而难以耐受250次/分的心室率；如果心脏明显扩大，即使心室率150次/分，患者也很难较长时间耐受；如果患者有急性心肌梗死、洋地黄中毒或其他心脏病，患者常难以耐受任何类型的心动过速。

(8)掌握临床和心电图的诊断和鉴别诊断要点(图2-21、图2-22)。①临床要点：注意有无室房分离的物理体征，即颈静脉搏动示不规则的大炮性A波，第一心音强度不等和收缩压不断变化。②心电图要点：支持室性心动过速诊断的心电图特征见表2-1。

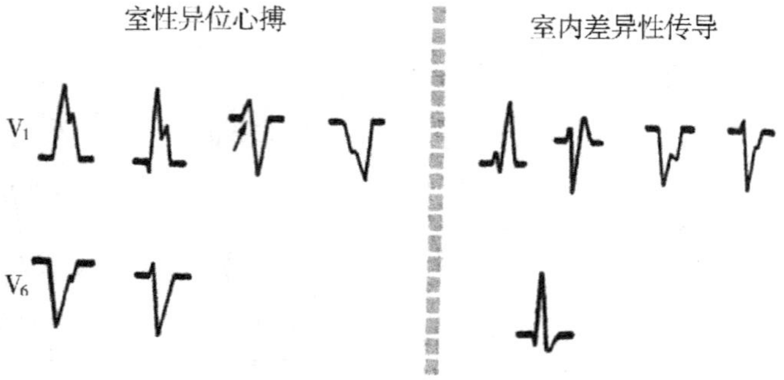

图2-21 室性异位激动与室内差异性传导的不同形态特点

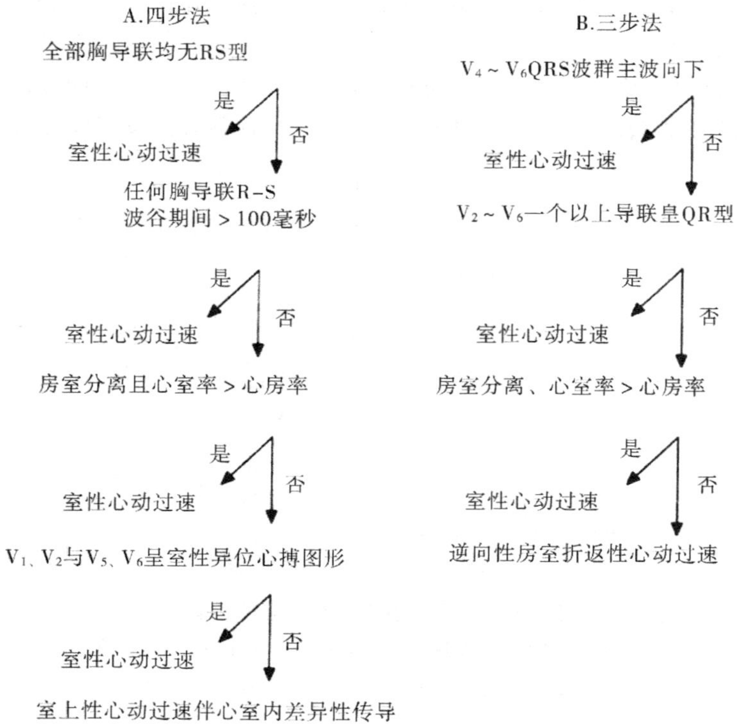

图2-22 Brugada**分步法鉴别室性心动过速**(A)**与逆向性房室折返性心动过速**(B)

表 2-1　支持室性异位心律的心电图特征

QRS 波群形态
总的特征：既不像典型左束支传导阻滞也不像右束支传导阻滞图形
全部胸导联：无 RS 图形，或任何 RS>0.10 秒
单一导联
V_1 导联：呈 qR 或 R 形，尤其是伴有左峰较高时（高左兔耳型）；或单峰型；或 QR 或 RS 图形。肥胖的 r 波或下降支粗钝延迟，r 波至 S 波最低点>0.06 秒
V_6 导联：呈 rS、QS 或 QR 图形；S 或 QS 深度>15 mm；峰或底>0.07 秒
QRS 波电轴或极向
电轴位于"无人区"
胸前导联主波同向（均正向或均负向）和（或）QRS 波间期>0.14 秒
室房分离
独立的 P 波
心室夺获
融合波

必须指出，上述这些心电图特征性表现的敏感性均较低，即仅见于少数室性心动过速患者，但它们的特异性很高，可达 87%～100%。但如果综合使用所有上述心电图表现，则总的阳性率或敏感性仍是较高的。

（二）QRS 波形图特征

1.总的 QRS 波的图形

室速总的 QRS 波的图形既不像右束支传导阻滞，也不像左束支传导阻滞。此处暂不讨论心室预激征的问题。可产生宽 QRS 波群有两种情况——束支传导阻滞和心室异位激动。如果宽 QRS 波群是由于束支传导阻滞，十二导联心电图的 QRS 波群图形特征应当符合典型的左束支或右束支传导阻滞的图形特征之一。如果十二导联的 QRS 波群图形既不像典型左束支传导阻滞，也不像典型右束支传导阻滞，则其机制很可能是室性异位心律（图 2-23）。

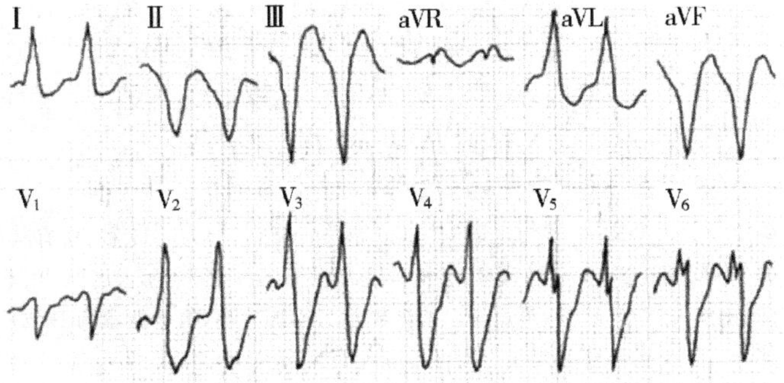

图 2-23　室性心动过速（一）

V_1 和 V_6 的 QRS 波群既不像右束支传导阻滞，也不像左束支传导阻滞。并且 V_1 导联起始的"肥胖"r 波和之后到达 S 波低谷的时间延迟都支持室性心动过速的诊断

2.胸前导联

Brugada 指出，如果无一胸前导联（全部胸导联）显示双向的 RS 型波群（图 2-24），则无须进一步分析心电图，可以肯定为心室异位心律；如果胸导联中任一导联显示呈 RS 型波形的 QRS 波群，且任何一个胸导联从 QRS 波群起点至其顶点或最低点的时间大于 0.10 秒，则亦支持为室性异位心律（图 2-25）。

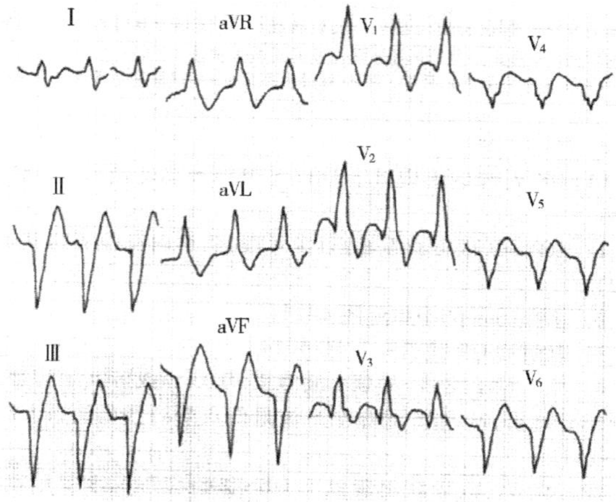

图 2-24　室性心动过速（二）

胸前导联均无 RS 型的 QRS 波群，并且 V_6 的 QRS 波群为 QS 型，V_2 和 V_3 的 QRS 波群为 qR 型，V_4～V_6 的 QRS 波群均为负向，可排除预激征（W-P-W）伴室上性心动过速

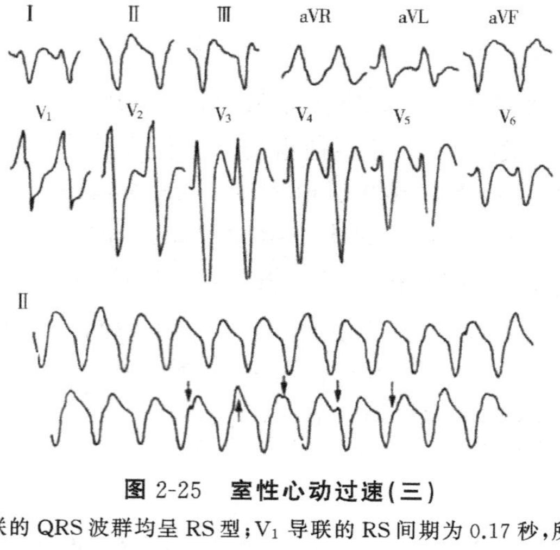

图 2-25　室性心动过速（三）

所有胸前导联的 QRS 波群均呈 RS 型；V_1 导联的 RS 间期为 0.17 秒，所有其他胸前导联的 RS 间期至少 0.10 秒或 0.11 秒。并且额面电轴位于"无人区"（Ⅰ、Ⅱ、Ⅲ导联 QRS 主波方向均向下），最后一行心电图示有室房分离（箭头所示为 P 波）

3.单一导联

（1）在 V_1 导联出现以下 QRS 波群图形高度提示系室性异位心律：①双向 qR 或伴有左峰高（兔耳征）的单向有挫折的 R 波（图 2-26）。②单峰 QRS 波群（图 2-27）。③双向的 QR 或 RS 波（图 2-28）。④肥胖的 r 波（V_1 导联 r 波宽度>0.03 秒）或者其下行支进展缓慢或有挫折，从 QRS 起点至 S 波最低点的时间延迟（图 2-29、图 2-30）。

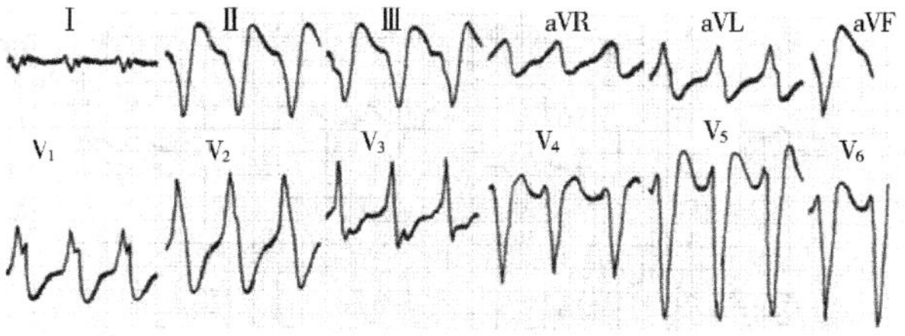

图 2-26　**室性心动过速(四)**

额面电轴在"无人区"。V_1 呈左耳高的兔耳征。V_6 导联的 QRS 波群呈 rS 型，V_6 的 S 波深度＞15 mm

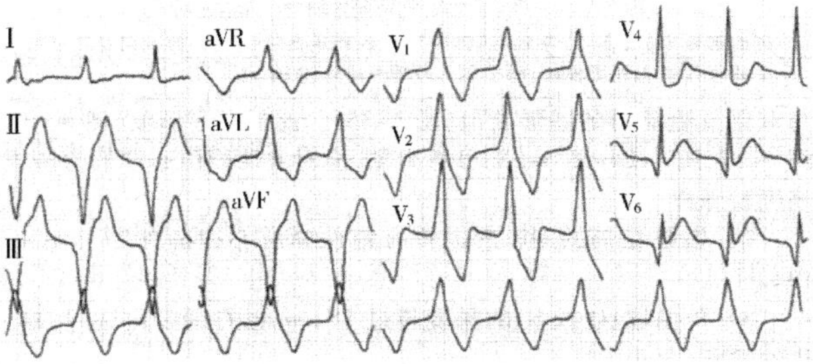

图 2-27　**室性心动过速(五)**

V_1 导联的 QRS 波群呈"尖塔式"的单一宽大 R 波。V_6 导联的 QRS 波群呈振幅相等的双向 QR 型

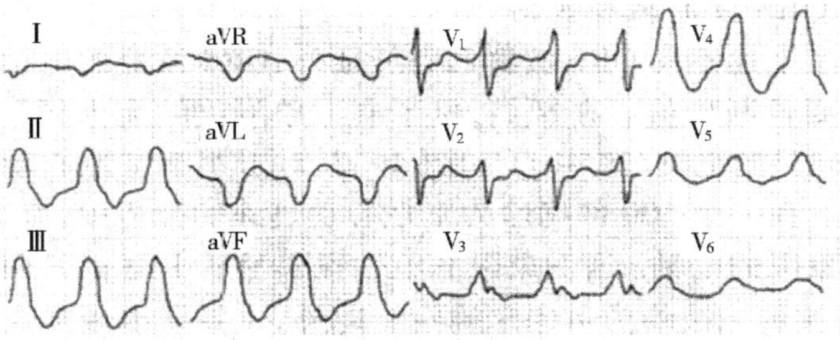

图 2-28　**室性心动过速(六)**

①额面电轴异常右偏。②V_1 导联的 QRS 波群呈振幅相等的 RS 型

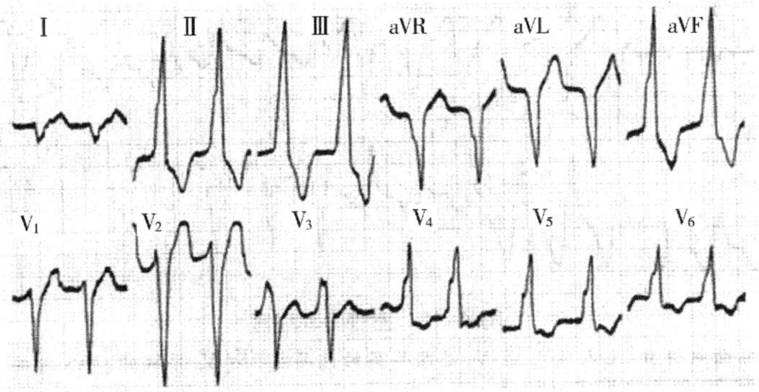

图 2-29　**室性心动过速(七)**

额面电轴右偏。V_1 导联有"肥胖"r 波和到达 S 波谷底点的时间延迟。V_6 导联的 R 波上升支挫折，到达顶点的时间延迟(0.10 秒)

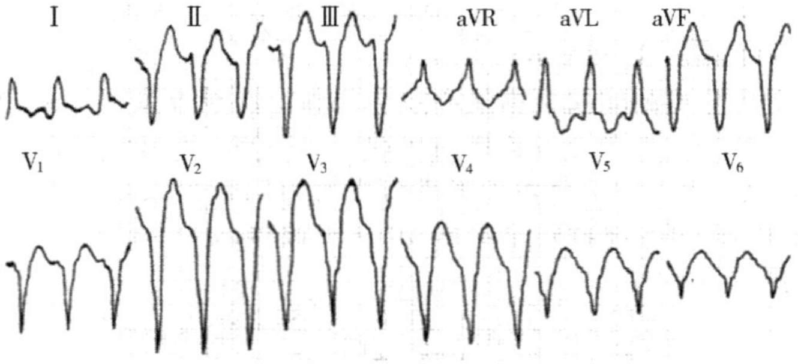

图 2-30　急性前壁心肌梗死合并室速

患者男性，45 岁，急性广泛前壁心肌梗死合并室性心动过速。全部胸前导联的 QRS 波群呈负向同向性，即均呈 QS 型。V_1 导联到达 S 波最低点的时间延长。急性前壁损伤在Ⅰ和 aVL 导联可见 ST 段抬高，胸前导联有显著的弓背向上型 ST 段抬高

(2)在 V_5、V_6 导联出现以下 QRS 波群图形高度提示系室性异位心律：①rS 图形（无 q 波，由小r 波和较深而宽的 S 波组成）为左室异位心律最常见的 QRS 图形，但遗憾的是它与双束支传导阻滞时的图形类似。此外，QS 形波虽然少见，但对室性异位心律的诊断有高度特殊性。②振幅相等的 QR 形也符合室性异位心律的诊断。③负向波（Q 或 S）的深度超过 15 mm 也有助于室性异位心律的诊断。④如果从 QRS 波群起点到达其正向波顶点或负向波的最低点时限大于 0.07 秒也强烈支持室性异位心律的诊断。

4.QRS 波电轴和极向

除了上述不同 QRS 波群形态特征外，QRS 波群的电轴方向也具有重要诊断价值。在额面，位于右上象限（即“无人区”）的电轴对于判断室性心动过速极有意义。在一个 100 例确诊为室性心动过速的分析中，有 27 例具有这一象限的电轴。这一象限的电轴很容易从Ⅰ与 aVF 两个导联的QRS 波群主波均为负向来确定。此外，Ⅰ导联出现宽大的负向 QS 波，而 aVF 导联的 QRS 波群主波向上，即电轴右偏，亦符合室性异位心律之诊断。

在胸前导联 QRS 波群主波方向的一致性（同一性），即 V_1～V_6 的主波均向上（图 2-30）或均向下（图 2-31）均支持室性异位心律诊断。但例外情况是 W-P-W 征左后旁道前传时亦可产生胸导联 QRS 波正向的同一性，但绝不会产生 V_1～V_6 导联 QRS 波负向的一致性；此外左束支传导阻滞伴有显著电轴左偏时可产生胸导联负向的一致性，但这一情况极为少见。

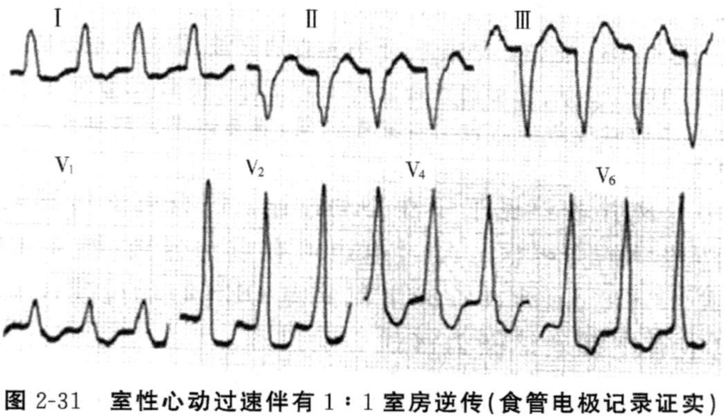

图 2-31　室性心动过速伴有 1∶1 室房逆传（食管电极记录证实）

本例室速的另一特点是胸前导联均呈正向 QRS 波群，即 R 型

5.QRS 波宽度

虽然室性心动过速和室上性心动过速伴室内差异性传导的 QRS 间期有很大范围的重叠,但前者的 QRS 间期一般较后者更宽。Wellens 发现大多数室性心动过速的 QRS 间期＞0.14 秒,而伴室内差异传导的室上性心动过速的 QRS 间期通常小于 0.14 秒。但这一点不适用于原有束支传导阻滞的患者,原有束支传导阻滞的患者发生室上性心动过速时,其 QRS 间期可宽于0.14 秒。

6.室房分离

室房分离最直接的证据是与 QRS 波节律无关的独立的 P 波(图 2-32A、B)。

室房分离的间接证据是心室夺获和室性融合波(图 2-32B)。心室夺获和室性融合波均提前出现,并且 QRS 波图形较窄。值得注意的是,由于室上性室内差异性传导时可间歇出现差异传导程度较轻,因而 QRS 波群较窄的搏动,这可被误认为室性融合波或心室夺获。

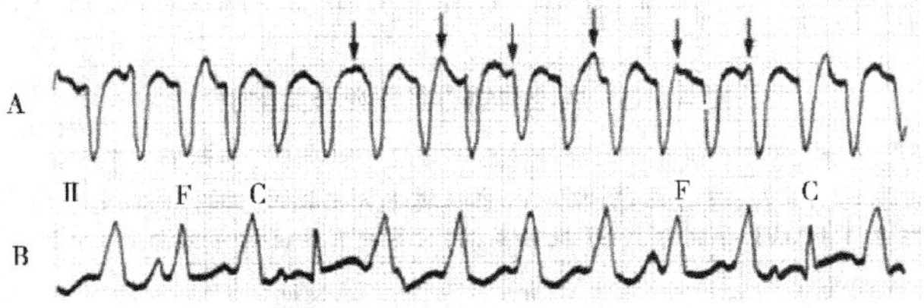

图 2-32 室性心动过速,示有独立的 P 波,即有房室分离

心室率 190 次/分,箭头指示独立的心房活动(A)。心室率 120 次/分,容易看出独立的心房活动(B)。由于心室率较慢,容易出现室性融合波(F)和心室夺获(C)

室房分离并非仅见于室性心动过速。伴有束支传导阻滞或室内差异性传导的交界区心动过速也可有室房分离(图 2-33),但这种情况极为罕见,因此在临床上见到宽 QRS 心动过速伴有室房分离,可以很有把握地诊断为室性心动过速。

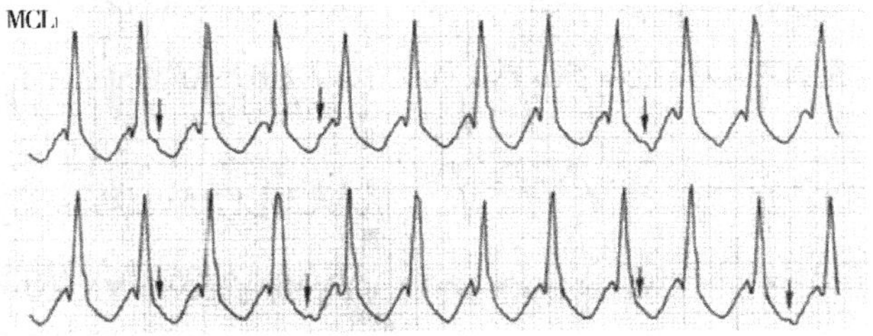

图 2-33 伴有右束支传导阻滞型差异性传导的交界性心动过速(心室率 120 次/分)

图示(箭头指处)有独立的 P 波,示有房室分离

(三)室速心电图诊断的几个特殊问题

(1)室速起源部位与 QRS 波宽度的关系,如图 2-34、图 2-35。

(2)室速起源部位与 QRS 波电轴的关系,如图 2-36。

(3)宽 QRS 波心动过速:室性心动过速与室上性心动过速的鉴别(图 2-37)。

(4)心电图征象诊断室性心动过速的限制性,如表 2-2。

(5)胸导联 QRS 波同向性(同一性)的机制,如图 2-38。

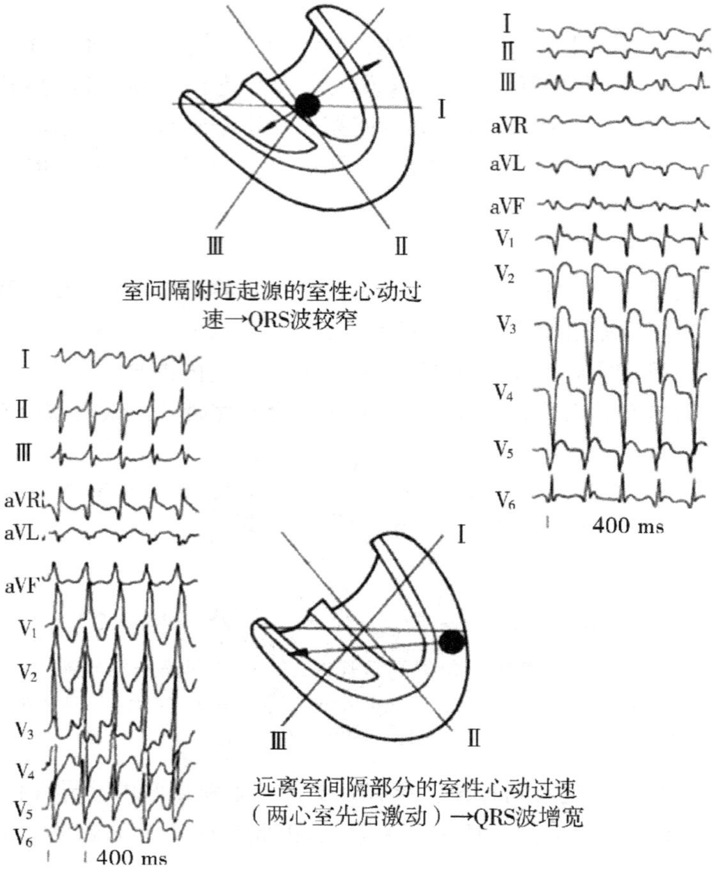

图 2-34　室性心动过速起源与 QRS 波宽度的关系

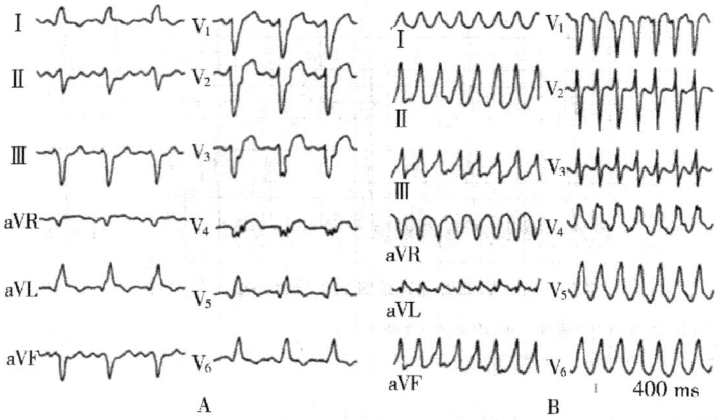

图 2-35　一例室性心动过速发作时 QRS 波宽度比窦性心律时 QRS 波窄的特殊病例

图 A 为窦性心律时记录，其 QRS 波因陈旧性前侧壁心肌梗死而增宽；图 B 为发作室性心动过速时记录。该室性心动过速起源于室间隔右侧，故使左、右室几乎同时激动，故 QRS 波宽度比窦性心律时窄（窦性心律时左室激动延迟）

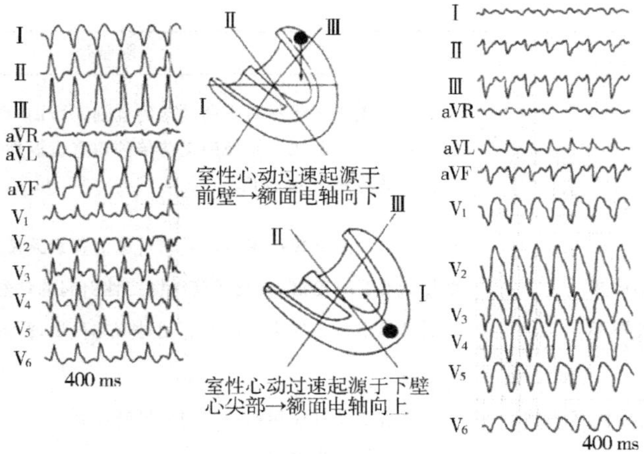

图 2-36　室性心动过速起源与电轴关系

起源于心尖部之室性心动过速使 QRS 波电轴偏上，起源于前壁基底部之室性心动过速使电轴偏下

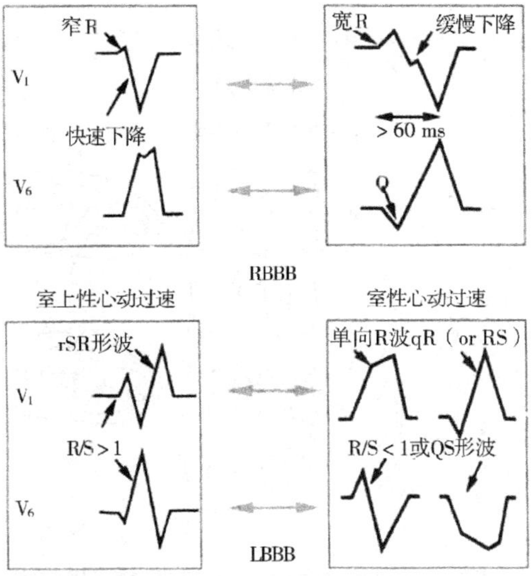

图 2-37　宽 QRS 心动过速

室性心动过速与室上速伴左束支传导阻滞 LBBB 或右束支传导阻滞 RBBB 的鉴别；RBBB 右束支传导阻滞型；LBBB 左束支传导阻滞型

表 2-2　心电图征象诊断室性心动过速的若干限制性

表现	限制性
房室分离	1.室性心动过速时可有室房逆传 2.亦可见于交界性心律伴束支传导阻滞与房室分离者
QRS>0.14 秒	可见于： ①原有左束支传导阻滞者 ②旁道前传的房室折返性心动过速 ③药物作用致室内传导阻滞

续表

表现	限制性
电轴左偏	①对左束支传导阻滞型心动过速的鉴别无帮助 ②亦可见于右侧或后间隔旁道前传的房室折返性心动过速 ③室上速应用 Ic 类药后
电轴右偏	对完全性右束支传导阻滞型心动过速的鉴别无帮助
AVR 以外导联出现 q(Q)R 波	仅见于心肌有瘢痕、梗死或淀粉样变性引起的室性心动过速
胸导联 $V_1 \sim V_6$ 的同向性图形	左后旁道前传的房室折返性心动过速亦可出现 $V_1 \sim V_6$ 同一性向上的 R 波
一个或一个以上胸导联 R 波至 S 波最低点距离≥100 毫秒	可见于： ①室上性心动过速用药后室内传导延长者 ②逆向型房室折返性心动过速 ③原有左束支或右束支传导阻滞者
心室夺获或融合波	仅见于心率较慢的室性心动过速

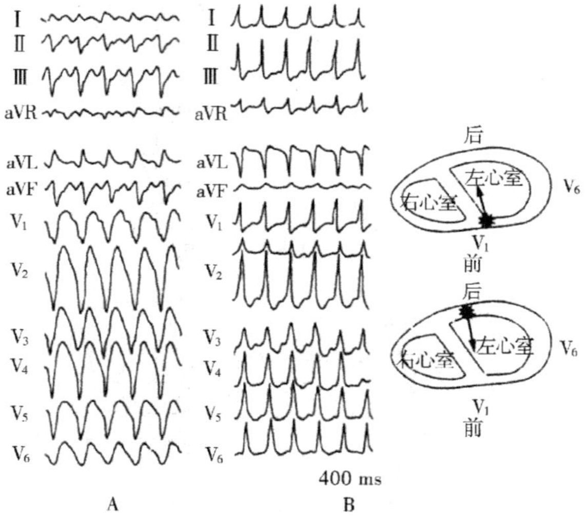

图 2-38　室性心动过速胸导联 QRS 波同向性(同一性)的机制

A：一例左室心尖部起源的室性心动过速，心电图 $V_1 \sim V_6$ 均为负向性 QRS 波；B：一例左后壁起源的室性心动过速，全部胸导联均为正向波

必须指出：左后旁道前传之室上性心动过速（逆向性房室折返性心动过速）亦可呈同样同一性图形

(6)根据 QRS 波形态初步诊断室性心动过速起源部位，如表 2-3。

表 2-3　根据 QRS 波形态初步判断室性心动过速的起源部位

V_1	VT 出口/起源	QRS 波额面电轴
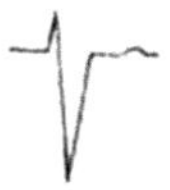 左束支传导阻滞型	室间隔或右室	电轴＋60～＋140——右室流出道 其他电轴： 束支内折返或右室瘢痕引起的 VT

续表

V_1	VT 出口/起源	QRS 波额面电轴
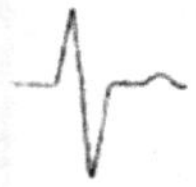 RS型	室间隔或左心室流出道	＋60～＋140——左心室流出道 电轴偏上——间隔下部
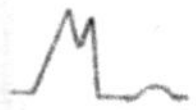 右束支传导阻滞型	左心室	电轴偏上——下壁 电轴偏下——前壁 电轴偏右——侧壁

V_2～V_4 导联以 R 波为主波，提示 VT 起源于心室基底部，如右室流出道 VT 之 QRS 波＞140 毫秒，提示起源于游离壁；＜140毫秒示起源于间隔部。如 R 波过渡区出现在 V_2 导联，提示 VT 起源于肺动脉瓣直下方或左心室流出道。

二、室内差异性传导

诊断室上性心动过速伴室内差异性传导在很大程度上依赖于 QRS 波群的图形特征。由于临床上室上性心动过速伴差异性传导远不如室性心动过速常见，故如缺乏支持前者诊断的充分证据，一般不随意作此诊断。

室内差异性传导的心电图特征：①呈典型右束支传导阻滞图形，三相的 QRS 波群即 V_1 导联为 rsR′或 rSR′型；V_6 导联和Ⅰ导联呈 qRs 型。②呈左束支传导阻滞图形，V_1 导联 S 波快速下降，早期到达 S 波最低点。③QRS 波群之前有与之相关的 P 波。④同一导联出现被一正常传导搏动分隔开的一连串呈右束支和左束支传导阻滞图形的 QRS 波。⑤先前的窦性心律时心电图记录可能显示有相同的束支传导阻滞图形。

(一)经典型的右束支传导阻滞型差异性传导产生的 QRS 波

典型的右束支传导阻滞型差异性传导产生三相性 QRS 波群，在 V_1 导联呈 rsR′或 rSr′波，在 V_6 导联及Ⅰ导联呈 qRs 或 RS 形波，如图 2-39、图 2-40。

(二)左束支传导阻滞型差异性传导在 V_1 导联的 QRS 波

左束支传导阻滞型差异性传导在 V_1 导联表现为 QS 或 rS 图形，且心室波总是显示快速下降至 S 波的最低点(小于 0.07 秒)，如图 2-41、图 2-42。

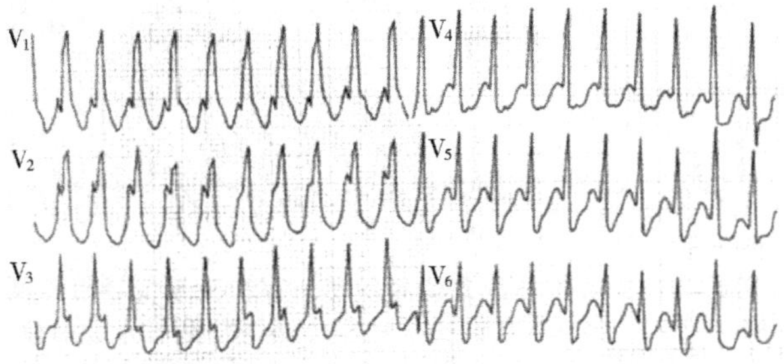

图 2-39　室上性心动过速伴右束支传导阻滞型室内差异性传导

V_1 导联的 QRS 波群呈 rsR′型，V_6 导联 QRS 波群呈 qRs 型

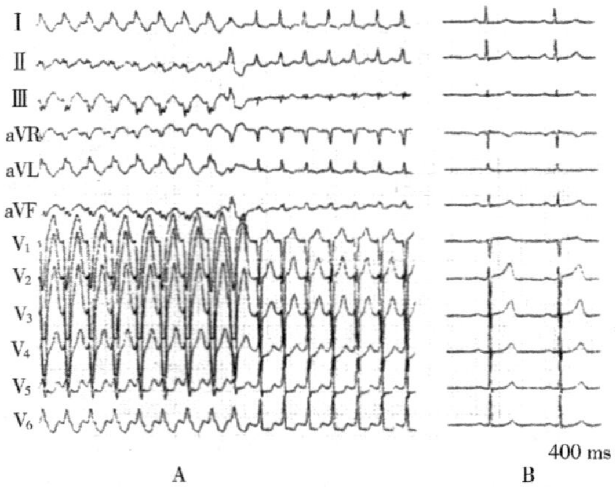

图 2-40　室上性心动过速伴左束支传导阻滞型室内差异性传导

V_1 导联 r 波窄而小，且快速形成 S 波（r→S 波谷距离短）高度提示室上速伴室内差异性传导。注意在一个室性期前收缩后心动过速转为窄 QRS 波，此进一步支持为室上速

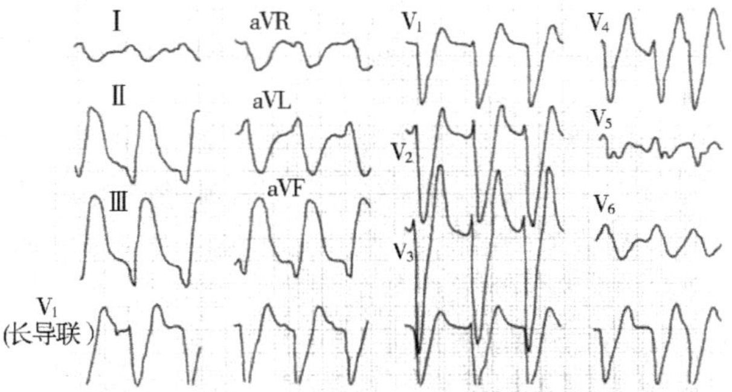

图 2-41　房性心动过速伴左束支传导阻滞

唯一支持此诊断的图形特征为 V_1 导联到达 S 波最低点的时间短暂。相反在 V_1 导联，P 波与 QRS 波群的关系变化提示可能为室性心动过速。但正是这些 P 波最终成为诊断室上性机制的关键线索，因为仔细观察发现房室呈文氏型传导，进而证实本例为房性心动过速

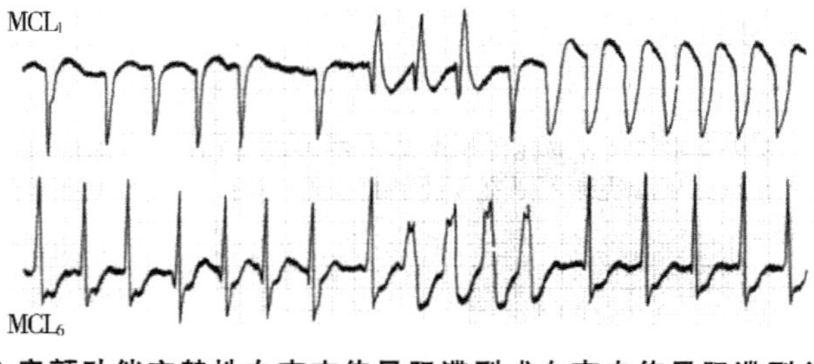

图 2-42　心房颤动伴交替性右束支传导阻滞型或左束支传导阻滞型差异性传导

在每一导联均可见呈左束支和右束支传导阻滞两种不同图形的 QRS 波，其间插有一个较正常传导的 QRS 波群。在 MCL_1 导联，右束支传导阻滞图形为 rSR′，左束支传导阻滞图形的下降支（S 波）光滑，快速到达最低点，而上升支粗钝缓慢。在 MCL_6 导联，右束支传导阻滞图形为 qRS，左束支传导阻滞图形为单向 R 波

（三）QRS 波群之前有 P 波

另一有意义的心电图表现为 QRS 波群之前有 P 波，如图 2-43。但应注意的是，当心室率很

快时，P 波可被误认为跟随于前一个 QRS 之后。另一方面，室性心动过速偶可呈 1∶1 的室房逆向传导。而心室率很快时，又难以辨认 P 波的方向，因而不可能区分是逆传 P 波还是异位节律的 P 波。

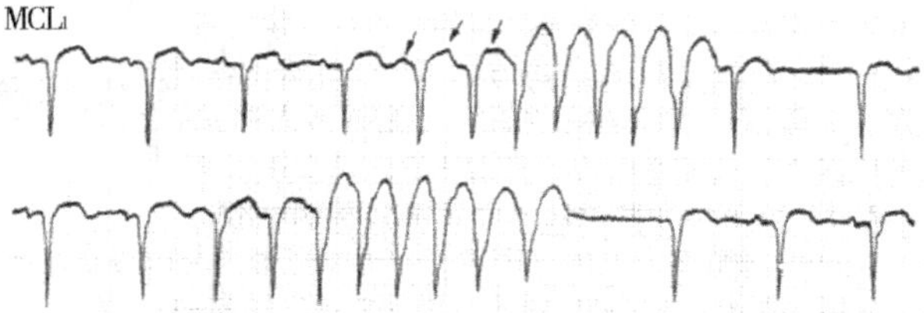

图 2-43　房性心动过速伴左束支传导阻滞型差异性传导

每一短阵宽 QRS 波心动过速均有加快的 P′波（箭头所示），这些 P 波引发每一阵心动过速的发作。宽 QRS 波的 S 波下降支光滑，快速到达最低点，而上升支粗钝迟缓，符合典型左束支传导阻滞图形

三、经房室旁路前传的逆向性房室折返性心动过速

在经房室旁路前传的快速心律失常中，心室最早激动部位未经正常传导系统传导，所产生的畸形宽大的 QRS 波群难与起源产生于同一部位的室性心动过速相鉴别。Brugada 指出的以下三条心电图表现有助于除外旁路参与的快速性心律失常。

(1) V_4～V_6 的 QRS 波群主波向下——这表明心动过速的起源点在心尖部，众所周知房室旁路的心室插入点都在心底部——因此可以除外房室旁路前传的室上性快速性心律失常。

(2) V_2～V_6 五个导联中任一个导联出现 QR 图形。

(3) QRS 波群多于 P 波，因为任何类型旁道参与的心动过速，每一次搏动都有心房参与，即旁室仍保持顺序性激动。

现回头看图，有两点可除外预激性心动过速即 A-AVRT：① V_2 和 V_3 导联的 QRS 波群为 QR 型。② V_4～V_6 全部为负向的 QRS 波（QS 型）。根据同样的两点，亦可以除外图 2-44 预激性（旁道参与活动）心动过速的可能性。

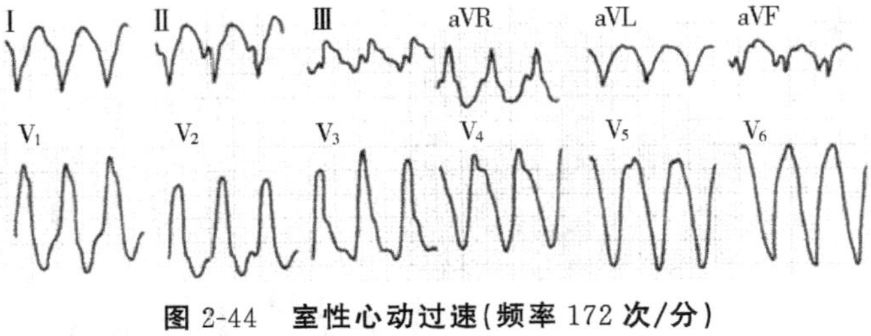

图 2-44　室性心动过速（频率 172 次/分）

额面电轴在“无人区”，V_1 的 R 波达峰早，V_6 呈 QS 型，深度＞15 mm。并且由于 V_4～V_6 全部为负向 QRS 波群，V_3 为 qR 型，故可除外 W-P-W 的房室旁路前传性心动过速

现举一例经房室旁路（kent 束）前传的房性心动过速，如图 2-45。

应注意鉴别经房室旁路前传的快速性心房颤动和室性心动过速，要点是前者呈极快和极不规则的心室律，这是预激征合并心房颤动的特征（图 2-46）。

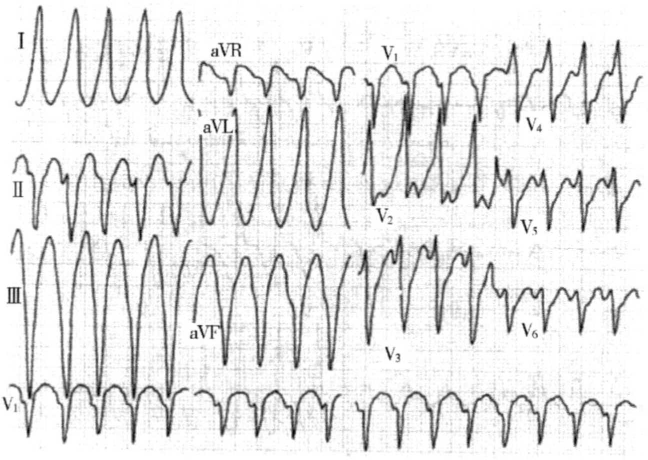

图 2-45　房性心动过速(频率 186 次/分)

经房室旁路下传心室,在图形上难以与室性心动过速相鉴别,本例经电生理检查才确诊

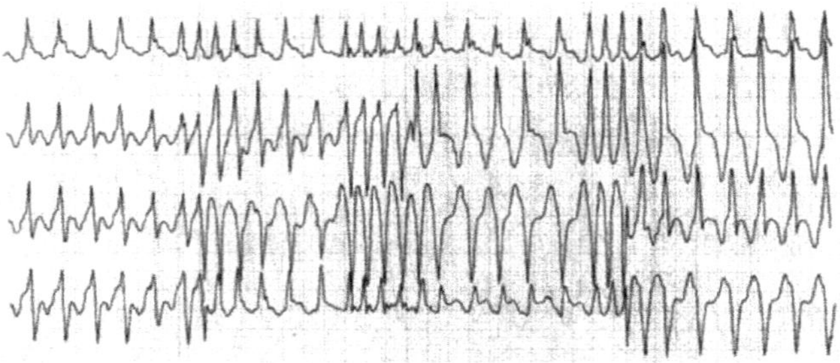

图 2-46　心房颤动,经房室旁路下传心室(心室率 220 次/分)

R-R 间期完全不等,心室率极不规则,最短的 R-R 间期 200 毫秒,相当于 300 次/分的心室率,而最长的 R-R 间期 2 倍于最短 R-R 间期,各 QRS 波宽窄变异大

下面再列举一些不同宽 QRS 心动过速的心电图表现(图 2-47～图 2-55)以供参考,其诊断和鉴别诊断要点在图解中有详细说明。

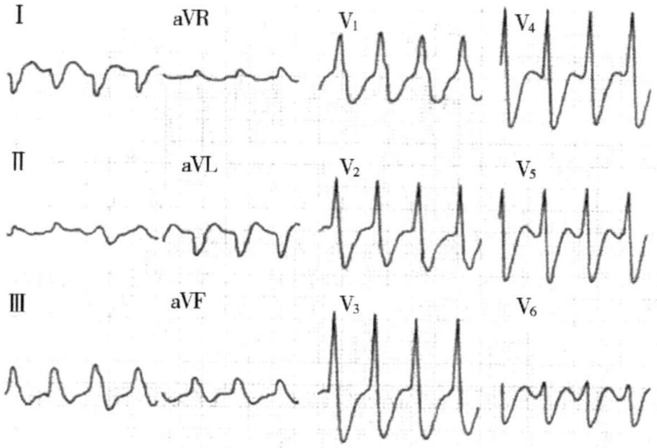

图 2-47　室性心动过速(频率 170 次/分)

额面电轴右偏,V_1 导联的 QRS 为"尖塔形"的单形 R 波,V_6 导联之 QRS 波群为 rS 型

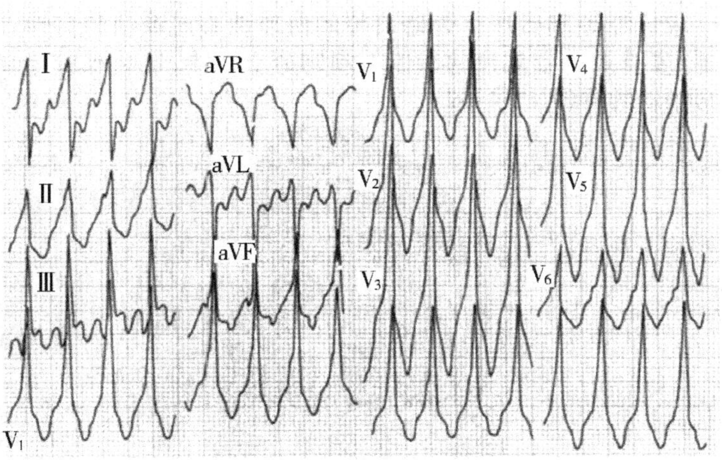

图 2-48　室性心动过速(心率 188 次/分)

胸前导联 QRS 波群均呈正向同向性，但此特征亦可见于旁道前传的房室折返性心动过速。本例经电生理检查确诊为室性心动过速

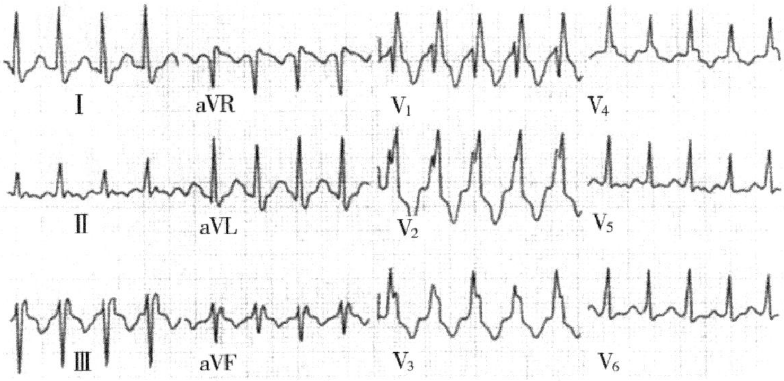

图 2-49　室上性心动过速伴右束支传导阻滞型差异性传导(频率 185 次/分)

V_1 导联 QRs 波群为 rSR′型，Ⅰ和 aVL 导联为 qRS 型。此外，可见 QRS 波群的电压交替，V_3 导联最清楚

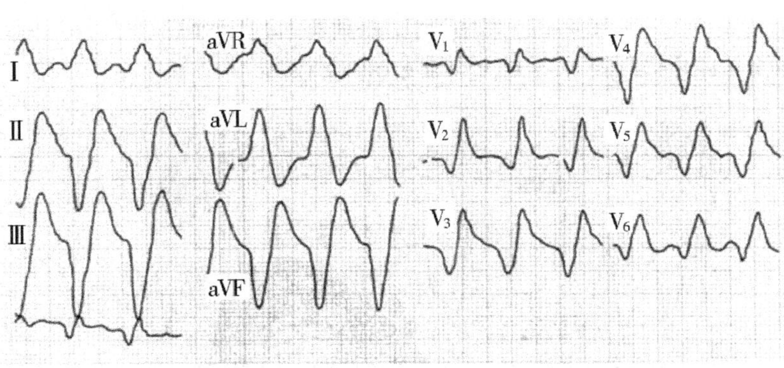

图 2-50　室性心动过速(频率 122 次/分)

本例室性心动过速特点为：极宽大的 QRS 波，间期达 0.22 秒；V_1～V_6 QRS 波群均为 QR 型，此特点可除外经旁道前传的室上性心动过速

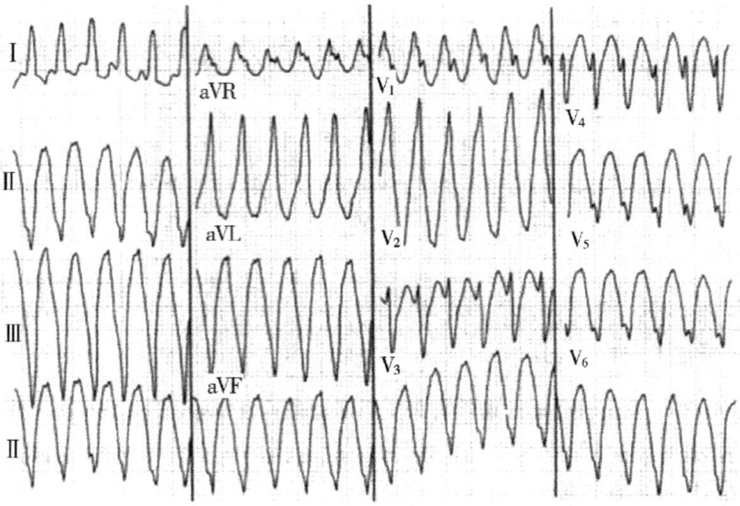

图 2-51　室性心动过速(频率 242 次/分)

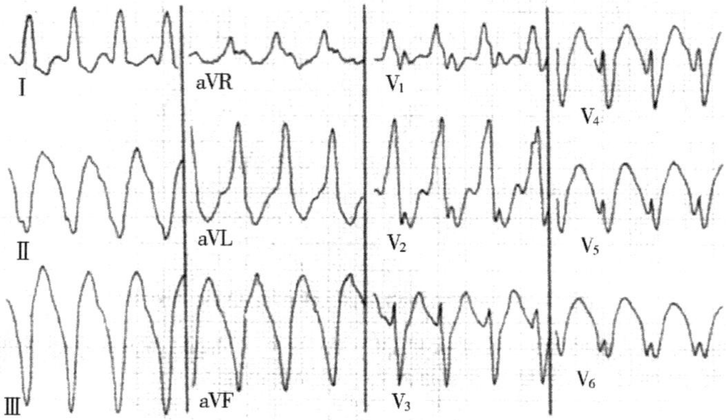

图 2-52　室性心动过速(频率 178 次/分)

QRS 间期 0.20 秒，V_1 导联之 QRS 波群为左耳高的兔耳征，V_6 导联呈 QS 型

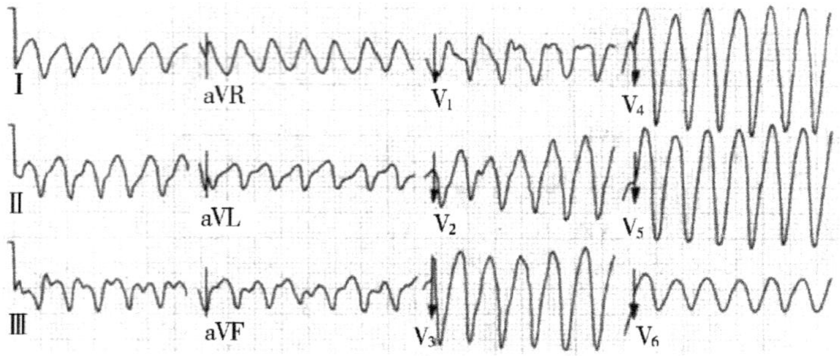

图 2-53　频率极快的室性心动过速

室性心动过速频率达 266 次/分，有人称为心室扑动。额面电轴在“无人区”，胸前导联的 QRS 波群均呈负向同向性，故凭体表心电图可确诊为室性心动过速

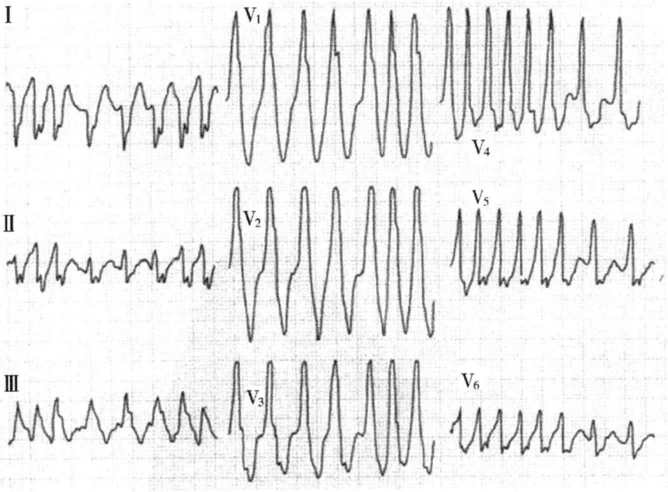

图 2-54　心房颤动，经房室旁路下传心室

R-R 间期完全不等，QRS 波宽窄交错，心室率极快达 300 次/分

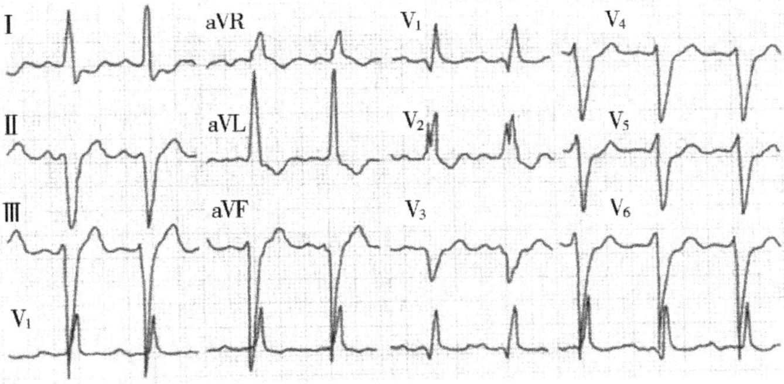

图 2-55　窦性心律伴双束支传导阻滞（右束支传导阻滞＋左前分支传导阻滞）

注意 V_6 导联 QRS 波群呈 rS 型，酷似室性异位心律

四、不伴器质性心脏病的室性心动过速

不伴器质性心脏病的室性心动过速是指用目前临床常规检测手段不能发现有心脏结构改变，且亦排除了冠状动脉疾病的一类特发性室性心动过速，其分类如表 2-4。

表 2-4　不伴结构性心脏病的各种宽 QRS 波心动过速的分类

一、单形性

（一）室上速（SVT）

1.伴束支传导阻滞

（1）功能性（右束支传导阻滞型多于左束支传导阻滞型）

（2）过去已存在的

（3）频率依赖性

（4）非特异性室内传导延迟（药物、电解质紊乱等）

2.逆向性房室折返性心动过速（经房室结逆传）

续表

（二）室性心动过速（VT）
1.LBBB 型，电轴偏下（特发性右室 VT）
2.RBBB 型，电轴偏上（特发性左心室 VT）
3.起搏器介导的 VT
二、多形性
（一）室上性心动过速
预激征合并房颤（旁道前传）
（二）室性心动过速
1.扭转型室性心动过速（长 QT 综合征，先天性或获得性）
2.Brugada 综合征（也可发作单形性室性心动过速）
3.儿茶酚胺性多形性室性心动过速
4.短 QT 综合征

维拉帕米（异搏定）敏感性束支性室性心动过速是左心室特发室性心动过速的最常见类型，但心电图 QRS 波向量可有很大不同。熟悉其心电图特征表现，可协助检出本类室性心动过速，并为导管消融治疗提供依据。

本型室性心动过速有三个亚型：①左前束支型，右束支传导阻滞型伴电轴右偏（少见型），如图 2-56。②左后束支型，呈右束支传导阻滞型伴电轴偏上（常见型），如图 2-57。③间隔上部束支型，QRS 波较窄电轴正常或右偏（罕见型），如图 2-58。

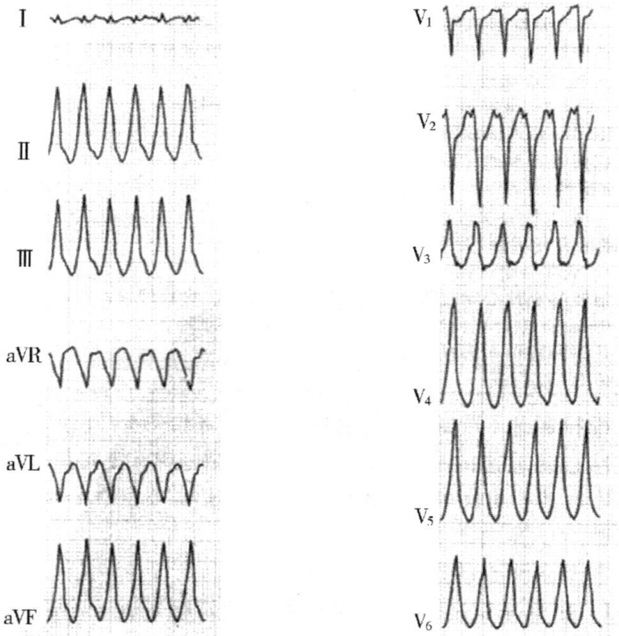

图 2-56　右室流出道室性心动过速体表 12 导联心电图

心率 230 次/分，呈 LBBB 形态、电轴向下，QRS 宽度 160 毫秒，aVL 导联 QRS 波倒置，V_1 至 V_6 导联 R 波逐渐增加，V_{3R}/S>1

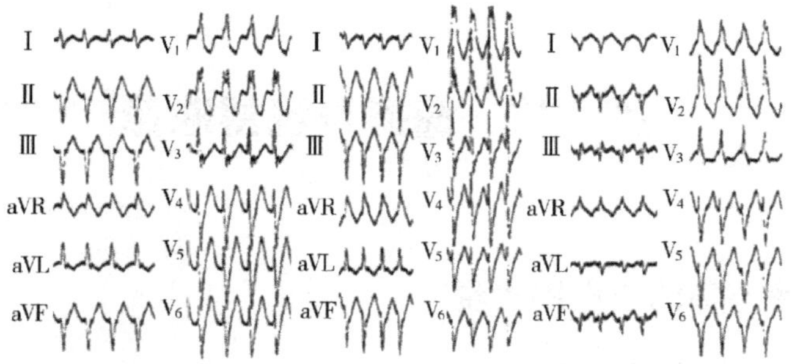

图 2-57　三种异搏定敏感性左后束支性室性心动过速的心电图

注意上述 6 例均为右束支传导阻滞型，但电轴与各导联 QRS 波向量不同

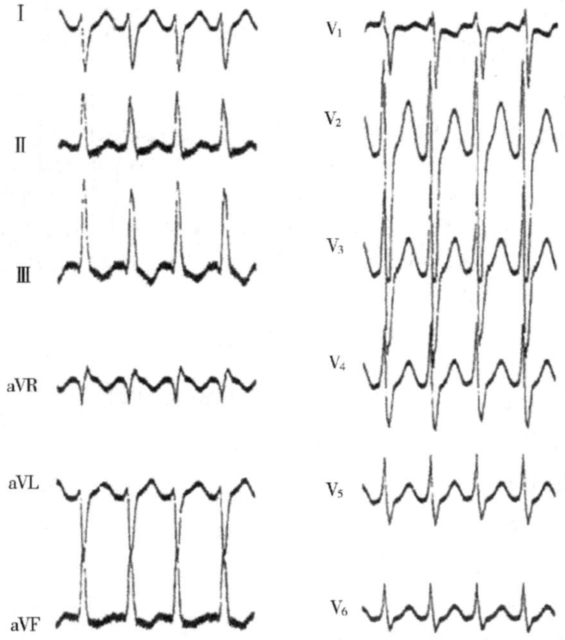

图 2-58　维拉帕米(异搏定)敏感性左上间隔性室性心动过速的心电图特点

注意本型室性心动过速 QRS 波较窄(100 毫秒)，R 波过渡区出现在 V_3 导联

五、宽 QRS 波心动过速的急诊处理原则

根据临床和心电图特征可以鉴别大部分的室性心动过速、室上性心动过速伴差异性传导或房室旁路前传的快速性心律失常，并分别进行合适的治疗。

对于临床和心电图表现暂时不能鉴别的宽 QRS 波心动过速应按室性心动过速处理且禁用洋地黄、维拉帕米或地尔硫䓬。对于诊断不明但有血流动力学不稳定的心动过速，应立即同步直流电击复律；对于血流动力学稳定的患者可试以静脉注射普鲁卡因胺 10 mg/kg 体重，5 分钟静脉注射。心脏结构正常的宽 QRS 波心动过速亦可试用普罗帕酮静脉注射，剂量为 1～2 mg/kg，用 5 分钟时间缓慢静脉注入。药物治疗无效者，亦应及时行同步直流电击复律。

(姜永梅)

第三节 逸搏与逸搏心律

一、逸搏与逸搏心律的心电图表现

(一)房性逸搏和房性逸搏心律

房性逸搏较少见,主要是由于窦性冲动受到抑制,房性起搏点自律性高于窦性起搏点时,便可控制心脏,产生房性逸搏。

1.房性逸搏的心电图特点

房性逸搏的心电图特点见图 2-59。

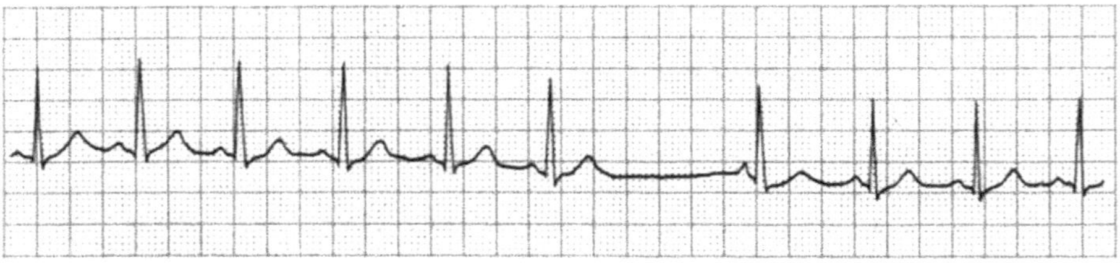

图 2-59 房性逸搏

(1)在一个长间歇后出现一个与窦性 P 波形态不同的 P′波。

(2)P′-R 间期中 0.12 秒或略短于窦性 P-R 间期。

(3)QRS 波群和窦性相同。

2.房性逸搏心律的心电图特点

(1)连续 3 个或 3 个以上的房性逸搏。

(2)其频率 50～60 次/分。

3.房性逸搏和房性逸搏心律的临床意义和治疗

房性逸搏心律是一种少见的被动性异位心律,可以发生于健康人。值得注意的是,左房心律多见于器质性心脏病患者,如冠心病、风湿性心脏病、高血压性心脏病、肺心病、先天性心脏病等。所以发生房性逸搏或房性逸搏心律时,应进一步查清原因,针对病因进行治疗。

(二)交界性逸搏和交界性逸搏心律

房室交界性逸搏往往继发于明显的窦性心动过缓、窦性停搏或窦房传导阻滞的长间歇之后。在二度或三度房室传导阻滞时,由于窦房结的冲动不能通过房室交界区到达心室,交界性逸搏亦可发生。在个别期前收缩或某些快速室上性心律失常后,窦房结功能暂时受到抑制,不能发放冲动,使自律性较低的房室交界区取而代之,产生交界性逸搏。

1.交界性逸搏的心电图特点

交界性逸搏的心电图特点见图 2-60。

(1)在一个长间歇之后延缓出现一个 QRS 波群,其形态与窦性相同或略有差别,逸搏间距常固定不变。

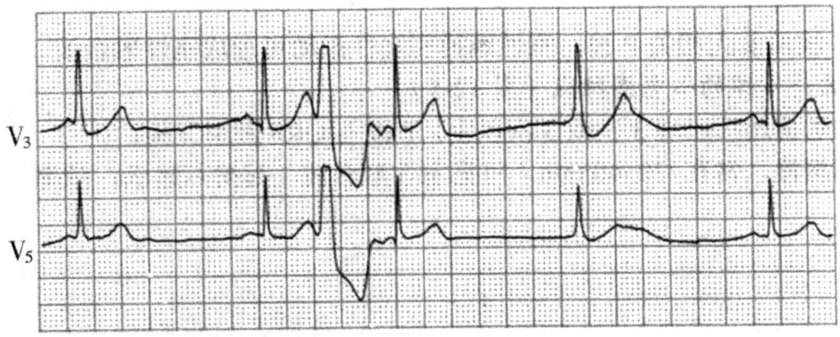

图 2-60　交界性逸搏

(2)P′波为逆行性,逆行 P′波可出现在 QRS 波群之前(P-R 间期<0.12 秒),或在 QRS 波群之后(R-P 间期<0.20 秒)或埋没在 QRS 波群之中(QRS 波前后见不到逆行 P 波)。

2.交界性逸搏心律的心电图特点

交界性逸搏心律的心电图特点见图 2-61。

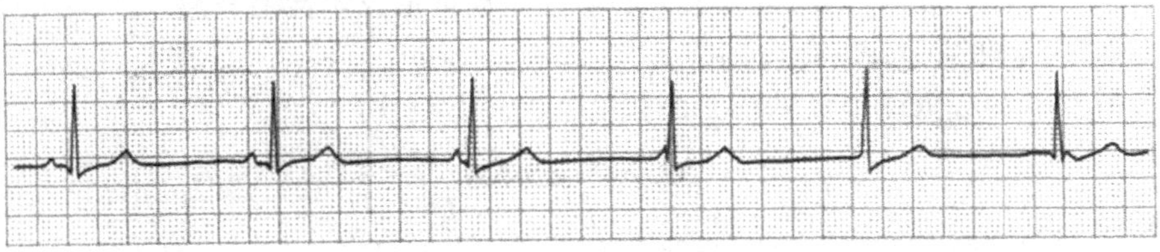

图 2-61　交界性逸搏心律

(1)交界性逸搏连续出现 3 次或 3 次以上,室率缓慢匀齐,40～60 次/分。

(2)QRS 波群正常或与窦性稍有差异。

(3)QRS 波群前后可有逆行 P′波或埋于 QRS 波群之中。

3.交界性逸搏和交界性逸搏心律的临床意义和治疗

交界性逸搏和交界性逸搏心律可发生于无心脏病的患者,在窦性心动过缓、窦性心律不齐、迷走神经张力增高者均可发生。但常见于心脏病患者,如炎症损害窦房结、冠状动脉长期供血不足引起窦房结退行性变、心肌病、心肌梗死、心脏手术、电解质紊乱均能出现此种心律。

交界性逸搏和交界性逸搏心律是心脏的一种生理保护机制,它的临床意义取决于原发疾病,其本身无重要意义。一般说来,短暂的交界性逸搏心律无显著的临床意义,持久的交界性逸搏心律多提示心肌损害。对于过缓的逸搏心室率亦能引起阿-斯综合征发作,并使心室率难以控制。在治疗上主要针对病因,如药物中毒引起,应立即停药。当逸搏心率较慢,症状明显,可用阿托品、异丙肾上腺素以适当增快心室率。药物治疗无效者可用人工心脏起搏。偶发于窦缓时的交界性逸搏无须治疗。

(三)室性逸搏和室性逸搏心律

当窦房结、心房、房室交界区等起搏点均处于抑制状态,自律性非常低下,或窦房结的冲动不能通过房室交界区而下传时,室性起搏点被动的产生激动,称为室性逸搏。

1.室性逸搏的心电图特点

室性逸搏的心电图特点见图 2-62。

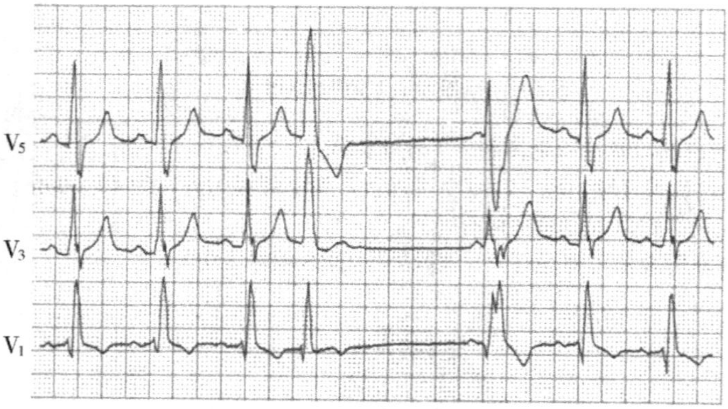

图 2-62 室性逸搏

(1)在一个长间歇后出现一个宽大畸形的 QRS 波群,时限超过 0.12 秒,T 波与主波方向相反。

(2)QRS 波群前无相关 P 波,室性逸搏和窦性激动可形成室性融合波。

2.室性逸搏心律的心电图特点

室性逸搏心律的心电图特点见图 2-63。

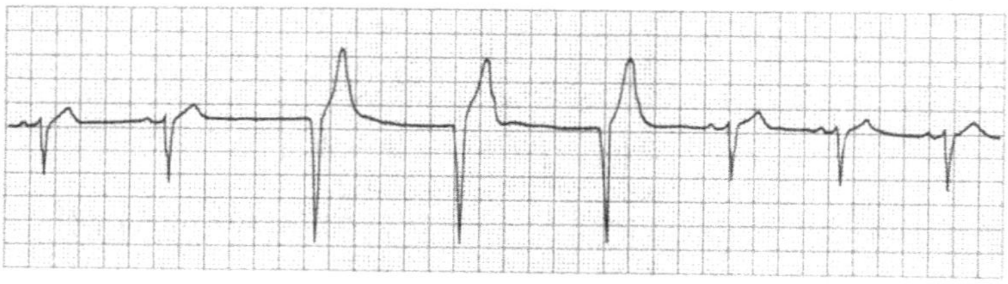

图 2-63 室性逸搏心律

(1)室性逸搏连续出现 3 次或 3 次以上,P 波与 QRS 波群无关。

(2)室率缓慢,常在 20～40 次/分,可见室性融合波。起搏点越低,频率越缓慢,且倾向于不齐。

3.室性逸搏和室性逸搏心律的临床意义与治疗

室性逸搏和室性逸搏心律常见于严重心脏病患者,如冠心病、心肌炎、高度或完全性房室传导阻滞。患者缺氧、酸中毒、严重高血钾可以出现此种心律,在心搏骤停恢复期以及临终前亦常出现室性逸搏和室性逸搏心律。室性逸搏心律是最严重的心律失常之一,在濒死期心室的频率可极不稳定,常有逐渐减慢的趋势。但正常人过度吸气或屏气,迷走神经兴奋,偶可发生室性逸搏。一些药物中毒亦可引起。

二、加速的逸搏心律

当异位节律点的自律性受到某些因素的影响而增高,频率超过窦性心律的频率,则出现加速的逸搏心律,亦称非阵发性心动过速。

加速的逸搏心律频率并不很快,通常为 60～140 次/分,很少超过 140 次/分。由于接近窦性心律的频率,因而两者常发生竞争现象,时而由窦性,时而由异位激动控制心室,可形成完全性或不完全性房室脱节。

加速的逸搏心律发作特点为逐渐发作，终止形式常系缓慢停止。其与窦性搏动之间没有固定的联律间期，故产生的机制与折返无关。加速的逸搏心律在发作间期无期前收缩，且异位起搏点周围不存在保护性传入阻滞，一旦窦性心律的频率超过异位起搏点的频率时，则心脏即为窦性心律所控制。

根据异位起搏点的部位，将加速的异搏心律分为加速的房性、交界性及室性逸搏心律。

(一)加速的房性逸搏心律

由于某些因素影响，心房内异位节律点自律性增高，当其频率超过窦性心律时或窦房结的自律性降低时，便发生加速的房性逸搏心律。

1.心电图特点

加速的房性逸搏心电图特点见图 2-64。

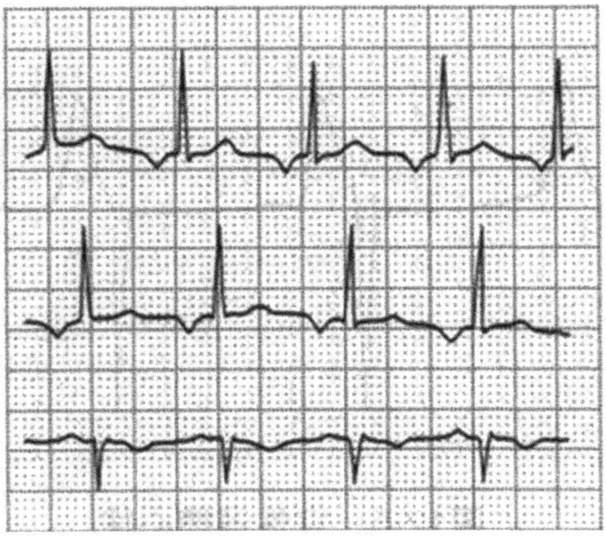

图 2-64　加速的房性逸搏心律

(1)连续 3 次或 3 次以上的 P′波，其形态与窦性不同。

(2)P′波频率 70～140 次/分，节律整齐。

(3)P′-R 间期大于 0.12 秒。

(4)QRS 波群呈室上性。

(5)如异位起搏点为心房下部则呈逆行 P 波，偶尔呈左房性。

(6)有时并存窦性心律，此时房性与窦性心律间歇出现，形成窦房竞争现象。

2.临床意义与治疗

加速的房性逸搏心律常见于累及心房的器质性心脏病，如风湿性心脏病、慢性肺源性心脏病、冠心病等，亦可见于洋地黄中毒或全身感染。个别病例见于无器质性心脏病患者。

治疗原则仍以病因治疗为主，由于心率无明显增快，对血流动力学无明显影响，故心律失常本身常不需特殊治疗。

(二)加速的交界性逸搏心律

加速的交界性逸搏心律是最常见的自身性心动过速，产生原理较为复杂。其一，当窦房结功能障碍时，交界区则被动地发生逸搏心律，其频率较快时即形成加速的交界性逸搏心律。其二，交界区起搏点自律性增高。其三，自主神经张力的不稳定。其四，期前收缩诱发，在发生室性期前收缩后，室性异位激动可逆性传入房室交界区，不但使交界区提前激动，还可使交界区的自律性暂时增高，稍高于窦性心律，而形成加速的交界性逸搏心律。

1.心电图特征

特征如图 2-65 所示。

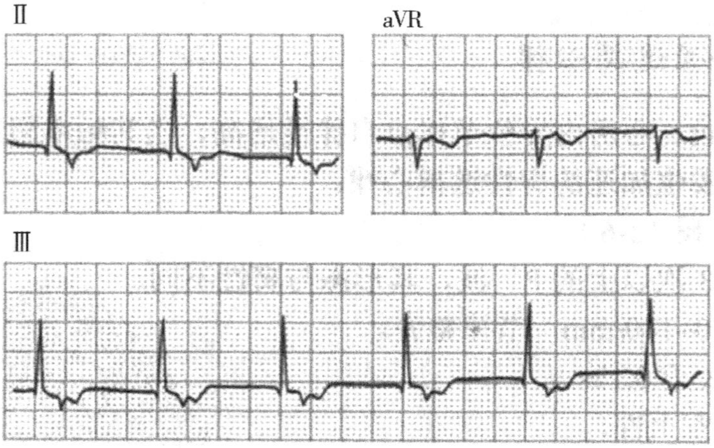

图 2-65　加速的交界性逸搏心律

（1）室率或逆行 P′波频率为 70～130 次/分；QRS 波群时间、形态正常或与窦性 QRS 波群相同，QRS 波群前后可见不到逆行 P 波，QRS 波群前或后可有逆行 P′波；P′-R 间期小于 0.12 秒或 R-P′间期小于0.20 秒。

（2）一般情况 R-R 间期匀齐，若有心室夺获或外出阻滞可以不匀齐。

（3）有时尚有窦性心律与之形成干扰性房室脱节。完全性房室脱节时，R-R 间期匀齐，P-R 间期不固定，P 波在 QRS 波群之前，稍后或隐伏于其中。此时，心房由窦房结控制，心室由交界区节律点控制，心房波与心室波在时间上无关系。

（4）窦性激动常夺获心室，形成不完全性房室脱节，心室夺获的 QRS 波群提前出现，其前有窦性 P 波，P-R 间期大于 0.12 秒。亦可形成间歇性干扰性房室脱节即窦-交界区竞争现象。

2.临床意义及治疗

加速的交界性逸搏心律几乎总是见于心脏病患者。

（1）如冠心病尤其是急性心肌梗死。

（2）心肌炎。

（3）慢性肺源性心脏病，尤其是合并感染，心力衰竭时。

（4）心肌病、高血压性心脏病，细菌性心内膜炎。

（5）心脏手术。

（6）糖尿病酮症酸中毒、低血钾。

（7）洋地黄中毒。

（8）极少数见于原因不明者。

这些因素均可累及房室交界区组织，引起不同程度的缺血、缺氧、炎症、变性、坏死等病变，引起传导障碍。同时此区域的自律性增加，在这种基础上，洋地黄中毒更易诱发快速的异位节律。

临床上，通常此种心律失常多为良性心律失常，随着原发病的好转而消失，有时加速的交界性逸搏心律是急性风湿热的唯一心电图表现，随着抗风湿治疗，心律失常亦随即消失。这种心律失常不引起心房或心室颤动。尤其应注意的是心房颤动患者使用洋地黄过程中，出现了非阵发性交界性心动过速常提示洋地黄过量或中毒。

加速的交界性逸搏心律由于频率接近窦性心律，血流动力学变化不大，一般不需要特殊处理。主要是针对病因治疗，洋地黄中毒引起者，应立即停用洋地黄，同时用钾盐或苯妥英钠，心率很快者，可试用普鲁卡因胺或奎尼丁，β受体阻滞剂如普萘洛尔，但有心力衰竭者禁用。由电解质紊乱引起者，应积极治疗原发疾病，可随原发疾病的好转而心律失常消失。但如心率过快或存在心力衰竭时，未用过洋地黄者，可用洋地黄治疗。如果在房室分离时，由于心房收缩不能帮助心室充盈，心排血量降低，可引起血流动力学异常，可用阿托品增快窦性心律，则可能使此种心律失常消失或房室分离消失。

(三)加速的室性逸搏心律

由于窦房结及房室交界区起搏点高度受抑制，如窦性停搏、窦房传导阻滞、窦性心动过缓或由于房室传导阻滞，窦性激动不能下传心室，心室内浦肯野纤维发出较快的激动超过窦性频率，而控制心室发生加速的室性逸搏心律。亦称之为非阵发性室性心动过速，或加速性心室自主节律。

1.心电图特征

特征如图 2-66 所示。

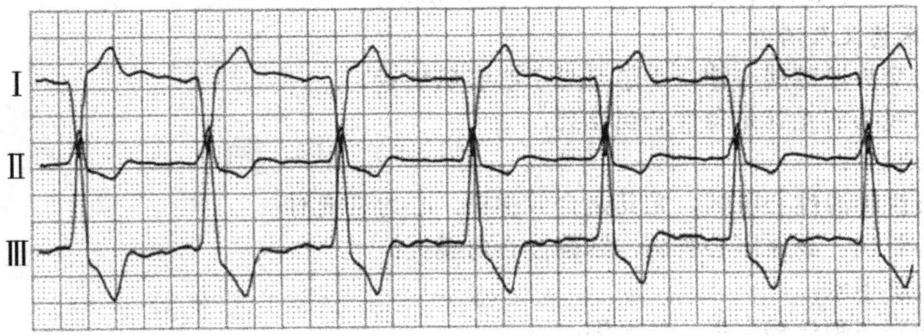

图 2-66 加速的室性逸搏心律

(1)QRS 波群宽大畸形，QRS 间期超过 0.12 秒；其前无相关联的 P 波。

(2)心室率 60～110 次/分，一般持续时间较短，常少于 30 个心动周期，发作起止缓慢。

(3)因其频率接近窦性频率，故易发生房室脱节、心室夺获或室性融合波。

2.临床意义及治疗

加速的室性逸搏心律在急性心肌梗死时甚为常见，尤以急性下壁心肌梗死多见。最常见于急性心肌梗死后 24～48 小时内，亦见于风湿性心脏病、心肌炎、发热、高钾血症、洋地黄中毒、心脏手术。有报告在无心脏病证据的情况下也可发生。

加速的室性逸搏心律由于频率不太快，对血流动力学影响不大，且多出现在舒张末期，故不宜诱发心室颤动。如频率<75 次/分，预后较好，当心室率>75 次/分和节律不规整时，则有可能发生心室颤动，预后差。

总的治疗原则是针对病因治疗，当心率<75 次/分，可不给特殊处理，或用阿托品 0.5～1.0 mg，山莨菪碱液 5～10 mg 静脉内注射，必要时每 5 分钟重复，以提高窦性频率，抑制加速的室性逸搏心律。如心室率>75 次/分，静脉内注射利多卡因 50～100 mg，如无效 5～

15 分钟后再注射50～100 mg，如果转为窦性心律，以 1～4 mg/min 静脉滴注维持，亦可用苯妥英钠125～250 mg加生理盐水缓慢静脉注射。如果导致血流动力学显著异常，病情危急可考虑电复律。

三、过缓的逸搏和过缓的逸搏心律

过缓的逸搏及过缓的逸搏心律并不多见，但有其重要性。由于心率明显低于通常的逸搏及逸搏心律，一般仅为 20～40 次/分，心排血量明显下降，血流动力学产生显著变化，患者常发生头晕、乏力、晕厥，甚至发生停搏，导致阿-斯综合征而死亡。因此应引起高度重视。

过缓的逸搏及过缓的逸搏心律都是发生在高位起搏点自律性明显降低或消失，或传导阻滞的基础上，如显著的窦性心动过缓，窦性静止，窦房传导阻滞或房室传导阻滞等，致使低位起搏点被动地发生逸搏或逸搏心律，只是逸搏或逸搏心律的异位起搏点自律性很低，仍是一种生理代偿机制，以保持机体不致由于心脏停搏过久而发生危害。

根据起搏点位置不同，又可分为 3 种类型：①过缓的房性逸搏心律，其频率小于 50 次/分。②过缓的房室交界性逸搏心律，其频率低于 40 次/分。病窦患者，如合并过缓的交界性逸搏心律，往往是双结病变，预后差。③过缓的室性逸搏心律，频率低于 25 次/分以下的室性逸搏心律。往往是临终前的心电图。凡是具有过缓的逸搏心律特点的心搏，仅偶尔出现 1～2 次者，称为过缓的逸搏。

（姜永梅）

第四节　窦性停搏

窦性停搏是指窦房结在较长时间内停止发放激动，又称为窦性静止。

窦性停搏在正常人各年龄组均可看到，特别是在动态心电图检查中更为多见，尤其年轻人及运动员。其中，主要见于睡眠中迷走神经张力增高时。正常人窦性停搏时间一般为 1.2～2.0 秒。少数正常人可以出现>2 秒的停搏。在病理生理学上，窦性停搏如无其他因素存在，至少需要持续 4.0 秒才能引起意识障碍。因此，偶然出现的窦性停搏<2.0 秒可能不一定是异常，一般成年人或老年人出现>2 秒的窦性停搏应列为异常，需注意进一步观察。

迷走神经张力增高及颈动脉窦过敏时均可导致窦性停搏。其他如冠心病急性下壁心肌梗死、急性脑血管病、窦房结变性与纤维化以及洋地黄等药物作用均可发生窦性停搏。

一、窦性停搏的心电图诊断

(1)心电图出现一次比窦性 PP 间期显著延长的间歇，其中无窦性 P 波，此长 PP 间歇并不是短 PP 间期的整数倍(图 2-67)。

(2)较轻的窦性停搏与显著的窦性心律不齐之间缺乏明显的界限。但在窦性心律不齐时，当长 PP 间期大于两组短 PP 间期之和，即可确定窦性停搏的诊断(图 2-68)。

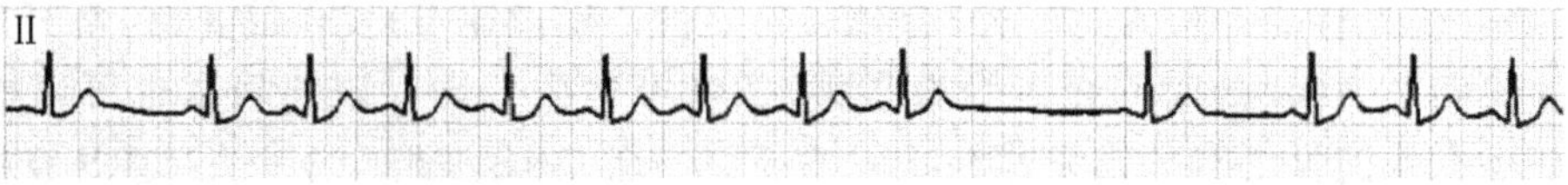

图 2-67　窦性心律不齐、窦性停搏

本图基本心律为窦性心律，PP 间期明显不等。其中 P9～P10 间期明显延长达 1.6 秒，该长周期大于基本窦性周期(短 PP 间期)的 2 倍。心电图诊断为窦性心律不齐、窦性停搏

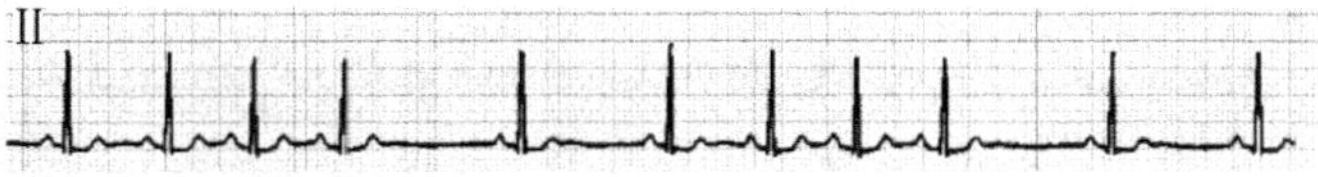

图 2-68　窦性心律不齐、窦性停搏

本图基本心律为窦性心律，PP 间期明显不等，其中最长 PP 间期(P4～P5)为 1.3 秒，大于最短 PP 间期(P7～P8：0.6 秒)的 2 倍。心电图诊断为窦性心律不齐，窦性停搏

(3)在窦性心动过缓伴窦性心律不齐时，当最长 PP 间期大于 2.0 秒时，也可以诊断为窦性停搏(图 2-69)。

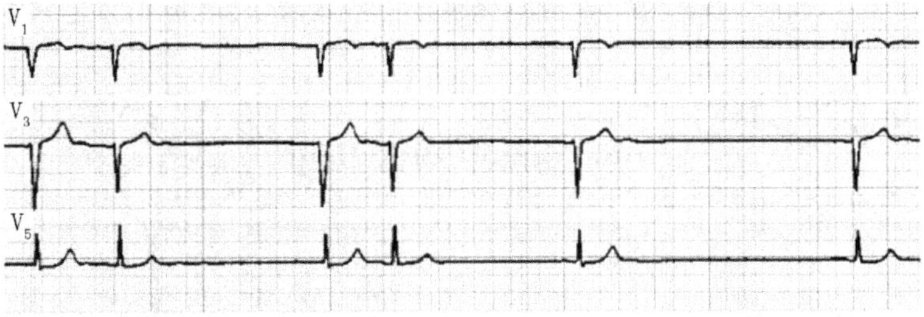

图 2-69　严重窦性心动过缓、窦性心律不齐、窦性停搏、交界性逸搏和心室夺获

本图基本心律为窦性心律，其中第三组 QRS 波群形态与窦性下传者相同，但前面无P 波，为交界性逸搏，第四组 QRS 波群提前出现，其前可见窦性 P 波，PR 间期 0.18 秒，为心室夺获。本图 PP 间期明显延长，显著不等，其中最长 PP 间期(P3～P4)长达 3.0 秒。心电图诊断为：严重窦性心动过缓，窦性心律不齐，窦性停搏，交界性逸搏和心室夺获

(4)窦性停搏所引起的长 PP 间期中间可以夹有交界性或室性逸搏，这两种逸搏的出现对窦性停搏的诊断没有影响，只要是长 PP 间期大于 2 秒，或大于两组基本窦性周期长度即可诊断(图 2-70)。

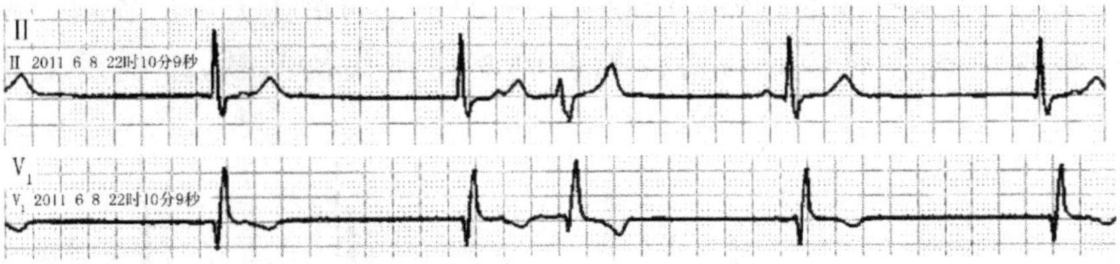

图 2-70　严重窦性心动过缓、窦性心律不齐、窦性停搏、交界性逸搏、不完全右束支传导阻滞和心室夺获伴室内差异性传导

本图基本心律为窦性心律，PP 间期显著延长，各不相等，其中最长 PP 间期(P3-P4)长达 2.24 秒。其间夹有第五组 QRS 波群，为交界性逸搏。第 1、2、5 组 QRS 波群时限小于 0.12 秒，其前无相关 P 波，为交界性逸搏，第 3 组 QRS 波群提前出现、宽大畸形，其前可见隐藏于上一次心搏的 ST 段上的窦性 P 波，PR 间期 0.41 秒，为心室夺获伴不完全房室干扰，室内差异性传导

(5)在房性快速性心律失常(如房扑、房颤、室上性心动过速等)发作终止时,常可发生心动过速终止后的长间歇,持续的时间短者为数秒钟,长者可达数分钟。该长间歇也可以提示窦性停搏。其特征是在快速性心律失常发作终止时的最后一组 QRS 波群至下一组 QRS 波群出现所形成的长 RR 间期中无心房激动,且 RR 间期大于 2.0 秒时可考虑窦性停搏(图 2-71、图 2-72)。

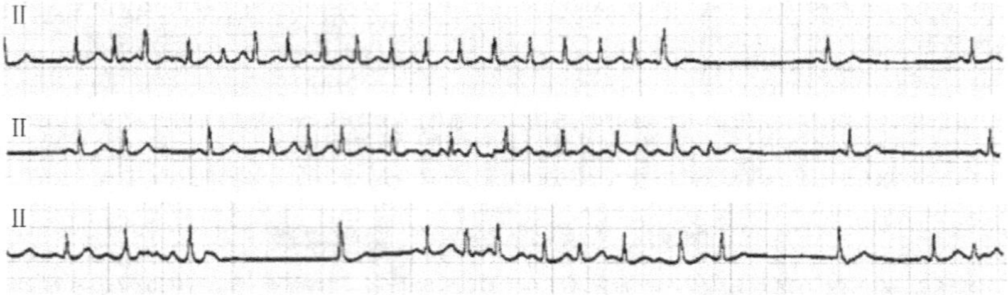

图 2-71　阵发性房性心动过速、阵发性心房颤动、窦性停搏及交界性逸搏

上、中、下三图为同一位患者连续记录的长Ⅱ导联。三图中均可见有短暂性快速性房性心律失常。其中,上图为短阵房性心动过速,在发作终止时可见长间歇,其长度为 1.90 秒;中图为短阵心房颤动,在发作终止时可见长间歇,其长度为 1.60 秒;下图为两次短阵性心房颤动,在发作终止时可见长间歇,长间歇后可见交界性逸搏,逸搏周期长度为 1.32～1.70 秒。虽然三图中的长间歇表现为不同方式,由于长度接近 2.0 秒,可考虑窦性停搏

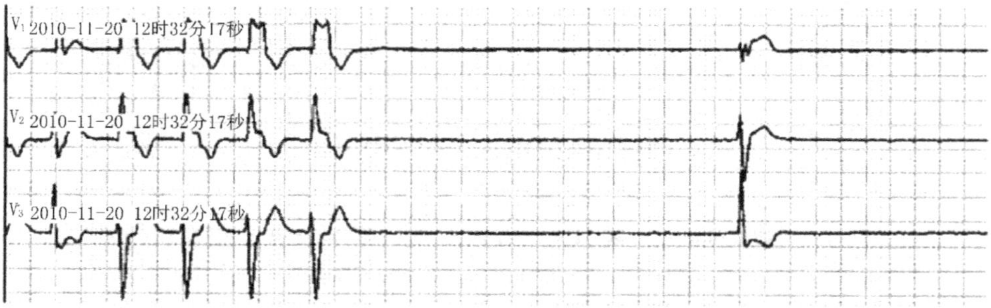

图 2-72　室性心动过速、窦性停搏和交界性逸搏

本图为动态心电图常规记录的胸前导联心电图表现。图中可见在快速性室性心律失常发作终止时出现长间歇,其长度为 3.40 秒。长间歇后出现的 QRS 波群形态正常且其前无 P 波,为交界性逸搏。该图在如此长的间歇后仍然没有出现窦性搏动理应考虑有窦性停搏

(6)在房性期前收缩时,房性期前收缩后的代偿间期(P′P)明显延长,也是窦性停搏的一种表现形式。具体标准是房性期前收缩后间歇 P′P 间期大于两倍或大于两组窦性周期,即可诊断窦性停搏。这种现象通常被诊断为房性期前收缩伴超代偿间歇,多提示窦房结功能低下(图 2-73、图 2-74)。

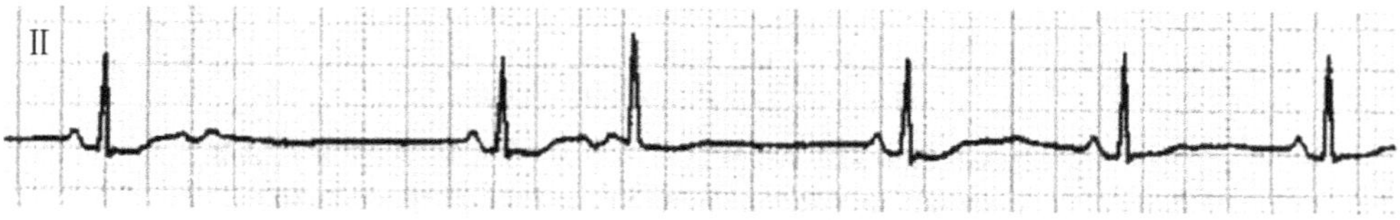

图 2-73　窦性心律、频发房性期前收缩部分未下传

本图基本心律为窦性心律,可见长 RR 间期(R1-R2)达 1.8 秒。但仔细观察第一组 QRS 波群 T 波降支可见房性期前收缩未下传的 P 波,房性期前收缩后间歇 P′P 间期 1.36 秒,小于两组窦性周期,因此不应诊断为窦性停搏。心电图诊断为:窦性心律,频发房性期前收缩未下传

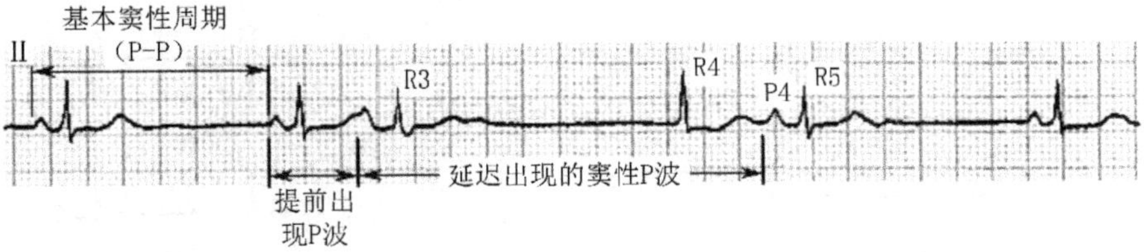

图 2-74　窦性心律、房性期前收缩、窦性停搏、交界性逸搏和心室夺获

本图基本心律为窦性心律，R3 提前出现，其前有相关 P 波，为房性期前收缩下传形成的 QRS 波群，在这次房性期前收缩后出现一次显著延长的代偿间歇(P3～P4)，其长度为 2.20 秒，其长度大于 2 秒，因此可以考虑为窦性停搏。R5 提前出现，QRS 波群形态正常，其前有一个正向 P 波，PR 间期为 0.16 秒，该组提前心搏是发生在交界区逸搏(R4)之后，并且 P4 不是提前出现的心房搏动，而是在房性期前收缩(P3)之后的代偿间期中延迟发生的 P 波。故 R5 的提前心搏为 P4(窦性)下传引起的心室夺获。心电图诊断为：窦性心律，房性期前收缩，窦性停搏，交界性逸搏，心室夺获

二、窦性停搏的分型

(一)根据窦性停搏的持续时间进行分型

1.短时性窦性停搏

每阵停搏持续时间不超过 3 秒(图 2-75)。

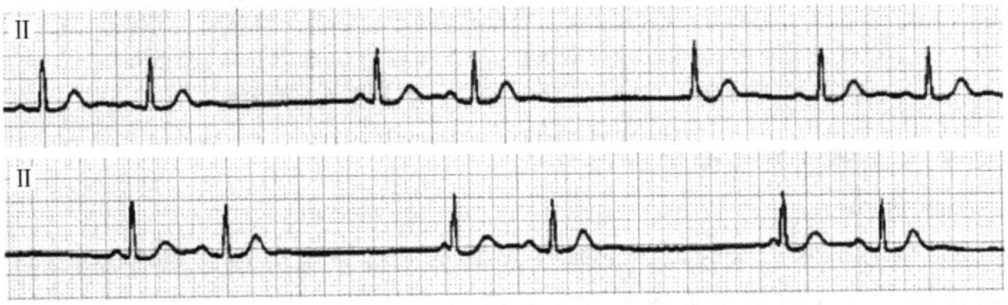

图 2-75　窦性心律不齐、短时性窦性停搏和交界性逸搏

本图为Ⅱ导联连续描记的心电图，基本心律为窦性心律，PP 间期各不相等，其中上图中最长 PP 间期(P4～P5)为 2.08 秒。上图 R5，下图 R3、R5 时限的形态正常，其前无相关P 波，为交界性逸搏。心电图诊断为：窦性心律不齐，短时性窦性停搏，交界性逸搏

2.严重窦性停搏

每阵停搏持续时间超过 3 秒(图 2-76)。

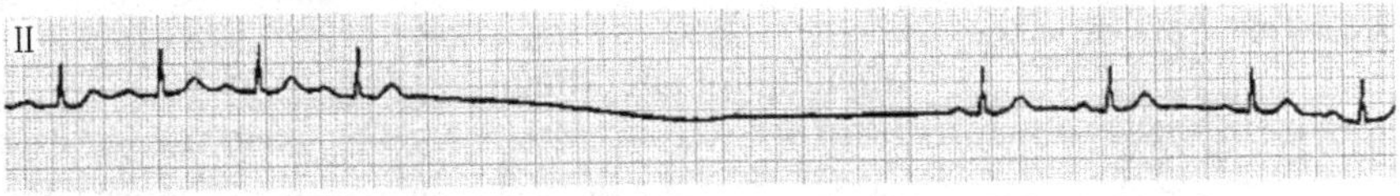

图 2-76　窦性心律不齐和严重窦性停搏

本图基本心律为窦性心律，PP 间期各不相等，最长 PP 间期(P4-P5)长达 4.70 秒。其间无P 波、QRS 波群。心电图诊断为窦性心律不齐和严重窦性停搏

3.持久性窦性停搏

经多次心电图随访检查，从无窦性心搏的出现，均为过缓的逸搏心律，且无法推测停搏的持续时间(图 2-77)。

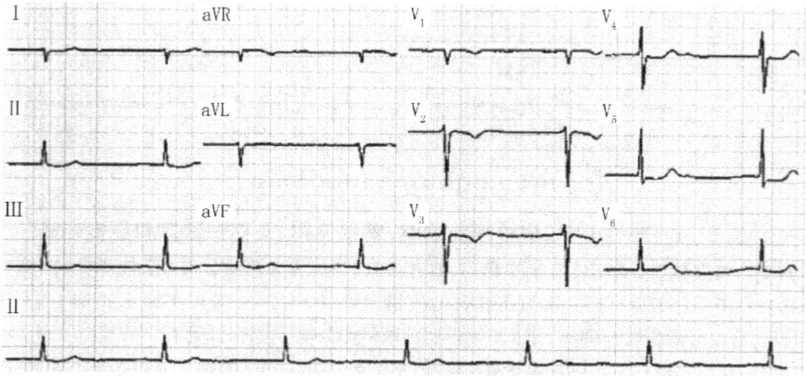

图 2-77 窦性停搏和交界性逸搏心律

本图基本心律的 QRS 波群形态、时限正常，其前未见相关 P 波，RR 间期规整，心率每分钟 42 次。心电图诊断为：窦性停搏

至于临终前的全心停搏，则不论心电图上记录的长短，均属真正的永久性停搏(图 2-78)。

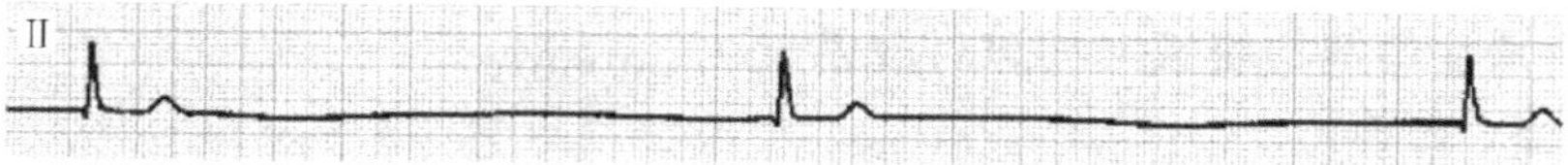

图 2-78 窦性停搏、过缓的交界性逸搏心律

本图为一患者的临终前记录的 1 份心电图表现。其基本心律的心率极度缓慢为每分钟 15 次，RR 间期规整，QRS 波群形态、时限正常，未见窦性 P 波。心电图诊断为：过缓的交界区逸搏心律，持久性窦性停搏

(二)根据窦性停搏的发作频度进行分型

1.偶发性窦性停搏

在 12 导联常规心电图记录时间内的窦性停搏不进行频度分型。只有在长时间记录时对每分钟窦性停搏次数在 3 次以下称为偶发性窦性停搏。

2.频发性窦性停搏

每分钟窦性停搏次数在 3 次以上。

(三)根据停搏后出现低位被动心搏的类型进行分型

1.伴逸搏的窦性停搏

伴逸搏的窦性停搏指继发于某一起搏点(如窦房结)停搏之后出现交界性或室性逸搏的低位被动心搏。当过长时间的窦性停搏又不出现逸搏时，患者可能出现黑矇或晕厥，严重者可能发生心脏停搏而死亡(图 2-79、图 2-80)。

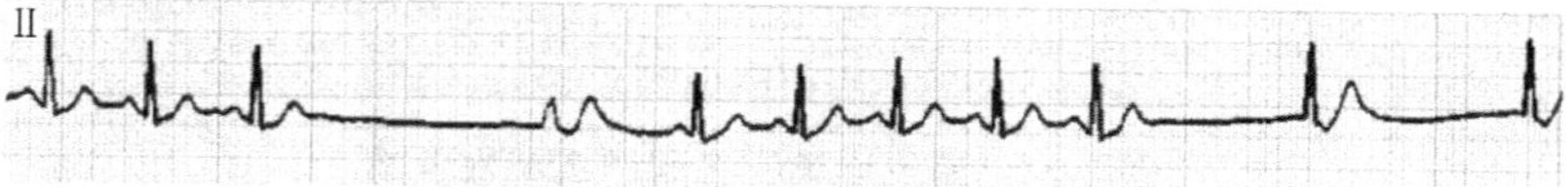

图 2-79 窦性心律、窦性停搏、室性逸搏和交界性逸搏

本图基本心律为窦性心律，PP 间期各不相等，P3-P4 间期长达 2.84 秒，其间夹有一组宽大畸形的 QRS 波群，其前无相关 P 波，RR′间期为 1.88 秒，为室性逸搏。P8 后未见窦性 P 波，RR′间期为 1.38 秒，其长间歇后出现的两组 QRS 波群时限、形态正常，其前无相关 P 波，为交界性逸搏。心电图诊断为：窦性心律，窦性停搏，室性逸搏，交界性逸搏

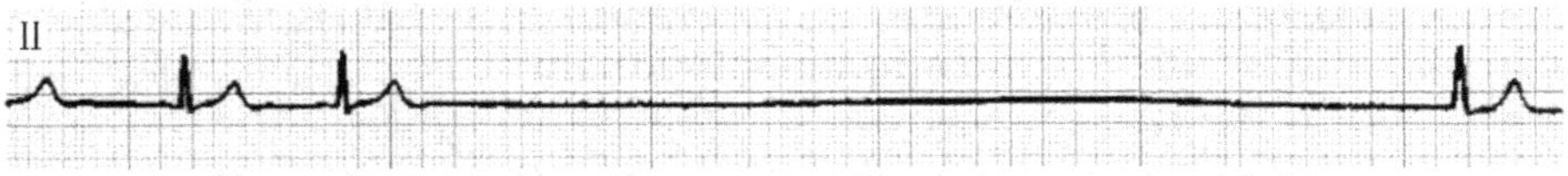

图 2-80　窦性心律、严重窦性停搏、全心停搏和交界性逸搏

本图基本心律为窦性心律，第二组 QRS 波群后出现长间歇，RR′间期长达 6.90 秒，第三组 QRS 波群形态时限正常，其前无 P 波，为交界性逸搏。心电图诊断为窦性心律，严重窦性停搏，全心停搏，交界性逸搏

2.伴逸搏心律的窦性停搏

伴逸搏心律的窦性停搏指窦性停搏之后出现交界性或室性逸搏心律的低位被动心搏（图 2-81）。

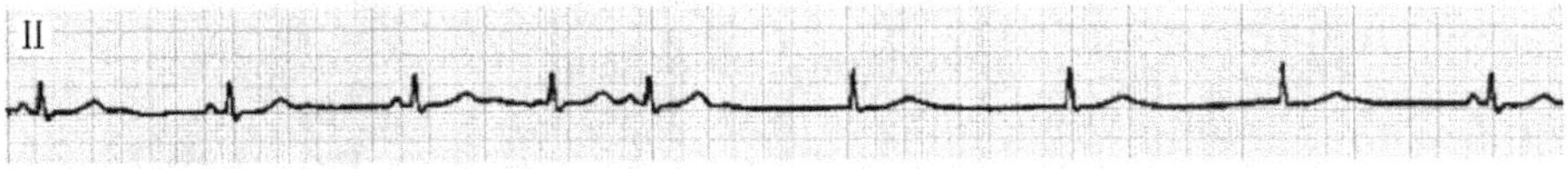

图 2-81　窦性心动过缓、成对房性期前收缩、窦性停搏和交界性逸搏心律

本图基本心律为窦性心律，P3、P4 提前出现，P 波形态与窦性 P 波不同，为成对多源性房性期前收缩。第五组 QRS 波群后出现长间歇，连续出现三组形态时限正常的 QRS 波群，未见窦性 P 波，为窦性停搏，交界性逸搏心律。心电图诊断为：窦性心动过缓，成对房性期前收缩，窦性停搏，交界性逸搏心律

窦性停搏的分型对临床医师来讲是非常需要的。因为对患者预后判定及采取治疗的方案有着举足轻重的价值。

三、窦性停搏心电图的鉴别诊断

（一）轻度窦性停搏与显著窦性心律不齐鉴别

显著的窦性心律不齐：PP 间期互差＞0.40 秒，最长 PP 间期小于 2 组最短 PP 间期，而长 PP 间期的出现有一个规律，PP 间期逐渐缩短→逐渐延长→出现长周期。屏气以后可使这种现象消失。反映了窦房结电活动的不稳定（图 2-82）。

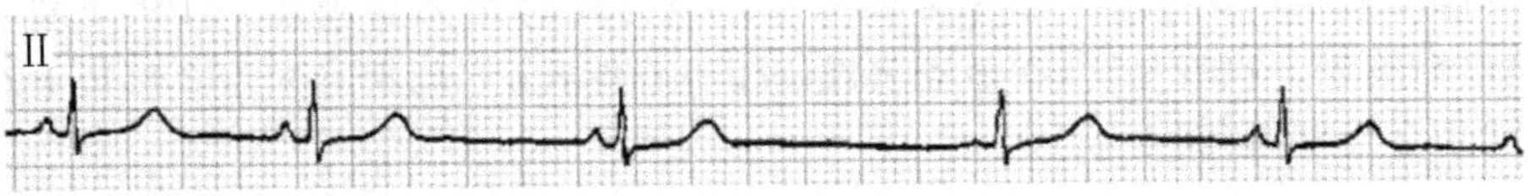

图 2-82　显著窦性心律不齐

本图基本心律为窦性心律，PP 间期各不相等，最长 PP 间期（P3-P4）为 1.40 秒，最短 PP 间期（P6-P7）为 0.72 秒。最长 PP 间期（P3-P4）短于 2 组最短 PP 间期，且 PP 间期之差大于 0.40 秒。心电图诊断为：显著窦性心律不齐

窦性停搏的心电图表现为基本心律的 PP 间期明显不等：①最长 PP 间期大于 2 组最短 PP 间期，与基本窦性周期无倍数关系。②长 PP 间期一般为 1.2～2.0 秒，也可明显延长大于 2 秒。

（二）窦性停搏与未下传的房性期前收缩的鉴别

窦性停搏无提早的异位 P′波。而未下传的房性期前收缩的 P′波位于前一心动周期的 T 波顶峰或顶峰前（T 波变形），其受生理性绝对不应期的影响而发生完全干扰，其后代偿间期不是窦

律间期整倍数，从而除外二度窦房传导阻滞，但酷似短暂性窦性停搏，经仔细寻找T波中的异位P′波，是鉴别的关键（图2-83）。

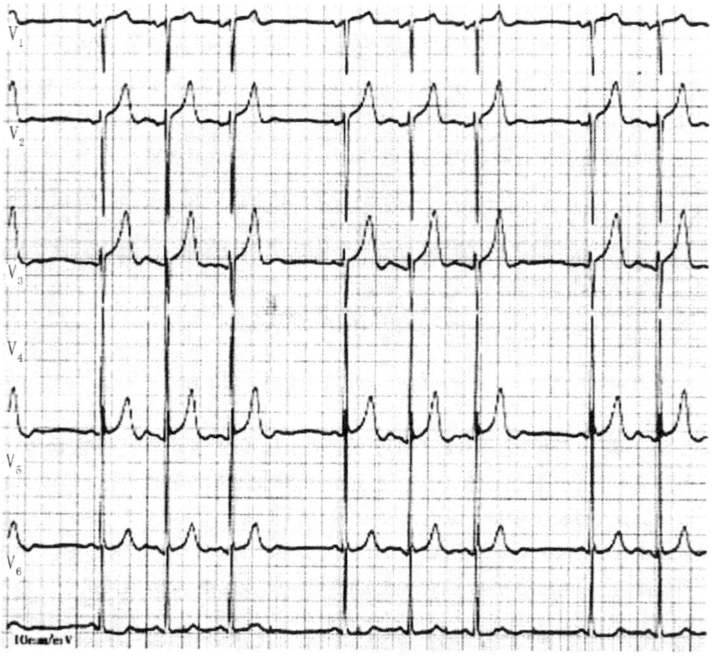

图2-83　窦性心律、频发房性期前收缩未下传及左室高电压

本图基本心律为窦性心律，窦性P波规律出现，P1、P3、P5、P7、P9和P10波形态一致，PP间期相等，频率为每分钟79次，R3、R6后的T波顶峰出现切迹，为提前出现的P′波与T波融合，P′波未下传，其后出现的长间歇为代偿间歇，代偿间歇不完全。RV_5为4.1 mV。心电图诊断为：窦性心律，频发房性期前收缩未下传，左室高电压

（三）窦性停搏与窦房传导阻滞的鉴别

窦性停搏与窦房传导阻滞有时不易鉴别，特别是有明显的窦性心律不齐时。有学者认为，在显著窦性心律不齐时，不能诊断窦房传导阻滞。因为此时是无法确定长PP间期与基本窦性PP间期的倍数关系。也就是说，在显著窦性心律不齐伴长PP间期且大于2倍短PP间期时，最佳的诊断就是窦性停搏（图2-84）。

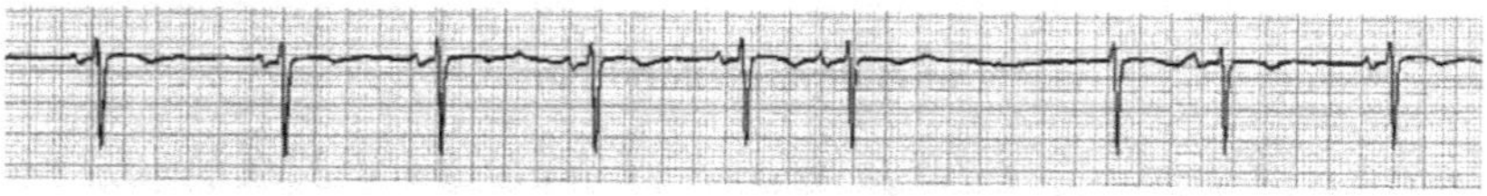

图2-84　显著窦性心律不齐、窦性停搏和交界性逸搏

本图基本心律为窦性心律，PP间期各不相等，最长PP间期（P6-P7）达2.40秒，大于最短PP间期（P5-P6，0.6秒）的两倍。第六组QRS波群后出现长间歇，第七组QRS波群形态、时限正常，其前未见相关P波，为交界性逸搏。第八组QRS波群提前出现，其前可见窦性P波，PR间期0.18秒，为心室夺获。心电图诊断为：显著窦性心律不齐，窦性停搏，交界性逸搏，心室夺获

同时，也说明在诊断二度Ⅱ型窦房传导阻滞时，应在较为规则的窦性心律时长PP间期与基本窦性PP间期呈倍数关系，这个条件更为可靠。而二度Ⅰ型窦房传导阻滞非常少见，多数都是窦性心律不齐（图2-85、图2-86）。

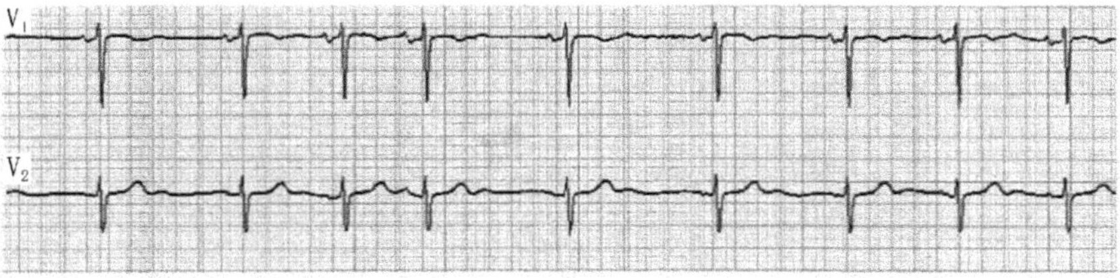

图 2-85　显著窦性心律不齐

本图基本心律为窦性心律，PP 间期各不相等，最长 PP 间期（P5-P6）为1.38 秒，最短 PP 间期(P3-P4)为0.78 秒。心电图诊断为：显著窦性心律不齐

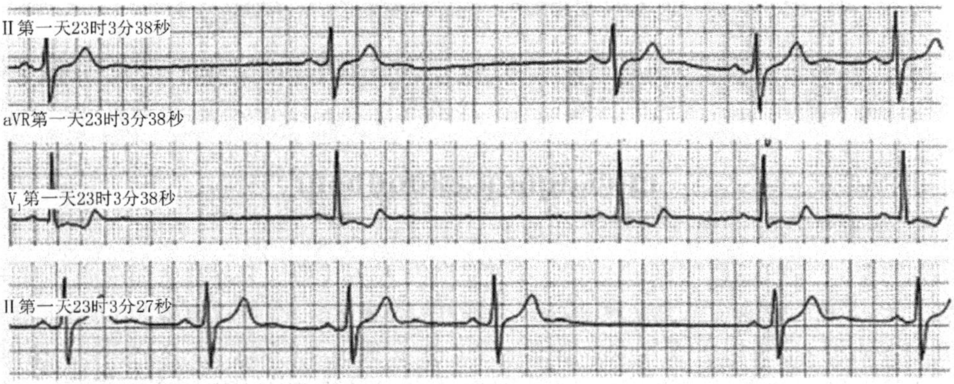

图 2-86　窦性心动过缓、二度Ⅱ型窦房传导阻滞和 ST 异常

本图基本心律为窦性心律，基本窦性周期为 1.20 秒。长 PP 间期(第一条及第二条图的 P1-P2、P2-P3，第三条图的 P4-P5 为 2.40 秒，与短 PP 间期呈整倍数关系。心电图诊断为：窦性心动过缓，二度Ⅱ型窦房传导阻滞，ST 异常

二度Ⅰ型窦房传导阻滞是窦房结规则发放冲动，但在向心房传导时于窦房交界处发生传导逐渐延迟最后导致窦房结传出受阻，形成二度Ⅰ型窦房传导阻滞(窦房结传导文氏现象)。小儿及儿童一般情况下不作该诊断。心电图特点如下。

(1)在窦性心律时，PP 间期逐渐缩短，终于形成一组长 PP 间期(长周期)。

(2)长周期短于任何两组短周期之和。

(3)长周期后第一组短周期长于长周期前最后一组短周期的长度(图 2-87、图 2-88)。

Sa-Pa 与 Sb-Pb 的传导时间相同，故 Pa-Pb 为一组等传间歇，长度为 2.20 秒。该长度又称为文氏传出的总时间，这个长度和起搏周期长度呈倍数关系。由于文氏型传出阻滞的存在，窦房结冲动不能如数传入心房，S-A 传导逐渐迟延，终于导致一次窦房结冲动未能传出，形成窦房结传出阻滞。故在 Pa-Pb 这段等传间歇时间中缺少一次起搏冲动，即 S 冲动应传出 5 次，但实际只见 4 次，因此，文氏传出的总时间2.20 秒/4 次传出周期(将未能传出的一次算入)正好等于起搏周期长度，为 0.55 秒，符合等传间歇数倍规律。为二度Ⅰ型窦房结文氏型 4∶3 传出阻滞。

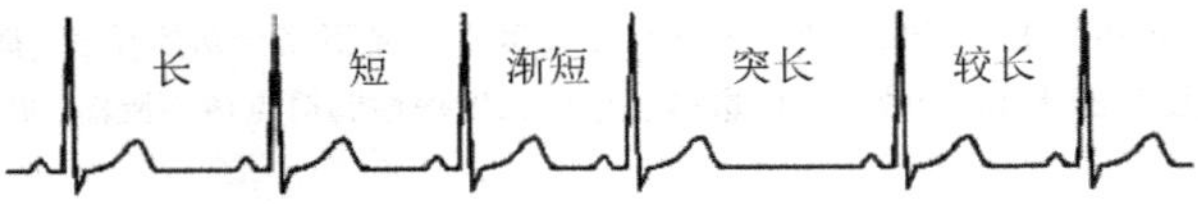

图 2-87　二度Ⅰ型窦房传导阻滞的心电图表现

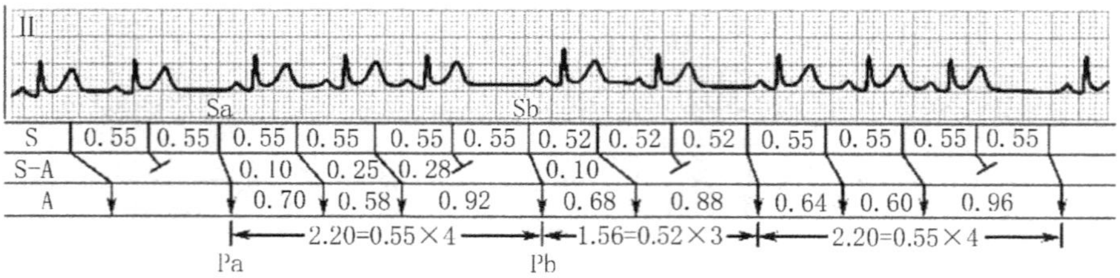

图 2-88 二度Ⅰ型窦房传导阻滞的心电图表现

如本图为窦性节律，从梯形图中可见自 P3 开始窦房传导时间(S-A)逐渐延长，分别为：0.10 秒、0.25 秒、0.28 秒。PP 间期逐渐缩短，分别为：0.70 秒、0.58 秒，然后形成一组长周期(0.92 秒)，长周期后第一组短周期长于长周期前最后一组短周期的长度

第二组 P6-P8 为 1.56 秒，文氏传出总时间与第一组不同，但计算获得起搏周期长度为 0.52 秒，两组起搏周期长度十分接近，经计算变异范围＜±5％。为二度Ⅰ型窦房结文氏型 3：2 传出阻滞。

心电图诊断为：窦性心律，二度Ⅰ型窦房结传出阻滞。

(四)窦性停搏与假性持久性窦性停搏的鉴别

当窦性频率低于同次记录中的心房自主心律或伴有室房传导的交界性心律或心室自主心律时，窦性 P 波消失，上述心律取代窦性心律，其中以交界区心律尤为多见，逆行 P′波与 QRS 波群重叠。

两者的鉴别要点是：同次或其他心电图记录中曾见到窦性心动过缓 PP 间期≤逸搏间期时，呈现单纯性窦性心动过缓或窦性心动过缓与逸搏心律交替出现者，则有利于窦性心动过缓伴干扰性房室脱节的诊断，而排除持久性窦性停搏(图 2-89、图 2-90)。

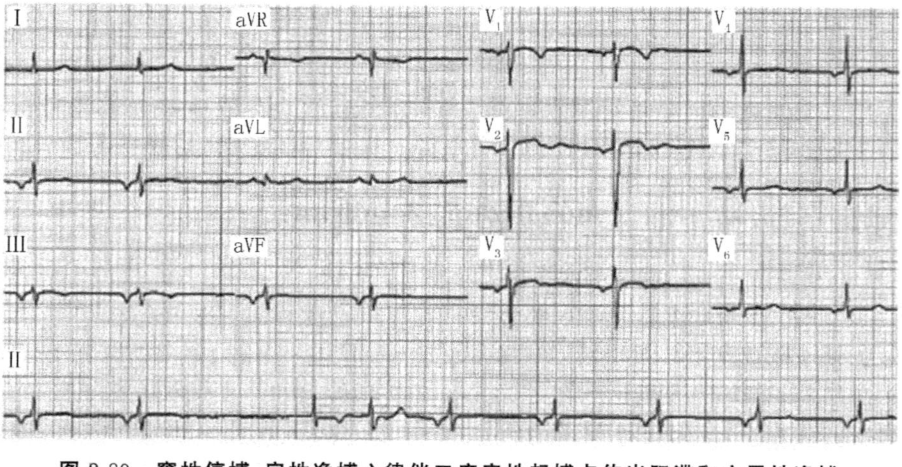

图 2-89 窦性停搏、房性逸搏心律伴二度房性起搏点传出阻滞和交界性逸搏

本图基本心律为房性逸搏心律，PR 间期 0.16 秒，Ⅱ、Ⅲ、aVF、V_1 导联的 P 波倒置，提示激动起源于右房下部，PP 间期不等，P2-P3 间期为 2.28 秒，其间未见窦性 P 波，余 PP 间期规整，为 1.14 秒。长 PP 间期与短 PP 间期恰呈倍数关系。第二组 QRS 波群后出现长间歇，第三组 QRS 波群形态时限正常，为交界性逸搏，其后提前出现的 QRS 波群略增宽畸形，其前可见房性 P 波，PR 间期 0.36 秒，为心房下传伴不完全房室干扰，室内差异性传导。可考虑持久性窦性停搏。心电图诊断为窦性停搏，房性逸搏心律伴二度房性起搏点传出阻滞，交界性逸搏

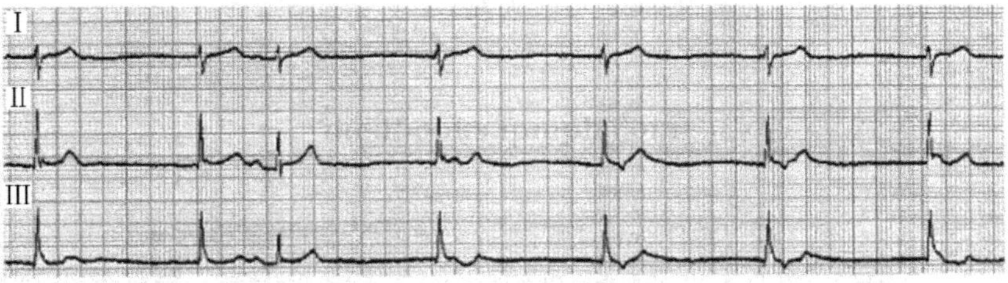

图 2-90　窦性心动过缓、交界性逸搏心律和心室夺获

本图在第三组 QRS 波群之后，可见连续出现在长周期后的正常形态 QRS 波群，其前无 P 波，在第五、六组 QRS 波群之后可见逆行 P 波，则本条图中后四组 QRS 波群构成交界性逸搏心律。R3 提前出现，PR 间期大于 0.12 秒为心室夺获。心电图诊断为：窦性心动过缓，交界性逸搏心律，心室夺获

四、临床意义

各种病因所致的病态窦房结综合征（简称病窦综合征）是引起窦性停搏最常见的原因。除此，冠心病、心绞痛、心肌缺血、急性心肌梗死、心肌病、急性心肌炎、心包炎、洋地黄或其他抗快速性心律失常药等也可引起窦性停搏。

对短暂性窦性停搏患者，无论有无逸搏，都可不出现明显症状。动态心电图监测结果显示，偶发短暂性窦性停搏多发生于夜间睡眠时，患者可以无任何感觉（图 2-91、图 2-92）。

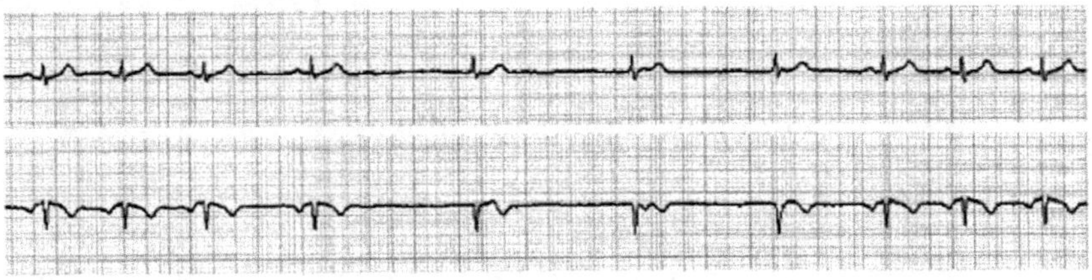

图 2-91　窦性心律不齐、窦性停搏和交界性逸搏心律

本图基本心律为窦性心律，PP 间期各不相等，第四组 QRS 波群后出现长间歇，R4-R5 间期为 1.40 秒。R5、R6、R7 连续出现的 QRS 波群形态、时限均正常，其前无 P 波，为交界性逸搏心律，R6 的 ST 段上可见未下传的窦性 P 波。心电图诊断为：窦性心律不齐，窦性停搏，交界性逸搏心律

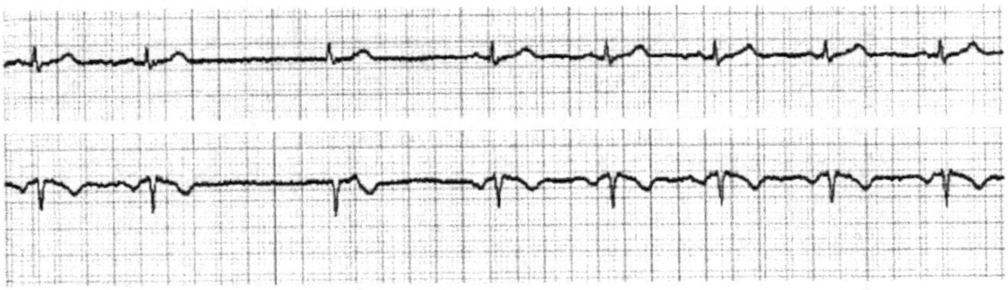

图 2-92　窦性心律、窦性停搏和交界性逸搏

本图基本心律为窦性心律，基本窦性周期为 0.80 秒，其中长的窦性 PP 间期达 2.64 秒。第三组 QRS 波群形态、时限正常，紧随其 QRS 波群后有一个逆行 P 波，为交界性逸搏，逸搏周期（R2-R3 间期）为 1.40 秒。心电图诊断为窦性心律，窦性停搏，交界性逸搏

当窦性停搏时间超过 8 秒且不伴逸搏时者，可发生晕厥、阿-斯综合征；而且长时间窦性停搏不伴有逸搏者，可导致死亡（图 2-93、图 2-94）。

对于单纯窦性停搏，即使是持久性的，由于有稳定的交界性逸搏心律替代，也可生存较久时

间而不会发生意外。而全心停搏，即便不是较久性的，也可致命(图 2-95)。

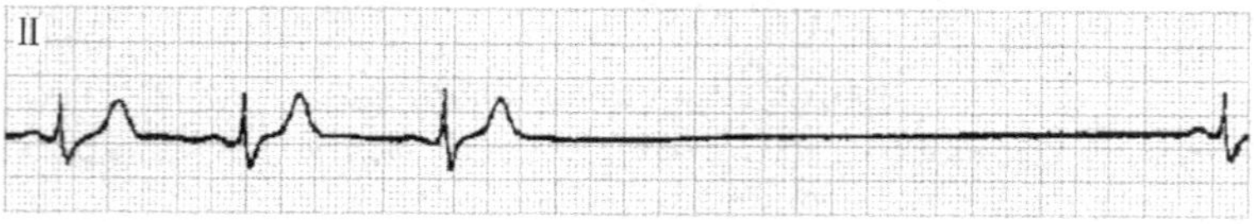

图 2-93　窦性心动过缓、窦性心律不齐和严重窦性停搏

本图基本心律为窦性心律，PP 间期各不相等，最长 PP 间期(P3-P4)长达 4.48 秒，其间未出现逸搏。心电图诊断为：窦性心动过缓，窦性心律不齐，严重窦性停搏，全心停搏

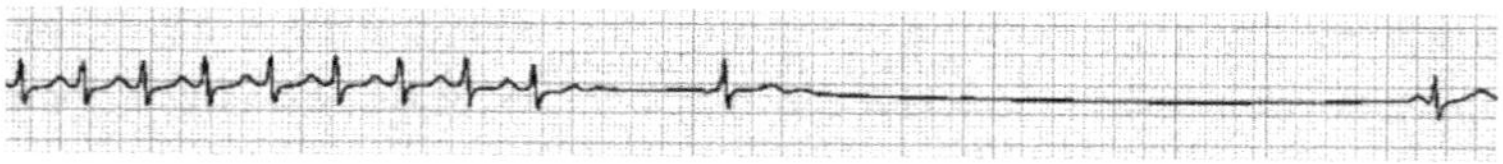

图 2-94　室上性心动过速、窦性停搏和交界性逸搏

本图起始连续出现 9 次搏动，未见明显 P 波，QRS 波群形态正常，RR 间期相等，频率约为每分钟 148 次，为室上性心动过速。终止后出现长间歇。第 10 次 QRS 波群形态、时限正常，其前可见逆行 P 波，PR 间期0.11 秒，RR′间期 1.3 秒，为交界性逸搏。其后再次出现长达 4.7 秒的长间歇，长间歇中无任何房、室激动的存在，提示窦性停搏(继发性)。心电图诊断为：室上性心动过速，窦性停搏，交界性逸搏

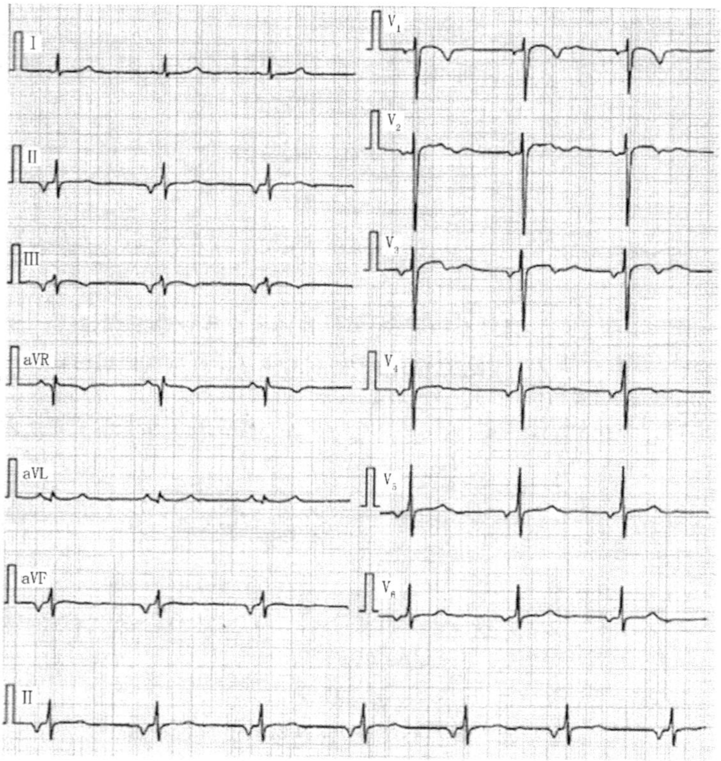

图 2-95　房性逸搏心律

本图基本心律为房性逸搏心律，其房性逸搏周期基本规整，心率每分钟 59 次，PR 间期 0.16 秒，Ⅱ、Ⅲ、aVF、V_1 导联的 P 波倒置，提示激动起源于右房下部，未见窦性 P 波。心电图诊断为房性逸搏心律，可考虑有窦性停搏

(刘　仿)

第三章 心血管疾病的介入治疗

第一节 心脏瓣膜病的介入治疗

心脏瓣膜病的介入治疗主要是指经皮球囊导管瓣膜成形术(percutaneous catheter balloon valvuloplasty,PCBV),是用介入手段对狭窄的瓣膜进行扩张、解除狭窄,以治疗瓣膜狭窄病变的方法。通过扩大球囊内压力以辐射力形式传递到狭窄的瓣膜组织上,使瓣叶间粘连的结合部向瓣环方向部分或完全地撕开,从而解除瓣口梗阻,而不是瓣口的暂时性扩大。能部分代替开胸手术,具有创伤小、相对安全、术后恢复快等优点。目前应用最广的是二尖瓣成形术。我国于1985年开始此项技术,目前主要用于二尖瓣和肺动脉瓣狭窄的病例,三尖瓣狭窄者相对少见;主动脉瓣成形术使主动脉瓣狭窄的瓣口面积增加有限,严重并发症多,病死率高,再狭窄的发生早,术后血流动力学、左心室功能和生存率均不如外科瓣膜置换术,所以多主张用于高龄不宜于施行换瓣手术者,或作为重症患者一时不适合手术治疗的过渡性治疗,不过目前发展的经皮主动脉瓣置换技术采用经导管的方法植入人工瓣膜,极大地改善了患者的预后,并为不能耐受外科手术的主动脉瓣狭窄患者带来了希望。

一、经皮球囊肺动脉瓣成形术

经皮穿刺股静脉,行右心导管检查测定右心室压力和跨肺动脉瓣压力阶差,沿导引钢丝将球囊导管送至狭窄处,快速手推(相当于3~4个大气压的压力)1∶10稀释造影剂入球囊,使其扩张,5~10秒后迅速回抽,5分钟后可重复,直至球囊扩张时的腰鼓征消失。术后复测右心室和跨肺动脉瓣压力阶差。疗效评估:术后跨瓣压差<3.3 kPa(25 mmHg)为优,<6.7 kPa(50 mmHg)为良,>6.7 kPa(50 mmHg)为差。

(一)适应证

(1)右心室与肺动脉间收缩压差大于5.3 kPa(40 mmHg)的单纯肺动脉瓣狭窄。

(2)严重肺动脉瓣狭窄合并继发性流出道狭窄。

(3)法洛四联症外科手术后肺动脉瓣口再狭窄等也可考虑应用。

(4)轻型瓣膜发育不良型肺动脉瓣狭窄(应用超大球囊扩张法)。

(二)禁忌证

(1)沙漏样畸形的瓣膜发育不良型肺动脉瓣狭窄。

(2)合并心内其他畸形者。

(三)并发症

(1)心律失常多为窦性心动过缓或窦性暂停,后者多为单球囊法引起,球囊阻塞肺动脉瓣口;室性期前收缩、短阵室速也可见到,室颤极为少见。

(2)漏斗部反应性狭窄,在较严重的肺动脉瓣狭窄病例,增高的右心室压力可致使流出道的肌肉代偿性肥厚,当瓣膜的狭窄解除后,右心室压力骤降,代偿性肥厚的部分在右心室强力收缩时造成完全性阻塞,严重者可发生猝死。另外,右心室流出道的刺激或过大的球囊损伤了右心室流出道的内膜,也可引起右心室流出道的痉挛。PBPV 术后的漏斗部反应性狭窄多不需外科手术治疗,一般术后 1~2 年消失。有人认为流出道激惹、痉挛可用普萘洛尔治疗。

(3)肺动脉瓣关闭不全,发生率低,对血流动力学影响不大。

二、经皮球囊二尖瓣成形术

经皮穿刺股静脉或切开大隐静脉,置入右心导管和房间隔穿刺针,行房间隔穿刺,送球囊导管入左心房至左心室中部。将稀释造影剂注入球囊前部、后部和腰部,依次扩张球囊。在球囊前部扩张时将球囊后撤,使其卡在二尖瓣的狭窄处,用力快速推注造影剂,使球囊全部扩张,腰鼓征消失,迅速回抽球囊内造影剂(时间 3~5 秒),球囊撤回左心房。

术前可预防性用洋地黄或β受体阻滞剂,控制心室率<120 次/分。停用利尿剂(心力衰竭者除外)以免影响心室的充盈。术后用抗生素 3 天,阿司匹林 100 mg/d,共 1~2 周。

房间隔穿刺是 PBMV 的关键步骤,但也是 PBMV 发生并发症或失败的主要原因。穿刺部位宜选卵圆窝处,它位于房间隔中点稍偏下,为膜性组织,较薄易于穿刺,穿刺部位过高进入主动脉或左心室,过低进入冠状动脉窦或损伤房室交界处组织,或将下腔静脉进入右心房处误认为房间隔而穿破下腔静脉。房间隔穿刺的禁忌证为:①巨大左心房,影响定位和穿刺针的固定;②严重心脏移位或异位;③主动脉根部瘤样扩张;④脊柱和胸廓严重畸形;⑤左心房血栓或近期有体循环栓塞。

疗效评定:心尖部舒张期杂音减轻或消失,左心房平均压≤1.5 kPa(11 mmHg)。跨瓣压差≤1.1 kPa(8 mmHg)为成功,≤0.8 kPa(6 mmHg)为优。瓣口面积≥1.5 cm^2 为成功,≥2.0 cm^2 为优。

超声心动图(包括经食管超声心动图)在心脏瓣膜介入治疗中为一种无创、可重复、安全、可靠、价廉地评价瓣膜结构和功能,房、室大小和附壁血栓的检测方法。对心脏瓣膜介入手术适应证的选择、术后评价、随访是必不可少的手段。超声心动图将瓣叶的活动度、瓣膜增厚、瓣下病变和瓣膜钙化的严重程度分别分为 1~4 级,定为 1~4 分,4 项总分为 16 分。一般认为瓣膜超声积分≤8 分时 PBMV 的临床效果较好。

PBMV 的理想适应证为:①中度至重度单纯瓣膜狭窄、瓣膜柔软、无钙化和瓣下结构异常,听诊闻及开瓣音提示瓣膜柔软度较好;②窦性心律,无体循环栓塞史;③有明确的临床症状,无风湿活动;④超声心动图积分<8 分。

PBMV 相对适应证:①瓣叶硬化,钙化不严重;②房颤患者食管超声心动图证实左心房内无血栓(但需要抗凝治疗 2~4 周);③分离手术后再狭窄而无禁忌者;④严重二尖瓣狭窄合并重度肺动脉高压或心、肝、肾功能不全，不适于外科手术者；⑤伴中度二尖瓣关闭不全或主动脉瓣关闭不全；⑥声心动图积分8～12分。

PBMV的禁忌证：①二尖瓣狭窄伴中度至重度二尖瓣或主动脉反流，主动脉瓣狭窄。②瓣下结构病变严重。③左心房或左心耳有血栓者，可予华法林抗凝4～6周或更长后复查超声心动图，血栓消失者或左心耳处血栓未见增大或缩小时，也可进行PBMV。术中应减少导管在左心房内的操作，尽量避免导管顶端或管身进入左心耳。有报道，左心房后壁血栓经6～10个月长期华法林抗凝后做PBMV获得成功。房间隔、二尖瓣入口或肺静脉开口处有附壁血栓者为绝对禁忌证。④体循环有栓塞史者（若左心房无血栓）抗凝6周后可考虑。⑤合并其他心内畸形。⑥高龄患者应除外冠心病。⑦超声心动图积分＞12分。

PBMV的并发症包括心包压塞、重度二尖瓣关闭不全、体循环栓塞（脑栓塞多见）、医源性心房水平分流、急性肺水肿。PBMV因并发症需急症手术者的发生率约1.5%，死亡率0～1%。

三、经皮心脏瓣膜置换术

经皮心脏瓣膜置换治疗是近年来应用于治疗心脏瓣膜疾病的新方法。目前，新型经皮瓣膜介入治疗主要针对主动脉瓣狭窄和二尖瓣反流。研究发现，1/3的严重症状性主动脉瓣狭窄和二尖瓣反流的老年患者，由于高龄、LVEF较低及合并其他疾病的比率较高等原因，不适宜接受外科手术。然而，这些高危患者有可能从介入瓣膜手术中受益。需注意的是，经皮瓣膜治疗，尤其是经皮主动脉瓣置换术（percutaneous aortic valve replacement，PAVR），应严格限制用于风险较高且不适宜接受外科手术的患者。

研究证实，PAVR术可以明显改善左心室功能、延长患者寿命、减轻痛苦，特别是对于既往有左心室功能不全的患者，能减少症状。标准的PAVR术所需要的材料包括瓣膜、输送平台和传送系统（带有三叶生物瓣的圆形平台，且瓣叶需具有良好的血流动力学特点）。目前所使用的经导管人工主动脉瓣有自膨胀式和球囊扩张式两种。自膨胀式主要为CoreValve公司的产品，最新一代产品为ReValvingTM，采用猪心包制备瓣膜，可经18F的鞘管输送，有经验的术者操作成功率可达98%。球囊扩张式为Edwards公司的产品，早期的为Cribier-EdwardsTM，它是一个由马的心包瓣膜组成的球囊扩张型不锈钢装置，并且通过无鞘导管（FlexCath）传送。装置可以沿顺行、逆行或经心尖部送入，不会产生明显的瓣周漏，在瓣环或是瓣环下区域有附着点。最新一代为采用牛心包的Edwards-SAPIENTM产品，输送直径为22～24F。PAVR术需要由心血管介入医师、影像学专家和麻醉师甚至心脏外科医师的团队协作，初步的研究结果是令人鼓舞的。

EVEREST Ⅰ是应用Evalve MitraClip（一种经皮二尖瓣修复装置）经皮修复功能性二尖瓣反流的Ⅰ期临床研究，纳入6例心功能Ⅲ级的严重二尖瓣反流患者（反流程度3＋或4＋级），排除了风湿性心脏病和感染性心内膜炎等器质性心脏病所致的二尖瓣反流。所有患者成功接受经皮Evalve MitraClip治疗，术后30天无严重不良事件；6例患者的二尖瓣反流程度均有不同程度改善。研究表明，功能性二尖瓣反流患者经皮使用MitraClip边对边修复二尖瓣的治疗，可以有效降低二尖瓣反流程度，治疗成功率高且较为安全。

（张田生）

第二节　肥厚型梗阻性心肌病的介入治疗

肥厚型心肌病(hypertrophic cardiomyopathy,HCM)是一种以左心室和(或)右心室及室间隔不对称肥厚为特征的疾病,在一般人群中其发病率约为0.20%,我国在对8 080例患者的超声心动图筛查中发现,HCM的发病率为0.16%。形态学上的改变包括心肌细胞肥大、排列紊乱及纤维化。通常认为HCM是一种常染色体显性遗传性疾病,主要是由于心肌肌小节收缩相关蛋白的突变所致。

HCM心肌肥厚的范围和分布是多样的,非对称性左心室肥厚包括整个间隔、近端间隔、心尖、游离壁或右心室流出道(Noonan综合征)。肥厚累及左心室流出道(left ventricular outflow tract,LVOT)时,可以不发生LVOT梗阻,如发生梗阻则称为肥厚型梗阻性心肌病(hypertrophic obstructive cardiomyopathy,HOCM),是HCM的一种特殊类型。有梗阻者还可以进一步分为静息型和激惹型。HOCM的临床表现多种多样,绝大多数无症状或症状较轻。气短和心绞痛为最常见的症状,此外,患者还会出现乏力、晕厥、心悸及夜间阵发性呼吸困难等,最严重的情况是猝死。

一、HOCM的自然病程和药物治疗

HCM可见于各个年龄组,临床表现变化较大,其中高达25%的患者几乎没有任何症状,预期寿命与一般人群相似。1岁以下诊断HCM的幼儿预后很差,但1岁以上存活的HCM患儿,年死亡率为1%,远低于既往报道,和成年人群的研究结果相同。华人HCM的表现和白种人不同,具有发病晚、心尖部肥厚的患者多和女性患者转归差等特征。与无冠心病的HCM患者相比,合并严重冠心病患者的死亡风险明显升高,超过了左心室功能正常的冠心病患者的死亡率。

LVOT梗阻是引起HCM患者症状的主要原因,而且最需要治疗。尽管有些患者在静息状态下没有梗阻,但在采用激发方法如Valsalva动作、亚硝酸戊酯、异丙肾上腺素和运动时,可检测出激发的压力阶差。目前对于存在梗阻症状的患者有多种治疗选择,如药物治疗、房室顺序起搏、心肌部分切除术和乙醇间隔化学消融。治疗的目的包括控制症状和预防猝死。

所有症状性LVOT梗阻患者均可首选药物治疗。β肾上腺素能受体阻滞剂、非二氢吡啶类钙通道阻滞剂和丙吡胺是临床最常用的药物,虽然有报道上述药物可改善心脏的舒张功能并减轻患者的症状,但尚无临床试验证实可降低心脏事件和猝死。

维拉帕米除了便秘等轻度不良反应外,在一些有着端坐呼吸或阵发性夜间呼吸困难等严重症状且不能活动,以及肺动脉压显著升高合并明显流出道梗阻的患者中,临床上有引起严重不良结果的潜在可能,已有报道会导致死亡。维拉帕米的不良血流动力学效应推测可能是扩血管特性超过了负性肌力作用的结果,导致了流出道梗阻增加、肺水肿和心源性休克。由于这些原因,在静息时有流出道梗阻和严重症状的患者中给予维拉帕米应十分小心。

二、HOCM的起搏治疗

DDD起搏治疗通过右心室心尖起搏引起室间隔的异常运动(收缩期向右心室移动),从而减轻了流出道的梗阻。目前尚无证据表明起搏治疗能降低猝死危险或改变患者的临床过程。Nishimura 等进行的随机双盲交叉对照试验显示，DDD 起搏治疗的 HOCM 患者中，31%的患者症状并无改善，5%的患者症状反而恶化。M-PATHY 试验也显示起搏器治疗仅能中度减少 LVOT 压力阶差，功能状态无客观改变。基于目前缺乏起搏器治疗 HOCM 的足够有效证据，在欧洲心脏病学会心脏起搏和心脏再同步化治疗的指南中，DDD 起搏治疗仅作为药物治疗无效、静息或应激 LVOT 压差显著升高和间隔消融或心肌切除术禁忌的 HOCM 患者的Ⅱb 类适应证。

HCM 患者的舒张功能失调，房室收缩不同步，出现快速室上性心律失常特别是房颤时，可能会发生心脏代偿功能障碍，因此维持与转复窦性心律十分重要。

胺碘酮等药物不能有效预防猝死，置入型心律转复除颤器（implantable cardioverter defibrillator，ICD）可以有效降低高危患者的猝死发生率，但不同危险因素及危险因素数量的多少对于预测恶性心律失常的发生均没有差别。因此，一旦临床医师判断 HCM 具有危险因素，就应积极地进行 ICD 治疗。

三、HOCM 的外科治疗

解除 LVOT 梗阻的手术方式有多种，包括二尖瓣置换术、二尖瓣重建术和室间隔心肌部分切除术。心肌切除术是 HOCM 有效的治疗方法，也是目前用来评价其他有创治疗疗效的金标准。手术切除从主动脉瓣下基底部到二尖瓣瓣叶远端边缘上约 1 cm 的心肌（重 5～10 g）。手术可使 95%的患者 LVOT 压差明显减少并改善心功能分级，由于血流动力学的改善，有 70%的患者症状得到长期改善，不再需要药物治疗。McLeod 等报道，将安装 ICD 的 HCM 患者根据是否行心肌切除术分为两组，心肌切除术后的患者在随访中 ICD 放电的发生率手术组明显低于未手术组。目前的证据表明，心肌切除术能够改善 HOCM 患者的临床进程，手术后患者的长期存活率与一般人群相近，优于未手术的 HOCM 患者，并能降低猝死的风险。

手术适应证为经药物治疗仍有明显症状，静息时 LVOT 压差≥6.7 kPa（50 mmHg）或应激后压差≥13.3 kPa（100 mmHg）伴间隔增厚的患者。外科治疗特别适合于间隔心肌中部梗阻而不适合经皮经腔间隔心肌消融术（percutaneous transluminal septal myocardial ablation，PTSMA）的病例和合并需要行其他心脏手术的患者，以及 PTSMA 失败的病例，对于间隔心肌增厚不显著（＜15 mm）的患者也不适合。

室间隔切开-切除术（Morrow 术）早期报道死亡率为 8%～15%。但进一步的分析表明，高死亡率主要发生在老年人或同时行其他手术的患者。随着术中采用食管超声引导、围术期心肌保护和心脏监护的加强，死亡率有所下降。单纯接受心肌切除术患者的死亡率为 2%～5%，在经验丰富的中心手术死亡率仅为 1%～2%，其他手术并发症也较前少见。大部分患者术后存在左束支传导阻滞，有 3%～10%的患者因完全性房室传导阻滞需安装永久性人工心脏起搏器；室间隔穿孔发生率为 2%～4%；卒中率为 3%；房颤发生率为 26%，患者术后可出现主动脉瓣反流，但通常没有血流动力学意义。

有些 HCM 患者可能有原发性的二尖瓣疾病，或瓣膜及其周围装置的后天性异常，区分 HCM 症状仅与二尖瓣反流有关而与 LVOT 梗阻无关这部分患者非常重要，这种情况下需要进行外科瓣膜手术而非心肌切除术。

四、经皮经腔间隔心肌消融术治疗 HOCM

某些 HCM 患者在前壁心肌梗死后 LVOT 压差消失，提示人们可用化学或其他方法来消除肥厚梗阻的室间隔，以达到解除 LVOT 梗阻的目的。英国医师 Sigwart 首次报道了3 例HOCM患者接受了经导管心肌消融术，术后患者的血流动力学和临床症状明显改善，该技术被称为PTSMA。

(一)PTSMA 技术操作方法和经验

术前准备同一般心血管病介入性治疗。常规左右冠状动脉造影排除多支血管病变、左主干病变和左前降支闭塞病变。

通过有创的血流动力学监测测量 LVOT 压力阶差。包括以下几方面：①用端孔导管(如右冠状动脉造影导管或多用途造影导管)在左心室与主动脉间连续测压，获得连续压力曲线，测量 LVOT 压差；②将端孔导管置于主动脉瓣上，另一猪尾导管置入左心室内，同步测量主动脉根部及左心室腔内压力曲线，其压差即为 LVOT 压差；③用冠状动脉导管测量主动脉压力，另一穿刺房间隔入左心室导管测量左心室压力。大部分术者倾向于在术中同步测量左心室和主动脉的压力阶差，有时还结合多普勒超声心动图的测量结果。

应激压差的测定方法：①药物刺激法，多巴酚丁胺 5～20 μg/(kg·min)，或异丙肾上腺素静脉滴注，使心率增加 30%，还可使用亚硝酸戊酯；②期前刺激法，用置于左心室内的导管刺激心室诱发期前收缩；③Valsalva 动作。

由于术中术后有出现高度房室传导阻滞的危险，所有患者 PTSMA 前均应在右心室放置临时起搏电极。

按 PTCA 技术沿导引钢丝将合适的 OTW 球囊送入拟消融的间隔支内(通常为第一间隔支)。推荐使用较短的球囊，原因有两个：①短球囊通过左前降支(LAD)进入间隔支时阻力较小，降低了导丝弹出的可能；②短球囊可以置于靶血管的远端部位消融或选择性地消融间隔支的分支血管。一般使用的球囊直径为 1.5～2 mm，长度为 10 mm，部分患者可能会需要较大直径的球囊。

球囊加压充盈后，通过中心腔注射对比剂明确该血管的供应范围以确定是否为合适的间隔支；还要观察是否由于球囊大小不匹配或位置不稳定而导致对比剂反流到 LAD，注意对比剂是否通过侧支血管进入 LAD 或其他血管，以免注入乙醇后损伤到非靶域的心肌。

心肌声学造影(myocardial contrast echocardiography，MCE)可以保证仅消融 SAM 征-室间隔接触点的心肌，如果心肌的其他区域如间隔远端、右心室或乳头肌显影，严禁注入无水乙醇，这明显减少了手术并发症，避免了误消融，在很多研究中心已成为标准检查方法。有报道部分患者在 MCE 时发现供应靶域的间隔支不是起源于 LAD，而是起源于对角支或中间支。Seggewiss 在全国首届 PTSMA 治疗 HOCM 研讨会上报道了一组 241 例 PTSMA 病例的研究，有 211 例是在 MCE 指导下进行的。其中 9 例(4.3%)因找不到合适的靶血管而放弃，18 例(8.5%)根据 MCE 结果改变了拟消融的靶血管。MCE 进一步明确了靶血管与消融心肌之间的关系，避免了不必要的损伤。常用声学对比剂为 Levovist(德国柏林，Schering 公司)，一般术中使用 3～5 mL(浓度为 200～300 mg/mL)；或使用第二代声学对比剂 Optison(美国加州圣地亚哥，Molecular Biosynthesis 公司)。如果临床上没有声学对比剂，可以使用碳酸氢钠代替，但是碳酸氢钠产生的气泡较大，超声图像不够理想。也有学者认为 MCE 对减少房室传导阻滞的作用被高估了，更重要的是经验决定的学习曲线问题。

将 OTW 球囊充盈，封闭拟消融的间隔支 10～15 分钟，若患者心脏听诊杂音明显减轻、同步压力曲线显示压力阶差显著下降，则证明该血管确为靶血管，通过球囊中心腔缓慢匀速注入无水乙醇。若压差无变化，且无 P-R 间期延长，无房室传导阻滞发生，则可适度增加乙醇注入量。注入的乙醇量主要取决于间隔的解剖和对比剂的清除速率，一般来说，大部分患者每支血管注入 1 mL左右即可(即实际注入间隔支的量，OTW 球囊内大约存留 0.3 mL)。对拟消融区域进行 MCE 有助于估计所需的无水乙醇量。注入乙醇量越少，房室传导阻滞的发生率就越低。注入乙醇的速度不宜过快，且整个过程应在 X 线下进行，以防充盈的球囊弹出而误将乙醇注入 LAD。严密观察患者的心率及心律变化、胸痛的严重程度等，注射过程中如出现房室传导阻滞或严重室性心律失常应暂停注射；乙醇到达心肌时，患者可感到不同程度的胸痛，但时间不长，大部分患者可耐受。为了减轻患者胸痛，可于注入乙醇前静脉推注吗啡。

大部分患者消融一支间隔支即可获得满意的效果，但如果供应靶区域的间隔支较细小，可能需要同时消融两支甚至三支间隔支或考虑分期多次消融。治疗性乙醇注入后，球囊应该保持充盈状态 5 分钟以上。球囊减压后应慢慢小心撤出，以免残留在管腔内的少量乙醇进入冠状动脉。

术后心电监护，若出现三度房室传导阻滞(AVB)持续不恢复，可置入永久性人工心脏起搏器。

(二)临床结果

1.即刻结果

现有的临床资料表明 PTSMA 能达到外科手术的治疗效果。间隔消融成功的标准为 LVOT 压差下降≥50%。与老年人相比，年龄<40 岁的患者压力阶差降低较少且延迟，这可能是室间隔较厚或同时伴有二尖瓣瓣叶及乳头肌原发性疾病的缘故。消融后如 LVOT 压差降低 50%，客观上与患者的运动耐力提高相关。在确定消融心肌坏死范围时，MCE 有助于提高精确性。MCE 确定的靶域与肌酸激酶峰值和心肌核素检查的灌注缺损区域相一致。

2.中期结果

中期随访发现，室间隔随着时间的推移进一步变薄，LVOT 压力阶差持续下降，40%以上患者的静息或激发压力阶差在 3 个月和 1 年时有进一步降低。目前较长的随访是对 175 例 HOCM 患者进行持续两年多的观察，结果显示 88%的患者压力阶差完全消失，8%的患者降低 50%以上，仅有 4%的患者压差降低<50%。不同中心间隔消融后中期随访结果的血流动力学和心功能资料，表明患者症状、功能状态和 LVOT 压力阶差的降低呈持续性改善。

已有报道显示，间隔消融改善超声心动图评价的舒张功能，反映舒张功能和顺应性改变的参数如 E 波减速时间、等容舒张时间等有明显和持续地改善，这对提高左心室功能有很大益处。有研究显示 7 个月随访时，导管测左心室舒张末期压力下降。

(三)PTSMA 的并发症

院内并发症包括导管相关的并发症和酒精的不良反应。若乙醇反流到 LAD 则会引起游离壁心肌梗死，若消融到非靶域的部位，还可能会引起右心室梗死或急性二尖瓣关闭不全。导丝或球囊引起的冠状动脉夹层或撕裂也可发生。这些问题主要发生在操作的早期阶段，与术者经验不足有关。

其他并发症由急性心肌梗死所致，多为各种心律失常、传导阻滞及机械并发症。消融术后 48 小时内非持续性室速和室颤的发生率约为 10%，故术后应行心电监护 72 小时。有 2/3 的患者会出现一过性房室传导阻滞，但大多可于24小时后消失，永久性起搏器的置入率各家报道不一。Kinght等报道的病例中安装永久性起搏器者占5%；Lakkis所在中心的126例患者中有15%需置入DDD永久性起搏器。辽宁省PTSMA治疗HOCM协作组的病例中起搏器置入率为3.8%。德国学者Lawrenz等研究发现，PTSMA中进行电生理检测有助于确定术后需安装心脏永久性起搏器的高危患者，从而提高手术的安全性。外科心肌切除术影响的是前室间隔基底的心内膜部分，邻近左束支组织，而间隔消融引起的是中室间隔基底部的透壁性心肌梗死，影响邻近的右束支组织，故术后右束支传导阻滞比较常见，见于50%以上的患者，可单独出现，也可伴有左侧的分支阻滞。如果患者术前已存在完全性左束支传导阻滞，在行间隔消融前应考虑先安装永久性起搏器。住院死亡率为2%～4%，各中心情况不一，死亡多发生在PTSMA开展的早期，老年人常见。Seggewiss所在中心的死亡率已降至1.2%。

超声心动检查发现，在间隔消融后，心脏的结构发生了改变。Mazur等观察到左心室质量随时间推移进行性减少，减少的部位包括前侧壁、后侧壁和室间隔。还有研究发现，左心室射血分数在术后2周由70%降为66%，但随访7个月时并无进一步恶化。还有报道显示，左心室直径和容积在消融术后有所增加，但未持续扩张。对消融术后死亡的患者进行尸检，病理学表明，心肌坏死区域界限清楚，无肉芽组织，与自然的心肌坏死瘢痕组织有明显区别。

人们一直十分关注间隔消融后坏死心肌对电传导和室性心律失常的影响。由于间隔消融后多数患者会出现右束支传导阻滞，QRS波会增宽。一些研究表明消融术后QRS波时限增加32～35毫秒，平均为130～135毫秒。QRS波时限增加的程度超过了预期新出现右束支传导阻滞的程度，这表明可能累及希氏束的更近端。远期随访中出现室性心律失常和猝死鲜有报道。Gietzen等在术前和术后对患者进行程序性电刺激检查，39例患者中有2例在术前不能诱发室性心律失常，但术后2周可诱发；但有3例患者术前可诱发出室性心律失常，术后却不能再诱发。有小样本研究表明，随访3～6个月Holter监护显示没有非持续性室性心律失常，或仅有短阵发作。Maron等最近发表了一项HCM患者置入ICD的长期随访结果，506例置入ICD的HCM患者平均随访时间3.7年，在做过PTSMA的病例中，ICD放电的概率是没做过PTSMA病例的4倍。

Faber等进行的2年随访显示远期死亡率为2%(住院死亡率也为2%)。Qin等的研究表明，间隔消融术后因症状持续存在或LVOT压力阶差降低不明显而需要心肌切除术者为25%。

(四)PTSMA适应证和禁忌证

临床情况、冠状动脉造影和超声心动图对于确定HOCM患者采取心肌部分切除术还是间隔心肌消融术十分重要。

患者若有外科手术高危因素，如年龄大(>65岁)、合并肺脏或肾脏等其他系统的严重疾病，应选择间隔消融。

经冠状动脉造影证实合并多支血管病变、左主干病变或前降支(LAD)病变的患者原则上考虑外科手术治疗。预行间隔消融的患者，在冠状动脉造影的时候应注意有无足够大小的间隔支，此间隔支有无侧支循环灌注到其他心肌部位，且应行心肌声学造影明确靶域(即目标灌注区域)。如间隔支细小、间隔支经侧支灌注到其他冠状动脉血管或心肌声学造影显示目标灌注区域不是理想的拟消融区域，则不宜选择间隔消融治疗。

术前应该进行超声心动图检查以排除主动脉瓣下梗阻的其他机制，如膜性或先天性LVOT狭窄，这些异常也会引起LVOT压力阶差和SAM征，不必行间隔消融。术前超声还应仔细检查二尖瓣以排除其本身的病变。HOCM伴SAM征引起的二尖瓣反流的反流束指向后壁或侧壁，这种反流在间隔消融或心肌切除术后可减轻或消除。如反流束指向前壁或前内侧壁，则应怀疑固有的二尖瓣疾病如连枷瓣或脱垂。如果二尖瓣反流是由于瓣叶退化或严重的瓣环钙化引起的，则应行外科手术治疗，因为间隔消融术后这些患者可能仍会有反流。

二尖瓣或瓣下结构的异常也可导致LVOT梗阻，这些患者具有异常大的二尖瓣瓣叶，病理生理上与HOCM相似。二尖瓣结构异常引起的LVOT梗阻不考虑间隔消融治疗，应行二尖瓣修补术或置换术。

目前尚无精确的标准以预测消融后室间隔厚度减少的程度，如术后室间隔减少至18 mm较为理想，术前室间隔过厚(25～30 mm)，则消融术后降低LVOT压差的效果较差。

1.适应证

(1)超声心动图证实符合HOCM的诊断标准，梗阻位于主动脉瓣下而非心室中部或其他部位，室间隔厚度≥15 mm。

(2)经积极药物治疗后患者仍有明显临床症状(如劳累性气短、心绞痛、晕厥等)、NYHA心功能Ⅲ级或Ⅳ级和静息时LVOT压力阶差≥6.7 kPa(50 mmHg)。

(3)冠状动脉解剖适于行PTSMA。

2.禁忌证

(1)非肥厚型梗阻性心肌病。

(2)合并其他有心脏外科手术指征的疾病，如严重二尖瓣病变，需行冠状动脉旁路移植术的冠状动脉病变，如左主干病变、多支病变等。

(3)无或仅有轻微的临床症状，即使压力阶差高也不应行间隔消融术。

(4)不能确定靶血管或球囊在间隔支内固定不确切。

经皮间隔化学消融术是治疗HOCM的一种有效的非外科方法，具有许多优点，如住院时间短、痛苦小、恢复快和多数患者可避免外科手术等。同时，该技术也有一些局限性，如有些患者没有适合消融的间隔支，部分患者的压差降低、症状缓解延迟出现，还有一些患者的LVOT压力阶差降低不理想需要再次消融或转行心肌切除术。并且由于瘢痕区域占左心室心肌10%左右(间隔的20%)，有致心律失常的作用，可能引起部分患者猝死，故仍需观察以判断其对长期预后的影响。目前需要前瞻性研究来比较HOCM的理想治疗策略(永久性起搏器、间隔消融和心肌切除术等)。

五、其他介入方法治疗HOCM

PTSMA能明确改善临床症状，降低左心室流出道压差。然而，有7%～30%的患者会引起永久性完全性心脏传导阻滞，需要安装起搏器治疗。PTSMA后完全性传导阻滞的发生和梗死范围无关。完全性传导阻滞可能与乙醇通过毛细血管床不可预测地弥散到心肌从而导致传导组织的损害有关。女性、乙醇的注射量、消融间隔支超过一支、左束支传导阻滞、一度房室传导阻滞是间隔消融术后完全性传导阻滞的独立预测因素。

在一些小型的临床研究中，使用了其他材料(包括聚乙烯醇泡沫颗粒、黏合剂、海绵胶、微弹簧圈或覆膜支架)而不以无水乙醇来闭塞间隔支。所有这些研究均显示能显著改善患者症状，降低LVOT，但大都缺乏长期的随访结果。使用以上方法来闭塞间隔支并不引起完全性心脏传导阻滞。

微弹簧圈被常规用于治疗顽固性的严重出血和颅内动脉瘤等。最近有一项微弹簧圈栓塞治疗HOCM的研究，共入选了20例药物治疗无效的HOCM患者，使用可控性微弹簧圈行栓塞术，所有患者均成功闭塞了间隔支。术后无室性心律失常和完全性心脏传导阻滞发生。一例患者术后发生了室间隔缺损，19天后死亡。6个月随访时，NYHA分级和峰值氧耗量与基线时相比显著改善[(14.8±4.5) mL/(kg·min)比(18.5±4.5) mL/(kg·min)，$P=0.001$]。室间隔厚度[(21±3)比(17±4)，$P<0.0001$]和左心室流出道压差[(80±29)比(35±29)，$P<0.0001$]明显降低。

微弹簧圈栓塞治疗HOCM的介入手术操作过程基本与PTSMA相同，只是最后不通过over-the-wire球囊的中心腔注射无水乙醇，而是使用可控性微弹簧圈栓塞间隔支。经CK峰值和心脏磁共振成像证实，行微弹簧圈栓塞的HOCM患者心肌梗死范围要小于经乙醇消融的患者，并且梗死均为非透壁的。使用微弹簧圈或其他方法引起的缺血梗死是纯粹的，没有乙醇通过血管床的弥散作用，所以从理论上不会引起完全性传导阻滞。这为经皮室间隔消融治疗HOCM提供了一个新的思路。

（张田生）

第三节　肾功能不全患者冠状动脉病变的介入治疗

冠心病与肾功能不全的关系甚为密切。一方面，肾功能不全是冠心病患病率升高的危险因素，即使轻微的肾损害，如极低水平的微球蛋白尿或轻微肾功能不全即可使冠心病发病率升高；另一方面，肾功能不全增高冠心病患者死亡与心肌梗死等不良事件的发生率。肾功能不全是预测经皮冠状动脉介入治疗(PCI)术后死亡与并发症的独立危险因素。因为多数临床试验都排除了肾功能不全的患者，所以肾功能不全患者冠心病介入治疗的效果不很确定。了解并重视肾功能不全对冠状动脉介入治疗的影响，对于合理选择治疗策略、提高PCI的安全性具有重要意义。

一、肾功能不全与冠心病

慢性肾脏疾病(chronic kidney disease，CKD)不论轻重如何，都会增加患者发生心血管事件的危险，而一旦合并心血管事件，其预后比肾功能正常者更为严重；慢性肾功能不全患者常常死于心血管疾病，而非慢性肾衰竭，或者说多数肾功能不全患者在发展到肾衰竭前就已死于心血管疾病。

心血管疾病是CKD患者的主要死因。经性别、种族和是否合并糖尿病校正后，透析患者的心血管病死率比其他患者高10～30倍。在年轻的、非糖尿病的终末期肾病患者中，冠心病的患病率为25%，而在老年、慢性糖尿病的终末期肾病患者中，冠心病的患病率为85%。29%的终末期肾病患者于透析的第1年发生心肌梗死，到第2年心肌梗死的累计发生率为52%。CKD患者一旦发生心血管事件，预后往往比肾功能正常者差。

对于合并慢性肾功能不全的冠心病患者的治疗，目前缺乏充分的循证医学证据，因为在随机试验中，肾功能不全的患者往往被排除在外。美国一项研究报道，CKD患者接受血小板糖蛋白Ⅱb/Ⅲa受体拮抗剂、冠状动脉造影和介入治疗的比例低于肾功能正常的患者，而CKD患者多为高危患者，病死率和出血发生率均显著高于其他患者。

肾病患者常合并冠心病的原因是多方面的。糖尿病、高血压等冠心病的危险因素常常也是肾功能不全的原因，所以在 CKD 患者中，冠心病危险因素的致病率是最高的。高血压是造成肾衰竭的第二大原因，占 28%，多数透析患者都合并高血压。脂质代谢异常也是 CKD 患者最突出的特点之一。但是应用 Framingham 危险因素公式往往会低估 CKD 患者患冠心病的危险性，提示除传统的危险因素外，还有其他因素在 CKD 患者易患冠心病的机制中起作用。最近的研究表明，肾功能下降时体内出现的一系列病理生理改变促发了冠心病的发生。这些因素包括氧化应激增强、血管内皮功能下降、血液高凝状态，同时伴有血清同型半胱氨酸、肾素-血管紧张素-醛固酮系统（RAS）活性升高及贫血、钙磷失衡、炎性标志物水平升高等，这些因素的改变导致了动脉硬化的快速进展。

二、肾功能不全患者冠状动脉病变的特点

肾功能不全患者和其他患者在生理、代谢和解剖上存在很大差别，如存在冠状动脉和主动脉钙化、血管条件差、血小板功能差、自主神经张力异常、慢性贫血等因素。随着肾功能的降低，凝血、纤溶系统异常、血脂代谢、内皮功能异常、贫血、钙磷代谢失衡、容量负荷过重等一系列异常情况都会相继出现。肾功能不全患者中，多数存在合并症，如心功能不全、外周血管疾病、难以控制的高血压和糖尿病。同肾功能正常的冠心病患者相比，合并 CRF 的患者年龄更大，女性比例较多。随着肌酐清除率的降低，冠状动脉多支病变、左主干病变增加，GFR 重度下降者可分别达 50%～60.8%与 11.0%～23%。

冠状动脉广泛而严重的中膜钙化是 CKD 患者最显著的特征。54%～100%（平均 83%）的透析患者存在不同程度的冠状动脉钙化。即使在年轻的 CKD 患者中，冠状动脉钙化也很常见。Hujairi 等分析了冠状动脉 CT 检查的结果，透析患者冠状动脉钙化指数是同龄的、冠脉造影证实的非 CKD 患者的 2～5 倍。但是由于电子束 CT 不能将冠脉中层钙化从冠状动脉钙化斑块中鉴别出来，所以一般电子束 CT 不宜用于诊断 CKD 患者的冠心病。尸检资料分析，终末期肾病患者与年龄、性别匹配的患者相比，动脉粥样硬化斑块的面积和体积并没有很大差异，但终末期肾病患者的钙化程度明显升高。

糖尿病及终末期肾病患者的无症状心肌缺血及不典型心绞痛发生率较高，这可能与糖尿病和尿毒症造成的神经病变有关。尽管冠心病在终末期肾病患者中的发病率较高，但只有 17%的患者有心绞痛症状。另一方面，CKD 患者中有典型心绞痛症状者冠脉造影没有冠脉明显狭窄的发生率高达 25%，其心绞痛症状可能归因于微循环病变、合并贫血、难以控制的高血压、合并左心室肥厚等。与非 CKD 患者相比，这些患者发生急性心肌梗死的危险明显升高（5.2% *vs* 0.7%），病死率也显著升高（24.7% *vs* 3.9%）。

三、慢性肾功能不全患者的血运重建治疗

（一）CKD 患者 PCI 的近期与远期结果

经皮冠状动脉介入治疗（PCI）患者院内病死率与是否合并 CKD 和糖尿病密切相关。无 CKD 无糖尿病患者的院内病死率为 0.7%，有糖尿病而无 CKD 的患者为 1.0%，无糖尿病有 CKD 的患者为 2.3%，同时有糖尿病和 CKD 的患者为 3.7%。早期的横断面研究显示，血清肌酐水平＞1.5 mg/dL 的患者 PCI 术后院内和长期病死率均显著升高，3～4 年后生存率只有 60%。

Rubenstein 等比较了肾功能异常对病死率的影响，血清肌酐水平在 1.6～2.0 mg/dL 与＞2.0 mg/dL 者 2 年病死率分别为 55％及 75％，均显著高于血清肌酐正常者。Best 等分析了不同肌酐清除率对 PCI 患者预后的影响，结果发现，肌酐清除率≥70，50～69，30～49，＜30 mL/min患者的病死率依次递增。在一项登记了 5 327 例 PCI 术后患者的资料中，术后1 年病死率在肌酐清除率为 70～90 mL/min的患者为 1.5％，肌酐清除率在 50～69 mL/min 者为3.6％，肌酐清除率在 30～49 mL/min者为 7.8％，肌酐清除率＜30 mL/min 者为 18.3％，透析患者为 19.9％。

国内 Zhang 等的一项单中心注册研究结果显示，在接受血运重建的患者中，尽管只有 4.3％的患者血清肌酐高于正常，但有高达 65.8％的患者血清肌酐清除率低于 90 mL/min，即使是轻微的肾功能不全也与血运重建后不良事件相关。Reinecke H 等也发现，在血清肌酐≥1.3 mg/dL（相当于肾功能降低 50％）时，肾功能对病死率的影响就达到了显著水平。

合并 CKD 的患者急性心肌梗死后接受急诊 PCI 的短期和长期病死率也显著高于肾功能正常的患者。合并 CKD 的患者年龄较大，女性和合并高血压、外周血管疾病和心力衰竭者较多，患者 30 天病死率显著高于（7.5％ *vs* 0.8％）肾功能正常者，1 年病死率也显著升高（12.7％*vs* 2.4％）。但是，校正其他因素后，CKD 患者 30 天的病死率仍是其他患者的 5.7 倍，1 年的病死率是其他患者的 2 倍。出血并发症的发生率也升高 2 倍以上，严重再狭窄的比例（20.6％*vs*11.8％）和梗死相关动脉的再闭塞率（14.7％*vs* 7.3％）都有显著升高。

（二）CKD 患者血运重建策略的比较

目前的多数研究显示，血运重建治疗可以改善患者的预后。Opsahl 等进行了一项回顾性病例对照研究，结果发现，接受血运重建治疗的患者 2 年后的生存率显著高于药物治疗的患者。Manske 等进行了一项前瞻性对照研究。该研究入选了 26 例伴有糖尿病的终末期肾衰竭患者，随机分为药物治疗组和血运重建治疗组，后者包括 PTCA 和冠状动脉搭桥（CABG），在随访的 2 年中，血运重建治疗组患者心血管事件显著低于药物治疗组（15％*vs* 76％）。Kadakia 等分析了4 620 例肾功能不同程度受损的患者，结果显示，血运重建治疗，不论是经皮介入治疗还是 CABG，对各种程度肾功能受损患者预后改善的作用优于单纯药物治疗。

1.PCI 与 CABG

CKD 患者血运重建策略比较方面的临床研究目前非常少。这方面的报道多数来源于登记研究，难以据此确定哪一种血运重建方法在慢性肾功能不全患者中孰优孰劣。USRDS 的资料显示，透析患者合并冠心病经不同冠脉血运重建方法进行冠脉重建的 2 年生存率，支架组（*n*＝4 280）及球囊扩张组（*n*＝4 836）均为 48％，CABG 组（*n*＝6 668）为 56％，全因病死率 CABG 组较球囊扩张组低 20％，支架组较 PTCA 组低 6％。尽管院内病死率在冠脉支架及球囊扩张组较 CABG 组低（4.1％，6.4％，8.6％），但生存曲线在6 个月时就发生交叉。进一步分析显示，CABG 的生存率优势主要来源于应用内乳动脉-前降支旁路，未使用内乳动脉旁路的患者与 PCI 患者比较并无生存优势。该观察结果有两点启示：CABG 的优点取决于患者是否需要行前降支血运重建及有无合适靶血管。APPROACH 研究显示，无论肾功能情况如何，CABG 组病死率都是最低的。

2.ST 段抬高心肌梗死溶栓与直接 PCI

在 STEMI 患者中，肾功能不全是仅次于心源性休克的死亡预测因素，且不依赖于包括 TIMI 危险积分的传统心血管危险因素。对于合并肾功能不全的 STEMI 患者，直接 PCI 是否优于溶栓治疗还有争议。

Dragu 等对 STEMI 合并肾衰竭的 132 例患者进行研究。结果显示 30 天的总病死率在溶栓组、直接 PCI 组和保守治疗组分别为 8.3%、40%和 29.7%(P=0.03)。以溶栓组作为参照，直接 PCI 组和保守治疗组心梗后的 7 天、30 天和 365 天的死亡风险比分别在 3.1～8.1 和 1.5～4.6。因此有学者认为对于合并肾功能不全的 STEMI 患者，溶栓是最佳的治疗策略。但是，有多项研究结果提示，在 STEMI 患者中 PCI 优于溶栓治疗。荟萃分析的结果也提示，PCI 比溶栓治疗能更好地改善预后，降低病死率，并在高危患者中也能观察到 PCI 绝对的获益。入院时的血清肌酐值是鉴别高危急性 STEMI 患者的一项指标，而早期的 PCI 治疗可改善血清肌酐值升高的高危患者预后。因此有学者认为溶栓治疗尽管在合并肾功能不全的 STEMI 患者中也是可行的，但不宜在高危的急性 STEMI 患者中推荐作为优选的再灌注治疗方案或替代早期介入治疗。

(三)药物洗脱支架(DES)在 CKD 患者 PCI 中的应用

DES 被证实能够显著抑制支架内的内膜增生，从而较传统的裸金属支架(BMS)进一步降低了再狭窄的发生率，并进一步降低了再次血运重建的风险。合并肾衰竭的冠心病患者即使在接受成功的 PCI 后，仍有较高的病死率。DES 是否能改善合并 CKD 冠心病患者的预后，有学者对此进行了研究。

Lemos 等对不同肾功能水平的 1 080 例冠心病患者接受 DES 或 BMS 置入后 1 年的再次血运重建率和病死率进行了评估。结果显示，在合并肾功能不全患者中，DES 组的再次血运重建率较 BMS 组明显降低(5.6% *vs* 19.6%，P=0.03)，但 DES 组与 BMS 组之间在病死率方面无显著差异(3.2% *vs* 3.6%，P=0.8)。与 BMS 相比，DES 降低了合并肾功能不全冠心病患者的临床再狭窄率，但这一获益并不与该人群的死亡风险降低相平行，从这个角度看来，再狭窄并非合并肾功能不全冠心病患者病死率增加的主要原因。EVENT 注册研究旨在评价 DES 时代在“真实世界”中对慢性肾脏病患者行冠脉介入治疗的近期影响。结果发现，住院期间随肌酐清除率的降低，患者出血并发症逐步增加，病死率和心肌梗死的发生率更高。术后 1 年，由于阿司匹林、氯吡格雷、ACEI、Statin 等药物的应用，患者的肾功能恶化有减轻的趋势。Rishi 等比较了第一代药物洗脱支架对于中重度肾功能不全患者的长期影响，在 4 年的随访期间 PES 组和 SES 组相比，两组在 MACE 发生率及全因病死率方面无明显差异。

另外值得关注的是，合并 CKD 患者由于肾脏疾病的进展，常常需要透析治疗。而置入 DES 后需要长达 12 个月的双联抗血小板治疗，过早停药发生支架血栓的风险增加。且透析患者在行介入治疗时住院期间出血并发症明显增加，因此在这部分患者中需仔细权衡，慎重选择 DES，尤其在近期有可能接受透析治疗的患者中。即便是使用药物洗脱支架的透析治疗的患者，术后再狭窄及不良事件发生率也明显升高。

四、慢性肾功能不全患者的介入治疗特点

合并 ESRD 患者的冠脉病变常为弥漫性钙化病变，造影常明显低估冠脉病变的程度。弥漫性病变和钙化病变对介入操作的影响很大，尤其是钙化斑块对 ESRD 患者的 PCI 术提出了很大的挑战。合并 ESRD 的冠心病患者 PCI 术中可能会出现下列问题：①由于病变的严重钙化，即使应用高压力扩张，球囊也不能完全扩开病变；②高压力球囊扩张可能导致血管夹层或破裂，可伴有或不伴球囊的破裂；③在扭曲和钙化的冠脉，导丝很难到达或通过靶病变；④尽管造影结果满意，由于钙化血管的弹性回缩，支架很难达到准确的定位和完全扩张；⑤严重的斑块夹层和支架扩张不完全是血管闭塞和支架内亚急性血栓形成的强烈预测因素。

钙化常位于斑块的基底部或表面，如果钙化覆盖整个斑块的表面，球囊扩张和支架置入常会导致并发症的发生。血管内超声（IVUS）对钙化的检出和定位价值很大，可对钙化斑块进行评价。对于斑块表面钙化的病变，应用冠状动脉旋磨术（RA）十分有效。但是 RA 是费时、昂贵的技术，操作较为复杂。而切割球囊操作较为简单，处理严重钙化的病变也是很好的选择。切割球囊较普通球囊扩张后狭窄管腔直径即时增加较多、术后晚期管腔直径丢失较少、达到同等获得直径时切割球囊的血管膨胀比率小于普通球囊。支架置入前，可应用 IVUS 对病变钙化的严重程度进行评估。无 IVUS 时，普通球囊预扩张压力超过 10 atm 仍不能完全扩开病变应考虑使用切割球囊。支架置入前，可用切割球囊替代冠状动脉旋磨术对钙化病变进行预处理。

为减少亚急性血栓形成及支架内再狭窄导致的血运重建，应制定理想的支架置入和抗栓策略，包括以下几点：①由于病变钙化严重支架不能完全扩张，因此支架置入前应先行球囊预扩张，充分扩张病变降低支架置入时难度，以期支架置入后达到完全扩张和贴壁；②如果预扩张时球囊扩张不完全，应避免过度高压预扩，防止发生严重的夹层或冠脉穿孔等并发症，而应以冠脉旋磨术或切割球囊对病变进行预处理；③如果狭窄前血管扭曲，支架不能顺利到达靶病变，应用消斑术能使血管表面变得平滑，使支架容易通过；④支架释放后，应用非顺应性球囊进行高压力后扩张，必要时可应用 IVUS 指导支架的置入和后扩张，以达到支架的充分贴壁；⑤由于潜在的出血危险性增加，对于 ESRD 患者进行选择性 PCI 时不主张常规使用 GPⅡb/Ⅲa 受体拮抗剂。

五、对比剂肾病

在使用对比剂之后，血清肌酐水平升高一定程度或相对于基础水平升高一定比例，排除其他原因导致的肾损害后，可诊断为对比剂肾病（CIN）。诊断标准不同，CIN 的发生率也不同，一般将诊断标准定为血清肌酐水平升高＞25％或 0.5 mg/dL。发生 CIN 的患者预后明显差于未发生 CIN 者。特别是当肾功能恶化到需要透析治疗时。Gruberg 等回顾了 439 例肾功能不全患者在造影检查后肾功能恶化患者的短期和长期预后。在术后 48 小时内肾功能进一步恶化者（血清肌酐水平升高≥25％）院内病死率为 14.9％，而肾功能未恶化者院内病死率为 4.9％；31 例患者需要透析治疗，这些患者的院内病死率高达 22.6％，术后肌酐升高程度、是否合并糖尿病是决定患者预后的最重要因素。

几乎所有接受血管内注射对比剂的患者，均会出现轻度一过性肾小球滤过率（GFR）降低，不可逆肾衰竭较少见。但高龄、原有肾脏病患者多不可逆，而呈慢性肾衰竭。肾功能不全患者在接触造影剂后肾功能持续恶化的比例高达 42％。CIN 的发生率与造影前肾功能损害的程度密切相关。Davidson 等发现，血清肌酐＞1.2 mg/dL 时，CIN 的危险性开始增加，血清肌酐为 2.0 mg/dL时，20％的患者发生 CIN，而不存在任何危险因素的患者 CIN 的发生率平均仅 3％。糖尿病合并肾功能损害较单纯肾功能损害者发生 CIN 的危险性更高，所以肾功能不全患者在介入治疗时应特别注意，选择合适的对比剂，减少对比剂用量，采取必要的措施，预防肾功能进一步受损。

（张田生）

第四章
动脉粥样硬化与冠状动脉粥样硬化性心脏病

第一节　动脉粥样硬化

动脉粥样硬化是西方发达国家的流行性疾病，随着我国人民生活水平提高和饮食习惯的改变，该病亦成为我国的主要死亡原因。动脉粥样硬化始发于儿童时代而持续进展，通常在中年或中老年出现临床症状。由于动脉粥样硬化斑块表现为脂质和坏死组织的聚集，因此以往被认为是一种退行性病变。目前认为本病变是多因素共同作用的结果，首先是局部平滑肌细胞、巨噬细胞及T淋巴细胞的聚集；其次是包括胶原、弹力纤维及蛋白多糖等结缔组织基质和平滑肌细胞的增生；再者是脂质积聚，其中主要含胆固醇结晶及游离胆固醇和结缔组织，粥样硬化斑块中脂质及结缔组织的含量决定斑块的稳定性以及是否易导致急性缺血事件的发生。

一、病因与发病机制

本病的病因尚不完全清楚，大量的研究表明本病是多因素作用所致，这些因素称为危险因素。

(一)病因

1.血脂异常

血脂在血液循环中以脂蛋白形式转运，脂蛋白分为乳糜微粒、极低密度脂蛋白（VLDL）、低密度脂蛋白（LDL）、中等密度脂蛋白（IDL）及高密度脂蛋白（HDL）。各种脂蛋白导致粥样硬化的危险程度不同：富含三酰甘油（TG）的脂蛋白如乳糜微粒和VLDL被认为不具有致粥样硬化的作用，但它们脂解后的残粒如乳糜微粒残粒和IDL能导致粥样硬化。现已明确VLDL代谢终末产物LDL以及脂蛋白(a)[Lp(a)]能导致粥样硬化，而HDL则有心脏保护作用。

血脂异常是指循环血液中的脂质或脂蛋白的组成成分浓度异常，可由遗传基因和(或)环境条件引起，使循环血浆中脂蛋白的形成、分解和清除发生改变，血液中的脂质主要包括总胆固醇(TC)和TG。采用3-羟甲基戊二酰辅酶A(HMG-CoA)还原酶抑制剂(他汀类)降低血脂，可以使各种心血管事件的危险性降低30%。其中心肌梗死危险性下降60%左右。调整血脂治疗后还可能使部分粥样硬化病灶减轻或消退。

2.高血压

无论地区或人种，血压和心脑血管事件危险性之间的关系连续一致，持续存在并独立于其他危险因素。年龄在40～70岁，收缩压在15.3～24.7 kPa(115～185 mmHg)、舒张压在10.0～15.3 kPa(75～115 mmHg)的个体，收缩压每增加2.7 kPa(20 mmHg)，舒张压每增加1.3 kPa(10 mmHg)，其心血管事件的危险性增加1倍，临床研究发现，降压治疗能减少35%～45%的脑卒中、20%～25%的心肌梗死。

3.糖尿病

胰岛素依赖型和非胰岛素依赖型糖尿病是冠心病的重要危险因素，在随访观察14年的Rancho Bemardo研究中，与无糖尿病者相比，非胰岛素依赖型糖尿病患者的冠心病死亡相对危险度在男性是1.9，在女性是3.3。糖尿病患者中粥样硬化发生较早并更为常见，大血管疾病也是糖尿病患者的主要死亡原因，冠心病、脑血管疾病和周围血管疾病在成年糖尿病患者的死亡原因中占75%～80%。

4.吸烟

Framingham心脏研究结果显示，平均每天吸烟10支，能使男性心血管病死率增加18%，女性心血管病死率增加31%。此外，对有其他易患因素的人来说，吸烟对冠心病的病死率和致残率有协同作用。

5.遗传因素

动脉粥样硬化有在家族中聚集发生的倾向，家族史是较强的独立危险因素。冠心病患者的亲属比对照组的亲属患冠心病的危险增大2.0～3.9倍，双亲中有70岁前患心肌梗死的男性发生心肌梗死的相对危险性是2.2。阳性家族史伴随的危险性增加，可能是基因对其他易患因素介导而起作用，如肥胖、高血压、血脂异常和糖尿病等。

6.体力活动减少

定期体育活动可减少冠心病事件的危险，不同职业的发病率回顾性研究表明，与积极活动的职业相比，久坐的职业人员冠心病的相对危险增加1.9。从事中等度体育活动者中，冠心病病死率比活动少的人降低1/3。

7.年龄和性别

病理研究显示，动脉粥样硬化是从婴儿期开始的缓慢发展的过程；出现临床症状多见于40岁以上的中、老年人，49岁以后进展较快；致死性心肌梗死患者中约4/5是65岁以上的老年人，高胆固醇血症引起的冠心病病死率随年龄增加而增高。本病多见于男性，男性的冠心病病死率为女性的2倍。

8.酒精

大量观察表明，适量饮酒可以降低冠心病的病死率。这种保护作用被认为与酒精对血脂及凝血因子的作用有关，适量饮酒可以升高HDL及载脂蛋白并降低纤维蛋白原浓度，另外还可抑制血小板聚集。以上都与延缓动脉粥样硬化发展、降低心脑血管疾病病死率有关。但是大量酒精摄入可导致高血压及出血性脑卒中的发生。

(二)发病机制

曾有多种学说从不同角度来阐述该病的发病机制。最早提出的是脂肪浸润学说，该学说认为血液中增高的脂质侵入动脉壁，堆积在平滑肌细胞、胶原和弹性纤维之间，引起平滑肌细胞增生。后者与来自血液的单核细胞一样可吞噬大量脂质成为泡沫细胞。脂蛋白降解而释放出胆固醇、胆固醇酯、TG和其他脂质，LDL-C还和动脉壁的蛋白多糖结合产生不溶性沉淀，都能刺激纤维组织增生，所有这些成分共同组成粥样斑块。其后又提出血小板聚集和血栓形成学说以及平滑肌细胞克隆学说。前者强调血小板活化因子(PAF)增多，使血小板黏附和聚集在内膜上，释出血栓素 A_2(TXA_2)、血小板源生长因子(PDGF)，成纤维细胞生长因子(FGF)、第Ⅷ因子、血小板第4因子(PF4)等，促使内皮细胞损伤、LDL侵入、单核细胞聚集、平滑肌细胞增生和迁移、成纤维细胞增生、血管收缩、纤溶受抑制等，都有利于粥样硬化形成。后者强调平滑肌细胞的单克隆性增殖，使之不断增生并吞噬脂质，形成动脉粥样硬化。

二、病理解剖

动脉粥样硬化是累及体循环系统从大型弹力型(如主动脉)到中型肌弹力型(如冠状动脉)动脉内膜的疾病。其特征是动脉内膜散在的斑块形成，严重时这些斑块也可以融合。每个斑块的组成成分不同，脂质是基本成分。内膜增厚严格地说不属于粥样硬化斑块而是血管内膜对机械损伤的一种适应性反应。

正常动脉壁由内膜、中膜和外膜3层构成，动脉粥样硬化斑块大体解剖上有的呈扁平的黄斑或线(脂质条纹)，有的呈高起内膜表面的白色或黄色椭圆形丘(纤维脂质性斑块)。前者(脂质条纹)见于5～10岁的儿童，后者(纤维脂质性斑块)始见于20岁以后，在脂质条纹基础上形成。

根据病理解剖，可将粥样硬化斑块进程分为6期。

(1)第Ⅰ期(初始病变)：单核细胞黏附在内皮细胞表面，并从血管腔面迁移到内皮下。

(2)第Ⅱ期(脂质条纹期)：主要由含脂质的巨噬细胞(泡沫细胞)在内皮细胞下聚集而成。

(3)第Ⅲ期(粥样斑块前期)：Ⅱ期病变基础上出现细胞外脂质池。

(4)第Ⅳ期(粥样斑块期)：两个特征是病变处内皮细胞下出现平滑肌细胞以及细胞外脂质池融合成脂核。

(5)第Ⅴ期(纤维斑块期)：在病变处脂核表面有明显结缔组织沉着形成斑块的纤维帽。有明显脂核和纤维帽的斑块为Ⅴa型病变(图4-1)；有明显钙盐沉着的斑块为Ⅴb型病变；主要由胶原和平滑肌细胞组成的病变为Ⅴc型病变。

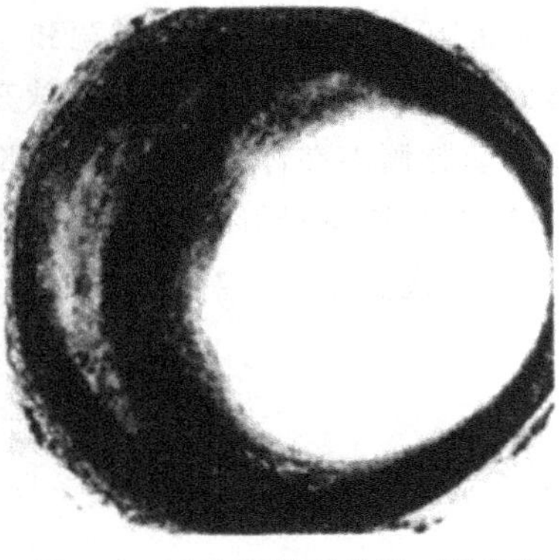

图4-1　动脉粥样硬化Ⅴa型病变

可见薄纤维帽和较大的脂核

(6)第Ⅵ期(复杂病变期)：此期又分为3个亚型。Ⅵa型病变为斑块破裂或溃疡，主要由Ⅳ期和Ⅴa型病变破溃而形成；Ⅵb型病变为壁内血肿，是由斑块内出血所致；Ⅵc型病变指伴血栓形成的病变,多由于在Ⅵa 型病变的基础上并发血栓形成,可导致管腔完全或不完全堵塞。

三、临床表现

根据粥样硬化斑块的进程可将其临床过程分为 4 期。

(一)无症状期或隐匿期

其过程长短不一,对应于Ⅰ～Ⅲ期病变及大部分Ⅳ期和Ⅴa 型病变,粥样硬化斑块已形成,但尚无管腔明显狭窄,因此无组织或器官受累的临床表现。

(二)缺血期

由于动脉粥样硬化斑块导致管腔狭窄、器官缺血所产生。对应于Ⅴb 和Ⅴc 及部分Ⅴa 型病变。根据管腔狭窄的程度及所累及的靶器官不同,所产生的临床表现也有所不同。冠状动脉狭窄导致心肌缺血可表现为心绞痛,长期缺血可导致心肌冬眠及纤维化。肾动脉狭窄可引起顽固性高血压和肾功能不全。在四肢动脉粥样硬化中以下肢较为多见,尤其是腿部动脉。由于血供障碍,引起下肢发凉、麻木和间歇性跛行,即行走时发生腓肠肌麻木、疼痛以至痉挛,休息后消失,再走时又出现,严重时可持续性疼痛,下肢动脉尤其是足背动脉搏动减弱或消失。其他内脏器官血管狭窄可产生靶器官缺血的相应症状。

(三)坏死期

由于动脉管腔堵塞或血管腔内血栓形成而产生靶器官组织坏死的一系列症状。冠状动脉闭塞表现为急性心肌梗死。下肢动脉闭塞可表现为肢体的坏疽。

(四)纤维化期

组织坏死后可经纤维化愈合,但不少患者可不经坏死期而因长期缺血进入纤维化期,而在纤维化期的患者也可发生缺血期的表现。靶器官组织纤维化、萎缩而引起症状。心脏长期缺血纤维化,可导致心脏扩大、心功能不全、心律失常等表现。长期肾脏缺血可导致肾萎缩并发展为肾衰竭。

主动脉粥样硬化大多数无特异症状,叩诊时可发现胸骨柄后主动脉浊音区增宽,主动脉瓣区第二心音亢进而带金属音调,并有收缩期杂音。收缩期血压升高,脉压增宽,桡动脉触诊可类似促脉。X 线检查可见主动脉结向左上方凸出,主动脉影增宽和扭曲,有时可见片状或弧状钙质沉着阴影。主动脉粥样硬化还可形成主动脉瘤,以发生在肾动脉开口以下的腹主动脉处最为多见,其次在主动脉弓和降主动脉。腹主动脉瘤多在体检时因见腹部有搏动性肿块而发现,腹壁上相应部位可听到杂音,股动脉搏动可减弱。胸主动脉瘤可引起胸痛、气急、吞咽困难、咯血、声带因喉返神经受压导致声音嘶哑、气管移位或受压、上腔静脉或肺动脉受压等表现。X 线检查可见相应部位血管影增大。

四、实验室检查

(一)实验室检查

本病尚缺乏敏感而又特异的早期实验室诊断方法。血液检查有助于危险因素如脂质或糖代谢异常的检出,其中的脂质代谢异常主要表现为 TC 增高、LDL-C 增高、HDL-C 降低、TG 增高、Apo-A 降低、Apo-B 和 Lp(a)增高。部分动脉的病变(如颈动脉、下肢动脉、肾动脉等)可经体表超声检测到。X 线平片检查可发现主动脉粥样硬化所导致的血管影增宽和钙化等表现。

（二）特殊检查

CT或磁共振成像有助于判断脑动脉的功能情况以及脑组织的病变情况。电子束CT根据钙化的检出，来评价冠状动脉病变，而随着技术的进步，多排螺旋CT血管造影技术已被广泛用于无创性地评价动脉的病变，包括冠状动脉。静息和负荷状态下的放射性核素心脏检查、超声心动图检查、ECG检查以及磁共振技术，有助于诊断冠状动脉粥样硬化所导致的心肌缺血。数字减影血管造影（DSA）可显示动脉粥样硬化病变所累及的血管如冠状动脉、脑动脉、肾动脉、肠系膜动脉和四肢动脉的管腔狭窄或动脉瘤样病变以及病变的所在部位、范围和程度，有助于确定介入治疗或外科治疗的适应证和选择施行手术的方式。血管内超声显像（IVUS）和光学相干断层扫描（OCT）是侵入性检查方法，可直接观察粥样硬化病变，了解病变的性质和组成，因而对病变的检出更敏感和准确。血管镜检查在识别粥样病变基础上的血栓形成方面有独特的应用。

五、诊断和鉴别诊断

本病的早期诊断相当困难。当粥样硬化病变发展引起管腔狭窄甚至闭塞或血栓形成，从而导致靶器官出现明显病变时，诊断并不困难。年长患者有血脂异常，动脉造影发现血管狭窄性病变，应首先考虑诊断本病。主动脉粥样硬化引起的主动脉变化和主动脉瘤，需与梅毒性主动脉炎和主动脉瘤鉴别，胸片发现主动脉影增宽还应与纵隔肿瘤相鉴别。其他靶器官的缺血或坏死表现需与其他原因的动脉病变所引起者相鉴别。冠状动脉粥样硬化引起的心绞痛和心肌梗死，需与其他原因引起的冠状动脉病变如冠状动脉炎、冠状动脉畸形、冠状动脉栓塞等相鉴别。心肌纤维化需与其他心脏病特别是原发性扩张型心肌病相鉴别。肾动脉粥样硬化所引起的高血压，需与其他原因的高血压相鉴别，肾动脉血栓形成需与肾结石相鉴别。四肢动脉粥样硬化所产生的症状，需与多发性动脉炎等其他可能导致动脉病变的原因鉴别。

六、防治和预后

首先应积极预防其发生，如已发生应积极治疗，防止病变发展并争取逆转。已发生器官功能障碍者，应及时治疗，防止其恶化，延长患者寿命。血运重建治疗可恢复器官的血供，其效果取决于可逆性缺血的范围和残存的器官功能。

（一）一般预防措施

1.发挥患者的主观能动性配合治疗

经过防治，本病病情可得到控制，病变可能部分消退，患者可维持一定的生活和工作能力。此外，病变本身又可以促使动脉侧支循环的形成，使病情得到改善。因此说服患者耐心接受长期的防治措施至关重要。

2.合理的膳食

(1)膳食总热量不能过高，以维持正常体重为度，40岁以上者尤应预防发胖。正常体重的简单计算方法：身高(cm)－105＝体重(kg)；或BMI＜24为正常，可供参考。

(2)超过正常标准体重者，应减少每天饮食的总热量，食用低脂、低胆固醇食物，并限制摄入蔗糖及含糖食物。

(3)年过40岁者即使血脂无异常，也应避免经常食用过多的动物性脂肪和含胆固醇较高的食物，如肥肉、肝、脑、肾、肺等内脏，鱿鱼、墨鱼、鳗鱼、骨髓、猪油、蛋黄、蟹黄、鱼子、奶油及其制品、椰子油、可可油等。如血TC、TG等增高，应食用低胆固醇、低动物性脂肪食物，如鱼肉、鸡肉、各种瘦肉、蛋白、豆制品等。

(4)已确诊有冠状动脉粥样硬化者,严禁暴饮暴食,以免诱发心绞痛或心肌梗死。合并有高血压或心力衰竭者,应同时限制盐的摄入。

(5)提倡饮食清淡,多食富含维生素C(如新鲜蔬菜、瓜果)和植物蛋白(如豆类及其制品)的食物,在可能条件下,尽量以豆油、菜籽油、麻油、玉米油、茶油、米糠油、红花油等为食用油。

3.适当的体力劳动和体育锻炼

一定的体力劳动和体育活动对预防肥胖、锻炼循环系统的功能和调整血脂代谢均有益,是预防本病的积极措施。体力活动量根据个体的身体情况、体力活动习惯和心脏功能状态来规定,以不过多增加心脏负担和不引起不适感觉为原则。体育活动要循序渐进,不宜勉强做剧烈活动;对老年人提倡散步、做保健体操、打太极拳等。

4.合理安排工作和生活

生活要有规律,保持乐观、愉快的情绪,避免过度劳累和情绪激动,注意劳逸结合,保证充分睡眠。

5.积极治疗与本病有关的一些疾病

与本病有关的一些疾病包括高血压、肥胖症、高脂血症、痛风、糖尿病、肝病、肾病综合征和有关的内分泌病等。不少学者认为,本病的预防措施应从儿童期开始,即儿童也应避免摄食过量高胆固醇、高动物性脂肪的饮食,防止肥胖。

(二)药物治疗

1.降血脂药

降血脂药又称调脂药物,血脂异常的患者,经上述饮食调节和进行体力活动后仍未正常者,可按血脂的具体情况选用下列调血脂药物。

(1)HMG-CoA还原酶抑制剂(他汀类药物):HMG-CoA还原酶是胆固醇合成过程中的限速酶,他汀类药物部分结构与HMG-CoA结构相似,可和HMG-CoA竞争酶的活性部位,从而阻碍HMG-COA还原酶的作用,因而抑制胆固醇的合成,血胆固醇水平降低。细胞内胆固醇含量减少又可刺激细胞表面LDL受体合成增加,从而促进LDL、VLDL通过受体途径代谢降低血清LDL含量。常见的不良反应有乏力、胃肠道症状、头痛和皮疹等,少数病例出现肝功能损害和肌病的不良反应,也有横纹肌溶解症致死的个别报道,长期用药要注意监测肝、肾功能和肌酸激酶。常用制剂有洛伐他汀20～40 mg,普伐他汀20～40 mg,辛伐他汀10～40 mg,氟伐他汀40～80 mg,阿托伐他汀10～40 mg,瑞舒伐他汀5～20 mg,均为每天1次。一般他汀类药物的安全性高和耐受性好,其疗效远远大于产生不良反应的风险,但对高龄、低体重、基础肾功能不全及严重心功能不全者应密切监测。

(2)氯贝丁酯类:又称贝丁酸或纤维酸类。其降血TG的作用强于降总胆固醇,并使HDL-C增高,且可减少组织胆固醇沉积。可选用以下药物:非诺贝特100 mg,3次/天,其微粒型制剂200 mg,1次/天;吉非贝齐(吉非罗齐)600 mg,2次/天;苯扎贝特200 mg,2～3次/天;环丙贝特50～100 mg,1次/天。这类药物有降低血小板黏附性、增加纤维蛋白溶解活性和减低纤维蛋白原浓度、削弱凝血的作用,与抗凝药合用时,要注意抗凝药的用量。少数患者有胃肠道反应、皮肤发痒和荨麻疹以及一过性血清转氨酶增高和肾功能改变。宜定期检查肝、肾功能。

(3)烟酸类:烟酸口服,3次/天,每次剂量从0.1 g逐渐增加到最大量1.0 g,有降低血三酰甘油和总胆固醇、增高HDL-C以及扩张周围血管的作用。可引起皮肤潮红和发痒、胃部不适等不良反应，故不易耐受；长期应用还要注意检查肝功能。同类药物有阿昔莫司（吡莫酸），口服 250 mg，3 次/天，不良反应较烟酸少，适用于血 TG 水平明显升高、HDL-C 水平明显低者。

(4)胆酸螯合树脂类为阴离子交换树脂，服后吸附肠内胆酸，阻断胆酸的肠肝循环，加速肝中胆固醇分解为胆酸，与肠内胆酸一起排出体外而使血 TC 下降。常用的有考来烯胺（消胆胺）4～5 g，3 次/天；考来替泊 4～5 g，3～4 次/天。胆酸螯合树脂类药物可引起便秘等肠道反应，近年采用微粒型制剂，不良反应减少，患者较易耐受。

(5)其他调节血脂药：①普罗布考 0.5 g，2 次/天，有抗氧化作用并可降低胆固醇，但 HDL-C 也降低，主要的不良反应包括胃肠道反应和 Q-T 间期延长。②不饱和脂肪酸类，包括从植物油提取的亚油酸、亚油酸乙酯等和从鱼油中提取的多价不饱和脂肪酸如 EPA 和 DHA，后两者用量为 3～4 g/d。③维生素类，包括维生素 C（口服至少 1 g/d）、维生素 B_6（口服 50 mg，3 次/天）、泛酸的衍生物泛硫乙胺（口服200 mg，3 次/天）、维生素 E（口服 100 mg，3 次/天）等，其降脂作用较弱。

2.抗血小板药物

抗血小板黏附和聚集的药物，可防止血栓形成，有助于防止血管阻塞性病变病情发展。可选用的药物有以下几种。

(1)阿司匹林：主要抑制 TXA_2 的生成，较少影响前列环素的产生，建议剂量 50～300 mg/d。

(2)氯吡格雷或噻氯匹定：通过 ADP 受体抑制血小板内 Ca^{2+} 活性，并抑制血小板之间纤维蛋白原桥的形成，氯吡格雷 75 mg/d，噻氯匹定 250 mg，1～2 次/天，噻氯匹定有骨髓抑制的不良反应，应随访血常规，已较少使用。

(3)血小板糖蛋白Ⅱb/Ⅲa（GPⅡb/Ⅲa）受体阻滞剂，能通过抑制血小板 GPⅡb/Ⅲa 受体与纤维蛋白原的结合而抑制血小板聚集和功能，静脉注射制剂有阿昔单抗、替罗非班等，主要用于 ACS 患者，口服制剂的疗效不肯定。

(4)双嘧达莫 50 mg，3 次/天，可使血小板内环磷酸腺苷增高，抑制 Ca^{2+} 活性，可与阿司匹林合用。

(5)西洛他唑是磷酸二酯酶抑制剂，50～100 mg，2 次/天。

（三）预后

本病的预后随病变部位、程度、血管狭窄发展速度、受累器官受损情况和有无并发症而不同。重要器官如脑、心、肾动脉病变导致脑卒中、心肌梗死或肾衰竭者，预后不佳。

（刘　仿）

第二节　急性冠状动脉综合征

急性冠状动脉综合征（ACS）指心血管疾病中急性发病的临床类型，包括 ST 段抬高型心肌梗死（STEMI）、非 ST 段抬高型心肌梗死（NSTEMI）和不稳定型心绞痛（UA）。近年又将前者称为 ST 段抬高型 ACS，约占 1/4（包括小部分变异型心绞痛），后两者合称为非 ST 段抬高型 ACS，约占 3/4。它们主要涵盖了以往分类中的 Q 波型急性心肌梗死（AMI）、非 Q 波型 AMI 和不稳定型心绞痛。

一、不稳定型心绞痛和非ST段抬高型心肌梗死

UA指介于稳定型心绞痛和急性心肌梗死之间的临床状态，包括了除稳定型劳力性心绞痛以外的初发型、恶化型劳力性心绞痛和各型自发性心绞痛。它是在粥样硬化病变的基础上，发生了冠状动脉内膜下出血、斑块破裂、破损处血小板与纤维蛋白凝集形成血栓、冠状动脉痉挛以及远端小血管栓塞引起的急性或亚急性心肌供氧减少所致。它是ACS中的常见类型。若UA伴有血清心肌坏死标志物明显升高，此时可确立NSTEMI的诊断。

(一)发病机制

ACS有着共同的病理生理学基础，即在冠状动脉粥样硬化的基础上，粥样斑块松动、裂纹或破裂，使斑块内高度致血栓形成的物质暴露于血流中，引起血小板在受损表面黏附、活化、聚集，形成血栓，导致病变血管完全性或非完全性闭塞。冠脉病变的严重程度，主要取决于斑块的稳定性，与斑块的大小无直接关系。不稳定斑块具有如下特征：脂质核较大，纤维帽较薄，含大量的巨噬细胞和T淋巴细胞，血管平滑肌细胞含量较少。UA/NSTEMI的特征是心肌供氧和需氧之间平衡失调，目前发现其最常见病因是心肌血流灌注减少，这是由于粥样硬化斑块破裂发生的非阻塞性血栓导致冠状动脉狭窄所致。血小板聚集和破裂斑块碎片导致的微血管栓塞，使得许多患者的心肌标志物释放。其他原因包括动力性阻塞(冠状动脉痉挛或收缩)、进行性机械性阻塞、炎症和(或)感染、继发性UA即心肌氧耗增加或氧输送障碍的情况(包括贫血、感染、甲状腺功能亢进、心律失常、血液高黏滞状态或低血压等)，实际上这5种病因相互关联。

(二)病理解剖

冠状动脉病变或粥样硬化斑块的慢性进展，即使可导致冠状动脉严重狭窄甚至完全闭塞，由于侧支循环的逐渐形成，通常不一定产生心肌梗死。若冠状动脉管腔未完全闭塞，仍有血供，临床上表现为NSTEMI即非Q波型心肌梗死或UA，心电图仅出现ST段持续压低或T波倒置。如果冠脉闭塞时间短，累计心肌缺血＜20分钟，组织学上无心肌坏死，也无心肌酶或其他标志物的释出，心电图呈一过性心肌缺血改变，临床上就表现为UA；如果冠脉严重阻塞时间较长，累计心肌缺血＞20分钟，组织学上有心肌坏死，血清心肌坏死标志物也会异常升高，心电图上呈持续性心肌缺血改变而无ST段抬高和病理性Q波出现，临床上即可诊断为NSTEMI或非Q波型心肌梗死。NSTEMI虽然心肌坏死面积不大，但心肌缺血范围往往不小，临床上依然很高危；这可以是冠状动脉血栓性闭塞已有早期再通，或痉挛性闭塞反复发作，或严重狭窄的基础上急性闭塞后已有充分的侧支循环建立的结果。NSTEMI时的冠脉内附壁血栓多为白血栓；也可能是由斑块成分或血小板血栓向远端栓塞所致。

(三)临床表现

(1)静息时或夜间发生心绞痛常持续20分钟以上。

(2)新近发生的心绞痛(病程在2个月内)且程度严重。

(3)近期心绞痛逐渐加重(包括发作的频度、持续时间、严重程度和疼痛放射到新的部位)。发作时可有出汗、皮肤苍白湿冷、恶心、呕吐、心动过速、呼吸困难、出现第三心音或第四心音等表现。而原来可以缓解心绞痛的措施此时变得无效或不完全有效。UA患者中约20%发生NSTEMI需通过血肌肌钙蛋白和心肌酶检查来判定。UA和NSTEMI患者中很少有严重的左心室功能不全所致的低血压(心源性休克)发生。

（四）危险分层

由于不同的发病机制，造成不同类型ACS的近、远期预后有较大的差别，因此正确识别ACS的高危人群并给予及时和有效的治疗可明显改善其预后，这具有重要的临床意义。对于ACS的危险性评估遵循以下原则：首先是明确诊断，然后进行临床分类和危险分层，最终确定治疗方案。

1.高危非ST段抬高型ACS患者的评判标准

美国心脏病学会/美国心脏病协会（ACC/AHA）将具有以下临床或心电图情况中的1条作为高危非ST段抬高型ACS患者的评判标准。

（1）缺血症状在48小时内恶化。

（2）长时间进行性静息性胸痛（>20分钟）。

（3）低血压，新出现杂音或杂音突然变化、心力衰竭，心动过缓或心动过速，年龄>75岁。

（4）心电图改变：静息性心绞痛伴一过性ST段改变（>0.05 mV），新出现的束支传导阻滞，持续性室性心动过速。

（5）心肌标志物（TnI、TnT）明显增高（>0.1 μg/L）。

2.中度危险性ACS患者的评判标准

中度危险为无高度危险特征但具备下列中的1条。

（1）既往心肌梗死、周围或脑血管疾病，或冠脉搭桥，既往使用阿司匹林。

（2）长时间（>20分钟）静息性胸痛已缓解，或过去2周内新发CCS分级Ⅲ级或Ⅳ级心绞痛，但无长时间（>20分钟）静息性胸痛，并有高度或中度冠状动脉疾病可能；夜间心绞痛。

（3）年龄>70岁。

（4）心电图改变：T波倒置>0.2 mV，病理性Q波或多个导联静息ST段压低<0.1 mV。

（5）TnI或TnT轻度升高（即<0.1 μg/L，但>0.01 μg/L）。

3.低度危险性ACS患者的评判标准

低度危险性为无上述高度、中度危险特征，但有下列特征。

（1）心绞痛的频率、程度和持续时间延长，诱发胸痛阈值降低，2周至2个月内新发心绞痛。

（2）胸痛期间心电图正常或无变化。

（3）心脏标志物正常。近年来，在结合上述指标的基础上，将更为敏感和特异的心肌生化标志物用于危险分层，其中最具代表性的是心肌特异性肌钙蛋白、C反应蛋白、高敏C反应蛋白（HsCRP）、脑钠肽（BNP）和纤维蛋白原。

（五）实验室检查和辅助检查

1.心电图检查

应在症状出现10分钟内进行。UA发作时心电图有一过性ST段偏移和（或）波倒置；如心电图变化持续12小时以上，则提示发生NSTEMI。NSTEMI时不出现病理性Q波，但有持续性ST段压低≥0.1 mV（aVR导联有时还有V_1导联则ST段抬高），或伴对称性T波倒置，相应导联的R波电压进行性降低，ST段和T波的这种改变常持续存在。

2.心脏标志物检查

UA时，心脏标志物一般无异常增高；NSTEMI时，血CK-MB或肌钙蛋白常有明显升高。TnT或TnI及C反应蛋白升高是协助诊断和提示预后较差的指标。

3.其他

需施行各种介入性治疗时，可先行选择性冠状动脉造影，必要时行血管内超声或血管镜检查，明确病变情况。

(六)诊断

对年龄>30岁的男性和>40岁的女性(糖尿病患者更年轻)主诉符合上述临床表现的心绞痛时应考虑ACS，但须先与其他原因引起的疼痛相鉴别。随即进行一系列的心电图和心脏标志物的检测，以判别为UA、NSTEMI抑或是STEMI。

(七)鉴别诊断

1.急性心包炎

尤其是急性非特异性心包炎，可有较剧烈而持久的心前区疼痛，心电图有ST段和T波变化。但心包炎患者在疼痛的同时或以前已有发热和血白细胞计数增高，疼痛常于深呼吸和咳嗽时加重，坐位前倾时减轻。体检可发现心包摩擦音。

2.急性肺动脉栓塞

肺动脉大块栓塞常可引起胸痛、咯血、气急和休克，但有右心负荷急剧增加的表现，如发绀、肺动脉瓣区第二心音亢进、三尖瓣区出现收缩期杂音、颈静脉充盈、肝大、下肢水肿等。发热和白细胞增多出现也较早，多在24小时内。心电图示电轴右偏，Ⅰ导联出现S波或原有的S波加深，Ⅲ导联出现Q波和T波倒置，aVR导联出现高R波，胸导联过渡区向左移，右胸导联T波倒置等。血乳酸脱氢酶总值增高，但其同工酶和肌酸磷酸激酶不增高，*D*-二聚体可升高，其敏感性高但特异性差。肺部X线检查、放射性核素肺通气-灌注扫描、CT和必要时选择性肺动脉造影有助于诊断。

3.急腹症

急性胰腺炎、消化性溃疡穿孔、急性胆囊炎、胆石症等，患者可有上腹部疼痛及休克，可能与ACS患者疼痛波及上腹部者混淆。但仔细询问病史和体格检查，不难作出鉴别。心电图检查和血清肌钙蛋白、心肌酶等测定有助于明确诊断。

4.主动脉夹层分离

以剧烈胸痛起病，颇似ACS。但疼痛一开始即达高峰，常放射到背、肋、腹、腰和下肢，两上肢血压及脉搏可有明显差别，少数有主动脉瓣关闭不全，可有下肢暂时性瘫痪或偏瘫。X线胸片示主动脉增宽，CT或MRI主动脉断层显像以及超声心动图探测到主动脉壁夹层内的液体，可确立诊断。

5.其他疾病

急性胸膜炎、自发性气胸、带状疱疹等心脏以外疾病引起的胸痛，依据特异性体征、X线胸片和心电图特征不难鉴别。

(八)治疗

ACS是内科急症，治疗结局主要受是否迅速诊断和治疗的影响，因此应及早发现和及早住院，并加强住院前的就地处理。UA或NSTEMI的治疗目标是稳定斑块、治疗残余心肌缺血、进行长期的二级预防。溶栓治疗不宜用于UA或NSTEMI。

1.一般治疗

UA或NSTEMI患者应住入冠心病监护病室，卧床休息12～24小时，给予持续心电监护。病情稳定或血运重建后症状控制，应鼓励患者早期活动。下肢做被动运动可防止静脉血栓形成。

活动量的增加应循序渐进。应尽量对患者进行必要的解释和鼓励，使其能积极配合治疗而又解除焦虑和紧张，可以应用小剂量的镇静剂和抗焦虑药物，使患者得到充分休息和减轻心脏负担。保持大便通畅，便时避免用力，如便秘可给予缓泻剂。有明确低氧血症或存在左心室功能衰竭时才需补充氧气。在最初2～3天，饮食应以流质食物为主，以后随着症状减轻而逐渐增加粥、面条等及其他容易消化的半流质食物，宜少量多餐，钠盐和液体的摄入量应根据汗量、尿量、呕吐量及有无心力衰竭而做适当调节。

2.抗栓治疗

抗栓治疗可预防冠状动脉进一步血栓形成、促进内源性纤溶活性溶解血栓和减少冠状动脉狭窄程度，从而可减少事件进展的风险和预防冠状动脉完全阻塞的进程。

(1)抗血小板治疗：主要药物包括以下几种。①环氧化酶抑制剂：阿司匹林可降低ACS患者的短期和长期病死率。若无禁忌证，ACS患者入院时都应接受阿司匹林治疗，起始负荷剂量为160～325 mg(非肠溶制剂)，首剂应嚼碎，加快其吸收，以便迅速抑制血小板激活状态，以后改用小剂量维持治疗。除非对阿司匹林过敏或有其他禁忌证外，主张长期服用小剂量75～100 mg/d维持。②二磷酸腺苷(ADP)受体拮抗剂：氯吡格雷和噻氯匹定能拮抗血小板ADP受体，从而抑制血小板聚集，可用于对阿司匹林不能耐受患者的长期口服治疗。氯吡格雷起始负荷剂量为300 mg，以后75 mg/d维持；噻氯匹定起效较慢，不良反应较多，已少用。对于非ST段抬高型ACS患者不论是否行介入治疗，阿司匹林加氯吡格雷均为常规治疗，应联合应用12个月，对于放置药物支架的患者这种联合治疗时间应更长。③血小板膜糖蛋白Ⅱb/Ⅲa(GPⅡb/Ⅲa)受体拮抗剂：激活的GPⅡb/Ⅲa受体与纤维蛋白原结合，形成在激活血小板之间的桥梁，导致血小板血栓形成。阿昔单抗是直接抑制GPⅡb/Ⅲa受体的单克隆抗体，在血小板激活起重要作用的情况下，特别是患者进行介入治疗时，该药多能有效地与血小板表面的GPⅡb/Ⅲa受体结合，从而抑制血小板的聚集；一般使用方法是先静脉注射冲击量0.25 mg/kg，然后10 μg/(kg·h)静脉滴注12～24小时。合成的该类药物还包括替罗非班和依替巴肽。以上3种GPⅡb/Ⅲa受体拮抗剂静脉制剂均适用于ACS患者急诊PCI(首选阿昔单抗，因目前其安全性证据最多)，可明显降低急性和亚急性血栓形成的发生率，如果在PCI前6小时内开始应用该类药物，疗效更好。若未行PCI，GPⅡb/Ⅲa受体拮抗剂可用于高危患者，尤其是心脏标志物升高或尽管接受合适的药物治疗症状仍持续存在或两者兼而有的患者。GPⅡb/Ⅲa受体拮抗剂应持续应用24～36小时，静脉滴注结束之前进行血管造影。

(2)抗凝治疗：除非有禁忌证(如活动性出血或已应用链激酶或复合纤溶酶链激酶)，所有患者应在抗血小板治疗的基础上常规接受抗凝治疗，抗凝治疗药物的选择应根据治疗策略以及缺血和出血事件的风险。常用抗凝药包括普通肝素、低分子肝素、磺达肝癸钠和比伐芦定。

3.抗心肌缺血治疗

(1)硝酸酯类药物：硝酸酯类药物可选择口服，舌下含服，经皮肤或经静脉给药。硝酸甘油为短效硝酸酯类，对有持续性胸部不适、高血压、急性左心衰竭的患者，在最初24～48小时的治疗中，静脉内应用有利于控制心肌缺血发作。先给予舌下含服0.3～0.6 mg，继以静脉点滴，开始5～10 μg/min，每5～10分钟增加5～10 μg，直至症状缓解或平均压降低10%但收缩压不低于12.0 kPa(90 mmHg)。目前推荐静脉应用硝酸甘油的患者症状消失24小时后，就改用口服制剂或应用皮肤贴剂。药物耐受现象可能在持续静脉应用硝酸甘油24～48小时内出现。由于在NSTEMI患者中未观察到硝酸酯类药物具有减少病死率的临床益处，因此在长期治疗中此类药物应逐渐减量至停用。

(2)镇痛剂：如硝酸酯类药物不能使疼痛迅速缓解，应立即给予吗啡，10 mg 稀释成 10 mL，每次 2～3 mL静脉注射。哌替啶 50～100 mg 肌内注射，必要时 1～2 小时后再注射 1 次，以后每 4～6 小时可重复应用，注意呼吸功能的抑制。给予吗啡后如出现低血压，可仰卧或静脉滴注生理盐水来维持血压，很少需要用升压药。如出现呼吸抑制，应给予纳洛酮 0.4～0.8 mg。有使用吗啡禁忌证(低血压和既往过敏史)者，可选用哌替啶替代。疼痛较轻者可用罂粟碱，30～60 mg 肌内注射或口服。

(3)β受体阻滞剂：β受体阻滞剂可用于所有无禁忌证(如心动过缓、心脏传导阻滞、低血压或哮喘)的 UA 和 NSTEMI 患者，可减少心肌缺血发作和心肌梗死的发展。使用β受体阻滞剂的方案如下：①首先排除有心力衰竭、低血压[收缩压<12.0 kPa(90 mmHg)]、心动过缓(心率<60 次/分)或有房室传导阻滞(P-R 间期>0.24 秒)的患者；②给予美托洛尔，静脉推注每次5 mg，共 3 次；③每次推注后观察 2～5 分钟，如果心率<60 次/分或收缩压<13.3 kPa(100 mmHg)，则停止给药，静脉注射美托洛尔的总量为 15 mg；④如血流动力学稳定，末次静脉注射后 15 分钟，开始改为口服给药，每 6 小时 50 mg，持续 2 天，以后渐增为 100 mg，2 次/天。作用极短的β受体阻滞剂艾司洛尔静脉注射 50～250 μg/(kg·min)，安全而有效，甚至可用于左心功能减退的患者，药物作用在停药后 20 分钟内消失，用于有β受体阻滞剂相对禁忌证，而又希望减慢心率的患者。β受体阻滞剂的剂量应调整到患者安静时，心率为 50～60 次/分。

(4)钙通道阻滞剂：钙通道阻滞剂与β受体阻滞剂一样能有效地减轻症状。但所有的大规模临床试验表明，钙通道阻滞剂应用于 UA，不能预防急性心肌梗死的发生或降低病死率，目前仅推荐用于全量硝酸酯和β受体阻滞剂之后仍有持续性心肌缺血的患者或对β受体阻滞剂有禁忌的患者，应选用心率减慢型的非二氢吡啶类钙通道阻滞剂。对心功能不全的患者，应用β受体阻滞剂后再加用钙通道阻滞剂应特别谨慎。

(5)血管紧张素转换酶抑制剂(ACEI)：近年来一些临床研究显示，对 UA 和 NSTEMI 患者，短期应用 ACEI 并不能获得更多的临床益处。但长期应用对预防再发缺血事件和死亡有益。因此除非有禁忌证(如低血压、肾衰竭、双侧肾动脉狭窄和已知的过敏)，所有 UA 和 NSTEMI 患者都可选用 ACEI。

(6)调脂治疗：所有 ACS 患者应在入院 24 小时之内评估空腹血脂谱。近年的研究表明，他汀类药物可以稳定斑块，改善内皮细胞功能，因此如无禁忌证，无论血基线 LDL-C 水平和饮食控制情况如何，均建议早期应用他汀类药物，使 LDL-C 水平降至<800 g/L。常用的他汀类药物有辛伐他汀 20～40 mg/d、普伐他汀 10～40 mg/d、氟伐他汀 40～80 mg/d、阿托伐他汀 10～80 mg/d或瑞舒伐他汀 10～20 mg/d。

4.血运重建治疗

(1)经皮冠状动脉介入术(PCI)：UA 和 NSTEMI 的高危患者，尤其是血流动力学不稳定、心脏标志物显著升高、顽固性或反复发作心绞痛伴有动态 ST 段改变、有心力衰竭或危及生命的心律失常者，应早期行血管造影术和 PCI。PCI 能改善预后，尤其是同时应用 GPⅡb/Ⅲa 受体拮抗剂时。对中危患者以及有持续性心肌缺血证据的患者，PCI 可以识别致病的病变、评估其他病变的范围和左心室功能。对中高危患者，PCI 或 CABG 具有明确的潜在益处。但对低危患者，不建议进行常规的介入性检查。

(2)冠状动脉旁路移植术(CABG):对经积极药物治疗而症状控制不满意及高危患者(包括持续 ST 段压低、cTnT 升高等),应尽早(72 小时内)进行冠状动脉造影,根据下列情况选择治疗措施:①严重左冠状动脉主干病变(狭窄>50%),应及时行外科手术治疗。②有多支血管病变,且有左心室功能不全(LVEF<50%)或伴有糖尿病者,应进行 CABG。③有两支血管病变合并左前降支近段严重狭窄和左心室功能不全(LVEF<50%)或无创性检查显示心肌缺血的患者,建议施行 CABG。④对 PCI 效果不佳或强化药物治疗后仍有缺血的患者,建议施行 CABG。⑤弥漫性冠状动脉远端病变的患者,不适合行 PCI 或 CABG。

二、ST 段抬高型心肌梗死

(一)病理解剖

若冠状动脉管腔急性完全闭塞,血供完全停止,导致所供区域心室壁心肌透壁性坏死,临床上表现为典型的 STEMI,即传统的 Q 波型心肌梗死。在冠状动脉闭塞后 20~30 分钟,受其供血的心肌即有少数坏死,开始了 AMI 的病理过程。1~2 小时后绝大部分心肌呈凝固性坏死,心肌间质则充血、水肿,伴多量炎性细胞浸润。以后,坏死的心肌纤维逐渐溶解,形成肌溶灶,随后渐有肉芽组织形成。坏死组织 1~2 周后开始吸收,并逐渐纤维化,在 6~8 周后进入慢性期形成瘢痕而愈合,称为陈旧性或愈合性心肌梗死。瘢痕大者可逐渐向外凸出而形成室壁膨胀瘤。梗死附近心肌的血供随侧支循环的建立而逐渐恢复。病变可波及心包出现反应性心包炎,波及心内膜引起附壁血栓形成。在心腔内压力的作用下,坏死的心壁可破裂(心脏破裂),破裂可发生在心室游离壁、乳头肌或心室间隔处。

心肌梗死时冠脉内血栓既有白血栓(富含血小板),又有红血栓(富含纤维蛋白和红细胞)。STEMI 的闭塞性血栓是白、红血栓的混合物,从堵塞处向近端延伸部分为红血栓。

(二)病理生理

1.左心室功能

冠状动脉急性闭塞时相关心肌依次发生 4 种异常收缩形式:①运动同步失调,即相邻心肌节段收缩时相不一致;②收缩减弱,即心肌缩短幅度减小;③无收缩;④反常收缩,即矛盾运动,收缩期膨出。于梗死部位发生功能异常同时,正常心肌在早期出现收缩增强。由于非梗死节段发生收缩加强,使梗死区产生矛盾运动。然而,非梗死节段出现代偿性收缩运动增强,对维持左心室整体收缩功能的稳定有重要意义。若非梗死区有心肌缺血,即"远处缺血"存在,则收缩功能也可降低,主要见于非梗死区域冠脉早已闭塞,供血主要依靠此次心肌梗死相关冠脉者。同样,若心肌梗死区心肌在此次冠脉闭塞以前就已有冠脉侧支循环形成,则对于心肌梗死区乃至左心室整体收缩功能的保护也有重要意义。

2.心室重构

心肌梗死致左心室节段和整体收缩、舒张功能降低的同时,机体启动了交感神经系统兴奋、肾素血管紧张素-醛固酮系统激活和 Frank-Starling 等代偿机制,一方面通过增强非梗死节段的收缩功能、增快心率、代偿性增加已降低的心搏量(SV)和心排血量(CO),并通过左心室壁伸展和肥厚增加左心室舒张末容积(LVEDV)进一步恢复 SV 和 CO,降低升高的左心室舒张末期压(LVEDP);但另一方面,也同时开启了左心室重构的过程。

心肌梗死发生后,左心室腔大小、形态和厚度发生变化,总称为心室重构。重构过程反过来影响左心室功能和患者的预后。重构是左心室扩张和非梗死心肌肥厚等因素的综合结果,使心室变形(球形变)。除了梗死范围以外,另两个影响左心室扩张的重要因素是左心室负荷状态和梗死相关动脉的通畅程度。左心室压力升高有导致室壁张力增加和梗死扩张的危险,而通畅的梗死区相关动脉可加快瘢痕形成,增加梗死区组织的修复,减少梗死的扩展和心室扩张的危险。

(三)临床表现

1.诱发因素

本病在春、冬季发病较多,与气候寒冷、气温变化大有关,常在安静或睡眠时发病,以清晨6时至午间12时发病最多。大约有1/2的患者能查明诱发因素,如剧烈运动、过重的体力劳动、创伤、情绪激动、精神紧张或饱餐、急性失血、出血性或感染性休克,主动脉瓣狭窄、发热、心动过速等引起的心肌耗氧增加、血供减少都可能是心肌梗死的诱因。在变异型心绞痛患者中,反复发作的冠状动脉痉挛也可发展为AMI。

2.先兆

半数以上患者在发病前数天有乏力、胸部不适,活动时心悸、气急、烦躁、心绞痛等前驱症状,其中以新发生心绞痛(初发型心绞痛)或原有心绞痛加重(恶化型心绞痛)为最突出。心绞痛发作较以往频繁、性质较剧、持续较久、硝酸甘油疗效差、诱发因素不明显;疼痛时伴有恶心、呕吐、大汗和心动过速,或伴有心功能不全、严重心律失常、血压大幅度波动等;同时心电图示ST段一过性明显抬高(变异型心绞痛)或压低,T波倒置或增高,应警惕近期内发生心肌梗死的可能。发现先兆及时积极治疗,有可能使部分患者避免发生心肌梗死。

3.症状

(1)疼痛是最先出现的症状,疼痛部位和性质与心绞痛相同,但常发生于安静或睡眠时,疼痛程度较重,范围较广,持续时间可长达数小时或数天,休息或含用硝酸甘油片多不能缓解,患者常烦躁不安、出汗、恐惧,有濒死之感。在我国,1/6～1/3的患者疼痛的性质及部位不典型,如位于上腹部,常被误认为胃溃疡穿孔或急性胰腺炎等急腹症;位于下颌或颈部,常被误认为牙病或骨关节病。部分患者无疼痛,多为糖尿病患者或老年人,一开始即表现为休克或急性心力衰竭;少数患者在整个病程中都无疼痛或其他症状,而事后才发现患过MI。

(2)全身症状:主要是发热,伴有心动过速、白细胞增高和血细胞沉降率增快等,由坏死物质吸收所引起。一般在疼痛发生后24～48小时出现,程度与梗死范围常呈正相关,体温一般在38 ℃上下,很少超过39 ℃,持续1周左右。

(3)胃肠道症状:约1/3有疼痛的患者,在发病早期伴有恶心、呕吐和上腹胀痛,与迷走神经受坏死心肌刺激和心排血量降低组织灌注不足等有关;肠胀气也不少见;重症者可发生呃逆(以下壁心肌梗死多见)。

(4)心律失常:见于75%～95%的患者,多发生于起病后1～2周内,尤以24小时内最多见。各种心律失常中以室性心律失常为最多,尤其是室性期前收缩;如室性期前收缩频发(每分钟5次以上),成对出现,心电图上表现为多源性或落在前一心搏的易损期时,常预示即将发生室性心动过速或心室颤动。冠状动脉再灌注后可能出现加速性室性自主心律与室性心动过速,多数历时短暂,自行消失。室上性心律失常则较少,阵发性心房颤动比心房扑动和室上性心动过速更多见,多发生在心力衰竭患者中。窦性心动过速的发生率为30%～40%,发病初期出现的窦性心动过速多为暂时性,持续性窦性心动过速是梗死面积大、心排血量降低或左心功能不全的反映。各种程度的房室传导阻滞和束支传导阻滞也较多,严重者发生完全性房室传导阻滞。发生完全性左束支传导阻滞时MI的心电图表现可被掩盖。前壁MI易发生室性心律失常。下壁(膈面)MI易发生房室传导阻滞,其阻滞部位多在房室束以上,预后较好。前壁MI而发生房室传导阻滞时,往往是多个束支同时发生传导阻滞的结果,其阻滞部位在房室束以下,且常伴有休克或心力衰竭,预后较差。

(5)低血压和休克:疼痛期血压下降常见,可持续数周后再上升,但常不能恢复以往的水平,未必是休克。如疼痛缓解而收缩压低于10.7 kPa(80 mmHg),患者烦躁不安、面色苍白、皮肤湿冷、脉细而快、大汗淋漓、尿量减少(<20 mL/h)、神志迟钝,甚至昏厥者,则为休克的表现。休克多在起病后数小时至1周内发生,见于20%的患者,主要是心源性,为心肌广泛(40%以上)坏死、心排血量急剧下降所致,神经反射引起的周围血管扩张为次要的因素,有些患者还有血容量不足的因素参与。严重的休克可在数小时内致死,一般持续数小时至数天,可反复出现。

(6)心力衰竭:主要是急性左心衰竭,可在起病最初数天内发生或在疼痛、休克好转阶段出现,为梗死后心脏舒缩力显著减弱或不协调所致,发生率为20%~48%。患者出现呼吸困难、咳嗽、发绀、烦躁等,严重者可发生肺水肿或进而发生右心衰竭的表现,出现颈静脉怒张、肝肿痛和水肿等。右心室MI者,一开始即可出现右心衰竭的表现。

4.体征

AMI时心脏体征可在正常范围内,体征异常者大多数无特征性:心脏可有轻至中度增大;心率增快或减慢;心尖区第一心音减弱,可出现第三心音或第四心音奔马律。前壁心肌梗死的早期,可能在心尖区和胸骨左缘之间扪及迟缓的收缩期膨出,是由心室壁反常运动所致,常在几天至几周内消失。有10%~20%的患者在发病后2~3天出现心包摩擦音,多在1~2天内消失,少数持续1周以上。发生二尖瓣乳头肌功能失调者,心尖区可出现粗糙的收缩期杂音;发生心室间隔穿孔者,胸骨左下缘出现响亮的收缩期杂音,常伴震颤。右心室梗死较重者可出现颈静脉怒张,深吸气时更为明显。除发病极早期可出现一过性血压增高外,几乎所有患者在病程中都会有血压降低,起病前有高血压者,血压可降至正常;起病前无高血压者,血压可降至正常以下,且可能不再恢复到起病之前的水平。

(四)并发症

并发症可分为机械性、缺血性、栓塞性和炎症性。

1.机械性并发症

(1)心室游离壁破裂:3%的MI患者可发生心室游离壁破裂,是心脏破裂最常见的一种,占MI患者死亡的10%。心室游离壁破裂常在发病1周内出现,早高峰在MI后24小时内,晚高峰在MI后3~5天。早期破裂与胶原沉积前的梗死扩展有关,晚期破裂与梗死相关室壁的扩展有关。心脏破裂多发生在第一次MI、前壁梗死、老年和女性患者中。其他危险因素包括MI急性期的高血压、既往无心绞痛和心肌梗死、缺乏侧支循环、心电图上有Q波、应用糖皮质激素或非甾体抗炎药、MI症状出现后14小时以后的溶栓治疗。心室游离壁破裂的典型表现包括持续性心前区疼痛、心电图ST-T改变、迅速进展的血流动力学衰竭、急性心包压塞和电机械分离。心室游离壁破裂也可为亚急性,即心肌梗死区不完全或逐渐破裂,形成包裹性心包积液或假性室壁瘤,患者能存活数月。

(2)室间隔穿孔:比心室游离壁破裂少见,有0.5%~2%的MI患者会发生室间隔穿孔,常发生于AMI后3~7天。AMI后,胸骨左缘突然出现粗糙的全收缩期杂音或可触及收缩期震颤,或伴有心源性休克和心力衰竭,应高度怀疑室间隔穿孔,此时应进一步作Swan-Ganz导管检查与超声心动图检查。

(3)乳头肌功能失调或断裂:乳头肌功能失调总发生率可高达50%,二尖瓣乳头肌因缺血、坏死等使收缩功能发生障碍,造成不同程度的二尖瓣脱垂或关闭不全,心尖区出现收缩中晚期喀喇音和吹风样收缩期杂音,第二心音可不减弱,可引起心力衰竭。轻症者可以恢复,其杂音可以消失。乳头肌断裂极少见,多发生在二尖瓣后内乳头肌,故在下壁MI中较为常见。后内乳头肌大多是部分断裂,可导致严重二尖瓣反流伴有明显的心力衰竭;少数完全断裂者则发生急性二尖瓣大量反流,造成严重的急性肺水肿,约1/3的患者迅速死亡。

(4)室壁膨胀瘤:或称室壁瘤。绝大多数并发于STEMI,多累及左心室心尖部,发生率为5%~20%。为在心室腔内压力影响下,梗死部位的心室壁向外膨出而形成。见于MI范围较大的患者,常于起病数周后才被发现。发生较小室壁瘤的患者可无症状与体征;但发生较大室壁瘤的患者,可出现顽固性充血性心力衰竭以及复发性、难治的致命性心律失常。体检可发现心浊音界扩大,心脏搏动范围较广泛或心尖抬举样搏动,可有收缩期杂音。

2.缺血性并发症

(1)梗死延展:指同一梗死相关冠状动脉供血部位的MI范围的扩大,可表现为心内膜下MI转变为透壁性MI或MI范围扩大到邻近心肌,多有梗死后心绞痛和缺血范围的扩大。梗死延展多发生在AMI后的2~3周内,多数原梗死区相应导联的心电图有新的梗死性改变且CK或肌钙蛋白升高时间延长。

(2)再梗死:指AM 4周后再次发生的MI,既可发生在原来梗死的部位,也可发生在任何其他心肌部位。如果再梗死发生在AMI后4周内,则其心肌坏死区一定受另一支有病变的冠状动脉所支配。通常再梗死发生在与原梗死区不同的部位,诊断多无困难;若再梗死发生在与原梗死区相同的部位,尤其是NSTEM的再梗死、反复多次的灶性梗死,常无明显的或特征性的心电图改变,可使诊断发生困难,此时迅速上升且又迅速下降的酶学指标如CK-MB比肌钙蛋白更有价值。CK-MB恢复正常后又升高或超过原先水平的50%对再梗死具有重要的诊断价值。

3.栓塞性并发症

MI并发血栓栓塞主要是指心室附壁血栓或下肢静脉血栓破碎脱落所致的体循环栓塞或肺动脉栓塞。左心室附壁血栓形成在AMI患者中较多见,尤其在急性大面积前壁MI累及心尖部时,其发生率可高达60%左右,而体循环栓塞并不常见,国外一般发生率在10%左右,我国一般在2%以下。附壁血栓的形成和血栓栓塞多发生在梗死后的第1周内。最常见的体循环栓塞为脑卒中,也可产生肾、脾或四肢等动脉栓塞;如栓子来自下肢深部静脉,则可产生肺动脉栓塞。

4.炎症性并发症

(1)早期心包炎:发生于MI后1~4天内,发生率约为10%。早期心包炎常发生在透壁性MI患者中,系梗死区域心肌表面心包并发纤维素性炎症所致。临床上可出现一过性的心包摩擦音,伴有进行性加重的胸痛,疼痛随体位而改变。

(2)后期心包炎(心肌梗死后综合征或Dressier综合征)发病率为1%~3%,于MI后数周至数月内出现,并可反复发生。其发病机制迄今尚不明确,推测为自身免疫反应所致;而Dressier认为它是一种变态反应,是肌体对心肌坏死物质所形成的自身抗原的变态反应。临床上可表现为突然起病,发热,胸膜性胸痛,白细胞计数升高和血沉增快,心包或胸膜摩擦音可持续2周以上,超声心动图常可发现心包积液,少数患者可伴有少量胸腔积液或肺部浸润。

(五)实验室和辅助检查

1.心电图检查

(1)特征性改变:在面向透壁心肌坏死区的导联上出现以下特征性改变。①宽而深的Q波(病理性Q波)。②ST段抬高呈弓背向上型。③T波倒置,往往宽而深,两支对称;在背向梗死区的导联上则出现相反的改变,即R波增高,ST段压低,T波直立并增高。

(2)动态性改变:①起病数小时内,可尚无异常,或出现异常高大、两支不对称的T波。②数小时后,ST段明显抬高,弓背向上,与直立的T波连接,形成单向曲线。数小时到2天内出现病理性Q波(又称Q波型MI),同时R波减低,为急性期改变。Q波在3～4天内稳定不变,以后70%～80%永久存在。③如不进行治疗干预,ST段抬高持续数天至2周左右,逐渐回到基线水平,T波则变为平坦或倒置,是为亚急性期改变。④数周至数月以后,T波呈V形倒置,两支对称,波谷尖锐,为慢性期改变,T波倒置可永久存在,也可在数月到数年内逐渐恢复。

2.心脏标志物测定

(1)血清酶学检查:以往用于临床诊断MI的血清酶学指标包括肌酸磷酸激酶(CK或CPK)及其同工酶CK-MB、天门冬酸氨基转移酶(AST,曾称GOT)、乳酸脱氢酶(LDH)及其同工酶,但因AST和IDH分布于全身许多器官,对MI的诊断特异性较差,目前临床已不推荐应用。MI发病后,血清酶活性随时相而变化。CK在起病6小时内增高,24小时内达高峰,3～4天恢复正常。

(2)心肌损伤标志物测定:在心肌坏死时,除了血清心肌酶活性的变化外,心肌内含有的一些蛋白质类物质也会从心肌组织内释放出来,并出现在外周循环血液中,因此可作为心肌损伤的判定指标。这些物质主要包括肌钙蛋白和肌红蛋白。肌钙蛋白(Tn)是肌肉组织收缩的调节蛋白,心肌肌钙蛋白(cTn)与骨骼肌中的Tn在分子结构和免疫学上是不同的,因此它是心肌所独有,具有很高的特异性。

3.放射性核素心肌显影

利用坏死心肌细胞中的钙离子能结合放射性锝焦磷酸盐或坏死心肌细胞的肌凝蛋白可与其特异性抗体结合的特点,静脉注射^{99m}Tc-焦磷酸盐或^{111}In-抗肌凝蛋白单克隆抗体进行“热点”显像;利用坏死心肌血供断绝和瘢痕组织中无血管以至^{201}Tl或^{99m}Tc-MIBI不能进入细胞的特点,静脉注射这些放射性核素进行“冷点”显像;均可显示MI的部位和范围。前者主要用于急性期,后者用于慢性期。用门电路γ闪烁显像法进行放射性核素心腔造影(常用^{99m}Tc标记的红细胞或白蛋白),可观察心室壁的运动和左心室的射血分数。有助于判断心室功能,判断梗死后造成的室壁运动失调和室壁瘤。

(六)诊断

WHO的AMI诊断标准依据典型的临床表现、特征性的心电图改变、血清心肌坏死标志物水平动态改变,3项中具备2项特别是后2项即可确诊,一般并不困难。无症状的患者,诊断较困难。凡年老患者突然发生休克、严重心律失常、心力衰竭、上腹胀痛或呕吐等表现而原因未明者,或原有高血压而血压突然降低且无原因可寻者,都应想到AMI的可能。此外有较重而持续较久的胸闷或胸痛者,即使心电图无特征性改变,也应考虑本病的可能,都宜先按AMI处理,并在短期内反复进行心电图观察和血清肌钙蛋白或心肌酶等测定,以确定诊断。当存在左束支传导阻滞图形时,MI的心电图诊断较困难,因它与STEMI的心电图变化相类似,此时,与QRS波同向的ST段抬高和至少2个胸导联ST段抬高>5 mm,强烈提示MI。一般来说,有疑似症状并新出现的左束支传导阻滞应按 STEMI 来治疗。无病理性 Q 波的心内膜下 MI 和小的透壁性或非透壁性或微型 MI。

(七)治疗

1.再灌注治疗

及早再通闭塞的冠状动脉，使心肌得到再灌注，挽救濒死的心肌或缩小心肌梗死的范围，是一种关键的治疗措施。它还可极有效地解除疼痛。

(1)溶栓治疗：纤维蛋白溶解(纤溶)药物被证明能减小冠脉内血栓，早期静脉应用溶栓药物能提高 STEAMI 患者的生存率，其临床疗效已被公认，故明确诊断后应尽早用药，来院至开始用药时间应<30 分钟。而对于非 ST 段抬高型 ACS，溶栓治疗不仅无益反而有增加 AMI 的倾向，因此标准溶栓治疗目前仅用于 STEAMI 患者。

(2)介入治疗：直接经皮冠状动脉介入术(PCI)是指 AMI 的患者未经溶栓治疗直接进行冠状动脉血管成形术，其中支架植入术的效果优于单纯球囊扩张术。近年试用冠脉内注射自体干细胞希望有助于心肌的修复。目前直接 PCI 已被公认为首选的最安全有效的恢复心肌再灌注的治疗手段，梗死相关血管的开通率高于药物溶栓治疗，尽早应用可恢复心肌再灌注，降低近期病死率，预防远期的心力衰竭发生，尤其对来院时发病时间已超过 3 小时或对溶栓治疗有禁忌的患者。一般要求患者到达医院至球囊扩张时间<90 分钟。在适宜于做 PCI 的患者中，PCI 之前应给予抗血小板药和抗凝治疗。

(3)冠状动脉旁路移植术(CABG)。下列患者可考虑进行急诊 CABG：①实行了溶栓治疗或 PCI 后仍有持续的或反复的胸痛；②冠状动脉造影显示高危冠状动脉病变(左冠状动脉主干病变)；③有 MI 并发症如室间隔穿孔或乳头肌功能不全所引起的严重二尖瓣反流。

2.其他药物治疗

(1)抗血小板治疗：抗血小板治疗能减少 STEMI 患者的主要心血管事件(死亡、再发致死性或非致死性 MI 和卒中)的发生，因此除非有禁忌证，所有患者应给予本项治疗。

(2)抗凝治疗：除非有禁忌证，所有 STEMI 患者无论是否采用溶栓治疗，都应在抗血小板治疗的基础上常规接受抗凝治疗。抗凝治疗能建立和维持梗死相关动脉的通畅，并能预防深静脉血栓形成、肺动脉栓塞以及心室内血栓形成。

(3)硝酸酯类药物：对于有持续性胸部不适、高血压、大面积前壁 MI、急性左心衰竭的患者，在最初24～48 小时的治疗中，静脉内应用硝酸甘油有利于控制心肌缺血发作，缩小梗死面积，降低短期甚至可能长期病死率。

(4)β受体阻滞剂：MI 发生后最初数小时内静脉注射β受体阻滞剂可通过缩小梗死面积、降低再梗死率、降低室颤的发生率和病死率而改善预后。无禁忌证的 STEMI 患者应在 MI 发病的 12 小时内开始β受体阻滞剂治疗。

(5)血管紧张素转换酶抑制剂(ACEI)：近来大规模临床研究发现，ACEI 如卡托普利、雷米普利、群多普利等有助于改善恢复期心肌的重构，减少 AMI 的病死率，减少充血性心力衰竭的发生，特别是对前壁 MI 或心力衰竭或心动过速的患者。因此，除非有禁忌证，所有 STEMI 患者都可选用 ACEI。

(6)钙通道阻滞剂：非二氢吡啶类钙通道阻滞剂维拉帕米或地尔硫䓬用于急性期 STEMI，除了能控制室上性心律失常，对减少梗死范围或心血管事件并无益处。因此不建议对 STEMI 患者常规应用非二氢吡啶类钙通道阻滞剂。但非二氢吡啶类钙通道阻滞剂可用于硝酸酯和β受体阻滞剂之后仍有持续性心肌缺血或心房颤动伴心室率过快的患者。血流动力学表现在 Killip Ⅱ级以上的 MI 患者应避免应用非二氢吡啶类钙通道阻滞剂。

3.心力衰竭治疗

治疗取决于病情的严重性。病情较轻者，给予袢利尿剂（如静脉注射呋塞米 20～40 mg，每天 1 次或2 次），它可降低左心室充盈压，一般即可见效。病情严重者，可应用血管扩张剂（如静脉注射硝酸甘油）以降低心脏前负荷和后负荷。治疗期间，常通过带球囊的右心导管（Swan-Ganz 导管）监测肺动脉楔压。只要体动脉收缩压持续＞13.3 kPa（100 mmHg），即可用 ACEI。开始治疗最好给予小剂量卡托普利 3.125～6.25 mg，每 4～6 小时 1 次；如能耐受，则逐渐增加剂量。一旦达到最大剂量（卡托普利的最大剂量为 50 mg，每天3 次），即用长效 ACEI（如福辛普利、赖诺普利、雷米普利）取代作为长期应用。如心力衰竭持续在 NYHA 心功能分级Ⅱ级或Ⅱ级以上，应加用醛固酮拮抗剂。

4.并发症治疗

对于有附壁血栓形成者，抗凝治疗可减少栓塞的危险，如无禁忌证，治疗开始即静脉应用足量肝素，随后给予华法林 3～6 个月，使 INR 维持在 2～3。当左心室扩张伴弥漫性收缩活动减弱、存在室壁膨胀瘤或慢性心房颤动时，应长期应用抗凝药和阿司匹林。室壁膨胀瘤形成伴左心室衰竭或心律失常时可行外科切除术。AMI 时 ACEI 的应用可减轻左心室重构和降低室壁膨胀瘤的发生率。并发心室间隔穿孔、急性二尖瓣关闭不全都可导致严重的血流动力改变或心律失常，宜积极采用手术治疗，但手术应延迟至 AMI 后 6 周以上，因此时梗死心肌可得到最大程度的愈合。如血流动力学不稳定持续存在，尽管手术死亡危险很高，也宜早期进行。急性的心室游离壁破裂外科手术的成功率极低，几乎都是致命的。假性室壁瘤是左心室游离壁的不完全破裂，可通过外科手术修补。心肌梗死后综合征严重病例必须用其他非甾体抗炎药（NSAIDs）或皮质类固醇短程冲击治疗，但大剂量 NSAIDs 或皮质类固醇的应用不宜超过数天，因它们可能干扰 AMI 后心室肌的早期愈合。肩手综合征可用理疗或体疗。

5.康复和出院后治疗

出院后最初 3～6 周体力活动应逐渐增加。鼓励患者恢复中等量的体力活动（步行、体操、太极拳等）。如 AMI 后 6 周仍能保持较好的心功能，则绝大多数患者都能恢复其所有正常的活动。与生活方式、年龄和心脏状况相适应的有规律的运动计划可降低缺血事件发生的风险，增强总体健康状况。对患者的生活方式提出建议，进一步控制危险因素，可改善患者的预后。

（八）预后

STEMI 的预后与梗死范围的大小、侧支循环产生的情况、有无其他疾病并存以及治疗是否及时有关。总病死率约为 30%，住院病死率约为 10%，发生严重心律失常、休克或心力衰竭者病死率尤高，其中休克患者病死率可高达 80%。死亡多在第 1 周内，尤其是在数小时内。出院前或出院 6 周内进行负荷心电图检查，运动耐量好不伴有心电图异常者预后良好，运动耐量差者预后不良。MI 长期预后的影响因素中主要为患者的心功能状况、梗死后心肌缺血及心律失常、梗死的次数和部位以及患者的年龄、是否合并高血压和糖尿病等。AMI 再灌注治疗后梗死相关冠状动脉再通与否是影响 MI 急性期良好预后和长期预后的重要独立因素。

（张田生）

第三节　慢性心肌缺血综合征

慢性心肌缺血综合征主要包括慢性稳定型心绞痛、隐匿型冠心病和缺血性心肌病在内的慢性心肌缺血所致的临床类型。其中最具代表性的是稳定型心绞痛。

一、稳定型心绞痛

心绞痛是因冠状动脉供血不足，心肌发生急剧的、暂时的缺血与缺氧所引起的临床综合征，可伴心功能障碍，但没有心肌坏死。其特点为阵发性的前胸压榨性或窒息样疼痛感觉，主要位于胸骨后，可放射至心前区与左上肢尺侧面，也可放射至右臂和两臂的外侧面或颈与下颌部，持续数分钟，往往经休息或舌下含化硝酸甘油后迅速消失。

（一）分类

Braunwald 根据发作状况和机制将心绞痛分为稳定型心绞痛、不稳定型心绞痛和变异型心绞痛 3 种，而 WHO 根据心绞痛的发作性质进行如下分型。

1.劳力性心绞痛

劳力性心绞痛是由运动或其他心肌需氧量增加情况所诱发的心绞痛，包括 3 种类型。

（1）稳定型劳力性心绞痛，1～3 个月内心绞痛的发作频率、持续时间、诱发胸痛的劳力程度及含服硝酸酯类后症状缓解的时间保持稳定。

（2）初发型劳力性心绞痛，1～2 个月内初发。

（3）恶化型劳力性心绞痛，一段时间内心绞痛的发作频率增加，症状持续时间延长，含服硝酸甘油后症状缓解所需时间延长或需要更多的药物，或诱发症状的活动量降低。

2.自发性心绞痛

与劳力性心绞痛相比，疼痛持续时间一般较长，程度较重，且不易为硝酸甘油所缓解，包括 4 种类型：①卧位型心绞痛；②变异型心绞痛；③中间综合征；④梗死后心绞痛。

3.混合性心绞痛

劳力性和自发性心绞痛同时并存。

一般临床上所指的稳定型心绞痛即指稳定型劳力性心绞痛，常发生于劳力或情绪激动时，持续数分钟，休息或用硝酸酯制剂后消失。本病多见于男性，多数患者在 40 岁以上，劳力、情绪激动、饱餐、受寒、阴雨天气、急性循环衰竭等为常见诱因。本病多为冠状动脉粥样硬化引起，还可由主动脉瓣狭窄或关闭不全、梅毒性主动脉炎、风湿性冠状动脉炎、肥厚型心肌病、先天性冠状动脉畸形、心肌桥等引起。

（二）发病机制

对心脏予以机械性刺激并不引起疼痛，但心肌缺血、缺氧则引起疼痛。当冠状动脉的供血和供氧与心肌的需氧之间发生矛盾，冠状动脉血流量不能满足心肌代谢的需要，引起心肌急剧的、暂时的缺血缺氧时，即产生心绞痛。

心肌耗氧量的多少由心肌张力、心肌收缩力和心率所决定，故常用“心率×收缩压”（即二重乘积）作为估计心肌耗氧的指标。心肌能量的产生要求大量的氧供，心肌细胞摄取血液氧含量的

65%～75%，而身体其他组织则摄取10%～25%。因此心肌平时对血液中氧的摄取比例已接近于最大，需氧量再增大时，只能依靠增加冠状动脉的血流量来提供。在正常情况下，冠状循环有很大的储备力量，其血流量可随身体的生理情况而有显著的变化：在剧烈体力活动时，冠状动脉适当地扩张，血流量可增加到休息时的6～7倍；缺氧时，冠状动脉也扩张，能使血流量增加4～5倍；动脉粥样硬化而致冠状动脉狭窄或部分分支闭塞时，其扩张性能减弱、血流量减少，且对心肌的供血量相对比较固定。心肌的血液供应减低但尚能应付心脏平时的需要，则休息时可无症状。一旦心脏负荷突然增加，如劳力、激动、左心衰竭等，使心肌张力增加（心腔容积增加、心室舒张末期压力增高）、心肌收缩力增加（收缩压增高、心室压力曲线的最大压力随时间变化率增加）和心率增快等致心肌耗氧量增加时，心肌对血液的需求增加；或当冠状动脉发生痉挛（吸烟过度或神经体液调节障碍，如肾上腺素能神经兴奋、TXA_2或内皮素增多）或因暂时性血小板聚集、一过性血栓形成等，使冠状动脉血流量进一步减少或突然发生循环血流量减少（如休克、极度心动过速等），冠状动脉血流灌注量突降，心肌血液供求之间矛盾加深，心肌血液供给不足，遂引起心绞痛。严重贫血的患者，在心肌供血量虽未减少的情况下，可因血液携氧量不足而引起心绞痛。慢性稳定型心绞痛心肌缺血的主要发生机制是在心肌因冠状动脉狭窄而供血固定性减少的情况下发生耗氧量的增加。

在多数情况下，劳力诱发的心绞痛常在同一“心率×收缩压”的水平上发生。产生疼痛感觉的直接因素，可能是在缺血缺氧的情况下，心肌内积聚过多的代谢产物如乳酸、丙酮酸、磷酸等酸性物质，或类似激肽的多肽类物质，刺激心脏内自主神经的传入纤维末梢，经1～5胸交感神经节和相应的脊髓段，传至大脑，产生疼痛感觉。这种痛觉反映在与自主神经进入水平相同脊髓段的脊神经所分布的区域，即胸骨后及两臂的前内侧与小指，尤其是在左侧，而多不在心脏部位。有人认为，在缺血区内富有神经供应的冠状血管的异常牵拉或收缩，可以直接产生疼痛冲动。

（三）病理和病理生理

一般来说，至少一支冠状动脉狭窄程度>70%才会导致心肌缺血。稳定型心绞痛的患者，造影显示有1、2或3支冠状动脉狭窄>70%的病变者，分别各有25%左右、5%～10%有左冠状动脉主干狭窄，其余约15%患者无显著狭窄，可因微血管功能不全或严重的心肌桥所致的压迫导致心肌缺血。

1.心肌缺血、缺氧时的代谢与心肌改变

（1）对能量产生的影响：缺血引起的心肌代谢异常主要是缺氧的结果。在缺氧状态下，有氧代谢受限，从三磷腺苷（ATP）、肌酸磷酸（CP）或无氧糖酵解产生的高能磷酸键减少，导致依赖能源活动的心肌收缩和膜内外离子平衡发生障碍。缺氧时无氧糖酵解增强，除了产生的ATP明显减少外，乳酸和丙酮酸不能进入三羧酸循环进行氧化，生成增加，冠状静脉窦乳酸含量增高；而乳酸在短期内骤增，可限制无氧糖酵解的进行，使心肌能源的产生进一步减少，乳酸及其他酸性代谢产物积聚，可导致乳酸性酸中毒，降低心肌收缩力。

（2）心肌细胞离子转运的改变及其对心肌收缩性的影响：正常心肌细胞受激动而除极时，细胞质内释出钙离子，钙离子与原肌凝蛋白上的肌钙蛋白TnC结合后，解除了对肌钙蛋白TnI的抑制作用，促使肌动蛋白和肌浆球蛋白合成肌动球蛋白，引起心肌收缩，这就是所谓兴奋-收缩耦联作用。当心肌细胞受缺血、缺氧损害时，细胞膜对钠离子的渗透性异常增高，钠离子在细胞内积聚过多；加上酸度（氢离子）的增加，减少钙离子从肌浆网释放，使细胞内钙离子浓度降低并可妨碍钙离子对肌钙蛋白的结合作用，使心肌收缩功能发生障碍，因而心肌缺血后可迅速出现收缩力减退。缺氧也使心肌松弛发生障碍，可能因细胞膜上钠-钙离子交换系统的功能障碍及部分肌浆网钙泵对钙离子的主动摄取减少，室壁变得比较僵硬，左心室顺应性减低，充盈的阻力增加。

(3)心肌电生理的改变：心肌细胞在缺血性损伤时，细胞膜上的钠-钾离子泵功能受影响，钠离子在细胞内积聚而钾离子向细胞外漏出，使细胞膜在静止期处于低极化(或部分除极化)状态，在激动时又不能完全除极，产生所谓损伤电流。在体表心电图(ECG)上表现为 ST 段的偏移。心室壁内的收缩期压力在靠心内膜的内半层最高，而同时由于冠状动脉的分支从心外膜向心内膜深入，心肌血流量在室壁的内层较外层为低。因此，在血流供不应求的情况下，心内膜下层的心肌容易发生急性缺血。受到急性缺血性损伤的心内膜下心肌，其电位在心室肌静止期较外层为高(低极化)，而在心肌除极后其电位则较低(除极受阻)。因此，左心室表面所记录的 ECG 出现 ST 段压低。在少数病例，心绞痛发作时急性缺血可累及心外膜下心肌，则 ECG 上可见相反的 ST 段抬高。

2.左心室功能及血流动力学改变

由于粥样硬化狭窄性病变在各个冠状动脉分支的分布并不均匀，因此，心肌的缺血性代谢改变及其所引起的收缩功能障碍也常为区域性的。缺血部位心室壁的收缩功能，尤其在心绞痛发作时，可以明显减弱甚至暂时完全丧失，以致呈现收缩期膨出，正常心肌代偿性收缩增强。如涉及范围较大，可影响整个左心室的排血功能，心室充盈阻力也增加。心室的收缩及舒张障碍都可导致左心室舒张期终末压增高，最后出现肺淤血症状。

以上各种心肌代谢和功能障碍常为暂时性和可逆性的，随着血液供应平衡的恢复，可以缓解或者消失。有时严重的暂时性缺血虽不引起心肌坏死，但可造成心肌顿抑，心功能障碍可持续1 周以上，心肌收缩、高能磷酸键储备及超微结构均异常。

(四)临床表现

1.症状

心绞痛以发作性胸痛为主要临床表现，疼痛的特点如下。

(1)部位：主要在胸骨体上段或中段之后，可波及心前区，有手掌大小范围，甚至横贯前胸，界限不很清楚。常放射至左肩、左臂内侧达无名指和小指，或至颈、咽或下颌部(图 4-2)。

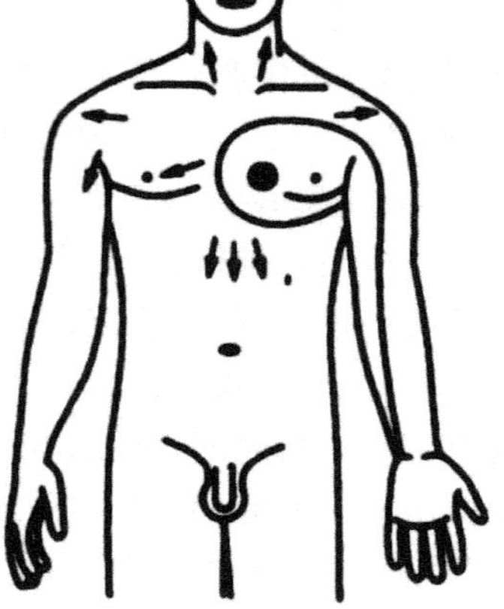

图 4-2　心绞痛发作时的疼痛放射范围

(2)性质：胸痛常为压迫、发闷或紧缩感，也可有烧灼感，但不尖锐，不像针刺或刀扎样痛，偶伴濒死的恐惧感。发作时，患者往往不自觉地停止原来的活动，直至症状缓解。

(3)诱因：发作常由体力劳动或情绪激动(如愤怒、焦急、过度兴奋等)所激发，饱食、寒冷、吸烟、心动过速、休克等亦可诱发。疼痛发生于劳力或激动的当时，而不是在一天劳累之后。典型的稳定型心绞痛常在相似的条件下发生。但有时同样的劳力只有在早晨而不是在下午引起心绞痛，提示与晨间痛阈较低有关。

(4)持续时间和缓解方式：疼痛出现后常逐步加重，然后在3～5分钟内逐渐消失，一般在停止原来诱发症状的活动后即缓解。舌下含用硝酸甘油也能在几分钟内使之缓解。可数天或数星期发作一次，亦可一天内发作多次。稳定型劳力性心绞痛发作的性质在1～3个月内并无改变，即每天和每周疼痛发作次数大致相同，诱发疼痛的劳力和情绪激动程度相同，每次发作疼痛的性质和部位无改变，疼痛时限相仿(3～5分钟)，用硝酸甘油后，也在相同时间内缓解。根据心绞痛的严重程度及其对体力活动的影响，加拿大心血管学会(CCS)将稳定型心绞痛分为4级(表4-1)。

表4-1　稳定型心绞痛的加拿大心血管学会(CCS)分级

分级	心绞痛的严重程度及其对体力活动的影响
Ⅰ	一般体力活动如步行或上楼不引起心绞痛，但可发生于费力或长时间用力后
Ⅱ	体力活动轻度受限。心绞痛发生于快速步行或上楼，或者在寒冷、顶风逆行、情绪激动时。平地行走两个街区(200～400 m)，或以常速上相当于3楼以上的高度时，能诱发心绞痛
Ⅲ	日常体力活动明显受限。可发生于平地行走1～2个街区，或以常速上3楼以下
Ⅳ	任何体力活动或休息时均可出现心绞痛

2.体征

胸痛发作间隙期体检通常无特殊异常发现，但仔细体检能提供有用的诊断线索，可排除某些引起心绞痛的非冠状动脉疾病如瓣膜病、心肌病等，并确定患者的冠心病危险因素。胸痛发作期间体检，能帮助发现有无因心肌缺血而产生的暂时性左心室功能障碍，心绞痛发作时常见心率增快、血压升高、表情焦虑、皮肤冷或出汗，有时出现第四心音或第三心音奔马律。缺血发作时，可有暂时性心尖部收缩期杂音，由乳头肌缺血、功能失调引起二尖瓣关闭不全所致；可有第二心音逆分裂或出现交替脉；部分患者可出现肺部啰音。

(五)辅助检查

1.心电图

ECG是发现心肌缺血、诊断心绞痛最常用的检查方法。

(1)静息ECG检查：稳定型心绞痛患者静息ECG一般是正常的，所以静息ECG正常并不能除外严重的冠心病。最常见的ECG异常是ST-T改变，包括ST段压低(水平型或下斜型)、T波低平或倒置，ST段改变更具特异性。少数可伴有陈旧性心肌梗死的表现，可有多种传导障碍，最常见的是左束支传导阻滞和左前分支传导阻滞。不过，静息ECG上ST-T改变在普通人群常见，在Framingham心脏研究中，8.5%的男性和7.7%的女性有ECG上ST-T改变，并且检出率随年龄而增加；在高血压、糖尿病、吸烟者和女性中，ST-T改变的检出率也增加。其他可造成ST-T异常的疾病包括左心室肥大和扩张、电解质异常、神经因素和抗心律失常药物等。然而在冠心病患者中，出现静息ECG的ST-T异常可能与基础心脏病的严重程度有关，包括病变血管的支数和左心室功能障碍。另外，各种心律失常的出现也增加患冠心病的可能。

(2)心绞痛发作时ECG检查：据估计，将近95%的病例心绞痛发作时出现明显的、有相当特征的 ECG 改变，主要为暂时性心肌缺血所引起的 ST 段移位。心内膜下心肌容易缺血，故常见 ST 段压低 0.1 mV 以上，有时出现 T 波倒置，症状缓解后 ST-T 改变可恢复正常，动态变化的 ST-T 对诊断心绞痛的参考价值较大。静息 ECG 上 ST 段压低(水平型或下斜型)或 T 波倒置的患者，发作时可变为无压低或直立的所谓“假性正常化”，也支持心肌缺血的诊断。T 波改变虽然对反映心肌缺血的特异性不如 ST 段，但如与平时 ECG 比较有动态变化，也有助于诊断。

(3)ECG 负荷试验：ECG 负荷试验是对疑有冠心病的患者给心脏增加负荷(运动或药物)而激发心肌缺血的 ECG 检查。EGG 负荷试验的指征为：临床上怀疑冠心病，对有冠心病危险因素患者的筛选，冠状动脉搭桥及心脏介入治疗前后的评价，陈旧性心肌梗死患者对非梗死部位心肌缺血的监测。禁忌证包括急性心肌梗死，急性心肌炎、心包炎，严重高血压，心功能不全，严重主动脉瓣狭窄，肥厚型梗阻性心肌病，静息状态下有严重心律失常，主动脉夹层。静息状态下 ECG 即有明显 ST 段改变的患者如完全性左束支或右束支传导阻滞，或心肌肥厚继发 ST 段压低等也不适合行 ECG 负荷试验。负荷试验终止的指标：ST-T 降低或抬高≥0.2 mV、心绞痛发作、收缩压＞29.3 kPa(220 mmHg)、血压较负荷前下降、室性心律失常(多源性、连续 3 个室早和持续性室速)。

(4)动态 ECG：连续记录 24 小时或 24 小时以上的 ECG，可从中发现 ST-T 改变和各种心律失常，可将出现 ECG 改变的时间与患者的活动和症状相对照。ECG 上显示缺血性 ST-T 改变而当时并无心绞痛症状者，称为无痛性心肌缺血。

2.超声心动图

超声心动图可以观察心室腔的大小、心室壁的厚度以及心肌舒缩状态。另外，还可以观察到陈旧性心肌梗死时梗死区域的运动消失及室壁瘤形成。稳定型心绞痛患者的静息超声心动图大部分无异常表现，与静息 ECG 一样。负荷超声心动图可以帮助识别心肌缺血的范围和程度，包括药物负荷(多巴酚丁胺常用)、运动负荷、心房调搏负荷以及冷加压负荷。

3.放射性核素检查

(1)静息和负荷心肌灌注显像：心肌灌注显像常用^{201}Tl 或^{99m}Tc-MIBI 静脉注射使正常心肌显影而缺血区不显影的“冷点”显像法，结合运动或药物(双嘧达莫、腺苷或多巴酚丁胺)负荷试验，可查出静息时心肌无明显缺血的患者。

(2)放射性核素心腔造影：用放射性核素标记红细胞或清蛋白行心室血池显影有助于了解室壁运动，可测定 LVEF 及显示室壁局部运动障碍。

4.磁共振成像

可同时获得心脏解剖、心肌灌注与代谢、心室功能及冠状动脉成像的信息。

5.心脏 X 线检查

可无异常发现或见主动脉增宽、心影增大、肺淤血等。

6.CT 检查

电子束 CT(EBCT)可用于检测冠状动脉的钙化、预测冠状动脉狭窄的存在。近年发展迅速的多排螺旋 CT 冠状动脉造影，能建立冠状动脉三维成像以显示其主要分支，并可用于显示管壁上的斑块。随硬件设备和软件的进步，诊断的准确性得到很大的提高，已被广泛地用于无创性地诊断冠状动脉病变。

7.左心导管检查

主要包括冠状动脉造影术和左心室造影术，是有创性检查方法。选择性冠状动脉造影术目前仍是诊断冠状动脉病变并指导治疗方案选择尤其是血运重建术方案的最常用方法，常采用穿刺股动脉或桡动脉的方法，选择性地将导管送入左、右冠状动脉口，注射造影剂使冠状动脉主支及其分支显影，可以准确地反映冠状动脉狭窄的程度和部位。而左心室造影术是将导管送入左心室，用高压注射器将 30～40 mL 造影剂以 12～15 mL/s 的速度注入左心室，以评价左心室整体功能及局部室壁运动状况。

8.其他的有创性检查技术

由于冠状动脉造影只是通过造影剂充填的管腔轮廓反映冠状动脉病变，因此在定性和定量判断管壁上的病变方面存在局限性。而 IVUS 成像是将微型超声探头送入冠状动脉，显示血管的横断面，可同时了解管腔的狭窄程度和管壁上的病变情况，根据病变的回声特性了解病变性质。血管内多普勒血流速度测定技术能测定冠状动脉血流速度及血流储备，评价微循环功能。冠状动脉内压力测定技术得到的血流储备分数可评价狭窄病变导致的机械性梗阻程度。上述有创的技术对冠状动脉病变的形态和冠状动脉循环的功能评价能提供更多有价值的信息。

（六）诊断和鉴别诊断

根据典型的发作特点和体征，休息或含用硝酸甘油后缓解，结合年龄和存在的冠心病危险因素，除外其他疾病所致的心绞痛，即可建立诊断。发作不典型者，诊断要依靠观察硝酸甘油的疗效和发作时 ECG 的变化。未记录到症状发作时 ECG 者，可行 ECG 负荷试验或动态 ECG 监测，如负荷试验出现 ECG 阳性变化或诱发心绞痛时亦有助于诊断。诊断困难者，可行放射性核素检查、冠状动脉 CTA 或选择性冠状动脉造影检查。考虑介入治疗或外科手术者，必须行选择性冠状动脉造影。胸痛患者需考虑多种疾病（表 4-2）。稳定型心绞痛尤其需要与以下疾病进行鉴别。

表 4-2　需与稳定型心绞痛相鉴别的疾病

心源性胸痛	肺部疾病	消化道疾病	神经肌肉疾病	精神性疾病
主动脉夹层	胸膜炎	胃食管反流	肋间神经痛	焦虑性疾病
心包炎	肺栓塞	食管痉挛	肋骨肋软骨病	情感性疾病（如抑郁症）
心肌病	肺炎	食管失弛缓综合征	带状疱疹	躯体性精神病
重度主动脉瓣狭窄	纵隔肿瘤	食管裂孔疝		思维型精神病
心脏神经症	气胸	消化性溃疡		
心肌梗死		胰腺炎		
		胆囊炎		
		胆囊结石		

1.心脏神经症

本病患者常诉胸痛，但为短暂（几秒钟）的刺痛或持久（几小时）的隐痛，患者常喜欢不时地吸一大口气或作叹息性呼吸。胸痛部位多在左胸乳房下心尖部附近，或经常变动。症状多在疲劳之后出现，而不在疲劳的当时，做轻度体力活动反觉舒适，有时可耐受较重的体力活动而不发生胸痛或胸闷。含用硝酸甘油无效或在 10 多分钟后才“见效”，常伴有心悸、疲乏及其他神经衰弱的症状。

2.不稳定型心绞痛和急性心肌梗死

与稳定型劳力性心绞痛不同，不稳定型心绞痛包括初发型心绞痛、恶化型心绞痛及静息型心绞痛，仔细询问病史有助鉴别。急性心肌梗死临床表现更严重，有心肌坏死的证据。

3.其他疾病引起的心绞痛

其他疾病包括主动脉瓣严重狭窄或关闭不全、冠状动脉炎引起的冠状动脉口狭窄或闭塞、肥厚型心肌病、X综合征等疾病均可引起心绞痛，要根据其他临床表现来鉴别。其中X综合征多见于女性，ECG负荷试验常阳性，但冠状动脉造影阴性且无冠状动脉痉挛，预后良好，与微血管功能不全有关。

4.肋间神经痛

疼痛常累及1～2个肋间，但并不一定局限在胸前，为刺痛或灼痛，多为持续性而非发作性，咳嗽、用力呼吸和身体转动可使疼痛加剧，沿神经行经处有压痛，手臂上举活动时局部有牵拉疼痛，故与心绞痛不同。

5.不典型疼痛

还需与包括胃食管反流、食管动力障碍、食管裂孔疝等食管疾病以及消化性溃疡、颈椎病等鉴别。

(七)治疗

有两个主要目的：①预防心肌梗死和猝死，改善预后，延长患者的生存期；②减少缺血发作和缓解症状，提高生活质量。

1.一般治疗

发作时立刻休息，一般在停止活动后症状即可消除；平时应尽量避免各种已知的诱发因素，如过度的体力活动、情绪激动、饱餐等，冬天注意保暖；调节饮食，一次进食不宜过饱，避免油腻饮食，戒烟限酒；调整日常生活与工作量；减轻精神负担；保持适当的体力活动，以不发生疼痛症状为度；治疗高血压、糖尿病、贫血、甲状腺功能亢进等相关疾病。

2.药物治疗

药物治疗首先考虑预防心肌梗死和死亡，其次是减少缺血、缓解症状及改善生活质量。

(1)抗心绞痛和抗缺血治疗。

1)硝酸酯类药物：能降低心肌需氧，同时增加心肌供氧，从而缓解心绞痛。除扩张冠状动脉、降低阻力、增加冠状循环的血流量外，还通过对周围容量血管的扩张作用，减少静脉回流心脏的血量，降低心室容量、心腔内压和心室壁张力，降低心脏前负荷；对动脉系统有轻度扩张作用，减低心脏后负荷和心脏的需氧。①硝酸甘油：为即刻缓解心绞痛发作，可使用作用较快的硝酸甘油舌下含片，1～2片(0.5～1.0 mg)，舌下含化，迅速被唾液所溶解而吸收，1～2分钟即开始起作用，约半小时后作用消失。延迟见效或完全无效者，首先要考虑药物是否过期或未溶解，如属后者可嘱患者轻轻嚼碎后继续含化。服用戊四硝酯片剂，持续而缓慢释放，口服半小时后起作用，持续可达4～8小时，每次2.5 mg。用2%硝酸甘油油膏或橡皮膏贴片涂或贴在胸前或上臂皮肤而缓慢吸收，适用于预防夜间心绞痛发作。②硝酸异山梨酯(消心痛)：口服3次/天，每次5～20 mg，服后半小时起作用，持续3～5小时，缓释制剂药效可维持12小时，可用20 mg，2次/天。本药舌下含化后2～5分钟见效，作用维持2～3小时，每次可用5～10 mg。③5-单硝酸异山梨酯：多为长效制剂，每天20～50 mg，1～2次。硝酸酯药物长期应用的主要问题是耐药性，其机制尚未明确，可能与巯基利用度下降、RAAS激活等有关。防止发生耐药的最有效方法是每天保持足够长(8～10小时)的无药期。硝酸酯药物的不良反应有头晕、头胀痛、头部跳动感、面红、心悸等，偶有血压下降。

2)β受体阻滞剂：机制是阻断拟交感胺类对心率和心收缩力的刺激作用，减慢心率、降低血压、减低心肌收缩力和氧耗量，从而缓解心绞痛的发作。此外，还减少运动时血流动力的反应，使同一运动量水平上心肌氧耗量减少；使不缺血的心肌区小动脉（阻力血管）缩小，从而使更多的血液通过极度扩张的侧支循环（输送血管）流入缺血区。不良反应有心室射血时间延长和心脏容积增加，这虽然可能使心肌缺血加重或引起心肌收缩力降低，但其使心肌耗氧量减少的作用远超过其不良反应。常用的制剂是美托洛尔 25～100 mg，2～3 次/天，其缓释制剂每天仅需口服 1 次；阿替洛尔 12.5～50 mg，1～2 次/天；比索洛尔 5～10 mg，1 次/天。本药常与硝酸酯制剂联合应用，比单独应用效果好。但要注意：①本药与硝酸酯制剂有协同作用，因而剂量应偏小，开始剂量尤其要注意减少，以免引起直立性低血压等不良反应；②停用本药时应逐步减量，如突然停用有诱发心肌梗死的可能；③支气管哮喘以及心动过缓、高度房室传导阻滞者不用为宜；④我国多数患者对本药比较敏感，可能难以耐受大剂量。

3)钙通道阻滞剂（CCB）：本类药物抑制钙离子进入心肌内，也抑制心肌细胞兴奋-收缩耦联中钙离子的作用。因而抑制心肌收缩，减少心肌氧耗；扩张冠状动脉，解除冠状动脉痉挛，改善心内膜下心肌的供血；扩张周围血管，降低动脉压，减轻心脏负荷；还降低血液黏度，抗血小板聚集，改善心肌的微循环。常用制剂包括以下几种。①二氢吡啶类：硝苯地平 10～20 mg，3 次/天，亦可舌下含用，其缓释制剂 20～40 mg，1～2 次/天。非洛地平、氨氯地平为新一代具有血管选择性的二氢吡啶类。同类制剂有尼群地平、尼索地平、尼卡地平、尼鲁地平、伊拉地平等。②维拉帕米：40～80 mg，3 次/天，或缓释剂 120～480 mg/d，同类制剂有噻帕米等。③地尔硫䓬：30～90 mg，3 次/天，其缓释制剂 45～90 mg，1～2 次/天。对于需要长期用药的患者，目前推荐使用控释、缓释或长效剂型。低血压、心功能减退和心力衰竭加重可以发生在长期使用该药期间。该药的不良反应包括周围性水肿和便秘，还有头痛、面色潮红、嗜睡、心动过缓或过速和房室传导阻滞等。CCB 对于减轻心绞痛大体上与β受体阻滞剂效果相当。本类药可与硝酸酯联合使用，其中硝苯地平尚可与β受体阻滞剂同服，但维拉帕米和地尔硫䓬与β受体阻滞剂合用时则有过度抑制心脏的危险。变异型心绞痛首选 CCB 治疗。

4)代谢类药物：曲美他嗪通过抑制脂肪酸氧化、增加葡萄糖代谢而增加缺氧状态下高能磷酸键的合成，治疗心肌缺血，无血流动力学影响，可与其他药物合用。可作为传统治疗不能耐受或控制不佳时的补充或替代治疗。口服 40～60 mg/d，每次 20 mg，2～3 次/天。

5)窦房结抑制剂——伊伐布雷定：该药是目前唯一的高选择 If 离子通道抑制剂，通过阻断窦房结起搏电流 If 通道、降低心率，发挥抗心绞痛的作用，对房室传导功能无影响。该药适用于对β受体阻滞剂和 CCB 不能耐受、无效或禁忌又需要控制窦性心律的患者。

(2)预防心肌梗死和死亡的药物治疗。

1)抗血小板治疗：稳定型心绞痛患者至少需要服用一种抗血小板药物。常用药物如下。①阿司匹林：通过抑制血小板环氧化酶和 TXA_2，抑制血小板在动脉粥样硬化斑块上的聚集，防止血栓形成，同时也通过抑制 TXA_2 导致的血管痉挛，能使稳定型心绞痛的心血管事件的危险性平均降低 33%。在所有急性或慢性缺血性心脏病的患者，无论是否有症状，只要没有禁忌证，就应每天常规应用阿司匹林 75～300 mg。不良反应主要是胃肠道症状，并与剂量有关，使用肠溶剂或缓释剂、抗酸剂可以减少对胃的不良作用。禁忌证包括过敏、严重未经治疗的高血压、活动性消化性溃疡、局部出血和出血体质。②氯吡格雷和噻氯匹定：通过二磷酸腺苷（ADP）受体抑制血小板内 Ca^{2+} 活性，并抑制血小板之间纤维蛋白原桥的形成。氯吡格雷的剂量为 75 mg，每天1次;噻氯匹定为250 mg,1～2次/天,由于后者胃肠道不适和过敏发生率高,也可以引起白细胞、中性粒细胞(2.4%)和血小板减少,因此要定期做血常规检查,目前已较少使用。前者粒细胞减少的不良反应小并且起效更快,一般不能耐受阿司匹林者可口服氯吡格雷。③其他的抗血小板制剂:西洛他唑是磷酸二酯酶抑制剂,50～100 mg,2次/天。

2)降脂药物:降脂(或称调脂)药物在治疗冠状动脉粥样硬化中起重要作用,胆固醇的降低与冠心病病死率和总病死率降低有明显关系。他汀类药物可以进一步改善内皮细胞的功能,抑制炎症、稳定斑块,使部分动脉粥样硬化斑块消退,显著延缓病变进展。慢性稳定型心绞痛患者即使只是出现轻到中度LDL-C升高,也建议采用他汀类治疗,建议目标是将LDL-C水平降到<1 g/L。

3)血管紧张素转换酶抑制剂(ACEI):ACEI并非控制心绞痛的药物,但可降低缺血性事件的发生。ACEI能逆转左心室肥厚及血管增厚,延缓动脉粥样硬化进展,能减少斑块破裂和血栓形成,另外有利于心肌氧供/氧耗平衡和心脏血流动力学,并降低交感神经活性。可应用于已知冠心病患者的二级预防,尤其是合并有糖尿病者。对收缩压<12.0 kPa(90 mmHg)、肾衰竭、双侧肾动脉狭窄和过敏者禁用。不良反应主要包括干咳、低血压和罕见的血管性水肿。常用药物包括培哚普利4～8 mg,1次/天,福辛普利10～20 mg,1次/天,贝那普利10～20 mg,1次/天,雷米普利5～10 mg,1次/天,赖诺普利10～20 mg,1次/天,依那普利5～10 mg,2次/天,卡托普利12.5～25 mg,3次/天。

3.经皮冠状动脉介入术(PCI)

PCI已成为冠心病治疗的重要手段,介入治疗的手术数量已超过外科旁路手术,与内科药物保守疗法相比,PCI能使患者的生活质量明显提高(活动耐量增加),但是总体的心肌梗死发生和病死率无显著差异。随着新技术的出现,尤其是新型支架及新型抗血小板药物的应用,PCI不仅可以改善生活质量,而且对存在大面积心肌缺血的高危患者可明显降低其心肌梗死的发生率和病死率。PCI的适应证也从早期的简单单支病变扩展为更复杂的病变,如多支血管病变、慢性完全闭塞病变及左主干病变等。

4.冠状动脉旁路手术(CABG)

使用患者自身的大隐静脉或游离内乳动脉或桡动脉作为旁路移植材料,一端吻合在主动脉,另一端吻合在有病变的冠状动脉段的远端;引主动脉的血流以改善该病变冠状动脉所供肌的血流供应。CABG术在冠心病发病率高的国家已成为最普通的择期性心脏外科手术,对缓解心绞痛和改善患者的生存有较好效果。最近的微创冠状动脉旁路手术,采用心脏不停跳的方式进行冠状动脉旁路手术,并发症少、患者恢复快。

手术适应证:①冠状动脉多支血管病变,尤其是合并糖尿病的患者;②冠状动脉左主干病变;③不适合行介入治疗的患者;④心肌梗死后合并室壁瘤,需要进行室壁瘤切除的患者;⑤闭塞段的远段管腔通畅,血管供应区有存活心肌。

5.运动锻炼疗法

谨慎安排进度适宜的运动锻炼,有助于促进侧支循环的发展,提高体力活动的耐受量而改善症状。

(八)预后

心绞痛患者大多数能生存很多年,但有发生急性心肌梗死或猝死的危险,有室性心律失常或传导阻滞者预后较差,但决定预后的主要因素为冠状动脉病变范围和心功能。左冠状动脉主干病变最为严重,左主干狭窄患者第一年的生存率为70%,三支血管病变及心功能减退患者的生存率与左主干狭窄相同，左前降支近段病变较其他两支的病变严重。患者应积极治疗和预防，二级预防的主要措施可总结为所谓的 ABCDE 方案：A 代表阿司匹林和 ACEI；B 代表 β 受体阻滞剂和控制血压；C 代表控制胆固醇和吸烟；D 代表控制饮食和糖尿病；E 代表健康教育和运动。

二、隐匿型冠心病

隐匿型冠心病是无临床症状，但有心肌缺血客观证据（心电活动、心肌血流灌注及心肌代谢等异常）的冠心病，亦称无症状性冠心病。其心肌缺血的 ECG 表现可见于静息时，或在负荷状态下才出现，常为动态 ECG 记录所发现，又称为无症状性心肌缺血。这些患者经过冠状动脉造影或尸检，几乎均证实冠状动脉有明显狭窄病变。

（一）临床表现

隐匿型冠心病有 3 种临床类型：①患者有因冠状动脉狭窄引起心肌缺血的客观证据，但从无心肌缺血的症状。②患者曾患心肌梗死，现有心肌缺血但无心绞痛症状。③患者有心肌缺血发作，但有些有症状，有些则无症状，此类患者临床最多见。

心肌缺血而无症状的发生机制尚不清楚，可能与下列因素有关：①生理情况下，血浆或脑脊液中内源性阿片类物质（内啡肽）水平的变化，可能导致痛阈的改变；②心肌缺血较轻或有较好的侧支循环；③糖尿病性神经病变、冠状动脉旁路移植术后、心肌梗死后感觉传入径路中断所引起的损伤以及患者的精神状态等，均可导致痛阈的改变。隐匿型冠心病患者可转为各种有症状的冠心病临床类型，包括心绞痛或心肌梗死，亦可能逐渐演变为缺血性心肌病，个别患者发生猝死。及时发现这类患者，可为他们提供及早治疗的机会。

（二）诊断和鉴别诊断

诊断主要根据静息、动态或负荷试验的 ECG 检查、放射性核素心肌显像，发现患者有心肌缺血的改变，而无其他原因解释，又伴有动脉粥样硬化的危险因素。能确定冠状动脉存在病变的影像学检查（包括多排螺旋 CT 造影、有创性冠状动脉造影或 IVUS 检查），有重要诊断价值。

鉴别诊断要考虑能引起 ST 段和 T 波改变的其他疾病，如各种器质性心脏病，尤其是心肌炎、心肌病、心包病，电解质失调，内分泌病和药物作用等情况，都可引起 ECG 的 ST 段和 T 波改变，诊断时要注意摒除。但根据这些疾病和情况的临床特点，不难作出鉴别。心脏神经症患者可因肾上腺素能 β 受体兴奋性增高而在 ECG 上出现 ST 段和 T 波变化，应予鉴别。

（三）防治

采用防治动脉粥样硬化的各种措施，硝酸酯类、β 受体阻滞剂和 CCB 可减少或消除无症状性心肌缺血的发作，联合用药效果更好。药物治疗后仍持续有心肌缺血发作者，应行冠状动脉造影以明确病变的严重程度，并考虑进行血运重建手术治疗。

（四）预后

与冠状动脉病变的范围、程度相关，而与有无症状无关。总缺血负荷，即有症状与无症状缺血之和，可作为预测冠心病患者预后的指标。

三、缺血性心肌病

缺血性心肌病为冠状动脉粥样硬化病变使心肌缺血、缺氧而导致心肌细胞减少、坏死、心肌纤维化、心肌瘢痕形成的疾病。其临床特点是心脏变得僵硬、逐渐扩大，发生心律失常和心力衰竭。因此也被称为心律失常和心力衰竭型冠心病或心肌硬化型冠心病。

(一)病理解剖和病理生理

缺血性心肌病主要由冠状动脉粥样硬化性狭窄、闭塞、痉挛和毛细血管网的病变所引起。心肌细胞的减少和坏死可以是心肌梗死的直接后果,也可因长期慢性心肌缺血累积而造成。心肌细胞坏死,残存的心肌细胞肥大、纤维化或瘢痕形成以及心肌间质胶原沉积增加等均可发生,可导致室壁张力增加及室壁硬度异常、心脏扩大及心力衰竭等。病变主要累及左心室肌和乳头肌,也累及起搏和传导系统。心室壁上既可以有块状的成片坏死区,也可以有非连续性多发的灶性心肌损害。

(二)临床表现

1.心脏增大

患者有心绞痛或心肌梗死的病史,常伴有高血压。心脏逐渐增大,以左心室增大为主,可先肥厚,以后扩大,后期则两侧心脏均扩大。部分患者可无明显的心绞痛或心肌梗死病史,由隐匿型冠心病发展而来。

2.心力衰竭

心力衰竭的表现多逐渐发生,大多先出现左心衰竭。在心肌肥厚阶段,心脏顺应性降低,引起舒张功能不全。随着病情的发展,收缩功能也衰竭。然后右心也发生衰竭,出现相应的症状和体征。

3.心律失常

可出现各种心律失常,这些心律失常一旦出现常持续存在,其中以期前收缩(室性或房性)、房颤、病态窦房结综合征、房室传导阻滞和束支传导阻滞为多见,阵发性心动过速亦时有发现。有些患者在心脏还未明显增大前已发生心律失常。

(三)诊断和鉴别诊断

诊断主要依靠冠状动脉粥样硬化的证据,并且除外可引起心脏扩大、心力衰竭和心律失常的其他器质性心脏病。ECG 检查除可见心律失常外,还可见到冠状动脉供血不足的变化,包括 ST 段压低、T 波平坦或倒置、Q-T 间期延长、QRS 波电压低等;放射性核素检查见心肌缺血;超声心动图可显示室壁的异常运动。如以往有心绞痛或心肌梗死病史,有助于诊断。冠状动脉造影可确立诊断。

鉴别诊断要考虑与心肌病(特别是特发性扩张型心肌病、克山病等)、心肌炎、高血压性心脏病、内分泌病性心脏病等鉴别。

(四)防治

早期的内科防治甚为重要,有助于推迟充血性心力衰竭的发生发展。积极控制冠心病危险因素,治疗各种形式的心肌缺血,对缺血区域有存活心肌者,血运重建术可显著改善心肌功能。治疗心力衰竭以应用利尿剂和 ACEI(或 ARB)为主。β 受体阻滞剂长期应用可改善心功能、降低病死率。能阻滞 β_1、β_2 和 α_1 受体的新一代 β 受体阻滞剂卡维地洛 12.5～100 mg/d,效果较好。正性肌力药可作为辅助治疗,但强心宜选用作用和排泄快速的制剂,如毒毛花苷 K、毛花苷 C、地高辛等。曲美他嗪可改善缺血,解除残留的心绞痛症状并减少对其他辅助治疗的需要。对既往有血栓栓塞史、心脏明显扩大、房颤或超声心动图证实有附壁血栓者应给予抗凝治疗。心律失常中的病态窦房结综合征和房室传导阻滞出现阿-斯综合征发作者,宜及早安置永久性人工心脏起搏器;有房颤的患者,如考虑转复窦性心律,应警惕同时存在病态窦房结综合征的可能,避免转复窦性心律后心率极为缓慢，反而对患者不利。晚期患者常是心脏移植手术的主要对象。近年来，新的治疗技术如自体骨髓干细胞移植、血管内皮生长因子（VEGF）基因治疗已试用于临床，为缺血性心肌病治疗带来了新的希望。

（五）预后

本病预后不佳，5 年病死率为 50%～84%。心脏显著扩大特别是进行性心脏增大、严重心律失常和射血分数明显降低，为预后不佳的预测因素。死亡原因主要是进行性充血性心力衰竭、心肌梗死和严重心律失常。

（张田生）

第五章
高 血 压

第一节 原发性高血压

高血压是一种以体循环动脉压升高为主要表现的临床综合征，是最常见的心血管疾病。可分为原发性及继发性两大类。在绝大多数患者中，高血压的病因不明，称为原发性高血压，又称高血压病，占总高血压患者的95%以上；在不足5%的患者中，血压升高是某些疾病的一种临床表现，本身有明确而独立的病因，称为继发性高血压。

本文主要介绍原发性高血压。

一、病因和发病机制

原发性高血压的病因尚未完全阐明，目前认为是在一定的遗传背景下由于多种后天环境因素作用使正常血压调节机制失代偿所致。

(一)遗传和基因因素

高血压病有明显的遗传倾向，据估计人群中至少20%～40%的血压变异是由遗传决定的。流行病学研究提示高血压发病有明显的家族聚集性。双亲无高血压、一方有高血压或双亲均有高血压，其子女高血压发生率分别为3%、28%和46%。单卵双生的同胞血压一致性较双卵双生同胞更为明显。

(二)环境因素

高血压可能是遗传易感性和环境因素相互影响的结果。高钠和低钾膳食、超重和肥胖、过量饮酒、长期精神紧张及其他危险因素(如年龄、高血压家族史、缺乏体力活动，以及糖尿病、血脂异常等)是与高血压发病密切相关的重要危险因素。

国人平均体质指数(BMI)中年男性和女性分别为21～24.5和21～25，近10年国人的BMI均值及超重率有增加的趋势。BMI与血压呈显著相关，前瞻性研究表明，基线BMI每增加1 kg/m^2，高血压的发生危险5年内增加9%。每天饮酒量与血压呈线性相关。

膳食中钠盐摄入量与人群血压水平和高血压病患病率呈显著相关性。每天为满足人体生理平衡仅需摄入0.5 g氯化钠。国人食盐量每天北方为12～18 g，南方为7～8 g，高于西方国家。

每人每天食盐平均摄入量增加 2 g，收缩压和舒张压分别增高 0.3 kPa(2.0 mmHg)和 0.2 kPa(1.2 mmHg)。我国膳食钙摄入量低于中位数人群中，膳食钠/钾比值亦与血压呈显著相关。

近年来，大气污染也备受关注。研究显示，暴露于 PM2.5、PM10、SO_2和 O_3等污染物中均伴随高血压的发生风险和心血管疾病的死亡率增加。

(三)交感神经活性亢进

交感神经活性亢进是高血压发病机制中的重要环节。动物实验表明，条件反射可形成狗的神经精神源性高血压。长期处于应激状态如从事驾驶员、飞行员、外科医师、会计师、电脑等职业者高血压的患病率明显增加。原发性高血压患者中约 40%循环中儿茶酚胺水平升高。长期的精神紧张、焦虑、压抑等所致的反复应激状态及对应激的反应性增强，使大脑皮质下神经中枢功能紊乱，交感神经和副交感神经之间的平衡失调，交感神经兴奋性增加，其末梢释放儿茶酚胺增多。

(四)肾素-血管紧张素-醛固酮系统(RAAS)

体内存在两种 RAAS，即循环 RAAS 和局部 RAAS。AngⅡ是循环 RAAS 的最重要成分，通过强有力的直接收缩小动脉或通过刺激肾上腺皮质球状带分泌醛固酮而扩大血容量，或通过促进肾上腺髓质和交感神经末梢释放儿茶酚胺，均可显著升高血压。此外，体内其他激素如糖皮质激素、生长激素、雌激素等升高血压的途径亦主要经 RAAS 而产生。近年来发现，很多组织，如血管壁、心脏、中枢神经、肾脏肾上腺中均有 RAAS 各成分的 mRNA 表达，并有 AngⅡ受体和盐皮质激素受体存在。

引起 RAS 激活的主要因素：肾灌注减低，肾小管内液钠浓度减少，血容量降低，低钾血症，利尿剂及精神紧张，寒冷，直立运动等。

目前认为，醛固酮在 RAAS 中占有不可缺少的重要地位。它具有依赖于 AngⅡ的一面，又有不完全依赖于 AngⅡ的独立作用，特别是在心肌和血管重塑方面。它除了受 AngⅡ的调节外，还受低钾、ACTH 等的调节。

(五)血管重塑

血管重塑既是高血压所致的病理改变，也是高血压维持的结构基础。血管壁具有感受和整合急、慢性刺激并作出反应的能力，其结构处于持续的变化状态。高血压伴发的阻力血管重塑包括营养性重塑和肥厚性重塑两类。血压因素、血管活性物质和生长因子及遗传因素共同参与了高血压血管重塑的过程。

(六)内皮细胞功能受损

血管管腔的表面均覆盖着内皮组织，其细胞总数几乎和肝脏相当，可看做人体内最大的脏器之一。内皮细胞不仅是一种屏障结构，而且具有调节血管舒缩功能、血流稳定性和血管重塑的重要作用。血压升高使血管壁剪切力和应力增加，去甲肾上腺素等血管活性物质增多，可明显损害内皮及其功能。内皮功能障碍可能是高血压导致靶器官损害及其合并症的重要原因。

(七)胰岛素抵抗

高血压病患者中约有半数存在胰岛素抵抗现象。胰岛素抵抗指的是机体组织对胰岛素作用敏感性和(或)反应性降低的一种病理生理反应，还使血管对体内升压物质反应增强，血中儿茶酚胺水平增加。高胰岛素血症可影响跨膜阳离子转运，使细胞内钙升高，加强缩血管作用。此外，还可影响糖、脂代谢及脂质代谢。上述这些改变均能促使血压升高，诱发动脉粥样硬化病变。

二、病理解剖

高血压的主要病理改变是动脉的病变和左心室的肥厚。随着病程的进展，心、脑、肾等重要脏器均可累及，其结构和功能因此发生不同程度的改变。

（一）心脏

高血压病引起的心脏改变主要包括左心室肥厚和冠状动脉粥样硬化。血压升高和其他代谢内分泌因素引起心肌细胞体积增大和间质增生，使左心室体积和重量增加，从而导致左心室肥厚。血压升高和冠状动脉粥样硬化有密切的关系。冠状动脉粥样硬化病变的特点为动脉壁上出现纤维素性和纤维脂肪性斑块，并有血栓附着。随斑块的扩大和管腔狭窄的加重，可产生心肌缺血；斑块的破裂、出血及继发性血栓形成等可堵塞管腔造成心肌梗死。

（二）脑

脑小动脉尤其颅底动脉环是高血压动脉粥样硬化的好发部位，可造成脑卒中，颈动脉的粥样硬化可导致同样的后果。近半数高血压病患者脑内小动脉有许多微小动脉瘤，这是导致脑出血的重要原因。

（三）肾

高血压持续5～10年，即可引起肾脏小动脉硬化（弓状动脉硬化及小叶间动脉内膜增厚，入球小动脉玻璃样变），管壁增厚，管腔变窄，进而继发肾实质缺血性损害（肾小球缺血性皱缩、硬化，肾小管萎缩，肾间质炎性细胞浸润及纤维化），造成良性小动脉性肾硬化症。良性小动脉性肾硬化症发生后，由于部分肾单位被破坏，残存肾单位为代偿排泄废物，肾小球即会出现高压、高灌注及高滤过（“三高”），而此“三高”又有两面性，若持续存在又会促使残存肾小球本身硬化，加速肾损害的进展，最终引起肾衰竭。

三、临床特点

（一）血压变化

高血压病初期血压呈波动性，血压可暂时性升高，但仍可自行下降和恢复正常。血压升高与情绪激动、精神紧张、焦虑及体力活动有关，休息或去除诱因血压便下降。随病情迁延，尤其在并发靶器官损害或有合并症之后，血压逐渐呈稳定和持久升高，此时血压仍可波动，但多数时间血压处于正常水平以上，情绪和精神变化可使血压进一步升高，休息或去除诱因并不能使之满意下降和恢复正常。

（二）症状

大多数患者起病隐袭，症状缺如或不明显，仅在体检或因其他疾病就医时才被发现。有的患者可出现头痛、心悸、后颈部或颞部搏动感，还有表现为神经症状如失眠、健忘或记忆力减退、注意力不集中、耳鸣、情绪易波动或发怒及神经质等。病程后期心脑肾等靶器官受损或有合并症时，可出现相应的症状。

（三）合并症的表现

左心室肥厚的可靠体征为抬举性心尖冲动，表现为心尖冲动明显增强，搏动范围扩大及心尖冲动左移，提示左心室增大。主动脉瓣区第二心音可增加，带有金属音调。合并冠心病时可发生心绞痛，心肌梗死甚至猝死。晚期可发生心力衰竭。

脑血管合并症是我国高血压病最为常见的合并症，年发病率为(120～180)/10万，是急性心肌梗死的 4～6 倍。早期可有一过性脑缺血发作(TIA)，还可发生脑血栓形成、脑栓塞(包括腔隙性脑梗死)、高血压脑病及颅内出血等。长期持久血压升高可引起良性小动脉性肾硬化症，从而导致肾实质的损害，可出现蛋白尿、肾功能损害，严重者可出现肾衰竭。

眼底血管被累及可出现视力进行性减退，严重高血压可促使形成主动脉夹层并破裂，常可致命。

四、实验室和特殊检查

(一)血压的测量

测量血压是诊断高血压和评估其严重程度的主要依据。目前评价血压水平的方法有以下 3 种。

1.诊室血压测量

诊室血压是我国目前诊断高血压、进行血压水平分级，以及观察降压疗效的常用方法。

测量步骤包括：①要求受试者安静休息至少 5 分钟后开始测量坐位上臂血压，上臂应置于心脏水平。推荐使用经过验证的上臂式医用电子血压计，水银柱血压计将逐步被淘汰。②使用标准规格的袖带(气囊长 22～26 cm、宽 12 cm)，肥胖者或臂围大者(＞32 cm)应使用大规格气囊袖带。③首诊时应测量两上臂血压，以血压读数较高的一侧作为测量的上臂。测量血压时，应至少测量 2 次，间隔 1～2 分钟，若差别≤0.7 kPa(5 mmHg)，则取 2 次测量的平均值；若差别＞0.7 kPa(5 mmHg)，应再次测量，取 3 次读书的平均值记录。老年人、糖尿病患者及出现直立性低血压情况者，应该加测站立位血压。站立位血压在卧位改为站立位后 1 分钟和 3 分钟时测量。在测量血压的同时，应测定脉率。

2.自测血压

采用无创半自动或全自动电子血压计在家中或其他环境中患者给自己或家属给患者测量血压，称为自测血压，它是偶测血压的重要补充，在诊断单纯性诊所高血压，评价降压治疗的效果，改善治疗的依从性等方面均极其有益。

3.动态血压监测

一般监测的时间为 24 小时，测压时间间隔白天为 30 分钟，夜间为 60 分钟。动态血压监测提供 24 小时，白天和夜间各时间段血压的平均值和离散度，可较为客观和敏感地反映患者的实际血压水平，且可了解血压的变异性和昼夜变化的节律性，估计靶器官损害与预后，比偶测血压更为准确。

动态血压监测的参考标准正常值：24 小时平均收缩压/舒张压≥17.3/10.7 kPa(130/80 mmHg)，白天平均收缩压/舒张压≥18.0/11.3 kPa(135/85 mmHg)，夜间平均收缩压/舒张压≥15.0/9.3 kPa(120/70 mmHg)。夜间血压均值一般较白天均值低10%～20%。正常血压波动曲线形状如长柄勺，夜间 2～3 时处于低谷，凌晨迅速上升，上午6～8 时和下午 4～6 时出现两个高峰，尔后缓慢下降。早期高血压患者的动态血压曲线波动幅度较大，晚期患者波动幅度较小。

(二)尿液检查

肉眼观察尿的透明度、颜色，有无血尿；测比重、pH、蛋白和糖含量，并做镜检。尿比重降低(＜1.010)提示肾小管浓缩功能障碍。正常尿液 pH 在 5.0～7.0。某些肾脏疾病如慢性肾小球肾炎并发的高血压可在血糖正常的情况下出现糖尿，是由近端肾小管重吸收障碍引起。尿微量蛋白可采用放免法或酶联免疫法测定，其升高程度，与高血压病程及合并的肾功能损害有密切关系。尿转铁蛋白排泄率更为敏感。

(三)血液生化检查

测定血钾、肌酐、尿酸、空腹血糖、血脂。

(四)心电图

体表心电图对诊断高血压患者是否合并左心室肥厚、左心房负荷过重和心律失常有一定帮助。心电图诊断左心室肥厚的敏感性不如超声心动图,但对评估预后有帮助。

(五)超声心动图(UCG)

UCG 能可靠地诊断左心室肥厚,其敏感性较心电图高 7～10 倍。左心室重量指数(LVMI)是一项反映左心肥厚及其程度的较为准确的指标,与病理解剖的符合率和相关性较高。UCG 还可评价高血压患者的心脏功能,包括收缩功能、舒张功能。如疑有颈动脉、外周动脉和主动脉病变,应做血管超声检查;疑有肾脏疾病的患者,应做肾脏 B 超。

(六)眼底检查

可发现眼底的血管病变和视网膜病变。血管病变包括变细、扭曲、反光增强、交叉压迫及动静脉比例降低。视网膜病变包括出血、渗出、视乳突水肿等。高血压眼底改变可分为 4 级。

Ⅰ级:视网膜小动脉出现轻度狭窄、硬化、痉挛和变细。

Ⅱ级:小动脉呈中度硬化和狭窄,出现动脉交叉压迫征,视网膜静脉阻塞。

Ⅲ级:动脉中度以上狭窄伴局部收缩,视网膜有棉絮状渗出、出血和水肿。

Ⅳ级:视神经乳突水肿并有Ⅲ级眼底的各种表现。

高血压眼底改变与病情的严重程度和预后相关。Ⅲ和Ⅳ级眼底,是急进型和恶性高血压诊断的重要依据。

五、诊断和鉴别诊断

高血压患者应进行全面的临床评估。评估的方法是详细询问病史、做体格检查和实验室检查,必要时还要进行一些特殊的器械检查。

(一)诊断标准和分类

如表 5-1 所示,18 岁以上成年人高血压定义为:在未服抗高血压药物的情况下收缩压≥18.7 kPa(140 mmHg)和(或)舒张压≥12.0 kPa(90 mmHg)。患者既往有高血压史,目前正服用抗高血压药物,血压虽已低于 18.7/12.0 kPa(140/90 mmHg),也应诊断为高血压;患者收缩压与舒张压属于不同的级别时,应按两者中较高的级别分类。

表 5-1　血压水平的分类

分类	收缩压(mmHg)	舒张压(mmHg)
正常血压	<120 和	<80
正常高值	120～139 和(或)	80～89
高血压	≥140 和(或)	≥90
1 级高血压(轻度)	140～159 和(或)	90～99
2 级高血压(中度)	160～179 和(或)	100～109
3 级高血压(重度)	≥180 和(或)	≥110
单纯收缩期高血压	≥140 和	<90

注:当收缩压和舒张压分属于不同级别时,以较高的分级为准。

（二）高血压的危险分层

高血压是脑卒中和冠心病的独立危险因素。高血压病患者的预后和治疗决策不仅要考虑血压水平，还要考虑到心血管疾病的危险因素、靶器官损害和相关的临床状况，并可根据某几项因素合并存在时对心血管事件绝对危险的影响，作出危险分层的评估，即将心血管事件的绝对危险性分为 4 类：低危、中危、高危和极高危。在随后的 10 年中发生一种主要心血管事件的危险性低危组、中危组、高危组和极高危组分别为低于 15％、15％～20％、20％～30％和高于 30％（表 5-2）。

表 5-2 影响高血压患者预后的重要因素

心血管危险因素	靶器官损害	伴临床疾病
高血压（1～3 级） 男性＞55 岁；女性＞65 岁 吸烟或被动吸烟 糖耐量受损（2 小时血糖 7.8～11.0 mmol/L）和（或）空腹血糖异常（6.1～6.9 mmol/L） 血脂异常：TC≥5.2 mmol/L (200 mg/dL）或 LDL-C＞3.4 mmol/L（130 mg/dL）或 HDL-C＜1.0 mmol/L（40 mg/dL） 早发心血管病家族史（一级亲属发病年龄＜50 岁） 腹型肥胖（腰围：男性≥90 cm，女性≥85 cm）或肥胖（BMI≥28 kg/m²） 高同型半胱氨酸血症（≥15 umol/L）	左心室肥厚：心电图：Sokolow-Lyon 电压＞3.8 mV 或 Cormel 乘积＞244 mV·ms，超声心动图 LVMI：男≥115 g/m²，女≥95 g/m² 颈动脉超声 IMT≥0.9 mm 或动脉粥样斑块 颈-股动脉脉搏波速度≥12 m/s（选择使用） 踝/臂血压指数＜0.9（选择使用） 估算的肾小球滤过率降低［eGFR 30～59 mL/（min·1.73 m²）］或血清肌酐轻度升高：男性 115～133 umol/L（1.3～1.5 mg/dL），女性 107～124 μmol/L（1.2～1.4 mg/dL） 微量白蛋白尿：0～300 mg/24 h 或白蛋白/肌酐比：≥30 mg/g（3.5 mg/mmol）	脑血管病：脑出血、缺血性脑卒中、短暂性脑缺血发作 心脏疾病：心肌梗死史、心绞痛、冠状动脉血运重建、慢性心力衰竭、心房颤动 肾脏疾病：糖尿病肾病肾功能受损包括 eGFR＜30 mL/（min·1.73 m²），血肌酐升高：男性≥133 umol/L（1.5mg/dL）女性≥124 umol/L（1.4 mg/dL），蛋白尿（≥300 mg/24 h） 外周血管疾病 视网膜病变出血或渗出，视盘水肿 糖尿病：新诊断：空腹血糖≥7.0 mmol/L（126 mg/dL）餐后血糖≥11.1 mmol/L（200 mg/dL）；已治疗但未控制：糖化血红蛋白（HbA1c）≥6.5％

高血压危险分层的主要根据是弗明翰研究中心的平均年龄 60 岁（45～80 岁）患者随访10 年心血管疾病死亡、非致死性脑卒中和心肌梗死的资料。但西方国家高血压人群中并发的脑卒中发病率相对较低，而心力衰竭或肾脏疾病较常见，故这一危险性分层仅供参考（表 5-3）。

表 5-3 高血压病的危险分层

	血压（mmHg）			
其他危险因素和疾病史	收缩压 130～139 和（或）舒张压 85～89	收缩压 140～159 和（或）舒张压 90～99	收缩压 160～179 和（或） 舒张压 100～109	收缩压≥180 和（或）舒张压 110
无其他危险因素	/	低危	中危	高危
1～2 个其他危险因素	低危	中危	中/高危	很高危
≥3 个其他危险因素，靶器官损害，CKD 3 期，无并发症的糖尿病	中/高危	高危	高危	很高危

续表

血压(mmHg)				
有症状的CVD, CKD分期≥4期或 有并发症的糖尿病	高/很高危	很高危	很高危	很高危

(三)鉴别诊断

在确诊高血压病之前应排除各种类型的继发性高血压,因为有些继发性高血压的病因可消除,其原发疾病治愈后,血压即可恢复正常。常见的继发性高血压有下列几种类型。

1.肾实质性疾病

慢性肾小球肾炎、慢性肾盂肾炎、多囊肾和糖尿病肾病等均可引起高血压。这些疾病早期均有明显的肾脏病变的临床表现,在病程的中后期出现高血压,至终末期肾病阶段高血压几乎都和肾功能不全相伴发。因此,根据病史、尿常规和尿沉渣细胞计数不难与原发性高血压的肾脏损害相鉴别。肾穿刺病理检查有助于诊断慢性肾小球肾炎;多次尿细菌培养和静脉肾盂造影对诊断慢性肾盂肾炎有价值。糖尿病肾病者均有多年糖尿病史。

2.肾血管性高血压

单侧或双侧肾动脉主干或分支病变可导致高血压。肾动脉病变可分为先天性或后天性。先天性肾动脉狭窄主要为肾动脉肌纤维发育不良所致;后天性狭窄由大动脉炎、肾动脉粥样硬化、动脉内膜纤维组织增生等病变所致,此外,肾动脉周围粘连或肾蒂扭曲也可导致肾动脉狭窄。此病在成人高血压中不足1%,但在骤发的重度高血压和临床上有可疑诊断线索的患者中则有较高的发病率。如有骤发的高血压并迅速进展至急进性高血压、中青年尤其是30岁以下的高血压且无其他原因、腹部或肋脊角闻及血管杂音,提示肾血管性高血压的可能。可疑病例可做肾动脉多普勒超声、口服卡托普利激发后做同位素肾图和肾素测定、肾动脉造影,数字减影血管造影术(DSA),有助于作出诊断。

3.嗜铬细胞瘤

嗜铬细胞瘤90%位于肾上腺髓质,右侧多于左侧。交感神经节和体内其他部位的嗜铬组织也可发生此病。肿瘤释放出大量儿茶酚胺,引起血压升高和代谢紊乱。高血压可为持续性,亦可呈阵发性。阵发性高血压发作的持续时间从十多分钟至数天,间歇期亦长短不等。发作频繁者一天可数次。发作时除血压骤然升高外,还有头痛、心悸、恶心、多汗、四肢冰冷和麻木感、视力减退、上腹或胸骨后疼痛等。典型的发作可由于情绪改变如兴奋、恐惧、发怒而诱发。年轻人难以控制的高血压,应注意与此病相鉴别。此病如表现为持续性高血压则难与原发性高血压相鉴别。血和尿儿茶酚胺及其代谢产物香草基杏仁酸(VMA)的测定、酚妥拉明试验、胰高血糖素激发试验、可乐定抑制试验、甲氧氯普胺(灭吐灵)试验有助于作出诊断。超声、放射性核素及电子计算机X线体层显像(CT)、磁共振显像可显示肿瘤的部位。

4.原发性醛固酮增多症

病因为肾上腺肿瘤或增生所致的醛固酮分泌过多,典型的症状和体征见以下三个方面。

(1)轻至中度高血压。

(2)多尿尤其夜尿增多、口渴、尿比重下降、碱性尿和蛋白尿。

(3)发作性肌无力或瘫痪、肌痛、抽搐或手足麻木感等。

凡高血压者合并上述 3 项临床表现，并有低钾血症、高血钠性碱中毒而无其他原因可解释的，应考虑此病之可能。实验室检查可发现血和尿醛固酮升高，血浆肾素降低、尿醛固酮排泄增多等。

5.皮质醇增多症

皮质醇增多症是肾上腺皮质肿瘤或增生分泌糖皮质激素过多所致。除高血压外，有向心性肥胖、满月脸、水牛背、皮肤紫纹、毛发增多、血糖增高等特征，诊断一般并不困难。24 小时尿中 17-羟及 17-酮类固醇增多，地塞米松抑制试验及肾上腺皮质激素兴奋试验阳性有助于诊断。颅内蝶鞍 X 线检查、肾上腺 CT 扫描及放射性碘化胆固醇肾上腺扫描可用于病变定位。

6.主动脉缩窄

多数为先天性血管畸形，少数为多发性大动脉炎所引起。特点为上肢血压增高而下肢血压不高或降低，呈上肢血压高于下肢血压的反常现象。肩胛间区、胸骨旁、腋部可有侧支循环动脉的搏动和杂音或腹部听诊有血管杂音。胸部 X 线摄影可显示肋骨受侧支动脉侵蚀引起的切迹。主动脉造影可确定诊断。

六、治疗

(一)高血压患者的评估和监测程序

如图 5-1 所示，确诊高血压病的患者应根据其危险因素、靶器官损害及相关的临床情况作出危险分层。高危和很高危患者应立即开始用药物治疗。中危和低危患者则先监测血压和其他危险因素，而后再根据血压状况决定是否开始药物治疗。

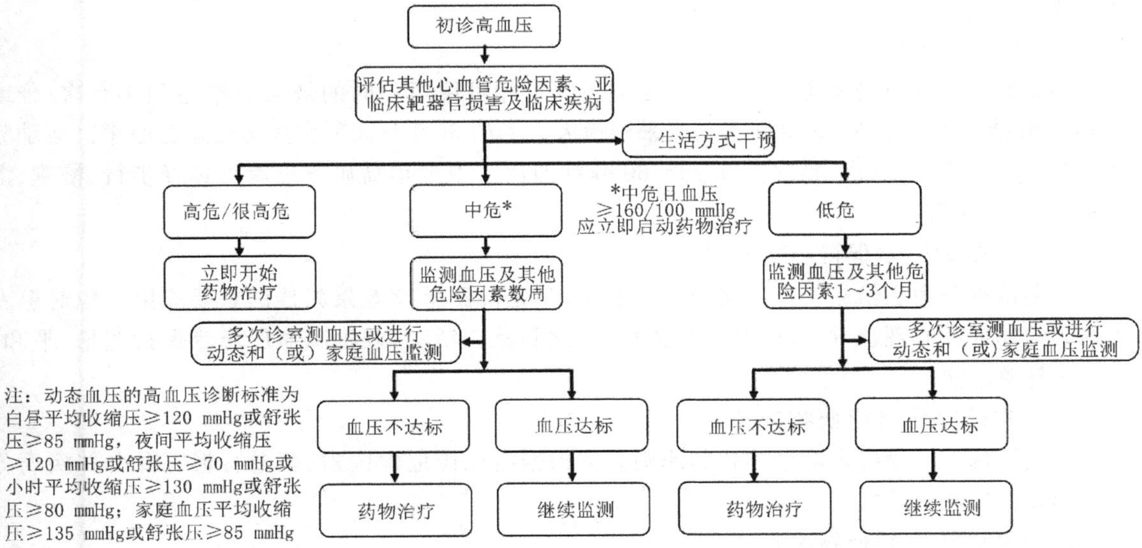

图 5-1　初诊高血压患者的评估及监测程序

(二)降压的目标

根据新指南的精神，中青年高血压患者血压应降至 17.3/11.3 kPa(130/85 mmHg)以下。HOT 研究表明，舒张压达到较低目标血压组的糖尿病患者，其心血管病危险明显降低，故伴糖尿病者应把血压降至 17.3/10.7 kPa(130/80 mmHg)以下；高血压合并肾功能不全、尿蛋白超过 1 g/24 h，至少应将血压降至 17.3/10.7 kPa(130/80 mmHg)，甚至 16.7/10.0 kPa(125/75 mmHg)以下；老年高血压患者的血压应控制在 18.7/12.0 kPa(140/90 mmHg)以下，且尤应重视降低收缩压。

(三)非药物治疗

高血压应采取综合措施治疗,任何治疗方案都应以非药物疗法为基础。积极有效的非药物治疗可通过多种途径干扰高血压的发病机制,起到一定的降压作用,并有助于减少靶器官损害的发生。非药物治疗的具体内容包括以下几项。

1.戒烟

吸烟所致的加压效应使高血压合并症如脑卒中、心肌梗死和猝死的危险性显著增加,并降低或抵消降压治疗的疗效,加重脂质代谢紊乱,降低胰岛素敏感性,减弱内皮细胞依赖性血管扩张效应和增加左心室肥厚的倾向。戒烟对心血管的良好益处,任何年龄组在戒烟1年后即可显示出来。

2.戒酒或限制饮酒

戒酒和减少饮酒可使血压显著降低。

3.减轻和控制体重

体重减轻10%,收缩压可降低0.8 kPa(6.6 mmHg)。超重10%以上的高血压患者体重减少5 kg,血压便明显降低,且有助于改善伴发的危险因素如糖尿病、高脂血症、胰岛素抵抗和左心室肥厚。新指南中建议体质指数(kg/m^2)应控制在24以下。

4.合理膳食

按WHO的建议,钠摄入每天应少于2.4 g(相当于氯化钠6 g)。通过食用含钾丰富的水果(如香蕉、橘子)和蔬菜(如油菜、苋菜、香菇、大枣等),增加钾的摄入。要减少膳食中的脂肪,适量补充优质蛋白质。

5.增加体力活动

根据新指南提供的参考标准,常用运动强度指标可用运动时的最大心率达到180次/分或170次/分减去平时心率,如要求精确则采用最大心率的60%~85%作为运动适宜心率。运动频度一般要求每周3~5次,每次持续20~60分钟即可。中老年高血压患者可选择步行、慢跑、上楼梯、骑自行车等。

6.减轻精神压力,保持心理平衡

长期精神压力和情绪忧郁既是导致高血压,又是降压治疗效果欠佳的重要原因。应对患者作耐心的劝导和心理疏导,鼓励其参加体育/文化和社交活动,鼓励高血压患者保持宽松、平和、乐观的健康心态。

(四)初始降压治疗药物的选择

高血压病的治疗应采取个体化的原则。应根据高血压危险因素、靶器官损害及合并疾病等情况选择初始降压药物。

(五)高血压病的药物治疗

1.降压药应用基本原则

(1)起始剂量:一般患者采用常规剂量;老年人及高龄老年人初始治疗时通常应采用较小的有效治疗剂量。根据需要,可考虑逐渐增加至足剂量。

(2)长效降压药物:优先使用长效降压药物,以有效控制24小时血压,更有效预防心脑血管并发症发生。如使用中、短效制剂,则需每天2~3次给药,以达到平稳控制血压。

(3)联合治疗:对血压≥21.3/13.3 kPa(160/100 mmHg)、高于目标血压2.7/1.3 kPa(20/10 mmHg)的高危患者,或单药治疗未达标的高血压患者应进行联合降压治疗,包括自由联合或单片复方制剂。对血≥18.7/12.0 kPa(140/90 mmHg)的患者，也可起始小剂量联合治疗。

(4)体化治疗：根据患者合并症的不同和药物疗效及耐受性，以及患者个人意愿或长期承受能力，选择适合患者个体的降压药物。

(5)物经济学：高血压是终身治疗，需要考虑成本/效益。

2.降压药物的选择

目前临床常用的降压药物有许多种类。无论选用何种药物，其治疗目的均是将血压控制在理想范围，预防或减轻靶器官损害。新指南强调，降压药物的选用应根据治疗对象的个体情况、药物的作用、代谢、不良反应和药物的相互作用确定。

3.临床常用的降压药物

临床常用的药物主要有利尿剂、α受体阻滞剂、钙通道阻滞剂、血管紧张素转换酶抑制剂(ACEI)、β受体阻滞剂及血管紧张素Ⅱ受体阻滞剂。降压药物的疗效和不良反应情况个体间差异很大，临床应用时要充分注意。具体选用哪一种或几种药物就参照前述的用药原则全面考虑。

(1)利尿剂。

作用机制：此类药物可减少细胞外液容量、降低心排血量，并通过利钠作用降低血压。降压作用较弱，起作用较缓慢，但与其他降压药物联合应用时常有相加或协同作用，常可作为高血压的基础治疗。螺内酯不仅可以降压，而且能抑制心肌及血管的纤维化。

种类和应用方法：有噻嗪类、保钾利尿剂和袢利尿剂三类。降压治疗中比较常用的利尿剂有下列几种：氢氯噻嗪 12.5～25 mg，每天 1 次；阿米洛利 5～10 mg，每天 1 次；吲达帕胺 1.25～2.5 mg，每天 1 次；氯噻酮 12.5～25 mg，每天 1 次；螺内酯 20 mg，每天 1 次；氨苯蝶啶 25～50 mg，每天 1 次。在少数情况下用呋塞米 20～40 mg，每天 2 次。

主要适应证：利尿剂可作为无并发症高血压患者的首选药物，主要适用于轻中度高血压，尤其是老年高血压包括老年单纯性收缩期高血压、肥胖及并发心力衰竭患者。袢利尿剂作用迅速，肾功能不全时应用较多。

注意事项：利尿剂应用可降低血钾，尤以噻嗪类和呋塞米为明显，长期应用者应适量补钾(每天1～3 g)，并鼓励多吃水果和富含钾的绿色蔬菜。此外，噻嗪类药物可干扰糖、脂和尿酸代谢，故应慎用于糖尿病和血脂代谢失调者，禁用于痛风患者。保钾利尿剂因可升高血钾，应尽量避免与 ACEI 合用，禁用于肾功能不全者。利尿剂的不良反应与剂量密切相关，故宜采用小剂量。

(2)β受体阻滞剂。

作用机制：通过减慢心率、减低心肌收缩力、降低心排血量、减低血浆肾素活性等多种机制发挥降压作用。其降压作用较弱，起效时间较长(1～2 周)。

主要适应证：主要适用于轻中度高血压，尤其在静息时心率较快(>80 次/分)的中青年患者，也适用于高肾素活性的高血压、伴心绞痛或心肌梗死后及伴室上性快速心律失常者。

种类和应用方法：常用于降压治疗的 β_1 受体阻滞剂有美托洛尔 25～50 mg，每天 1～2 次；阿替洛尔 25 mg，每天 1～2 次；比索洛尔 2.5～10 mg，每天 1 次。选择性 α_1 和非选择性β受体阻滞剂有：拉贝洛尔每次 0.1 g，每天 3～4 次，以后按需增至 0.6～0.8 g，重症高血压可达每天 1.2～2.4 g；卡维地洛6.25～12.5 mg，每天 2 次。拉贝洛尔和美托洛尔均有静脉制剂，可用于重症高血压或高血压危象而需要较迅速降压治疗的患者。

注意事项：常见的不良反应有疲乏和肢体冷感，可出现躁动不安、胃肠功能不良等。还可能影响糖代谢、脂代谢，因此伴有心脏传导阻滞、哮喘、慢性阻塞性肺部疾病及周围血管疾病患者应列为禁忌；因此类药可掩盖低血糖反应，因此应慎用于胰岛素依赖性糖尿病患者。长期应用者突然停药可发生反跳现象，即原有的症状加重、恶化或出现新的表现，较常见有血压反跳性升高，伴头痛、焦虑、震颤、出汗等，称为撤药综合征。

(3)钙通道阻滞剂(CCB)。

作用机制：主要通过阻滞细胞浆膜的钙离子通道、松弛周围动脉血管的平滑肌，使外周血管阻力下降而发挥降压作用。

主要适应证：可用于各种程度的高血压，尤其是老年高血压、伴冠心病心绞痛、周围血管病、糖尿病或糖耐量异常妊娠期高血压及合并有肾脏损害的患者。

种类和应用方法：应优先考虑使用长效制剂如非洛地平缓释片 2.5～5 mg，每天 1 次；硝苯地平控释片 30 mg，每天 1 次；氨氯地平 5 mg，每天 1 次；拉西地平 4 mg，每天 1～2 次；维拉帕米缓释片120～240 mg，每天 1 次；地尔硫䓬缓释片 90～180 mg，每天 1 次。由于有诱发猝死之嫌，速效二氢吡啶类钙通道阻滞剂的临床使用正在逐渐减少，而提倡应用长效制剂。其价格一般较低廉，在经济条件落后的农村及边远地区速效制剂仍不失为一种可供选择的抗高血压药物，可使用硝苯地平或尼群地平普通片剂10 mg，每天 2～3 次。

注意事项：主要不良反应为血管扩张所致的头痛、颜面潮红和踝部水肿，发生率在 10%以下，需要停药的只占极少数。踝部水肿是由毛细血管前血管扩张而非水钠潴留所致。硝苯地平的不良反应较明显且可引起反射性心率加快，但若从小剂量开始逐渐加大剂量，可明显减轻或减少这些不良反应。非二氢吡啶类对传导功能及心肌收缩力有负性影响，因此禁用于心脏传导阻滞和心力衰竭时。

(4)血管紧张素转换酶抑制剂(ACEI)。

作用机制：通过抑制血管紧张素转换酶使血管紧张素Ⅱ生成减少，并抑制缓激肽，使缓激肽降解。这类药物可抑制循环和组织的 RAAS，减少神经末梢释放去甲肾上腺素和血管内皮形成内皮素；还可作用于缓激肽系统，抑制缓激肽降解，增加缓激肽和扩张血管的前列腺素的形成。这些作用不仅能有效降低血压，而且具有靶器官保护的功能。

ACEI 对糖代谢和脂代谢无影响，血浆尿酸可能降低。即使合用利尿剂亦可维持血钾稳定，因 ACEI 可防止利尿剂所致的继发性高醛固酮血症。此外，ACEI 在产生降压作用时不会引起反射性心动过速。

种类和应用方法：常用的 ACEI 有：卡托普利 25～50 mg，每天 2～3 次；依那普利 5～10 mg，每天1～2 次；贝那普利 5～20 mg，雷米普利 2.5～5 mg，培哚普利 4～8 mg，西那普利2.5～10 mg，福辛普利10～20 mg，均每天 1 次。

主要适应证：ACEI 可用来治疗轻中度或严重高血压，尤其适用于伴左心室肥厚、左心室功能不全或心力衰竭、糖尿病并有微量蛋白尿、肾脏损害(血肌酐＜265 μmol/L)并有蛋白尿等患者。本药还可安全地使用于伴有慢性阻塞性肺部疾病或哮喘、周围血管疾病或雷诺现象、抑郁症及胰岛素依赖性糖尿病患者。

注意事项：最常见不良反应为持续性干咳，发生率为 3%～22%。多见于用药早期(数天至几周)，亦可出现于治疗的后期，其机制可能由于 ACEI 抑制了激肽酶Ⅱ，使缓激肽的作用增强和前列腺素形成。症状不重应坚持服药，半数可在 2～3 月内咳嗽消失。改用其他 ACEI，咳嗽可能不出现。福辛普利和西拉普利引起干咳少见。其他可能发生不良反应有低血压、高钾血症、血管神经性水肿(偶尔可致喉痉挛、喉或声带水肿)、皮疹及味觉障碍。

双侧肾动脉狭窄或单侧肾动脉严重狭窄、合并高血钾血症或严重肾衰竭等患者 ACEI 应列为禁忌。因有致畸危险也不能用于合并妊娠的妇女。

(5)血管紧张素Ⅱ受体阻滞剂(ARB)。

作用机制:这类药物可选择性阻断 AngⅡ的Ⅰ型受体而起作用,具有 ACEI 相似的血流动力学效应。从理论上讲,其比 ACEI 存在如下优点:①作用不受 ACE 基因多态性的影响。②还能抑制非 ACE 催化产生的 AngⅡ的致病作用。③促进 AngⅡ与 AT_2 结合发挥"有益"效应。这三项优点结合起来将可能使 ARB 的降血压及对靶器官保护作用更有效,但需要大规模的临床试验进一步证实,目前尚无循证医学的证据表明 ARB 的疗效优于或等同于 ACEI。

种类和应用方法:目前在国内上市的 ARB 有三类:第一、二、三代分别为氯沙坦、缬沙坦、依贝沙坦。氯沙坦 50~100 mg,每天 1 次,氯沙坦和小剂量氢氯噻嗪(25 mg/d)合用,可明显增强降压效应;缬沙坦 80~160 mg,每天 1 次;依贝沙坦 150 mg,每天 1 次;替米沙坦 80 mg,每天 1 次;坎地沙坦 1 mg,每天 1 次。

主要适应证:适用对象与 ACEI 相同。目前主要用于 ACEI 治疗后发生干咳等不良反应且不能耐受的患者。氯沙坦有降低血尿酸作用,尤其适用于伴高尿酸血症或痛风的高血压患者。

注意事项:此类药物的不良反应轻微而短暂,因不良反应需中止治疗者极少。不良反应为头晕、与剂量有关的直立性低血压、皮疹、血管神经性水肿、腹泻、肝功能异常、肌痛和偏头痛等。禁用对象与 ACEI 相同。

(6)α_1 受体阻滞剂。

作用机制:这类药可选择性阻滞血管平滑肌突触后膜 α_1 受体,使小动脉和静脉扩张,外周阻力降低。长期应用对糖代谢并无不良影响,且可改善脂代谢,升高 HDL-C 水平,还能减轻前列腺增生患者的排尿困难,缓解症状。降压作用较可靠,但是否与利尿剂、受体阻滞剂一样具有降低病死率的效益,尚不清楚。

种类和应用方法:常用制剂有哌唑嗪 1 mg,每天 1 次;多沙唑嗪 1~6 mg,每天 1 次;特拉唑嗪1~8 mg,每天 1 次;苯哌地尔 25~50 mg,每天 2 次。

适应证:目前一般用于轻中度高血压,尤其适用于伴高脂血症或前列腺肥大患者。

注意事项:主要不良反应为"首剂现象",多见于首次给药后 30~90 分钟,表现为严重的直立性低血压、眩晕、晕厥、心悸等,是由于内脏交感神经的收缩血管作用被阻滞后,静脉舒张使回心血量减少。首剂现象以哌唑嗪较多见,特拉唑嗪较少见。合用 β 受体阻滞剂、低钠饮食或曾用过利尿剂者较易发生。防治方法是首剂量减半,临睡前服用,服用后平卧或半卧休息 60~90 分钟,并在给药前至少一天停用利尿剂。其他不良反应有头痛、嗜睡、口干、心悸、鼻塞、乏力、性功能障碍等,常可在连续用药过程中自行减轻或缓解。有研究表明哌唑嗪能增加高血压患者的死亡率,因此现在临床上已很少应用。

(六)降压药物的联合应用

降压药物的联合应用已公认为是较好和合理的治疗方案。

1.联合用药的意义

研究表明,单药治疗使高血压患者血压达标[<18.7/120 kPa(140/90 mmHg)]比率仅为40%~50%,而两种药物的合用可使 70%~80%的患者血压达标。HOT 试验结果表明,达到预定血压目标水平的患者中,采用单一药物、两药合用或三药合用的患者分别占 30%~40%、40%~

50%和少于10%,处于联合用药状态约占68%。

联合用药可减少单一药物剂量,提高患者的耐受性和依从性。单药治疗如效果欠佳,只能加大剂量,这就增加不良反应发生的危险性,且有的药物随剂量增加,不良反应增大的危险性超过了降压作用增加的效益,亦即药物的危险/效益比转向不利的一面。联合用药可避免此种两难局面。

联合用药还可使不同的药物互相取长补短,有可能减轻或抵消某些不良反应。任何药物在长期治疗中均难以完全避免其不良反应,如β受体阻滞剂的减慢心率作用,CCB可引起踝部水肿和心率加快。这些不良反应如能选择适当的合并用药就有可能被矫正或消除。

2.利尿剂为基础的两种药物联合应用

大型临床试验表明,噻嗪类利尿剂可与其他降压药有效地合用,故在需要合并用药时利尿剂可作为基础药物。常采用下列合用方法。

(1)利尿剂加ACEI或血管紧张素Ⅱ受体阻滞剂:利尿剂的不良反应是激活RAAS,造成一系列不利于降低血压的负面作用。然而,这反而增强了ACEI或血管紧张素Ⅱ受体阻滞剂对RAAS的阻断作用,亦即这两种药物通过利尿剂对RAAS的激活,可产生更强有力的降压效果。此外,ACEI和血管紧张素Ⅱ受体阻滞剂由于可使血钾水平稍上升,从而能防止利尿剂长期应用所致的电解质紊乱,尤其是低血钾等不良反应。

(2)利尿剂加β受体阻滞剂或α_1受体阻滞剂:β受体阻滞剂可抵消利尿剂所致的交感神经兴奋和心率增快作用,而噻嗪类利尿剂又可消除β受体阻滞剂或α_1受体阻滞剂的促肾滞钠作用。此外,在对血管的舒缩作用上噻嗪类利尿剂可加强α_1受体阻滞剂的扩血管效应,而抵消β受体阻滞剂的缩血管作用。

3.CCB为基础的两药合用

我国临床上初治药物中仍以CCB最为常用。国人对此类药一般均有良好反应,CCB为基础的联合用药在我国有广泛的基础。

(1)CCB加ACEI:前者具有直接扩张动脉的作用,后者通过阻断RAAS和降低交感活性,既扩张动脉,又扩张静脉,故两药在扩张血管上有协同降压作用。二氢吡啶类CCB产生的踝部水肿可被ACEI消除。两药在心肾和血管保护上,在抗增殖和减少蛋白尿上亦均有协同作用。此外,ACEI可阻断CCB所致反射性交感神经张力增加和心率加快的不良反应。

(2)二氢吡啶类CCB加β受体阻滞剂:前者具有的扩张血管和轻度增加心排血量的作用,正好抵消β受体阻滞剂的缩血管及降低心排血量作用。两药对心率的相反作用可使患者心率不受影响。

4.其他的联合应用方法

如两药合用仍不能奏效,可考虑采用3种药物合用,如噻嗪类利尿剂加ACEI加水溶性β受体阻滞剂(阿替洛尔),或噻嗪类利尿剂加ACEI加CCB,以及利尿剂加β受体阻滞剂加其他血管扩张剂(肼屈嗪)。

七、高血压危象

(一)定义和分类

已经有许多不同的名词被用于血压重度急性升高的情况。但多数研究者将高血压急症定义为收缩压或舒张压急剧增高[如舒张压增高到16.0~17.3 kPa(120~130 mmHg以上)],同时伴有中枢神经系统、心脏或肾脏等靶器官损伤。高血压急症较少见,此类患者需要在严密监测下通过静脉给药的方法使血压立即降低。与高血压急症不同,如果患者的血压重度增高,但无急性靶器官损害的证据，则定义为高血压次急症。对此类患者，需在24～48小时内使血压逐渐下降。两者统称为高血压危象(表5-4)。

表5-4　高血压危象的分类

高血压急症	高血压次急症
高血压脑病	进急性恶性高血压
颅内出血	循环中儿茶酚胺水平过高
动脉硬化栓塞性脑梗死	降压药物的撤药综合征
急性肺水肿	服用拟交感神经药物
急性冠脉综合征	食物或药物与单胺氧化酶抑制剂相互作用
急性主动脉夹层	围术期高血压
急性肾衰竭	
肾上腺素能危象	
子痫	

(二)临床表现

高血压危象的症状和体征的轻重往往因人而异。一般症状可有出汗、潮红、苍白、眩晕、濒死感、耳鸣、鼻出血；心脏症状可有心悸、心律失常、胸痛、呼吸困难、肺水肿；脑部症状可有头痛、头晕、恶心、眩目、局部症状、痛性痉挛、昏迷等；肾脏症状有少尿、血尿、蛋白尿、电解质紊乱、氮质血症、尿毒症；眼部症状有闪光、点状视觉、视力模糊、视觉缺陷、复视、失明。

(三)高血压危象的治疗

1.治疗的一般原则

对高血压急症患者，需在ICU中严密监测(必要时进行动脉内血压监测)，通过静脉给药迅速控制血压(但并非降至正常水平)。对高血压次急症患者，应在24～48小时内逐渐降低血压(通常给予口服降压药)。

静脉用药控制血压的即刻目标是在30～60分钟内将舒张压降低10%～15%，或降到14.7 kPa(110 mmHg)左右。对急性主动脉夹层患者，应15～30分钟内达到这一目标。以后用口服降压药维持。

2.高血压急症的治疗

导致高血压急症的疾病基础很多。目前有多种静脉用药可作降压之用(表5-5)。

(1)高血压脑病：高血压脑病的首选治疗包括静脉注射硝普钠、柳胺苄心定、乌拉地尔或尼卡地平。

表5-5　高血压急症静脉用药的选择

名称	药物选择
急性肺水肿	硝普钠或乌拉地尔，与硝酸甘油和一种袢利尿剂合用
急性心肌缺血	柳胺苄心定或美托洛尔，与硝酸甘油合用。如血压控制不满意，可加用尼卡地平或fenoldopam
脑卒中	柳胺苄心定、尼卡地平或fenoldopam
急性主动脉夹层	柳胺苄心定或硝普钠加美托洛尔

续表

名称	药物选择
子痫	肼屈嗪,亦可选用柳胺苄心定或尼卡地平
急性肾衰竭/微血管性贫血	fenoldopam 或尼卡地平
儿茶酚胺危象	尼卡地平、维拉帕米或 fenoldopam

(2)脑血管意外:对任何种类的急性脑卒中患者给予紧急降压治疗所能得到的益处目前还都是推测性的,还缺少充分的临床和实验研究证据。①颅内出血:血压小于 24.0/14.0 kPa(180/105 mmHg)无须降压。血压大于 30.7/16.0 kPa(230/120 mmHg)可静脉给予柳胺苄心定、拉贝洛尔、硝普钠、乌拉地尔。血压在 24.0～30.7/20.0～16.0 kPa(180～230/150～120 mmHg)之间可静脉给药,也可口服给药。②急性缺血性中风:参照颅内出血的治疗方案。

(3)急性主动脉夹层:一旦确定为主动脉夹层的诊断,即应力图在 15～30 分钟内使血压降至最低可以耐受的水平(即保持足够的器官灌注)。最初的治疗应包括联合使用静脉硝普钠和一种静脉给予的 β 受体阻滞剂,其中美托洛尔最为常用。尼卡地平或 fenoldopam 也可使用。柳胺苄心定兼有 α 和 β 受体阻滞作用,可作为硝普钠和 β 受体阻滞剂联合方案的替代。另外,地尔硫䓬静脉滴注也可用于主动脉夹层。

(4)急性左心室衰竭和肺水肿:严重高血压可诱发急性左心室衰竭。在这种情况下,可给予扩血管药如硝普钠直接减轻心脏后负荷。也可选用硝酸甘油。

(5)冠心病和急性心肌梗死:静脉给予硝酸甘油是这种高血压危象时的首选药物。次选药为柳胺苄心定,静脉给予。如血压控制不满意,可加用尼卡地平或 fenoldopam。

(6)围术期高血压:降压药物的选用应根据患者的背景情况,在密切观察下可选用乌拉地尔、柳胺苄心定、硝普钠和硝酸甘油等。

(7)子痫:近年来,在舒张压超过 15.3 kPa(115 mmHg)或发生子痫时,传统上采用肼苯达嗪静脉注射,此药能有效降低血压而不减少胎盘血流。现今在有重症监护的条件下,静脉给予柳胺苄心定和尼卡地平被认为更安全有效。如惊厥出现或迫近,可注射硫酸镁。

3.高血压次急症的治疗

对高血压次急症患者,过快降压会影响心脏和脑的血流供应(尤其是老年人),引起严重的不良反应。如果血压暂时升高的原因是容易识别的,如疼痛或急性焦虑,则合适的治疗是止痛药或抗焦虑药。如果血压增高的原因不明,可给予各种口服降压药(表 5-6)。降压治疗的目的是使增高的血压在 24～48 小时内逐渐降低,这种治疗方法需要在发病后头几天对患者进行密切的随访。

表 5-6　治疗高血压次急症常用的口服药

药名	作用机制	剂量(mg)	说明
卡托普利	ACE 抑制剂	25～50	口服或舌下给药。最大作用见于给药后 30～90 分钟内。在体液容量不足者,易有血压过度下降。肾动脉狭窄患者禁用
硝酸甘油	血管扩张剂	1.25～2.5	舌下给药,最大作用见于 15～30 分钟内。推荐用于冠心病患者

续表

药名	作用机制	剂量(mg)	说明
尼卡地平	钙通道阻滞剂	30	口服或舌下给药。仅有少量心率增快。比硝苯地平起效慢而降压时间更长。可致低血压的潮红
柳胺苄心定	α 和 β 受体阻滞剂	200～1 200	口服给药。禁用于慢性阻塞性肺病、充血性心力衰竭恶化、心动过缓的患者。可引起低血压、眩晕、头痛、呕吐、潮红
可乐定	α 激动剂	0.1，每 20 分钟 1 次	口服后 30 分钟至 2 小时起效，最大作用见于 1～4 小时内，作用维持 6～8 小时。不良反应为嗜睡、眩晕、口干和停药后血压反跳
呋塞米	袢利尿剂	40～80	口服给药。可继其他抗高血压措施之后给药

在目前缺少任何对各种高血压药物长期疗效进行比较的资料的情况下，药物品种的选择应根据其作用机制、疗效和安全性资料确定。

硝苯地平和卡托普利加快心率，可乐定和柳胺苄心定则减慢心率。这对于冠心病患者特别重要。其他应注意的问题包括柳胺苄心定慎用于支气管痉挛和心动过缓及二度以上房室传导阻滞患者；卡托普利不可用于双侧肾动脉狭窄患者。在血容量不足的患者，抗高血压药的使用均应小心。

（王素珍）

第二节　继发性高血压

继发性高血压是病因明确的高血压，当查出病因并有效去除或控制病因后，作为继发症状的高血压可被治愈或明显缓解。其在高血压人群中占 5%～10%。临床常见病因为肾性、内分泌性、主动脉缩窄、阻塞性睡眠呼吸暂停低通气综合征及药物性等，由于精神心理问题而引发的高血压也时常可以见到。提高对继发性高血压的认识，及时明确病因并积极针对病因治疗将会大大降低因高血压及并发症造成的高致死及致残率。

一、肾性高血压

（一）肾实质性

肾实质性疾病是继发性高血压常见的病因，占 2%～5%。由于慢性肾小球肾炎已不太常见，高血压性肾硬化和糖尿病肾病已成为慢性肾病中最常见的原因。病因为原发或继发性肾脏实质病变，是最常见的继发性高血压之一。常见的肾脏实质性疾病包括急慢性肾小球肾炎、多囊肾、慢性肾小管间质病变、痛风性肾病、糖尿病肾病及狼疮性肾炎等；也少见于遗传性肾脏疾病（Liddle 综合征）、肾脏肿瘤等。

临床有时鉴别肾实质性高血压与高血压引起的肾脏损害较为困难。一般情况下，前者肾脏病变的发生常先于高血压或与其同时出现，血压水平较高且较难控制，易进展为恶性高血压，蛋白尿/血尿发生早、程度重、肾脏功能受损明显。常用的实验室检查：血尿常规、血电解质、肌酐、尿酸、血糖、血脂的测定，24 小时尿蛋白定量或尿清蛋白/肌酐比值、12 小时尿沉渣检查，肾脏 B 超：了解肾脏大小、形态及有无肿瘤，如发现肾脏体积及形态异常，或发现肿物，则需进一步做肾脏计算机断层/磁共振以确诊并查病因；必要时应在有条件的医院行肾脏穿刺及病理学检查，这是诊断肾实质性疾病的“金标准”。

肾实质性高血压应低盐饮食(＜6 g/d)；大量蛋白尿及肾功能不全者，宜选择摄入高生物效价蛋白；在针对原发病进行有效的治疗同时，积极控制血压在＜18.7/12.0 kPa (140/90 mmHg)，有蛋白尿的患者应首选 ACEI 或 ARB 作为降压药物，必要时联合其他药物。透析及肾移植用于终末期肾病。

(二)肾血管性

肾血管性高血压是继发性高血压最常见的病因。引起肾动脉狭窄的主要原因包括动脉粥样硬化(90%)，主要是出现了其他系统性动脉硬化相关临床症状的老年患者；肌纤维发育不良(不到 10%)(图 5-2)，主要是健康状况较好的年轻女性，常有吸烟史；还有比较少见的多发性大动脉炎。单侧肾动脉狭窄时，患侧肾分泌肾素，激活 RAAS，导致水钠潴留。另外，健侧肾高灌注，产生压力性利尿，进一步导致 RAAS 激活，形成肾素依赖性高血压的恶性循环。双侧肾动脉狭窄时，同样存在 RAAS 激活，但无压力性利尿，因而血容量扩张使得肾素分泌抑制，因此产生容量依赖性高血压。当血容量减少时，容量依赖性高血压可再转变为肾素依赖性高血压，比如使用利尿剂治疗后容量减少，肾素再次分泌增多，可导致利尿剂抵抗性高血压。

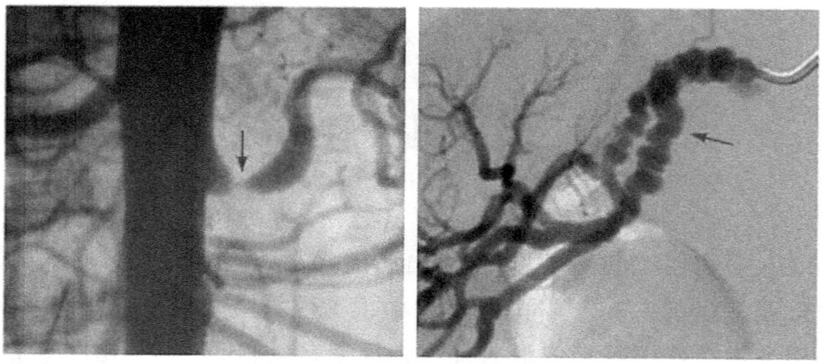

图 5-2　肾血管狭窄

左侧为动脉粥样硬化(箭头所示)；右侧为肌纤维发育不良(箭头所示)

以下临床证据有助于肾血管性高血压的诊断：所有需要住院治疗的急性高血压；反复发作的“瞬时”肺水肿；腹部或肋脊角处闻及血管杂音；血压长期控制良好的高血压患者病情在近期加重；年轻患者或 50 岁以后出现的恶性高血压；不明原因低钾血症；使用 ACEI 或 ARB 类药物后产生的急进性肾衰竭；左右肾脏大小不等；全身性动脉粥样硬化疾病。

彩色多普勒超声检查是一种无创检查，为诊断肾动脉狭窄的首选方法。造影剂增强性计算机断层 X 线照相术(CTA)及磁共振血管造影(MRA)亦常用于肾动脉狭窄的检查。肌纤维发育异常产生的肾动脉狭窄往往会在肾动脉中部形成一个“串珠样”改变；而动脉硬化导致的肾动脉狭窄其病变一般在动脉近端，且不连续。侵入性肾血管造影是肾动脉狭窄诊断的金标准。

治疗方法包括药物治疗、介入治疗和手术治疗，应根据病因来选择。肌纤维发育不良性肾动脉狭窄常选用球囊血管成形术(PTCA)，总体来说预后较好。对于动脉硬化性肾动脉狭窄来说，控制血压及相关动脉硬化危险因素是首选治疗手段，推荐 AECI/ARB 作为首选，但双侧肾动脉狭窄，肾功能已受损或非狭窄侧肾功能较差者禁用，此外 CCB、β 受体阻滞剂及噻嗪类利尿剂等也能用于治疗。目前，进行球囊血管成形术的指征仅包括真性药物抵抗性高血压及进行性肾衰竭（缺血性肾病）。大多数动脉硬化造成的肾血管损伤并不会导致高血压或进行性肾衰竭，而肾脏血运重建（球囊血管成形术或支架术）对于多数患者来说并无益处，反而存在一些潜在的并发症风险。

二、内分泌性高血压

内分泌组织增生或肿瘤所致的多种内分泌疾病，由于其相应激素如醛固酮、儿茶酚胺及皮质醇等分泌过度增多，导致机体血流动力学改变而使血压升高。这种由内分泌激素分泌增多而致的高血压称为内分泌性高血压，也是较常见的继发性高血压，如能切除肿瘤，去除病因，高血压可被治愈或缓解。临床常见继发性高血压如下（表 5-7）。

表 5-7 常见内分泌性高血压鉴别

病因	病史	查体	实验室检查	筛查	确诊试验
皮质醇增多症	快速的体重增加，多尿、多饮、心理障碍	典型的身体特征：向心性肥胖、满月脸、水牛背、多毛症、紫纹	高胆固醇血症、高血糖	24 小时尿游离皮质醇	小剂量地塞米松抑制试验
嗜铬细胞瘤	阵发性高血压或持续性高血压，头痛、出汗、心悸和面色苍白，嗜铬细胞瘤的阳性家族史	多发性纤维瘤可出现皮肤红斑	偶然发现肾上腺肿块	尿分离测量肾上腺素类物质或血浆游离肾上腺类物质	腹、盆部 CT 和 MRI、^{123}I 标记的间碘苄胍，突变基因筛查
原发性醛固酮增多症	肌无力，有早发性高血压和早发脑血管事件（＜40 岁）的家族史	心律失常（严重低钾血症时发生）	低钾血症（自发或利尿剂引起），偶然发现的肾上腺肿块	醛固酮/肾素比（纠正低钾血症、停用影像 RAA 系统的药物）	定性试验（盐负荷试验、地塞米松抑制试验）肾上腺 CT，肾上腺静脉取血

（一）原发性醛固酮增多症

原发性醛固酮增多症（PHA）简称原醛症，是由于肾上腺自主分泌过多醛固酮，而导致水钠潴留、高血压、低血钾和血浆肾素活性受抑制的临床综合征，常见原因是肾上腺腺瘤、单侧或双侧肾上腺增生，少见原因为腺癌和糖皮质激素可调节性醛固酮增多症。近年的报道显示该病在高血压中占 5%～15%，在难治性高血压中接近 20%。

诊断原发性醛固酮增多症的步骤分 3 步：筛查、盐负荷试验及肾上腺静脉取血（图 5-3）。筛查包括测量血浆肾素和醛固酮水平。尽管用醛固酮/肾素比率测定法来筛选所有高血压患者的前景乐观，但这种方法的应用还是有很多局限性，比率升高完全可能仅由低肾素引起。阳性结果应该基于血浆醛固酮水平升高（＞15 ng/dL）和被抑制的低肾素水平。因此，筛查仅被推荐用于以下高度可能患有原发性醛固酮增多症的高血压患者：①没有原因的难以解释的低血钾；②由利尿剂引发的严重的低钾血症，但对保钾药有抵抗；③有原发性醛固酮增多症的家族史；④对合适的治疗有抵抗，而这种抵抗又难以解释；⑤高血压患者中偶然发现的肾上腺腺瘤。

高血压±低钾

↓

血浆醛固酮及肾素水平

（避免检查前使用利尿剂、ACEI、ARB、螺内酯等药物）

提示：肾素＜0.5 ng/（mL·h）

醛固酮＞15 ng/dL

排除：肾素＞0.5 ng/（mL·h）

醛固酮＜15 ng/dL

确诊：4小时口服2 L生理盐水后血浆醛固酮＞10 ng/dL，或盐负荷连续4天，第4天的24小时尿醛固酮＞14 μg/d（口服10～12 g NaCl，伴24小时尿钠＞200 mmol/d）

定位：CT或MRI

如果以上检查仍不能明确诊断，可行肾上腺静脉取样

治疗：单侧可手术切除；双侧或无法手术者可予螺内酯、依普利酮或阿米洛利＋氢氯噻嗪

图 5-3　原发性醛固酮增多症患者的诊断及治疗流程

如果需检测血浆醛固酮和肾素水平的话，无论是口服还是静脉都应进行盐抑制试验以明确自主性醛固酮增多症。如果存在，则应行肾上腺静脉取样，区分单侧性的腺瘤和双侧增生，并确定需经腹腔镜手术切除的腺体。CT 或 MRI 影像学可以帮助鉴别肾上腺腺瘤和双侧肾上腺增生症（图 5-4）。

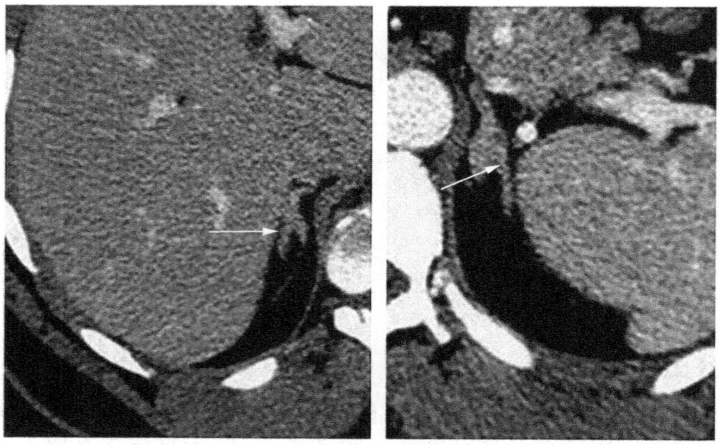

图 5-4　CT 提示的肾上腺肿块

CT 显示的左肾上腺肿块（右侧图片箭头处）与右侧肾上腺对比（左侧图片箭头处）

一旦诊断原发性醛固酮增多症并确立病理类型，治疗方法的选择就相当明确：单发腺瘤应通过腹腔镜行肿瘤切除术；双侧肾上腺增生的患者可予以醛固酮受体拮抗剂治疗，螺内酯或依普利酮，必要时还可给予噻嗪类利尿剂和其他降压药。腺瘤切除后，约有半数患者血压会恢复正常，而另一些尽管有所改善但仍是高血压状态，这可能与原来就存在的原发性高血压或长期继发性高血压损害引起的肾脏有关。

(二)皮质醇增多症

皮质醇增多症又称库欣综合征，是由于多种病因引起肾上腺皮质长期分泌过量皮质醇所产生的一组综合征(表 5-8)。80%的库欣综合征患者均有高血压，如不治疗，可引起左心室肥厚和充血性心力衰竭等，其存在时间越长，即使病因去除后血压恢复正常的可能性也越小。

表 5-8 库欣综合征的病因分类及相对患病率

病因分类	患病率
一、内源性库欣综合征	
1.ACTH 依赖性库欣综合征	
垂体性库欣综合征(库欣病)	60%～70%
异位 ACTH 综合征	15%～20%
异位 CRH 综合征	罕见
2.ACTH 非依赖性库欣综合征	
肾上腺皮质腺瘤	10%～20%
肾上腺皮质腺癌	2%～3%
ACTH 非依赖性大结节增生	2%～3%
原发性色素结节性肾上腺病	罕见
二、外源性库欣综合征	
1.假库欣综合征	
大量饮酒	
抑郁症	
肥胖症	
2.药物源性库欣综合征	

ACTH:促肾上腺皮质激素;CRH:促皮质素释放激素。

推荐对以下人群进行库欣综合征的筛查:①年轻患者出现骨质疏松、高血压等与年龄不相称的临床表现;②具有库欣综合征的临床表现，且进行性加重，特别是有典型的症状如肌病、多血质、紫纹、瘀斑和皮肤变薄的患者;③体重增加而身高百分位下降，生长停滞的肥胖儿童;④肾上腺意外瘤患者。如果临床特点符合，则通过测定 24 小时尿游离皮质醇或血清皮质醇昼夜节律检测进行筛查。当初步检测结果异常时，则应行小剂量地塞米松抑制试验进行确诊。当存在有异常筛查结果时，多数学者建议行另一项额外的大剂量地塞米松抑制试验，即每 6 小时口服 2 mg 地塞米松共服 2 天，然后测定尿液中游离皮质醇和血浆皮质醇水平。如果库欣综合征是由垂体 ACTH 过度分泌所致双侧肾上腺增生，那么尿游离皮质醇与对照组 2 mg 剂量相对比将被抑制到 50%以下，而异位 ACTH 综合征对此负反馈机制不敏感。血浆 ACTH 测定有助于区分 ACTH 依赖性和 ACTH 非依赖性库欣综合征。肾上腺影像学包括 B 超、CT、MRI 检查。推荐首选双侧肾上腺 CT 薄层(2～3 mm)增强扫描。对促皮质激素释放激素的反应及下颞骨岩下窦取样可用来确定库欣综合征的垂体病因。治疗主要采用手术、放射治疗(简称放疗)及药物方法治疗基础疾病，降压治疗可采用利尿剂或与其他降压药物联用。

(三)嗜铬细胞瘤

嗜铬细胞瘤是一种少见的由肾上腺嗜铬细胞组成的分泌儿茶酚胺的肿瘤，副神经节瘤是更加罕见的发生于交感神经和迷走神经神经节细胞的一种肾上腺外肿瘤。在临床上，嗜铬细胞瘤泛指分泌儿茶酚胺的肿瘤，包括了肾上腺嗜铬细胞瘤和功能性的肾上腺外的副神经节瘤。嗜铬细胞瘤大部分是良性肿瘤。嗜铬细胞瘤可发生在所有年龄段，主要沿交感神经链分布，较少发生在迷走区域。约15％的嗜铬细胞瘤是肾上腺外的，即副神经节瘤。

剧烈的血压波动及发作性的临床症状，常提示嗜铬细胞瘤的可能。然而在50％的患者中，高血压可能是持续性的。高血压可能合并头痛、出汗、心悸等症状。在以分泌肾上腺素为主的嗜铬细胞瘤患者中，由于血容量的下降和交感反射减弱易发生直立性低血压。如果在弯腰、运动、腹部触诊、吸烟或深吸气时引起血压反复骤升并在数分钟内骤降，应高度怀疑嗜铬细胞瘤。在发作期间可测定血或尿儿茶酚胺或血、尿间羟肾上腺素类似物，主要包括血浆甲氧基肾上腺素、血浆甲氧基去甲肾上腺素和尿甲氧基肾上腺素、尿甲氧基去甲肾上腺素。应用CT或MRI进行肿瘤定位。

嗜铬细胞瘤多数为良性肿瘤，约10％的嗜铬细胞瘤为恶性。手术切除效果较好，手术前应使用α受体阻滞剂，手术后血压多能恢复正常。手术前或恶性病变已多处转移无法手术者，可选用α和β受体阻滞剂联合治疗。

三、主动脉缩窄

主动脉缩窄多数为先天性，少数由多发性大动脉炎所致。先天性主动脉缩窄可发生在胸主动脉或腹主动脉，常起源于左锁骨下动脉起始段远端或动脉导管韧带的远端。主动脉缩窄的典型特征有上臂高血压、股动脉搏动微弱或消失、背部有响亮杂音。二维超声可检测到病变，诊断需依靠主动脉造影(图5-5)。治疗主要为介入扩张支架置入或血管手术。病变纠正后患者可能仍然有高血压，应该仔细监测并治疗。

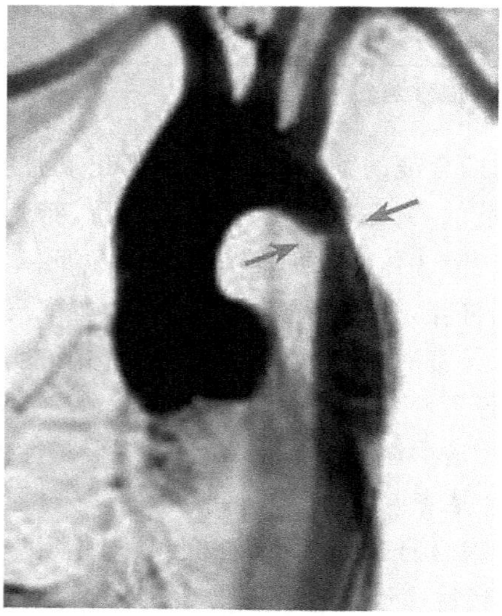

图5-5 主动脉造影提示降主动脉缩窄

降主动脉缩窄(箭头示)

四、妊娠期高血压

妊娠合并高血压的患病率占孕妇的5％～10％，妊娠合并高血压分为慢性高血压、妊娠期高血压和先兆子痫/子痫 3 类。慢性高血压指的是妊娠前即证实存在或在妊娠的前 20 周即出现的高血压;妊娠期高血压为妊娠 20 周以后发生的高血压,不伴有明显蛋白尿,妊娠结束后血压可以恢复正常;先兆子痫定义为发生在妊娠 20 周后首次出现高血压和蛋白尿,常伴有水肿与高尿酸血症,可分为轻、重度,如出现抽搐可诊断为子痫。对于妊娠高血压,非药物措施(限盐、富钾饮食、适当活动、情绪放松)是安全有效的,应作为药物治疗的基础。由于所有降压药物对胎儿的安全性均缺乏严格的临床验证,而且动物试验中发现一些药物具有致畸作用,因此,药物选择和应用受到限制。妊娠期间的降压用药不宜过于积极,治疗的主要目的是保证母子安全和妊娠的顺利进行。必要时谨慎使用降压药,常用的静脉降压药物有甲基多巴、拉贝洛尔和硫酸镁等;口服药物包括 β 受体阻滞剂或钙通道阻滞剂。妊娠期间禁用 ACEI 或 ARB。

五、神经源性高血压

神经系统与血压调控密切相关。多种中枢和周围神经系统病变可以导致高血压。其机制主要与颅内压增高使血管舒缩中心的交感神经系统冲动增加及自主神经功能障碍有关。当今世界,社会压力大,精神心理疾病患病率大大提高,而精神心理异常可通过多种渠道导致血压升高,成为双心医学探讨的主要内容。

(一)颅内压增高与高血压

正常成人颅腔是由颅底骨和颅盖骨组成的腔体,有容纳和保护其内容物的作用。除了出入颅腔的血管系统(特别是颈静脉)及颅底孔(特别是枕骨大孔)与颅外相通外,可以把颅腔看作一个完全密闭的容器,而且由于组成颅腔的颅骨坚硬而不能扩张,所以每个人的颅腔容积是恒定的。

1.病因

(1)脑血管疾病:包括脑出血、蛛网膜下腔出血、大面积脑血栓形成、脑栓塞和颅内静脉窦血栓形成等。

(2)颅内感染性疾病:如病毒、细菌、结核、真菌等引起的脑膜炎、脑炎、脑脓肿等。

(3)颅脑损伤:如脑挫裂伤、颅内血肿、手术创伤、广泛性颅骨骨折、颅脑火器伤、外伤性蛛网膜下腔出血等。

(4)颅内占位性病变:包括各种肿瘤、脓肿、血肿、肉芽肿、囊肿、脑寄生虫等。

(5)各种原因引起的交通性和非交通性脑积水。

(6)各种原因引起的缺血缺氧代谢性脑病:如呼吸道梗阻、窒息、心搏骤停、肝性脑病、酸中毒、一氧化碳中毒、铅中毒、急性水中毒和低血糖等。

(7)未得到有效控制的癫痫持续状态。

(8)良性颅内压增高。

(9)先天性异常:如导水管的发育畸形、颅底凹陷和先天性小脑扁桃体下疝畸形等,可以造成脑脊液回流受阻,从而继发脑积水和颅内压增高狭颅症,由于颅腔狭小,限制了脑的正常发育,也常发生颅内压增高。

2.临床表现

(1)头痛是因为颅内有痛觉的组织(如脑膜、血管和神经)受到压力的牵张所引起。颅内压增高引起的头痛的特点:头痛常是持续性的,伴有阵发性的加剧,常因咳嗽或打喷嚏等用力动作而加重。头痛的部位以额、颞、枕部明显;头痛的性质呈胀痛或搏动性疼痛;急性颅内压增高的患者，头痛常非常剧烈，伴烦躁不安，并常进入昏迷状态。儿童及老年人的头痛相对较成年人为少。

(2)呕吐：呕吐是头痛的伴发症状，典型表现为喷射性呕吐，一般与饮食无关，但较易发生于进食后，因此患者常常拒食，可导致失水和体重锐减。也可见非喷射性呕吐。恶心、呕吐可因肿瘤直接压迫迷走神经核或第四脑室底部而引起。有人认为是因为迷走神经核团或其神经根受到刺激所引起。脑干肿瘤起源于迷走神经核团附近者，呕吐有时是其早期唯一的症状，可造成诊断上的困难，有时可误诊为“功能性呕吐”。

(3)视盘水肿：视盘水肿是颅内压增高的特征性体征之一。它是因颅内压增高使眼底静脉回流受阻所致。与颅内压增高发生发展的时间、速度和程度有关。颅内压增高早期或急性颅内压增高时，视盘水肿可不明显，对视力影响不大。而慢性颅内压增高的患者，70%以上均有视盘水肿，如视盘边界模糊，生理凹陷不清，静脉充盈、迂曲，视盘周围火焰状出血等。此时，视力减退。随着视盘水肿的加重，可继发视神经萎缩，常伴不可逆视力减退甚至失明。

(4)意识障碍：意识障碍的病理解剖学基础是颅内压增高导致的全脑严重缺血缺氧和脑干网状结构功能受累。患者可呈谵妄、呆木、昏沉甚至昏迷。

(5)库欣反应：是指在严重颅内压增高时出现的血压上升、心率缓慢和呼吸减慢等现象。其结果是确保一定的脑灌注压，使肺泡 O_2 和 CO_2 充分交换，增加脑供氧，是机体总动员和积极代偿的表现。

(6)复视：因展神经在颅底走行较长，极易受到颅内压增高的损伤，出现单侧或双侧展神经麻痹，早期表现为复视。颅内压增高持续较久的病例，眼球外展受限，甚至使眼球完全内斜。

(7)抽搐及去大脑强直：抽搐及去大脑强直多系脑干受压所致，表现为突然意识丧失、四肢强直、颈和背部后屈，呈角弓反张状。

(8)视野缺损：系后颅窝病变引起的脑室积水，第三脑室扩大压迫视交叉后部并引起蝶鞍的扩大所致。常可误诊为垂体瘤。

(9)脑疝的表现：颅内压升高到一定程度，部分脑组织发生移位，挤入硬脑膜的裂隙或枕骨大孔，压迫附近的神经、血管和脑干，产生一系列症状和体征。幕上的脑组织(颞叶的海马回、钩回)通过小脑幕切迹被挤向幕下，称为小脑幕切迹疝或颞叶钩回疝或海马沟回疝。幕下的小脑扁桃体及延髓经枕骨大孔被挤向椎管内，称为枕骨大孔疝或小脑扁桃体疝。一侧大脑半球的扣带回经镰下孔被挤入对侧分腔，称为大脑镰下疝或扣带回疝。

小脑幕切迹疝(颞叶钩回疝)：同侧动眼神经麻痹，表现为眼睑下垂，瞳孔扩大，对光反射迟钝或消失，不同程度的意识障碍，生命体征变化，对侧肢体瘫痪和出现病理反射。小脑幕切迹疝的临床表现。①颅内压增高：表现为头痛加重，呕吐频繁，躁动不安，提示病情加重。②意识障碍：患者逐渐出现意识障碍，由嗜睡、朦胧到浅昏迷、昏迷，对外界的刺激反应迟钝或消失，系脑干网状结构上行激活系统受累的结果。③瞳孔变化：最初可有时间短暂的患侧瞳孔缩小，但多不易被发现。以后该侧瞳孔逐渐散大，对光发射迟钝、消失，说明动眼神经背侧部的副交感神经纤维已受损。晚期则双侧瞳孔散大，对光反射消失，眼球固定不动。④锥体束征：由于患侧大脑脚受压，出现对侧肢体力弱或瘫痪，肌张力增高，腱反射亢进，病理反射阳性。有时由于脑干被推向对侧，使对侧大脑脚与小脑幕游离缘相挤，造成脑疝同侧的锥体束征，需注意分析，以免导致病变定侧的错误。⑤生命体征改变：表现为血压升高，脉缓有力，呼吸深慢，体温上升。到晚期，生命中枢逐渐衰竭，出现潮式或叹息样呼吸，脉频弱，血压和体温下降；最后呼吸停止，继而心跳亦停止。

枕骨大孔疝(小脑扁桃体疝)：①枕下疼痛、项强或强迫头位：疝出组织压迫颈上部神经根，或因枕骨大孔区脑膜或血管壁的敏感神经末梢受牵拉，可引起枕下疼痛。为避免延髓受压加重，机体发生保护性或反射性颈肌痉挛，患者头部维持在适当位置。②颅内压增高：表现为头痛剧烈，呕吐频繁，慢性脑疝患者多有视盘水肿。③后组脑神经受累：由于脑干下移，后组脑神经受牵拉，或因脑干受压，出现眩晕、听力减退等症状。④生命体征改变：慢性疝出者生命体征变化不明显；急性疝出者生命体征改变显著，迅速发生呼吸和循环障碍，先呼吸减慢，脉搏细速，血压下降，很快出现潮式呼吸和呼吸停止，如不采取措施，不久心跳也停止。与小脑幕切迹疝相比枕骨大孔疝的特点：生命体征变化出现较早，瞳孔改变和意识障碍出现较晚。

大脑镰下疝：引起病侧大脑半球内侧面受压部的脑组织软化坏死，出现对侧下肢轻瘫、排尿障碍等症状。一般活体不易诊断。

(10)与颅内原发病变相关的症状体征：主要是与病变部位相关的神经功能刺激症状或局灶体征，如癫痫、失语、智能障碍、运动障碍、感觉障碍和自主神经功能障碍等。

(11)心血管舒缩中枢障碍症状体征：可表现为血压忽高忽低，最高可在 29.3/18.7 kPa (220/140 mmHg)以上，最低在 12.0/8.0 kPa(90/60 mmHg)以下；伴心动过速、心动过缓或心律不齐。心率或心律、血压具有波动幅度大、不稳定及对药物干预敏感等特点。

(12)与血压增高相关的症状体征：头痛、头晕、心悸、气短、耳鸣、乏力等，甚至出现高血压所致的心、脑、肾、眼等靶器官损害的表现。

3.治疗

颅内原发疾病的治疗是解除颅内压增高所致高血压的根本，而降低颅压治疗是降低血压的直接手段，如手术清除颅内血肿、脓肿、肉芽肿、肿瘤等颅内占位病变；脑室穿刺引流或脑脊液分流，改善脑脊液循环；脑静脉血栓局部溶栓，促进脑静脉回流等。多数情况下，随着颅内压的下降，血压恢复或接近正常。所以对血压的调控应持谨慎的态度，不能盲目地予以降压药物干预。降颅内压治疗应当是一个平衡的、逐步的过程。从简单的措施开始，降颅内压治疗需同步监测颅内压和血压，以维持脑灌注压>9.3 kPa(70 mmHg)。具体措施如下。

(1)抬高头位：床头抬高 30°，可减少脑血流容积，增加颈静脉回流，降低脑静脉压和颅内压，且安全有效。理想的头位角度应依据患者 ICP 监测的个体反应而定，枕部过高或颈部过紧可导致 ICP 增加，应予以避免。

(2)止痛和镇静：当颅内压顺应性降低时，躁动、对抗束缚、行气管插管或其他侵入性操作等均可使胸腔内压和颈静脉压增高，颅内压增高；另焦虑或恐惧使交感神经系统功能亢进，导致心动过速，血压增高，脑代谢率增高，脑血流增加，颅内压增高。因此，积极进行镇静治疗尤为重要。胃肠外镇静剂有呼吸抑制和血压降低的危险，所以必须先行气管插管和动脉血压监测，然后再用药。异丙酚是一种理想的静脉注射镇静药，其半衰期很短，且不影响患者的神经系统临床评估，还有抗癫痫及清除自由基作用，通常剂量为 0.3～4 mg/(kg·h)。应避免使用麻痹性神经肌肉阻滞剂，因其影响神经系统功能的正确评估。

(3)补液：颅内压增高患者只能输注等渗液，如 0.9%生理盐水，禁用低渗液如 5%右旋糖酐或 0.45%盐水。应积极纠正机体低渗状态(<280 mOsm/L)，轻度高渗状态(>300 mOsm/L)对病情是有利的。CPP 降低可使 ICP 反射性增加，可输注等渗液纠正低血容量。不应使用 5%或 10%葡萄糖溶液，禁忌使用 50%高渗葡萄糖溶液。因为会增加脑组织内乳酸堆积，加重脑水肿和神经元损害。当然，临床医师应根据患者血糖和血浆电解质含量动态监测及时调整补液种类和补液量。

(4)降颅压。①渗透性利尿剂:如甘露醇、甘油、高渗盐水等;②人血清蛋白:应用人血清蛋白可明显地增加血浆胶体渗透压,使组织间水分向血管中转移,从而减轻脑水肿,降低颅内压,尤其适用于血容量不足、低蛋白血症的颅内高压、脑水肿患者;③髓袢利尿剂:主要为呋塞米,作用于髓袢升支髓质部腔面的细胞膜,抑制 Na^{+} 和 Cl^{-} 重吸收;④糖皮质激素:主要是利用糖皮质激素具有稳定膜结构的作用减少了因自由基引发的脂质过氧化反应,从而降低脑血管通透性、恢复血管屏障功能、增加损伤区血流量及改善 Na^{+}-K^{+}-ATP 酶的功能,使脑水肿得到改善。

(5)巴比妥类药物:巴比妥类药物具有收缩脑血管、降低脑代谢率、抑制脑脊液分泌、减低脑耗氧量和脑血流量及抑制自由基介导的脂质过氧化作用。大剂量巴比妥可使颅内压降低。临床试验证实,输入戊巴比妥负荷剂量 5~20 mg/kg,维持量 1~4 mg/(kg·h),可改善难治性颅内压增高。美国和欧洲脑卒中治疗指南推荐可用大剂量巴比妥类药物治疗顽固性高颅压,但心血管疾病患者不宜使用。

(6)过度通气:过度换气可使肺泡和血中的二氧化碳分压降低,导致低碳酸血症,低碳酸血症使脑阻力血管收缩和脑血流减少,从而缩小脑容积和降低颅内压。也有认为是增加呼吸的负压使中心静脉压下降,脑静脉血易于回流至心脏。因而使脑血容量减少。但当 $PaCO_2$ 低于 4.0 kPa(30 mmHg)时,会引起脑血管痉挛,导致脑缺血缺氧,加重颅内高压。以往认为采用短时程(<24 小时)轻度过度通气($PaCO_2$ 4.0~4.7 kPa(30~35 mmHg)),这样不但可以降低颅内压,而且不会导致和加重脑缺血。近年来随着脑组织氧含量直接测定技术的问世,研究发现短时程轻度过度通气亦不能提高脑组织氧含量,相反会降低脑组织氧含量。所以,国内外学者已不主张采用任何形式过度通气治疗颅内高压,而采用正常辅助呼吸,维持动脉血 $PaCO_2$ 在正常范围为宜。

(7)亚低温治疗:动物试验证实,温度升高使脑的氧代谢率增加,脑血流量增加,颅内压增高,尤其是缺血缺氧性损伤恶化。通常每降低 1 ℃,脑耗氧量与血流量即下降 6.7%,有资料表明当体温降至 30 ℃时,脑耗氧量为正常时的 50%~55%,脑脊液压力较降温前低 56%。因此,首先应对体温增高的患者进行降温治疗(应用对乙酰氨基酚、降温毯、吲哚美辛等)。近年来,随着现代重症监护技术的发展,亚低温降颅压治疗的研究发展很快。无论是一般性颅内压增高还是难治性颅内压增高,亚低温治疗都是有效的,且全身降温比孤立的头部降温更有效。降温深度依病情而定,以 32~34 ℃为宜,过高达不到降温目的,过低有发生心室纤颤的危险。降温过程中切忌发生寒战、冻伤及水电解质失调,一般持续 3~5 天即可停止物理降温,使患者自然复温,逐渐减少用药乃至停药。在欧洲、美国、日本等国家已推广使用。但由于亚低温治疗需要使用肌肉松弛药和持续使用呼吸机,目前国内中小医院尚难以开展此项技术。

(8)减少脑脊液:以迅速降低颅内压,缓解病情。也是常用的颅脑手术前的辅助性抢救措施之一。①脑脊液外引流:是抢救脑疝危象患者的重要措施。控制性持续性闭式脑室引流,既可使脑脊液缓慢流出以将颅内压控制在正常范围,从而避免突然压力下降而导致脑室塌陷、小脑上疝、脑充血、脑水肿加重或颅内压动力学平衡的紊乱,而且有利于保持引流的通畅。关闭式引流有利于预防感染。②脑脊液分流术:不论何种原因引起的阻塞性或交通性脑积水,凡不能除去病因者均可行脑脊液分流术。根据阻塞的不同部位,可使脑脊液绕过阻塞处到达大脑表面,再经过蛛网膜颗粒吸收,以达到降低颅内压的目的。或将脑脊液引流到右心房或腹腔等部位而被吸收。若分流术成功,效果是比较肯定的。常用的脑脊液分流方法有侧脑室-枕大池分流术、侧脑室-右心房分流术、侧脑室-腹腔引流术、腰椎蛛网膜下腔-腹腔分流术。目前临床最常用的是侧脑室-腹腔引流术。③乙酰唑胺:一种碳酸酐酶抑制剂,它能使脑脊液产生减少 50%,从而降低颅内压。

常用剂量是每次 0.25 g，每天 3 次。

(9)颅内占位病变：如肿瘤、脑脓肿等颅内占位性病变应手术切除，若不能切除可考虑脑室引流或行颅骨切开去骨瓣减压，可迅速降低颅内压。有学者认为，通过各种降颅压措施，如脱水、过度换气、巴比妥昏迷、亚低温等治疗不能控制的颅内高压，应考虑标准大骨瓣开颅术。

(10)去大骨瓣减压术：能使脑组织向减压窗方向膨出，以减轻颅内高压对重要脑结构的压迫，尤其是脑干和下丘脑，以挽救患者生命。但越来越多的临床实践证明去大骨瓣减压术不但没有降低重型颅脑伤患者死残率，而且可能会增加重型颅脑伤患者残死率。原因：①去大骨瓣减压术会导致膨出的脑组织在减压窗处嵌顿、嵌出的脑组织静脉回流受阻、脑组织缺血水肿坏死，久之形成脑穿通畸形；②去大骨瓣减压术不缝合硬脑膜会增加术后癫痫发作；③去大骨瓣减压术会导致脑室脑脊液向减压窗方向流动，形成间质性脑水肿；④去骨瓣减压术不缝合硬脑膜，使手术创面渗血进入脑池和脑室系统，容易引起脑积水；⑤去大骨瓣减压术不缝合硬脑膜会导致脑在颅腔内不稳定，会引起再损伤；⑥去大骨瓣减压术不缝合硬脑膜会增加颅内感染、切口裂开机会等。

(11)预防性抗癫痫治疗：越来越多的临床研究表明使用预防性抗癫痫药不但不会降低颅脑损伤后癫痫发生率，而且会加重脑损害和引起严重毒副反应。严重脑挫裂伤脑内血肿清除术后是否常规服用预防性抗癫痫治疗仍有争议，也无任何大规模临床研究证据。国外学者不提倡预防性抗癫痫治疗。但若颅脑损伤患者一旦发生癫痫，则应该正规使用抗癫痫药。

(12)高压氧治疗：当动脉二氧化碳分压正常而氧分压增高时，也可使脑血管收缩，脑体积缩小，从而达到降颅内压的目的。在两个大气压下吸氧，可使动脉氧分压增加到 133.3 kPa (100 mmHg)以上，使增高的颅内压下降 30%，然而这种治疗作用只是在氧分压维持时才存在。如血管已处于麻痹状态，高压氧则不能起作用。有文献报道高压氧吸入后因肺泡与肺静脉氧分压差的增大，血氧弥散量可增加近 20 倍，从而大大提高组织氧含量，可中断因为脑缺血缺氧导致的脑水肿，可促进昏迷患者的觉醒，减少住院天数，能显著改善脑损伤患者的认知功能障碍，有利于机体功能的恢复，对抢救生命和提高生存质量有较好的疗效。绝对禁忌证：未经处理的气胸、纵隔气肿，肺大疱，活动性内出血及出血性疾病，结核性空洞形成并咯血，心脏二度以上房室传导阻滞。相对禁忌证：重症上呼吸道感染，重症肺气肿，支气管扩张症，重度鼻窦炎，血压高于 13.3/21.3 kPa(160/100 mmHg)，心动过缓<50 次/分，未做处理的恶性肿瘤，视网膜脱离，早期妊娠(3 个月内)。

(13)调控血压：调控血压时应考虑系统动脉血压与颅内压和脑灌注压的关系。尤其是脑卒中急性期的血压管理，脑卒中急性期降压治疗目前仍无定论。由于病灶周边脑组织的充分血液供应对挽救缺血半暗带区濒危脑细胞至关重要，而这时 CBF 自我调节机制受损，CPP 严重依赖 MAP，但血压过高也会引起血-脑屏障破坏及其他相关脏器功能损伤。大量研究结果表明，75%以上的脑卒中患者急性期血压升高，尤其是那些既往有高血压病史的患者。在脑卒中发生后的 1 周内、血压有自行下降的趋势、有些患者数小时内即可看到血压明显降低。因此，对脑卒中急性期的血压，要持慎重的态度，而非简单的降低血压。

(二)自主神经功能障碍与高血压

自主神经主要分布于内脏、心血管和腺体。由于内脏反射通常是不能随意控制，故名自主神经。自主神经系统的功能在于调节心肌、平滑肌和腺体的活动，交感和副交感神经对内脏的调节具有对立统一作用。血管运动中枢位于脑干，它通过胸腰段交感神经元及第Ⅸ、Ⅹ对脑神经(副交感神经)对主动脉弓、窦房结、颈动脉压力感受器的控制，调节和维持交感神经和副交感神经的相对平衡，保持心血管系统的稳定性。因此，凡累及自主神经系统的病变大多可引起血压的变化。

1.脊髓损伤后自主神经反射不良

自主神经反射不良（AD）或称自主神经反射亢进，是指脊髓 T_6 或以上平面的脊髓损伤（SCI）而引发的以血压阵发性骤然升高为特征的一组临床综合征。常见的 SCI 的病因有外伤、肿痛、感染等。

2.致死性家族性失眠症

致死性家族性失眠症（FFI）是罕见的家族性人类朊蛋白（PrP）疾病，是常染色体显性遗传性疾病，也是近年来备受关注的人类可传播性海绵样脑病（TSH）之一。

3.吉兰-巴雷综合征与高血压

吉兰-巴雷综合征（GBS）是一类免疫介导的急性炎性周围神经病。临床特征为急性起病，症状多在 2 周左右达到高峰，主要表现为多发神经根及周围神经损害，常有脑脊液蛋白-细胞分离现象，多呈单时相自限性病程，静脉注射免疫球蛋白和血浆置换治疗有效。该病还包括急性炎性脱髓鞘性多发神经根神经病（AIDP）、急性运动轴索性神经病（AMAN）、急性运动感觉轴索性神经病（AMSAN）、Miller Fisher 综合征（MFS）、急性感觉神经病（ASN）等亚型。其中 AIDP 和 ASN 常损害自主神经，引起包括血压波动在内的诸多自主神经功能障碍的症状体征。国外报道 GBS 自主神经损害发生率 65％，国内杨清成报道 54％，鹿寒冰等报道 39.4％，略低于国外。因自主神经的损害与 GBS 预后直接相关，临床上应引起足够的重视。

4.自主神经性癫痫

自主神经性癫痫又称间脑癫痫、内脏性癫痫等。间脑位于中脑之上，尾状核和内囊的内侧，可分为五个部分，即丘脑、丘脑上部、丘脑底部、丘脑后部、丘脑下部，后者是自主神经中枢。间脑癫痫是指这个部位病变引起的发作性症状，实际上病变并非累及整个间脑。但由于这一名称应用已久，所以至今仍被临床上沿用。这是一种不同病因引起的下丘脑病变导致的周期性发作性自主神经功能紊乱综合征。同其他自主神经病变一样，此类癫痫可致阵发性血压的升高，临床表现复杂多样，且缺乏特异性，易误诊。

（张田生）

第三节　特殊类型高血压

一、老年高血压

欧美国家一般以＞65 岁为老年的界限。中华医学会老年医学会根据世界卫生组织西太平洋地区会议所定而提出的老年界限为＞60 岁。由于老年人的绝对人数和占人口的构成比正在不断增长；在影响老年人健康长寿和生命质量的主要疾病（如脑血管病、心力衰竭、心肌梗死等）中，高血压是一个重要的危险因素；老年高血压在发病机制、临床表现、治疗与预后等方面具有某些特殊性。因此，老年高血压的问题日益成为医学界甚至全社会关注的焦点。老年高血压是指年龄 60 岁以上，血压值持续或非同日 3 次以上升高，即收缩压（SBP）达到或超过 18.7 kPa（140 mmHg）和（或）舒张压（DBP）达到或超过 12.0 kPa（90 mmHg）。若收缩压达到或超过 18.7 kPa(140 mmHg)而舒张压低于 12.0 kPa(90 mmHg)，称为老年单纯收缩期高血压。

(一)流行病学

全国高血压抽样调查结果，年龄 55～64 岁、65～74 岁与≥75 岁的高血压患病率分别为 29.4%、41.9%和 51.2%；60 岁以后各年龄组女性的高血压患病率均高于男性；60 岁以上单纯收缩期高血压的患病率为 7.13%，女性高于男性，南方高于北方。在大多数人群中，SBP 和 DBP 随年龄而上升。在 50～60 岁以后，SBP 继续上升直至 70～80 岁，但 DBP 稍有下降。老年高血压患者中，一部分患者是由老年期前的各种高血压延续而来；而另一些患者随着年龄的增加伴有血脂异常、糖尿病，在此基础上大动脉发生粥样硬化，其大动脉的顺应性减低及弹性变弱，使血管壁的纤维增生，从而使血压增高。

(二)发病机制

老年高血压的发病机制和病理生理特点除了与中青年人有相同之处外，其心血管等系统的老龄化与高血压发病也有密切关系。老年高血压发病率高的原因可能有以下几点。

1.大动脉顺应性减退

老年人动脉壁发生许多变化，包括粥样硬化与纤维性硬化。前者分布呈局灶性，如冠状动脉、腹主动脉、股动脉、颈动脉，病变主要在内膜层，引起管腔狭窄，影响血流传输导致组织缺血或梗死；后者分布呈弥漫性，病变累及动脉壁全层，以中层为主，引起管腔扩张，影响缓冲功能。大动脉纤维性硬化导致大动脉弹性减退，管壁扩张性降低，管腔舒张顺应性下降，使压力波传导速度加快，压力反射波的叠加从舒张期提前至收缩期，最终导致心脏射血阻力增加、收缩压增高；舒张期顺应性降低、舒张压下降；脉压增大。在老年高血压患者可见收缩期压力波经常有一个突然跃升的增强阶段，而舒张期压力波形的切迹则消失，这个增强阶段就是提前到达的压力反射波叠加所致。因此，无论心排血量正常或降低，随着年龄增长，收缩压逐步升高，脉压增大。动脉内皮功能异常及局部组织肾素-血管紧张素系统激活也是大动脉顺应性减退的原因。血压升高本身可降低大动脉顺应性，随着血压升高，动脉壁上压力负荷的主要承担部分由弹性纤维向非弹性胶原转移。影响大动脉顺应性减退的其他因素有身材较矮、糖尿病、血脂异常、高盐摄入等。近年还发现血管紧张素Ⅱ受体 AT_1 的基因多态性与大动脉顺应性有关。

2.周围血管阻力升高

老年人随着年龄增长，由于小动脉壁的透明样变性和结构重塑，小动脉管壁增厚，壁/腔比值增加，管腔变小，血流阻力增大，小动脉对血管活性物质的收缩反应性也增强，收缩压也随之增高。因此，老年高血压以收缩压升高为主要特征，血流动力学特点是低心排血量和系统血管阻力明显增高，而心排血量比血压水平相同的年轻高血压患者约低 25%。

3.肾脏排钠能力减退

随着年龄增长，肾脏皮质变薄，有效的肾单位减少，肾小球滤过率降低，肾曲小管的浓缩能力减弱。尽管尿量未减少甚至夜尿反而增多，但肾脏的排钠能力却下降。钠盐摄入量增加即可导致水钠潴留，致使血压增高。因此，老年人盐敏感性高血压的发病率也有随增龄而增高的趋势。此外，肾脏血液灌注减少这种增龄性改变在老年高血压患者中更为显著。

4.交感神经系统 α 受体功能亢进

老年人灭活和清除去甲肾上腺素的能力减弱，血浆去甲肾上腺素浓度上升。同时，血管平滑肌细胞上的 β 受体数目随年龄增长而减少，而 α 受体数目不变或相对增多。这样导致 α 受体功能亢进，血管收缩力加强，尤其在体力活动和外界环境条件(如气温等)改变时。

5.血小板功能增强

血小板释放功能也随年龄增长而增强，储存于血小板内的血管活性物质，如血栓素 B_2（TXB_2）、血栓球蛋白（β-TG）、血小板第 4 因子（PF_4）、5-羟色胺（5-HT）等较多的释放入血浆。已经证实，在老年高血压患者血浆中 TXB_2、β-TG、PF_4、5-HT 等物质的浓度升高。5-HT 是一个较弱的缩血管活性物质，但对有粥样硬化的血管则有较强的缩血管作用。另外，伴随血流动力学改变，血流速度缓慢及纤维蛋白原含量增加或立体构型改变，可使血液黏滞度增大，进一步增加血管阻力。

近年来发现，老年高血压患者有动脉内皮功能改变，抗黏附性减退促使血小板聚集释放；内皮细胞合成释放一氧化氮（NO）与前列环素减少又进一步加强血小板聚集释放。

6.压力感受器缓冲血压能力减退与失衡

随着年龄增长，位于主动脉弓和颈动脉窦的压力感受器敏感性降低，影响对体循环血压波动的缓冲能力。然而，位于心肺循环的低压压力感受器功能则仍然正常。因此，老年人对体循环血压的调节能力明显减退。

（三）临床特点

1.单纯收缩期高血压多见

老年高血压的临床特点是单纯收缩期高血压多见，即收缩压和舒张压有分离现象。根据 WHO/ISH 的定义，单纯收缩期高血压的概念：SBP≥18.7 kPa（140 mmHg）和 DBP＜12.0 kPa（90 mmHg）。由于收缩压增高、舒张压下降，因此脉压常增大（＞6.7 kPa（50 mmHg））。

据统计，老年单纯收缩期高血压占半数以上，而且随着年龄的增加逐渐增多。Framingham 研究对年龄在 65～89 岁的老年人进行了统计，男性单纯收缩压增高占 57.4%，单纯舒张压增高仅占 12.4%；女性单纯收缩压增高占 65.1%，单纯舒张压增高仅占 7.1%；老年人群中单纯收缩期高血压约占 60%。

我国统计资料显示，60 岁及 60 岁以上的人群中，单纯收缩期高血压患病率为 21.5%，占老年高血压总人数的 53.2%，因此，单纯收缩期高血压是老年高血压最常见的类型，也是老年高血压最重要的特征。收缩期高血压的患病率随着年龄的增长而升高，老年女性比老年男性更为常见，农村老年人单纯收缩期高血压的患病率高于城市。

老年人主动脉弹性下降是导致单纯收缩压增高的主要原因。有试验证实，年轻人要大容量心室输出才能使主动脉的压力达到 26.7 kPa（200 mmHg），而老年人相当小的心排血量即可使主动脉压力超过 26.7 kPa（200 mmHg）。主动脉收缩压升高的主要机制是每次心脏收缩产生压力波，由主动脉将压力波传向远端动脉分支，当压力波遇到阻力后即产生反射波折回主动脉，此时主动脉的压力为压力波和反射波的叠加。正常情况下，大动脉压力波的传导速度比较慢，反射点主要在小的阻力血管，因此反射波返回主动脉的时间是在心脏的舒张期，这种状态可以保持较好的平均血压水平，以及心脏和血管之间的良好耦联。老年人增龄和高血压导致大动脉粥样硬化时，大动脉僵硬度增高，顺应性下降，使大动脉压力波的传导速度明显加速，反射点在靠近心脏的大动脉，反射波的折回时间提前至收缩期，因此主动脉血压出现收缩晚期高峰，同时导致了舒张压降低，脉压增大。因此，老年人单纯收缩期高血压发病率增加，主动脉粥样硬化、主动脉弹性下降是主要原因。

收缩期高血压及脉压的增大，增加了左心室后负荷，导致左心室肥厚，增加了心肌的耗氧量，改变冠状动脉的灌注及血流分布，降低了冠状动脉血流储备，加重了血管内皮功能紊乱及动脉壁的损害。因此单纯收缩期高血压对心血管损害很大。

2.血压波动大

老年高血压患者对情绪、体力活动或晨间清醒时的血压生理反应较中青年患者表现出较大的波动性。老年高血压无论 SBP 或者 DBP 均比中青年患者有较大的波动，尤其 SBP，这主要是因为老年患者主动脉弓压力感受器敏感性降低，血压调节功能减退，加上大动脉弹性减退，在心排血量变化时可出现较大的血压改变。因此，老年人血压波动范围明显大于中青年人。老年人一天内血压波动常在 5.3/2.7 kPa(40/20 mmHg)以上，个别可达 12.0/18.7 kPa (90/140 mmHg)。尤其是老年女性，24 小时收缩压的变化很大。此外，很多老年高血压患者(尤其是 80 岁以上的高龄患者)的血压特点是昼夜节律变化消失，夜间血压常升高。老年人收缩压在一年之中的变化范围也很大，大多表现为夏季较低、冬季较高。

3.假性高血压较多见

老年人中假性高血压表现也较多。由于临床上多以水银柱式血压计或电子血压计袖带法测定血压，这种无创性方法测定的血压并不能完全代表中心动脉血压。假性高血压产生的原因在于有严重动脉硬化的患者在使用仪器间接测量血压时，气袖压力常难于压迫住僵硬的肱动脉，以致出现测量值过高，产生“假性高血压”。间接法测量血压常获得较高的读数，甚至比直接法高 4.0 kPa(30 mmHg)以上。老年人动脉硬化发病率明显高于中青年人，也是老年患者中假性高血压较多，或实际中心动脉血压明显低于无创性血压测量值的原因。所以，如果发现患者有持续较高的血压，但无靶器官受累，而周围脉搏触诊缺乏弹性或上臂 X 线检查有血管钙化影，这时应高度怀疑假性高血压。由于假性高血压的血压测量值并非代表真正的中心动脉压，这些老年患者常不易耐受降压药物治疗，在服用降压药后可出现严重症状或并发症。因此，对于高龄或有明显主动脉硬化表现的老年患者，在首次应用降压药时应特别注意观察服药后的症状及表现。在评估老年人主动脉粥样硬化程度时，既往心血管等病史、X 线胸片、胸部 CT 及脉搏波速(PWV)测量等有一定的参考价值。

4.高血压并发症的发病率高

老年高血压的发病基础之一是动脉硬化，而收缩压的增加又会加重和加速动脉硬化。老年高血压患者靶器官损害和心脑血管并发症较中青年高血压患者多而重。有时可发生高血压性肥厚型心肌病，表现为左心室严重肥厚、左心室腔径狭小、舒张功能减退、收缩功能增强。由于老年人高血压多以收缩压增高为主，大动脉顺应性明显减退，加重了左心室后负荷与心脏做功，导致左心室肥厚，加以胶原纤维增多和淀粉样变，导致心脏舒张与收缩功能受损明显，容易发生心力衰竭。有资料统计，老年高血压患者心力衰竭发生率是非老年患者的 2 倍，冠心病发病率可以高 3 倍，冠心病患者中，有高血压病史者其病死率比无高血压病史者高 2.3～5.0 倍，特别是单纯收缩期高血压发生心脑血管疾病的风险更大。多危险因子干扰试验研究(MRFIT)显示，单纯收缩期高血压患者冠心病病死率较一般高血压患者更高，发生脑卒中和冠心病的危险分别增加 4 倍和 5 倍。

5.代谢综合征患病率高

Reaven 首先提出胰岛素抵抗和胰岛素抵抗综合征。胰岛素抵抗是指胰岛素生理功能反应受损现象。代谢综合征是由于胰岛素抵抗所致糖脂代谢失调和高血压，并伴有纤溶酶原激活抑制物(PAI-1)升高、内皮细胞功能紊乱、动脉粥样硬化的炎性反应及微量蛋白尿等。以高血压为主要临床表现的代谢综合征，老年人发病率较高，它与心血管疾病密切相关，是老年患者的常见病和致残、致死的重要原因。

代谢综合征的老年患者多与体重超重和腹型肥胖有关。有资料显示，50 岁以上人群代谢综合征的患病率是年轻人的 2～3 倍，60 岁以上老年人中，患代谢综合征者可达 20%，且患病率随年龄的增长而上升。因此，老年人是代谢综合征的高危人群。老年人糖尿病或糖耐量下降并发的代谢性高胰岛素血症是导致血压水平升高的常见原因。

6.直立性低血压发生率高

直立性低血压在老年高血压中较多见，尤其常见于降压治疗过程中。测定患者平卧 10 分钟时和被动站立 1 分钟及 5 分钟时的血压值，发现约 1/3 患者发生直立性低血压，并伴随头晕等症状。这些患者恢复到基础立位血压所需的时间也延长，而心率则无相应的改变，仅个别人表现为立位比卧位时的血压升高。老年人直立性低血压的发生可能与老年人血压调节机制障碍有关。老年人肾素活性偏低，肾素-血管紧张素-醛固酮系统水平随年龄增高而下调；老年人由于缺血或老年退行性改变，导致自主神经反应性血管收缩调节作用消退；老年人主动脉压力感受器敏感性减弱；以及老年人窦房结功能下降，在血压降低时心率反应性增速功能消退，使体位变化时心排血量代偿作用丧失等，均可能是老年人直立性低血压发生率较高的原因。它对于选择适宜的降压药和确定降压治疗时的血压目标值具有指导意义。α 受体阻滞剂、交感神经抑制剂等降压药加重直立性低血压，尤其在合并使用利尿剂时。由于压力感受器难以迅速调整或建立新的工作阈值，老年人不能承受急剧迅速地降压，故应避免短时间内大幅度降压。临床上必须强调经常测量立位血压。

7.盐敏感性高血压的发病率高

血压的盐敏感性系指在某些人群中，钠盐摄入量增加可明显导致血压增高。有资料提示，血压的盐敏感性与种族有明显相关性，同时盐敏感性高血压的发病率随年龄的增长而增加，在老年高血压患者特别是老年女性中更为明显，且有遗传倾向。

8.诊所高血压发现率高

诊所高血压又称“白大衣性高血压”，即有些患者在医院诊室检查时显示高血压，而在诊室外测血压正常，24 小时血压动态监测（ABPM）的平均血压也为正常[白昼血压＜17.3/11.3 kPa（130/85 mmHg）]。据有关资料统计，老年人诊所高血压表现者可高达 40%。诊所高血压虽多不引起心脏结构和功能的改变，但对靶器官的损害仍高于正常人，特别是男性病死率增高较明显。目前认为，诊所高血压可能与动脉硬化、胰岛素抵抗、左心室舒张功能不全及血管阻力变化等因素有关，治疗需要从改变生活方式、危险因子控制等方面进行干预。对于可能考虑为诊所高血压患者，ABPM 显然较诊所检测血压更为准确，因此应当推荐使用。此外，ABPM 还能观察 24 小时血压动态变化，为临床提供正确治疗的依据。最近，国外有临床资料显示，在家自测血压的患者比诊所测血压者具有更高的准确性和治疗依从性，高血压治疗效果也更明显。因此，提倡老年患者在医师指导下在家庭自测血压，可以避免诊所高血压，识别隐蔽性高血压，从而客观反映患者长期、真实的血压水平，有较积极的临床意义。

隐蔽性高血压是指在医院诊室内测血压正常，而在诊室外测血压高于正常的现象，ABPM 也高于正常[24 小时平均血压≥17.3/11.3 kPa（130/85 mmHg）]。此情况多见于吸烟、饮酒的老年男性，以及患有糖尿病、血清肌酐值偏高、体质指数（BMI）过高的老年人。这些患者易发展为单纯收缩期高血压，以后心血管事件及脑卒中的发生率也较高，因此，必须进行积极的抗高血压治疗。对血压的观察也应采用 ABPM 结合定期自测血压的方法。

9.体液成分改变常见

周围血浆肾素活性(PRA)随增龄而降低,约半数老年高血压是低肾素型。老年人血浆醛固酮水平常比中年人有显著降低,细胞外容量和血容量也显著减少。血浆儿茶酚胺常随增龄稍有增加,但β受体反应性随增龄与血压的升高反而减弱,因此老年高血压在运动时心率增快及β受体阻滞剂治疗中心率减慢等效应均减弱。然而,在有些应激情况下,如握力、冷加压时,老年高血压患者出现异常高的升压反应。

(四)诊断与鉴别诊断

对老年高血压的诊断评价主要包括以下三方面:确定是否有高血压存在,血压水平或严重程度;检查靶器官受损程度及与心脑血管病有关的危险因素;测定某些有助于制订治疗方案的指标。

对于首次就诊的老年患者应确定其基础血压状况。在老年人中测量血压的方法与在年轻人中相同,但由于血压变异随年龄的增长而增加,因此对于血压测量应注意:①应至少测非同日血压(每次测量3遍)3次才能确诊(血压很高、靶器官损伤很重而需紧急治疗者例外)。②怀疑有体位血压改变者,除测坐位血压外,还应测卧位、立位血压,当第一次就诊发现立位低血压时应在以后降压治疗过程中加测立位血压,用以确定治疗前血压和治疗终点血压,避免产生药物性立位低血压,准确合理选用降压药物、剂量和服药方式。③对已进行降压药物治疗,或需了解昼夜血压变化的老年患者可做24小时动态血压监测。④高血压患者在柯氏音第Ⅰ时相与第Ⅲ时相起始间可产生静止间歇,称"听诊间歇"。在听诊间歇前先扪及桡动脉大致确定SBP水平,然后充气皮囊至此水平以上约2.7 kPa(20 mmHg),以避免误以第Ⅲ时相起始点为SBP。听诊间歇在老年高血压患者中发生率较高。⑤如发现患者有较高血压读数,无靶器官受累,或诉低血压症状,但测左右臂血压仍很高的,应高度怀疑假性高血压。可采用简易的Osler试验辅助诊断,即袖带充气加压较患者收缩压高2.7～4.0 kPa(20～30 mmHg),如果这时仍可明显触摸到僵硬的桡动脉,表示Osler试验阳性。不过,现在发现Osler试验的个体内和个体间变异性很大,难以准确鉴别是否存在假性高血压。肯定的诊断需要做直接动脉内测压。这类患者不易耐受降压治疗,服用降压药可出现严重症状或并发症。⑥左右上臂DBP相差1.3 kPa(10 mmHg)以上,需考虑存在动脉粥样硬化或血栓形成、外周动脉(锁骨下动脉、上肢动脉等)闭塞或狭窄改变。

为评估患者靶器官损害及心血管疾病情况,应做常规12导联心电图、Holter、心脏超声及相关实验室检查。对于老年高血压患者,还需要根据其血压值,靶器官损害程度,存在的心血管疾病危险因素(如吸烟、肥胖、血脂异常和心血管病家族史等),并存的心、脑、肾、血管疾病及糖尿病等情况进行危险性评估,以制订治疗计划和判断患者的预后。

老年高血压的诊断需要排除继发性高血压,老年人继发性高血压发病率较年轻人低,主要为肾血管性高血压,而老年人肾动脉狭窄多为动脉粥样硬化所致。有些内分泌疾病如原发性醛固酮增多症、嗜铬细胞瘤、甲状腺功能亢进等也是老年人继发性高血压的病因。不少老年患者夜尿增加,容易失水、失钾,低血钾和夜尿并非一定是原发性醛固酮增多症的表现。如为经典性高血压,但近期有明显DBP上升,就要考虑是否因动脉粥样硬化病变引起肾动脉狭窄,但多数不宜手术治疗。老年人中如出现严重或顽固性高血压、原来控制良好的高血压突然恶化、高血压为突然发病表现及合并有周围血管病者,应高度怀疑继发性高血压的可能。

(五)治疗

1.治疗的益处

现有的大规模临床试验资料均已证明，在老年人中，无论是收缩压和舒张压均增高，或单纯收缩期高血压者，通过降压治疗对减少心血管疾病的发病和死亡均有益。例如，EWPHE、SHEP、MRC、STOP 证实老年人高血压采用利尿剂和 β 受体阻滞剂降压治疗有益，可以显著减少心、脑血管病的发生率与病死率。而且，在老年高血压患者中降压治疗获得的绝对益处甚至超过中青年患者。STONE、Syst-Eur、Syst-China 报道了二氢吡啶类钙通道阻滞剂长期治疗老年高血压和老年单纯收缩期高血压的结果，证实该疗法也能显著降低心、脑血管病的发生率，尤其是脑卒中。

2.适应证

根据我国和欧美各国目前的高血压治疗指南，对于符合高血压诊断的老年人，均应进行降压治疗。

3.治疗原则

与中青年人高血压治疗原则基本相同，但应根据老年人病理生理特点和个体差异制订治疗方案。

(1)遵循高血压总的治疗原则：应充分注意效益-危险比，将不良反应降至最小而获得最佳降压疗效，以达到防止靶器官损害的目的。

(2)积极控制血压：力求达到血压的目标值。

(3)个体化原则：老年高血压初始治疗宜从小剂量开始，逐渐加量。2、3 级高血压也可以使用标准剂量的多药联合，直至血压得到控制。

高血压治疗的主要目的是最大限度降低心血管病死亡和病残的总危险，在治疗高血压的同时，还应干预所有可逆性危险因素和处理同时存在的各种临床情况。

(4)治疗目标：根据 ESC/ESH 高血压指南、BHS Ⅳ指南及 2005 年中国高血压防治指南中提出的降压治疗目标，提出老年人与中青年人相同，应将血压降至＜18.7/12.0 kPa (140/90 mmHg)。对糖尿病和肾病患者，收缩压应降至 17.3 kPa(130 mmHg)以下，舒张压应降至 10.7 kPa (80 mmHg)以下。对老年人收缩压降至 18.7 kPa(140 mmHg)以下有困难者，可先控制在 20.0 kPa(150 mmHg)以下，但仍然应强调严格控制血压，如能耐受，还可进一步降低。

合并有冠心病的老年人，舒张压不宜过低，以免加重心肌缺血。有脑血管疾病的老年人，在脑血管疾病稳定或好转以前，可将血压控制在 13.3/21.3 kPa(160/100 mmHg)左右。在脑卒中急性期，为了维持脑梗死区域血流灌注压，对原有高血压的老年人，收缩压可维持在 29.3 kPa (220 mmHg)以下，舒张压可维持在 16.0 kPa(120 mmHg)以下。在收缩压＜24.0 kPa (180 mmHg)，舒张压＜14.0 kPa(105 mmHg)时可不急于降压。

在英国有学者提出，治疗后舒张压在 12.7～13.3 kPa(95～100 mmHg)或较低[11.3 kPa (85 mmHg)]时，患者心肌梗死的发病率和病死率较高。而舒张压为 11.3～12.0 kPa(85～90 mmHg)，则冠心病病死率较低，其解释为机体通过自动调节，在一定范围的灌注压下，维持重要器官供血。

(5)非药物治疗：非药物治疗是安全、有效的降压治疗，也是药物治疗的基础。

生活方式的优化与调整应首先考虑，包括降低超重(＞标准重 10%)、适当限制盐过多摄入、减少饱和脂肪酸和胆固醇摄入、戒烟酒、足够的钾钙镁摄入。坚持适量体力活动，可进行步行等轻中强度体育活动。经上海市高血压研究所30多年的观察，证明长期气功锻炼不但能稳定降压疗效，且可使脑卒中发生率降低50%左右，特别在老年患者依从性尤好，值得推广。

TONE试验对60～80岁1级高血压患者给予减轻体重和限钠摄入干预，随访15～36个月，结果发现干预组血压下降与对照组相比有显著性差异。

心理因素是影响老年高血压的重要因素，精神抑郁状态可增高血浆儿茶酚胺水平及交感神经活性，影响降压药物的疗效，因此，应对可能影响降压疗效的心理因素进行干预。

(6)药物治疗：国内外大量随机临床研究的资料已经显示，利尿剂、钙通道阻滞剂、血管紧张素转换酶抑制剂、血管紧张素Ⅱ受体阻滞剂、β受体阻滞剂等WHO推荐的一线药物对老年高血压患者均有效。由于老年高血压的病理基础是低肾素、低交感神经张力和高容量负荷，根据此特点，长效钙通道阻滞剂等扩血管药及利尿剂应为较好的选择。以往有些老的降压药，如利血平等，可诱发老年患者忧郁症和消化性溃疡，并可能加重帕金森症症状；神经节阻断剂如胍乙啶等可导致或加重老年人直立性低血压，故均不宜用于老年高血压患者；α受体阻滞剂也有引起直立性低血压的不良反应，对已有或可能发生该并发症的老年人也应慎用或禁用。老年人降压治疗时，应注意降压不宜过快、过猛，治疗应选择有更高安全性和耐受性的药物，逐步降压，尤其是在体质较弱和高龄老年患者中。许多老年高血压患者存在其他危险因素及靶器官损害等情况，这类患者治疗药物的选择要十分慎重。老年高血压患者在药物治疗期间，应注意体位血压变化情况，需同时测量立位血压，以排除直立性低血压，并评估降压治疗的体位效应。

1)钙通道阻滞剂(CCB)：CCB可作为治疗老年高血压的一线药物。CCB治疗高血压的主要特点是对老年患者有较好降压疗效，高钠摄入时不影响降压疗效，与非甾体抗炎药物合用时不干扰降压作用，对嗜酒患者仍有显著降压作用。它能降低外周血管阻力，有抗血小板凝集、防止动脉粥样硬化的形成、保护血管内膜、改善心肌供氧的作用。

Syst-China和Syst-Eur研究的观察对象均为老年单纯性收缩期高血压患者，同样使用二氢吡啶类钙通道阻滞剂硝苯地平为初始治疗，并与安慰剂做对照。结果显示，两个治疗组脑卒中危险性和所有心血管危险同对照组相比均有明显降低，试验提前结束。根据以上临床试验结果，ESH/ESC指南提出，老年收缩期高血压治疗的一线用药应选择二氢吡啶类CCB的长效制剂。CCB可以延缓或减轻动脉粥样硬化，使大动脉的顺应性改善，适合老年高血压和合并多种心血管危险因素的患者。

NORDIL研究是试用非二氢吡啶类CCB地尔硫䓬，观察治疗药物对减少致死性和非致死性脑卒中、致死性和非致死性心肌梗死，以及对其他心血管病死亡事件的作用。研究结果显示，地尔硫䓬能显著减少脑卒中的发生。由于非二氢吡啶类CCB除了有降低血压的作用外，还有降低心肌收缩力、降低心率及抗心肌缺血的作用，并能减少心房颤动的发生，对肾脏则有增加肾血流的作用。长期应用在逆转左心室肥厚方面可能优于二氢吡啶类CCB。

应该注意的是，非二氢吡啶类CCB与β受体阻滞剂合用时，仍要小心。因为到目前为止，依然有学者坚持CCB的负性肌力作用将诱发或加重心力衰竭。

2)利尿剂：迄今为止，利尿剂始终被列为一线抗高血压药物，多年来一直用于轻型高血压的治疗。由于年龄增加，钠水的处理能力降低，用噻嗪类药物可有助于缓解水钠潴留，但长期服用此类药物可造成多种代谢障碍，如低血钾、高血糖、高尿酸、脂代谢紊乱。故在应用时需密切注意代谢变化。

老年单纯收缩期高血压试用利尿剂的第一大型临床试验是SHEP研究，结果显示，收缩压下降了 1.6 kPa(12 mmHg),脑卒中和脑卒中病死率减少了 36%。ALLHAT 研究是观察比较利尿剂与氨氯地平和赖诺普利降压疗效的大型临床试验,结果显示,氯噻酮降低收缩压作用较其他两种降压药物更好。氯噻酮与氨氯地平或赖诺普利比较,在减少致命性冠心病或非致命性心肌梗死危险性方面效果相同。氯噻酮与赖诺普利相比,更有效减少脑卒中。与氨氯地平相比,能更有效减少充血性心力衰竭。

噻嗪类利尿剂长期使用可通过降压作用和减慢脉搏波的作用改善动脉的扩张性。吲达帕胺则兼有利尿及血管扩张作用,也可作为老年人常用的利尿剂类型。

3)血管紧张素转换酶抑制剂(ACEI):近年来,ACEI 类药物发展迅速。发现 ACEI 除了抑制 AngⅡ生成外,还能增加组织内缓激肽(BK)和血管紧张素(1～7)的水平。血管紧张素Ⅱ(AngⅡ)有引起血管收缩、平滑肌增殖、纤溶减弱及氧化应激作用,由此导致高血压及靶器官的损害。缓激肽和血管紧张素(1～7)的作用与 AngⅡ的作用完全相反,它们分别作用于特异性的 BK 受体与 AT(1～7)受体,引起血管扩张、血压下降及抗增殖等作用,协同拮抗 AngⅡ的不良反应,从而对心脏起到保护作用。

ANBP2 是比较 ACEI 与利尿剂对老年高血压效果的前瞻、开放性研究,对象为 65～84 岁高血压患者,随访 4.1 年。与利尿剂组相比,依那普利组首发心肌梗死的发生率降低了 32%,致死性心肌梗死与非致死性心肌梗死分别降低了 9%和 32%。

ACEI 作为高血压治疗的一线用药,有较强的血管扩张作用,可有效降低血压,无直立性低血压及反射性心率加快的不良反应,很适用于老年患者。尤其是对于高肾素活性和糖尿病患者,以及联合治疗时血压控制效果不理想的患者,该类药物有抗重塑效应,可逆转心室肥厚,改变心室结构,在逆转左心室肥厚方面作用明显优于其他降压药物。大量临床和试验证明,ACEI 不仅能降低血压,还能降低血糖和改善糖耐量,有明确的改善胰岛素抵抗的作用,因此有明显的心、脑、肾保护作用。ACEI 增加胰岛素敏感性的主要机制是通过扩张外周血管,增加骨骼肌的血流量,提高骨骼肌对葡萄糖的摄取和利用,降低血糖和改善了糖耐量,从而改善胰岛素抵抗。因此,对高血压合并胰岛素抵抗的老年糖尿病患者是较好的降压药物。

4)血管紧张素受体阻滞剂(ARB):血管紧张素Ⅱ受体亚型有 2 种,即 AT_1 和 AT_2。血管紧张素Ⅱ与 AT_1 受体结合产生的作用为血管收缩、醛固酮释放、交感张力增高和氧化应激反应。血管紧张素Ⅱ与 AT_2 受体结合则产生血管舒张、抗增殖等作用。ARB 可在血管紧张素受体水平阻断 AngⅡ与 AT_1 受体结合的不良反应,如血管收缩、醛固酮分泌、交感张力增高等,从而起到降低血压和靶器官保护作用。同时 ARB 还能发挥 AT_2 受体的有益作用,即扩张血管、抗增殖、调控凋亡等。ARB 通过激活 AT_2 受体,增加缓激肽、一氧化氮和环磷酸鸟苷这 3 种有益扩血管物质的释放,同时抗细胞增生,有利于保护心血管系统。

已有很多临床和试验研究显示,ARB 可以减少血管紧张素Ⅱ刺激产生的许多类型胶原纤维及生长因子,有调节动脉粥样硬化作用,因此也可以作为老年单纯收缩期高血压的较好治疗药物,适于较长期应用。此外,ARB 对改善心功能、降低蛋白尿有较明显的效果,临床应用不良反应少见,极少发生咳嗽。

5)β受体阻滞剂:高血压是慢性心力衰竭最常见的危险因子,高血压患者存在慢性β肾上腺素能刺激,神经内分泌因子促进了心脏的重塑,最终导致心功能减退。而左心室重构则是心力衰竭进展和恶化的主要机制。β受体阻滞剂可以通过抑制交感神经活性,防止心力衰竭进展或恶化。

然而,β受体阻滞剂可能出现不良反应,如收缩血管、增加心脏后负荷、减少肾脏血流灌注、中枢神经不良反应,如嗜睡、乏力等,而且β受体阻滞剂撤药时可能出现反跳,停药还必须逐步进行。β受体阻滞剂禁用于一度以上的房室传导阻滞、病态窦房结综合征和血流动力学不稳定的心力衰竭患者。伴有肥胖、血脂异常、糖耐量异常、代谢综合征的老年高血压患者长期应用β受体阻滞剂会导致胰岛素抵抗及糖耐量下降、血清总胆固醇和甘油三酯升高,并可能增加新发糖尿病。

因此β受体阻滞剂用于治疗高血压一直存在争议。英国成人高血压管理指南建议,除了合并心绞痛或心肌梗死外,不推荐β受体阻滞剂作为初始治疗高血压的一线药物,特别是55岁以上的高血压患者。

此外,很多基础及临床研究显示,β受体阻滞剂对中心动脉压和血管弹性的改善效果逊于钙通道阻滞剂和ACEI,因此对于没有特殊强适应指征的老年高血压患者,对于预防高血压的主要并发症——脑卒中,选用其他降压药物如长效钙通道阻滞剂或ACEI似更为合理。

然而,有资料认为,新型抗高血压药物卡维地洛具有α受体和β受体双重阻断作用,并有抗氧化、减少细胞因子不利作用,降低凋亡。其降压效果主要基于其α受体阻断介导的血管扩张、降低外周血管阻力,但又不影响心排血量和肾功能,因此有别于单纯β受体阻滞剂,不会导致传统β受体阻滞剂出现的代谢紊乱。因此,卡维地洛适用于老年高血压患者,以及伴有肾功能不全、外周动脉疾病、血脂异常、脑卒中后和合并糖尿病的患者,并有防治心力衰竭进展或恶化的作用。

6)其他:有研究发现,口服硝酸酯类药物可选择性地降低收缩压,对舒张压则降低不明显。可能是硝酸酯在体内形成NO,能直接舒张大动脉平滑肌,使大动脉的扩张性和顺应性增加,改善了大动脉弹性的结果。

近年来有临床试验显示,他汀类药物(阿托伐他汀)强化降低胆固醇治疗,能够缓解大动脉僵硬度及降低收缩压,可能与其影响内皮功能、调节肾素-血管紧张素系统、改善大动脉血管弹性有关。最近的ASCOT-LLA研究也表明,他汀类药物既可以减少高血压患者又可以减少非高血压患者的心血管病发病率及病死率。

胰岛素增敏剂治疗高血压的临床研究也取得一定效果,可能为今后高血压的治疗开辟新途径。

(7)降压药的联合应用:老年高血压降压药联合应用,可选择固定复合制剂或单药的联合使用。目前固定复合制剂多为ARB与利尿剂的复方剂型。两种单药联合近年来有大型临床试验研究结果的报道,ASCOT-BPLA研究显示,ACEI与CCB的联合明显优于β受体阻滞剂和利尿剂的联合。因此,临床对老年高血压联合用药多推荐CCB加ACEI或ARB。此外,利尿剂加ARB或ACEI也是较好选择。需要3种药物联合应用时,可在CCB、利尿剂基础上加用ACEI或ARB。当选择4种药物联合应用时,可考虑在以上3种药物联合应用中增加β受体阻滞剂或选择性α受体阻滞剂。

(8)注意事项。①平稳降压:老年人全身动脉硬化,急剧降压可能影响重要脏器的血流灌注,因此需要缓慢降压,在几周甚至更长时间逐渐将血压降至目标水平,为此应选用起效平稳的长效或缓释型降压药。为防止血压骤降,服药应从小剂量(成人常用剂量的半量)开始,根据血压的变化情况逐步增加剂量或联合用药。有条件应做动态血压监测,根据血压昼夜变化规律决定患者何时服药与调整剂量,使血压保持平稳下降。②重视药物不良反应:在老年人,药物的代谢动力学参数发生了许多变化，如生物利用度、分布、代谢与排泄。一般而言，老年人体内水分减少而脂肪含量相对增加，药物在体内的分布就有改变；老年人血浆清蛋白有所降低，药物与清蛋白结合减少，具有活性的游离药物浓度增加；老年人肝脏血流量减少，肝细胞药物代谢酶的合成能力降低，影响药物灭活；随着年龄增长，肾血流量相应降低，肾小球滤过功能也减弱，使老年人肾脏排泄药物的能力降低。上述改变导致同剂量的药物在老年人中往往血药浓度偏高，不良反应发生率可高于年轻人 2～3 倍。③注意降压药物不良反应及有选择地使用降压药：对合并慢性阻塞性肺疾病及二度以上心脏传导阻滞的老年患者，应避免使用非选择性β受体阻滞剂。对合并痛风、明显低钠或低钾血症者需慎用利尿剂。老年糖尿病患者不要首选利尿剂。ACEI 或 ARB 不宜应用于有血管神经性水肿病史者。此外，对合并前列腺肥大致排尿困难而无直立性低血压的老年高血压患者，可选择利尿剂或与其他药物联合应用。④降压药物的停药问题：当血压达到了目标值并控制稳定后，应当坚持按时服药，不能随意停药，也不宜任意改变服药时间和剂量，以免血压发生大的波动。因为血压波动过大可导致靶器官的损害，对于已有动脉硬化的老年患者危害更大。如服药后血压下降幅度过大，或产生低血压的相关症状，则应逐渐减少药物的种类和剂量，直至完全停药。⑤老年患者在应用国内外高血压指南推荐的降压药物时，只要血压控制理想，没有明显不良反应，则不论已用药物时间多长，可不必更换其他降压药物，因为这些药物长期应用均有保护靶器官的作用。但如使用降压药物后出现了不应产生的有关症状，并且与血压下降程度无关时，应考虑药物不良反应、患者可能为假性高血压或已有某些靶器官严重损害的可能，应及时停药并寻找原因，做出适当的处理。

二、儿童及青少年高血压

在中国，14 周岁以下称为儿童，14～18 周岁称为青少年。一般认为，成人高血压比儿童和青少年高血压常见，但近年研究表明，儿童高血压的发病率并不低，为 1%～6.9%，不同地区、民族儿童流行病学调查各异。随着世界各地儿童肥胖率的增加和对儿童高血压的重视程度的提高，发病率有上升趋势。

由于高血压曾被认为是成年人才会得的病症，医师没有测量儿童血压的习惯，使其发现率令人担忧。据美国进行的一项研究估计，至少有 3/4 的儿童高血压病例未能被诊断。现在对于 3 岁以上儿童，儿科医师在每一次门诊时都要求测量血压，并根据年龄、性别、身高和体重来评估结果。

(一)病因及发病机制

儿童高血压大多为继发性高血压。年龄越小，原发性高血压越少见。据统计，原发性高血压仅占学龄期儿童高血压的 15%，而占青少年高血压的 85%～95%。继发因素中以肾脏、肾血管及肾上腺病变最为常见，其中肾脏病变占到 60%～70%，也可继发于心血管、内分泌及中枢神经系统疾病。

儿童原发性高血压的病因不明，但与遗传因素、肥胖有关已达成共识，同时还有很多影响因素存在争议。

1.遗传因素

国内外已有多项流行病学调查证实本病有家族遗传倾向。遗传因素起作用可能的机制有遗传性钙离子和钠离子转运障碍、遗传性交感神经功能亢进、遗传性肾素-血管紧张素系统平衡失调、遗传性高胰岛素血症及胰岛素抵抗。同时原发性高血压患者子女在应激或情绪紧张时心率增快、血压增高均明显高于无家族史者。

2.肥胖

BMI(体质指数)是血压偏高的独立危险因素。肥胖患儿较正常体型儿童更易患高血压,但机制还不十分清楚。有人提出与肥胖儿童的高胰岛素血症和胰岛素抵抗有关。高胰岛素血症在增加肾脏水排泄的同时具有钠潴留作用,胰岛素抵抗还能增加交感神经系统的活性和刺激血管平滑肌增生。

3.其他因素

高盐饮食、高同型半胱氨酸血症均为本病的危险因素。除神经、体液及内分泌因素外,还与血流动力学改变有关。有研究显示白细胞总数和中性粒细胞百分比等血液学指标对儿童的SBP有影响。此外,长期精神紧张、交感神经兴奋性过高、睡眠不足、吸烟等也会导致高血压。

(二)临床特点

儿童及青少年高血压多隐匿起病,常无明显症状,随血压增高程度、速率、有无原发病及其严重程度可出现头晕、头痛、乏力、颜面潮红、恶心、呕吐、后颈部疼痛、后枕部或者颞部搏动感等症状。慢性高血压出现心、脑、肾等靶器官损害或者并发症时,可有相应临床表现。若血压快速急剧升高时可出现眩晕、视力障碍、惊厥、偏瘫、失语等高血压脑病症状。随着病情进展,可进一步出现心、肾、眼、脑等靶器官损害并导致相应器官功能衰竭。

根据眼底所见可将儿童高血压分为4度。Ⅰ度:正常眼底;Ⅱ度:有局灶性小动脉收缩;Ⅲ度:有渗出伴或不伴出血;Ⅳ度:视盘水肿。Ⅲ度或Ⅳ度眼底改变提示恶性高血压,并有迅速进展为高血压脑病的可能,应积极降压治疗。

由于小儿高血压大多为继发性高血压,因此可见许多原发病的症状和体征。急、慢性肾小球肾炎可有血尿、蛋白尿、水肿等。肾盂肾炎可有腰痛、发热、尿频、尿急、尿痛等。嗜铬细胞瘤可有出汗、心悸、心动过速、体重减轻等。皮质醇增多症可有软弱、肥胖、多毛、瘀斑、生长缓慢等。原发性醛固酮增多症可有周期性瘫痪、低血钾、手足抽搐、多尿、烦渴等。

(三)儿童血压测量

一般使用水银柱式血压计测量儿童血压。根据被测儿童手臂选择合适的袖带,袖带的气囊环绕上臂周长的80%～100%,宽度为上臂周长的40%。测量时手臂和心脏保持同一水平。儿童常取坐位,婴幼儿取仰卧位。在测量血压前一般建议卧位或坐位保持3分钟,站位则保持1分钟。不论采取何种姿势,测量血压时手臂必须得到支撑,尤其是肘部,否则收缩压可因等长运动而升高10%左右。同时测量两侧手臂。若初次测量超过了正常水平,应至少重复测量2次,以评估患者血压水平。

近年来动态血压监测(ABPM)得到广泛应用,该装置可在日常生活环境中客观地连续记录某一时段复杂多样的血压变化,具有早期识别血压异常的优点,为早期、客观的血压评估提供了可能。主要用于排除儿童白大衣性高血压(诊所高血压)的诊断。

(四)诊断

国际上尚无统一的诊断标准,当前多采用百分位数法。美国国家高血压教育项目儿童青少年工作组将儿童血压分为3类:正常血压、高血压前期和高血压。正常血压应低于该年龄、性别及身高组的收缩压、舒张压90百分位值;高血压前期指介于该年龄、性别及身高组的收缩压或舒张压90～95百分位值;若3次或3次以上平均收缩压或舒张压超过该性别、年龄和身高组的收缩压、舒张压95百分位值则为高血压。高血压又分为高血压1期和高血压2期。血压持续超过

99 百分位值则为高血压 2 期。

国内通常采用的高血压诊断标准:新生儿血压>12.0/8.0 kPa(90/60 mmHg),婴幼儿血压>13.3/8.0 kPa(100/60 mmHg),学龄前儿童血压>16.0/10.7 kPa(120/80 mmHg),学龄儿童血压>16.0/10.7 kPa(120/80 mmHg),超过 13 岁青少年血压>18.7/12.0 kPa(140/90 mmHg)即为高血压。任何年龄组血压超过 20.0/13.3 kPa(150/100 mmHg)为重症高血压。

对于儿童及青少年高血压需谨慎下诊断。应注意:①是否为高血压,儿童首次测量血压时常处于紧张状态,影响测量值,故必须于数周内反复测定,至少 3 次以上超过正常值才能诊断为高血压。②是否为继发性高血压,儿童高血压多为继发因素引起,而青少年高血压多为原发性高血压。原发性高血压依患儿的年龄、体重、血压增高程度、有无阳性家族史及有无高血压症状和体征,在排除其他继发性因素后方可作出诊断。建议可按图 5-6 所示程序处理

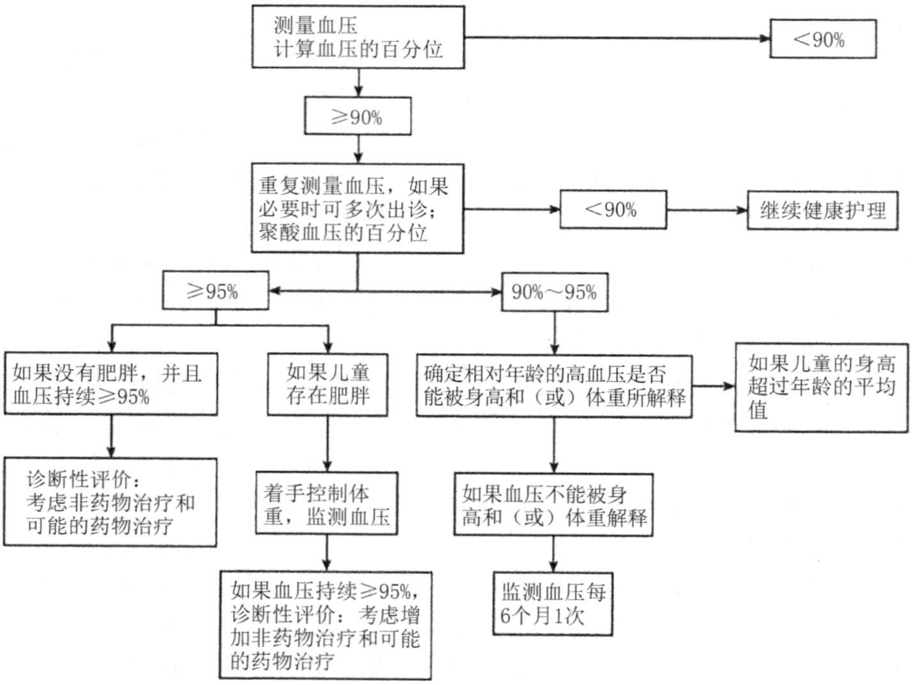

图 5-6 儿童和青少年高血压诊断路线

(五)治疗

儿童及青少年继发性高血压一旦明确病因,应积极治疗原发病,消除病因。对于原发性或无法去除病因的继发性高血压,应施以非药物治疗和药物治疗等综合治疗。

1.降压目标

无并发症和靶器官损害的原发性高血压儿童,目标是血压降低到该性别、年龄和身高儿童组血压 95 百分位值以下。有肾脏疾病、糖尿病或者高血压靶器官损害儿童,目标是血压降低到该性别、年龄和身高组儿童血压的 90 百分位值以下。血压水平在 99 百分位值以上,有严重高血压症状的常常是患肾脏疾病的儿童,需紧急治疗。

2.非药物治疗

原发性高血压患者首先应考虑试用非药物治疗,包括有氧运动(减肥、跑步、骑车、健身操等),消除各种精神紧张因素,保证充足的睡眠,加强饮食指导,限制盐摄入量(2~2.5 g/d),给予

高钾、高钙和高镁饮食，多吃蔬菜、水果和鱼类食物。

3.药物治疗

适应证包括症状性高血压、继发性高血压、高血压合并靶器官损害、1 型和 2 型糖尿病合并高血压及非药物治疗降压效果不理想的高血压等。降压药物的选择原则是对轻中度高血压开始用单一药物，从小剂量开始，逐渐增加剂量，疗效不满意时再加用第二种药。

WHO 推荐的一线药物的选择顺序为利尿剂、β 受体阻滞剂、ACEI 或 ARB、钙通道阻滞剂、α 受体阻滞剂。美国 JNC7 推荐的一线药物的选择顺序为利尿剂、β 受体阻滞剂、钙通道阻滞剂、ACEI 或 ARB、α 受体阻滞剂。国内将钙通道阻滞剂和 ACEI 作为儿童高血压的首选药物，对于青少年患者或无 ACEI 应用指征的患儿则首选利尿剂和 β 受体阻滞剂。

(1)利尿剂：通过促进排钠、降低血容量起降压作用。适用于轻中度高血压，严重高血压时与其他药物联用能增强药物降压作用。常用药物有氢氯噻嗪、氯噻酮、螺内酯、氨苯蝶啶、阿米洛利。注意事项：使用时主要注意水、电解质平衡，同时利尿剂也会对糖脂代谢产生影响，所以必要时可监测电解质、血糖、血脂情况。

(2)肾上腺素受体拮抗药：本类药物通过阻断 α 肾上腺素能受体和(或)β 肾上腺素能受体起到降血压作用。临床常用口服用药：①哌唑嗪：为选择性 α_1 受体阻滞剂，每天初始 0.05～0.1 mg/kg，分 3 次口服，最大剂量为每天 0.5 mg/kg。②美托洛尔：初始每天 1～2 mg/kg，分 2 次口服，最大剂量为 2 mg/kg，每天不得超过 200 mg。③拉贝洛尔：为 α 受体阻滞剂和 β 受体阻滞剂，初始用量为每天 1～3 mg/kg，每天口服 2 次，最大可用至 10～12 mg/kg。其他还有阿替洛尔、普萘洛尔、比索洛尔等。α 受体阻滞剂使用时注意首剂效应；β 受体阻滞剂对有哮喘病史、严重心力衰竭、心率过慢的患者禁忌使用。④酚妥拉明：为 α 受体阻滞剂，用于嗜铬细胞瘤术前准备阶段，尤其当患儿有高血压危象时可静脉缓慢推注，每次 0.1～0.5 mg/kg 或静脉滴注每分钟1～4 μg/kg，同时密切观察血压，不良反应有心动过速等。

(3)钙通道阻滞剂：通过松弛血管平滑肌、扩张外周血管达到降压目的，降压效果较好。常用口服用药：①氨氯地平：每天 2.5～5 mg/kg，每天 1 次口服；②非洛地平：每天 2.5～10 mg/kg，每天 1 次口服；③硝苯地平缓释或控释剂型：每天 0.25～3 mg/kg，每天分 1～2 次口服；④伊拉地平：每天 0.15～0.8 mg/kg，分 3～4 次口服。常见不良反应有踝部水肿、便秘、头晕、面部潮红、头痛、心悸或心动过速、皮疹等。

(4)血管紧张素转换酶抑制剂(ACEI)：本类药物通过抑制血管紧张素转换酶，减少血管紧张素Ⅱ生成，从而达到降压效果。常用口服用药：①贝那普利：初始每天 0.2 mg/kg，每天 1 次口服，渐增加至 10 mg/d，最高剂量不超过 40 mg/d；②卡托普利：初始每次 0.3～6 mg/kg，每天 3 次口服，最高剂量不超过每天 6 mg/kg。其他还有依那普利、福辛普利、喹那普利、赖诺普利等。注意事项：6 岁以下儿童及肌酐清除率＜30 mL/(min · 1.73 m^2)者慎用。经常使用应定期检测血清钾及血肌酐水平，警惕高钾血症和氮质血症的出现。部分患者可有咳嗽、水肿、味觉异常、皮疹等不良反应。

(5)血管紧张素Ⅱ受体拮抗剂(ARB)：这类药物通过选择性阻断血管紧张素Ⅱ的Ⅰ型受体而起作用，尤其适合高血压伴轻度肾功能不全、蛋白尿的患儿。常用口服用药：①厄贝沙坦：使用剂量为 6～12 岁儿童每天 75～150 mg；≥13 岁青少年每天 150～300 mg，均为每天 1 次口服；②氯沙坦：剂量为每天 0.7～1.4 mg/kg，最多每天 100 mg；③坎地沙坦。注意事项：应定期检查血清钾和血肌酐，6 岁以下儿童应慎用。

(六)儿童高血压危象

儿童高血压危象是指重症高血压并发中枢神经系统、心脏、肾脏等靶器官明显损伤和严重功能障碍,国内有学者提出任何年龄儿童血压>13.3/21.3 kPa(160/100 mmHg)即可考虑为重症高血压。临床上儿童高血压危象根据以下情况可考虑诊断:①血压急剧增高的重症高血压患儿;②出现高血压脑病的临床表现(包括眼底检查所见);③经积极降压治疗后病情迅速、显著好转。

治疗主要采取降压、降低颅内压、抗惊厥等综合治疗。无论应用何种降压药物,都应注意降压速度不宜过快,即逐渐降压。一般来说,最好在治疗开始后 6 小时内,降低计划降压的 1/3,12 小时内降低计划降压的 2/3,并于 48～72 小时将血压降至接近正常。如降压速度过快,可引发心、肾、脑等重要脏器血流灌注不足,尤其可加重高血压脑病患儿的缺血性脑损伤。待病情平稳后改用口服降压药维持,具体用药有如下推荐。

1.硝普钠

静脉注射降压迅速,达有效剂量后 2～5 分钟血压下降,降压持续时间短,停止注射 1～3 分钟作用消失,血压开始上升,通过调整静脉滴注速度可控制血压下降速度,故应用较为安全。先按 0.5～1.0 μg/(kg·min)速度滴注,以后每隔 5 分钟逐渐增量 0.1～0.2 μg/(kg·min),通常剂量为 3～5 μg/(kg·min),最大剂量不超过 7～8 μg/(kg·min),可根据血压等调速。滴瓶、滴管应予避光。若长时间(>72 小时)、大剂量[>200 μg/(kg·min)]滴注还应注意监测血清硫氰酸盐,>100 mg/L 为中毒水平。同时也需注意观察其他毒副反应,有个别病例即使剂量不大也不能耐受而终止用药。

2.二氮嗪

二氮嗪为非利尿的噻嗪类衍生物,通过刺激前列环素合成扩张小动脉、降低周围血管阻力,降压作用迅速,适用于不宜应用硝普钠的高血压脑病患儿。剂量为 1～5 mg/kg,静脉快速注入(15～30 秒),1～3 分钟后显效,降压作用持续 6～24 小时(平均 12～18 小时)。如效果不佳,于5～10 分钟后可重复静脉注射。必要时静脉滴注,初始速度为每分钟 0.25 μg/kg,最大剂量为每分钟5 μg/kg,持续滴注 20 分钟。

3.拉贝洛尔

初始 0.25 mg/kg,缓慢静脉注射,并以 0.25～3.0 mg/(kg·h)静脉维持,但总剂量应≤4 mg/kg。静脉注射后数分钟起效,作用平稳。

4.尼卡地平

尼卡地平为钙通道阻滞剂。推荐剂量:1～3 μg/(kg·min),静脉注射。不良反应有反射性心动过速。

(张田生)

第六章 心律失常

第一节 窦性心动过速

正常窦房结发放冲动的频率易受自主神经的影响，且取决于交感神经与迷走神经的相互作用。此外，还受其他许多因素的影响，包括缺氧、酸中毒、温度、机械张力和激素（如三碘甲状腺原氨酸）等。

心率一般在 60～100 次/分，成人的心率超过 100 次/分即为窦性心动过速，包括生理性窦性心动过速和不适当窦性心动过速。

生理性窦性心动过速是一种人体对适当的生理刺激或病理刺激的正常反应，是常见的窦性心动过速。

不适当窦性心动过速是指静息状态下心率持续增快，或心率的增快与生理、情绪、病理状态或药物作用水平无关或不相一致，是少见的一种非阵发性窦性心动过速。

一、原因

生理性窦性心动过速与生理、情绪、病理状态或药物作用有关。健康人运动、情绪紧张和激动、体力活动、吸烟、饮酒、喝茶和咖啡，及感染、发热、贫血、失血、低血压、血容量不足、休克、缺氧、甲状腺功能亢进、呼吸功能不全、心力衰竭、心肌炎和心肌缺血等均可引起窦性心动过速。药物的应用如儿茶酚胺类药物、阿托品、氨茶碱和甲状腺素制剂等也是引起窦性心动过速的原因。其发生机制通常认为是由于窦房结细胞舒张期 4 相除极加速引起了窦性心动过速。窦房结内起搏细胞的位置上移也可使发放冲动的频率增加。

不适当窦性心动过速见于健康人。其发生机制可能是窦房结本身的自律性增高，或者是自主神经对窦房结的调节失衡，表现为交感神经兴奋性增高，迷走神经张力减低。也见于导管射频消融治疗房室结折返性心动过速术后。

二、临床表现

生理性窦性心动过速时，频率通常逐渐加快，再逐渐减慢至正常，心率一般在 100～180 次/分，有时可高达200次/分。刺激迷走神经的操作如按摩颈动脉窦、Valsalva动作等均可使窦性心动过速逐渐减慢，当增高的迷走神经张力减弱或消失时，心率可恢复到以前的水平。患者大多感觉心悸不适，其他症状取决于原发疾病。

不适当窦性心动过速患者绝大多数为女性，约占90%。主要症状为心悸，也可有头晕、眩晕、先兆晕厥、胸痛、气短等不适表现。轻者可无症状，只是在体格检查时发现；重者活动能力受限制。

三、心电图与电生理检查

（一）生理性窦性心动过速

表现为窦性P波，频率＞100次/分，P-P间期可有轻度变化，P波形态正常，但振幅可变大或高尖。P-R间期一般固定。心率较快时，有时P波可重叠在前一心搏的T波上。

（二）不适当窦性心动过速

诊断有赖于有创性和无创性的检查。

(1)心动过速及其症状呈非阵发性。

(2)动态心电图提示患者出现持续性窦性心动过速，心率超过100次/分。

(3)P波的形态和心内激动顺序与窦性心律时完全相同。

(4)排除继发性窦性心动过速的原因，如甲状腺功能亢进等。

四、治疗

（一）生理性窦性心动过速

生理性窦性心动过速的治疗主要在于积极查找并去除诱因，治疗原发疾病，如戒烟、避免饮酒、勿饮用浓茶和咖啡；感染者应予以控制，发热者应退热，贫血者应纠治，血容量不足者应补液等。少数患者可短期服用镇静剂，必要时选用β受体阻滞剂、非二氢吡啶类钙通道阻滞剂等以减慢心率。

（二）不适当窦性心动过速

是否需要治疗主要取决于症状。药物治疗首选β受体阻滞剂，非二氢吡啶类钙通道阻滞剂也能奏效。对于症状明显、药物疗效不佳的顽固性不适当窦性心动过速患者，有报道采用导管射频消融改善窦房结功能取得了较好的效果。利用外科手术切除窦房结或闭塞窦房结动脉的方法进行治疗也有成功的个案报道。

（王恒永）

第二节　窦性心动过缓

由窦房结控制的心率，成人每分钟小于60次者，称为窦性心动过缓。

一、病因

窦性心动过缓常因为迷走神经张力亢进或交感神经张力减弱及窦房结器质性疾病引起。常见原因如下。

(1)正常情况：健康青年人不少见，尤其是运动员或经常锻炼的人，也见于部分老年人。正常人在睡眠时心率可降至 35 次/分，尤以青年人多见，并可伴有窦性心律不齐，有时可以出现 2 秒或更长的停搏。颈动脉窦受刺激也可引起窦性心动过缓。

(2)病理状态：颅内压增高(脑膜炎、颅内肿瘤等)、黄疸、急性感染性疾病恢复期、眼科手术、冠状动脉造影、黏液性水肿、低盐、Chagas 病、纤维退行性病变、精神抑郁症等。窦性心动过缓也可发生于呕吐或血管神经性晕厥。

(3)各种原因引起的窦房结及窦房结周围病变。

(4)药物影响：迷走神经兴奋药物、锂剂、胺碘酮、β 受体阻滞剂、可乐定、洋地黄和钙通道阻滞剂等。

二、临床表现

一般无症状。心动过缓显著或伴有器质性心脏病者，可有头晕、乏力，甚至晕厥，可诱发心绞痛甚至心力衰竭。心率一般在 50 次/分左右，偶有低于 40 次/分者。急性心肌梗死时 10%～15%可发生窦性心动过缓，若不伴有血流动力学失代偿或其他心律失常，心肌梗死后的窦性心动过缓比窦性心动过速可能更为有益，常为一过性并多见于下壁或右心室心肌梗死。窦性心动过缓也是溶栓治疗后常见的再灌注性心律失常，但心脏停搏复苏后的窦性心动过缓常提示预后不良。

三、心电图表现

(1)P 波在 QRS 波前，形态正常，为窦性。

(2)P-P 间期(或 R-R 间期)＞1 秒；无房室传导阻滞时 P-R 间期固定且＞0.12 秒，为0.12～0.20 秒，常伴有窦性心律不齐(图 6-1)。

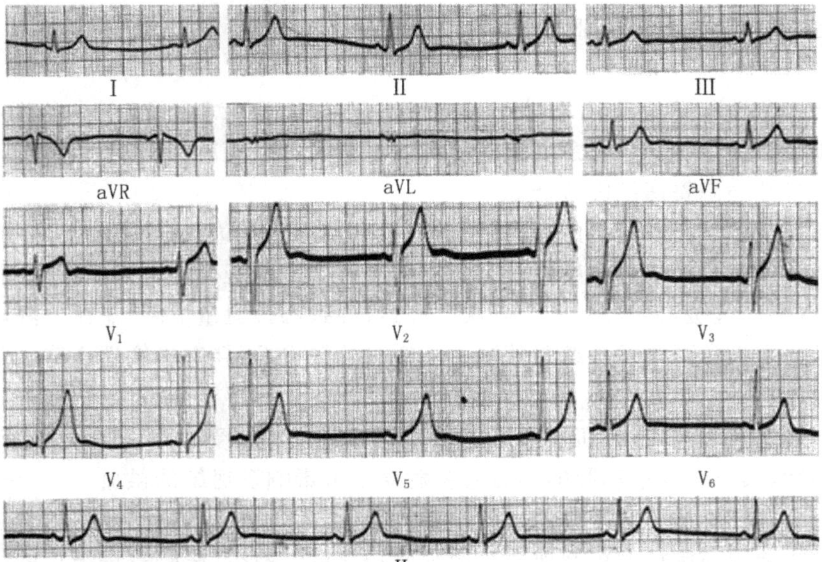

图 6-1　窦性心动过缓

四、治疗

无症状者可以不治疗，有症状者针对病因治疗。窦性心动过缓出现头晕、乏力等症状者，可对症治疗，常用阿托品 0.3～0.6 mg，每天 3 次，或沙丁胺醇 2.4 mg，每天 3 次口服。长期窦性心动过缓引起充血性心力衰竭或心排血量降低的患者则需要电起搏治疗。心房起搏保持房室顺序收缩比心室起搏效果更佳。对于持续性窦性心动过缓，起搏治疗比药物治疗更为优越，因为没有一种增快心率的药物长期应用能够安全有效而无明显不良反应。

（林艳玉）

第三节　病态窦房结综合征

病态窦房结综合征（SSS）简称病窦综合征，又称窦房结功能不全。最初在1967 年由 Lown 提出，其在研究电复律过程中发现有些患者在房颤转复后窦性心律不稳定，出现紊乱的房性心律失常、窦房传导阻滞等表现，首次提出病态窦房结综合征的术语，并沿用至今，已被临床广泛使用。

目前认为病态窦房结综合征是由于窦房结及其邻近组织病变引起窦房结起搏功能和（或）窦房传导障碍，从而产生多种心律失常和临床症状的综合征。病态窦房结综合征是心源性晕厥的原因之一，严重者可以发生心脏性猝死，临床上已引起普遍重视。

一、病因

按照病程长短，Bashout 将病态窦房结综合征分为急性和慢性两类，每类又可分为器质性和功能性两种。

（一）急性病态窦房结综合征

1.器质性

（1）缺血性：急性下壁心肌梗死时，5%可伴发病态窦房结综合征，多在急性心肌梗死最初 4 天内出现，1 小时内最多。这种急性窦房结功能不全大多在随后的 1～7 天恢复，少数由于瘢痕形成而演变为慢性病态窦房结综合征。

心肌梗死发生窦性心动过缓的原因：①右冠状动脉主干闭塞，使窦房结动脉供血中断，或由于左旋支闭塞导致窦房结的供血中断。②窦房结具有丰富的胆碱能神经纤维末梢，急性缺血时，胆碱分泌增高，心动过缓，当心率小于 50 次/分时可导致心排血量下降、血压下降，晕厥发生。

冠状动脉严重痉挛可诱发心绞痛伴窦房结暂时性缺血，可伴有过缓性心律失常、快速异位心律，甚至晕厥。

（2）炎症性：急性心包炎、心肌炎和心内膜炎均可使窦房结受累而发生功能障碍。因窦房结动脉属于小动脉，累及全身小动脉的结缔组织病变也可影响窦房结的供血。

（3）创伤性：右心耳是心脏外科手术的重要途径，可由心脏手术损伤窦房结。

（4）浸润性：肿瘤细胞浸润可造成窦房结细胞功能单位减少，影响窦房结功能。

2.功能性

（1）神经性：自主神经功能失调、迷走神经张力升高是最常见的原因。

(2)药物性:急性药物中毒,如洋地黄、β受体阻滞剂、维拉帕米、胺碘酮等,均可抑制窦房结的自律性或造成冲动形成障碍。

(3)代谢性:高血钾、高血钙、阻塞性黄疸可抑制窦房结的起搏和传导功能。

(4)医源性:颈动脉窦按摩、Valsalva动作、压迫眼球、药物或电复律后、冠状动脉造影术中导管刺激右冠状动脉等都可引起缓慢性心律失常。

(二)慢性病态窦房结综合征

1.器质性

(1)缺血性:冠状动脉粥样硬化性心脏病,导致窦房结长期供血不足、纤维化,发展为病窦综合征。

(2)特发性:不能肯定病因者称为特发性,多由窦房结退行性病变所致。

(3)内分泌性:甲状腺功能亢进性心脏病,因甲状腺素毒性造成广泛心肌损害,可累及窦房结。黏液性水肿因代谢率低,对儿茶酚胺的敏感性降低,引起显著窦性心动过缓。

(4)创伤性:心脏手术后纤维组织增生,瘢痕形成,累及窦房结。

(5)家族性:家族性病窦综合征少见,国内外文献报道中多为常染色体显性和常染色体隐性遗传。

2.功能性

(1)神经性:窦房结细胞正常,但由于迷走神经张力异常增高,明显抑制窦房结功能,导致过缓性心律失常,伴有一系列症状。

(2)药物性:个别老年人,窦房结功能处于临界状态,对抗心律失常药物特别敏感,长期用药后显示窦房结功能不全。一旦快速心律失常控制,停用有关药物,不会再次出现过缓性心律失常。

上述原因导致窦房结起搏功能低下或衰竭后,心脏下部的起搏点发出较窦房结频率为慢的逸搏,以保证心脏继续搏动而不致停跳,但临床上病态窦房结综合征患者常因心脏停搏而引起急性脑缺血综合征。这反映其下部起搏点不能发出逸搏,可以理解其病变范围包括了下部传导系统。这种房室交界区也有功能失常者被称为双结病变或双结综合征。

二、临床表现

病态窦房结综合征病程发展大多缓慢,从出现症状到症状严重可长达10年或更久。各个年龄组均可发生,以老年人居多。临床表现轻重不一,可呈间歇发作性。症状多以心率缓慢所致脑、心、肾等脏器供血不足为主。

(一)脑症状

头晕、眼花、失眠、瞬间记忆力障碍、反应迟钝或易激动等,进一步发展可有黑矇、眩晕、晕厥或阿-斯综合征。

(二)心脏症状

主要表现为心悸。无论心动过缓、过速或心律不齐,患者均可感到心悸。部分患者合并短阵室上性心动过速发作,又称慢-快综合征。慢-快综合征房性快速心律失常持续时间长者,易致心力衰竭。一般规律为心动过速突然终止后可有心脏暂停伴或不伴晕厥发作;心动过缓转为过速,则出现心悸、心绞痛甚至心力衰竭加重。

(三)肾脏和胃肠道症状

心排血量过低,可以影响肾血流灌注,使肾血流量降低,引起尿量减少;胃肠道供血不足,表现为食欲缺乏、消化吸收不良、胃肠道不适。

三、心电图表现

心电图表现主要包括窦房结功能障碍本身及继发于窦房结功能失常的逸搏和(或)逸搏心律，还可以并发短阵快速心律失常和(或)传导系统其他部位受累的表现。

(一)过缓性心律失常

病态窦房结综合征的基本特征：①单纯的窦性心动过缓，心率多在 60 次/分以下，有时低至 40 次/分；②窦房传导阻滞；③窦性停搏，它可自发也可发生于心动过速后，持续时间短者为数秒，长者为十几秒。

(二)过速性心律失常

常见：①阵发性房性心动过速，常由房内或房室交界区形成折返所致；②阵发性交界性心动过速，也是因折返机制所致；③心房扑动；④心房颤动。

(三)心动过缓-过速综合征

阵发或反复发作短阵心房颤动、心房扑动或房性心动过速，与缓慢的窦性心律形成所谓慢-快综合征。快速心律失常自动停止后，窦性心律常于 2 秒以上的间歇后出现(图 6-2)。

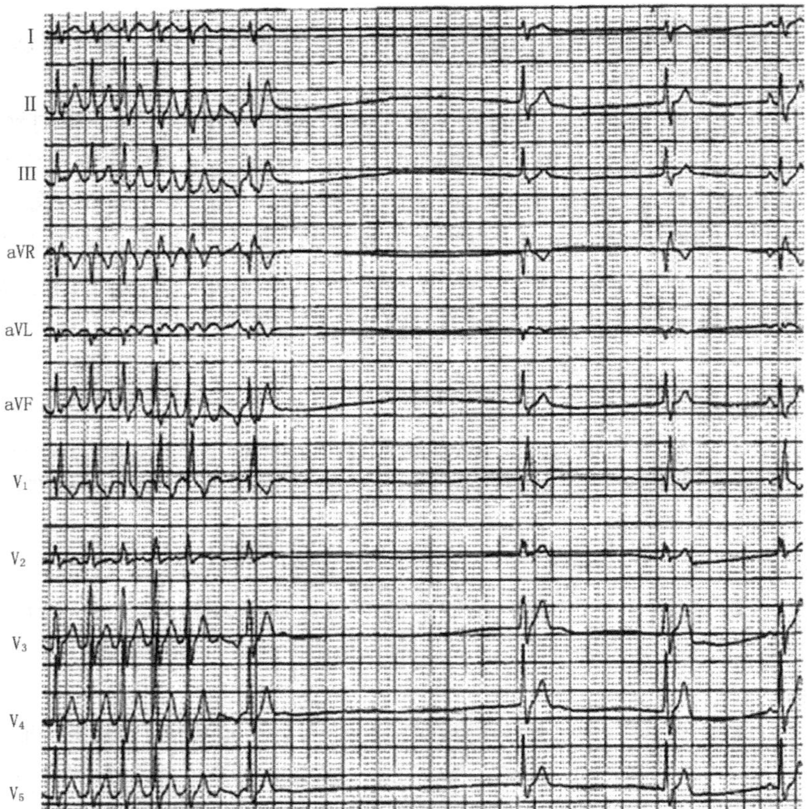

图 6-2　病态窦房结综合征患者快速心律失常停止后出现长间歇

上述这些心律失常可以单独存在、相继出现，也可合并存在，因此病态窦房结综合征患者心律和心率变化明显。

四、诊断

患者有心动过缓伴头晕、晕厥或有心动过缓-心动过速表现者应首先考虑本综合征的可能，但必须排除某些生理性表现、药物的作用及其他病变的影响。诊断主要基于窦房结功能障碍的心电图表现。早期或不典型病例的窦房结功能障碍可能呈间歇性发作，或以窦性心动过缓为主要或唯一表现，常难以确诊本病。下列检查有助于评估窦房结功能。

（一）动态心电图

可发现心脏节律变化的特征，借以得到更为有意义的资料，提高病态窦房结综合征的诊断率，结果阴性时可于短期内重复检查。

（二）窦房结功能激发试验

通过分析病史、连续观察心电图不能确定诊断者，则需要做窦房结功能激发试验。常用的试验有以下几种。

(1)运动试验：窦房结功能不全者，可以显示运动负荷试验不能使窦性节律加速，而呈现异常反应，包括踏车次极量负荷试验和活动平板次极量负荷试验，病态窦房结综合征患者的最高心率显著低于对照组，但这不能作为一种排除或诊断病窦综合征的有识别力的方法。

(2)阿托品试验：阿托品是抗胆碱药，主要作用是阻断 M 型胆碱反应系统，使迷走神经张力减小，消除迷走神经对窦房结的影响。因此如果心动过缓是由于迷走神经张力过高导致的，注射阿托品后(静脉注射阿托品 1～2 mg)心率可立即提高；如果与迷走神经张力无关，是窦房结本身功能低下所致，则注射阿托品后心率不能显著提高(＜90 次/分)或诱发心律失常。对于青光眼患者和前列腺肥大患者，此试验禁用。高温季节也应避免使用。

(3)异丙肾上腺素试验：通过刺激 β 受体，兴奋窦房结，提高窦房结的自律性。静脉推注或滴注 1～2 μg，心率＜90 次/分或增加＜25%提示窦房结功能低下。冠心病、甲状腺功能亢进、高血压、严重室性心律失常者禁用。

(4)窦房结功能电生理检查：主要有心脏固有心率(IHR)、窦房结电图、窦房结恢复时间(SNRT)和矫正窦房结恢复时间(CSNRT)及窦房结传导时间(SACT)测定。病窦综合征患者的SNRT 和 SACT 常显著超过正常高限。

(5)Fisher 结合电生理检查：将 SSS 分为起搏障碍、传导阻滞及迷走神经过敏 3 种类型(表 6-1)。

表 6-1　明显的 SSS 患者的窦房结功能障碍的类型

	迷走神经张力	窦房结实验	结果
起搏障碍(固有自律性低下)	降低	SNRT	延长
		SACT	正常
窦房结传导阻滞或正常	降低	SNRT	延长
		SACT	延长
迷走神经过敏症	增加	SNRT	可变
迷走神经张力亢进	过度增加	SACT	延长
对正常张力的敏感	降低	SNRT	正常
		SACT	正常

迷走神经张力增高延长 SA 传导时间，此时进行 SNRT 试验，快速起搏未能进入窦房结，因此不能产生超速抑制，但是窦性激动传出也会受阻。起搏激发的心动过速所致的迷走神经张力增高可使 SNRT 延长，当迷走神经张力增高是由于窦性心律恢复的第一心跳产生的高血压所致时，有可能产生第二次停搏。

五、治疗

治疗应针对病因，无症状者可以定期随访，密切观察病情。

（一）药物治疗

心率缓慢显著或伴自觉症状者可以试用药物。但是用于提高心率的药物缺乏长期治疗作用，仅能作为暂时的应急处理，为起搏治疗争取时间。常用的药物有阿托品、沙丁胺醇、异丙肾上腺素、氨茶碱。当快速心律失常发作时，可慎用洋地黄、胺碘酮。心房扑动或心房颤动发作时不宜进行电复律。

（二）起搏治疗

有下列情况的患者需进行起搏治疗（《ACC/NASPE 指南》）。

Ⅰ类适应证：①病态窦房结综合征表现为症状性心动过缓，或必须使用某些类型和剂量的药物进行治疗，而这些药物又引起或加重心动过缓并产生症状者；②因窦房结变时性不佳而引起症状者。

Ⅱ类适应证：①Ⅱa：自发或药物诱发的窦房结功能低下，心率＜40 次/分，虽有心动过缓的症状，但未证实与所发生的心动过缓有关；不明原因的晕厥，经电生理检查发现窦房结功能不全。②Ⅱb：清醒状态下心率长期低于 40 次/分，但症状轻微。

Ⅲ类适应证：①无症状的患者，包括长期应用药物所致的窦性心动过缓（心率＜40 次/分）；②虽有类似心动过缓的症状，但已证实该症状并不是由窦性心动过缓造成的；③非必须应用的药物引起的症状性心动过缓。

病态窦房结综合征患者约 50％有双结病变，因此以 VVI 或房室序贯型起搏较好。有条件者可以应用程控式 VVI 起搏器。DVI、DDD 起搏器虽能按需起搏心房，并备有按需心室起搏功能，附以多参数程控装置可达到生理起搏与抗 SVT、心房扑动的目的，但仍无法终止心房颤动。带有程控自动扫描功能的起搏器是治疗慢-快综合征的一种较理想的起搏器，心动过缓时按 VVI 起搏，心动过速发作时则由 VVI 转为 VVT，发放扫描刺激或短阵快速刺激终止心动过速的发作。

（王恒永）

第四节　窦房传导阻滞

一、病因

窦房传导阻滞少数可为家族性，大多见于器质性心脏病患者，冠心病是最常见的病因，约占 40％，因心肌缺血导致窦房结周围器质性损害。其中，急性下后壁心肌梗死时窦房传导阻滞发生率为3.5%。此外，也见于高血压性心脏损害、风湿性心脏病、心肌病、先天性心脏病、慢性炎症或缺血所致的窦房结及其周围组织病变等。此外，其他原因也可引起本病，包括：①高钾血症、高碳酸血症、白喉、流行性感冒（流感）等；②窦房结周围区域的退行性硬化、纤维化、脂肪化或淀粉样变；③药物中毒及大剂量使用普罗帕酮亦可引起，但多为暂时性的，如洋地黄、胺碘酮、β受体阻滞剂等；④迷走神经张力增高或颈动脉窦过敏的健康人，可用阿托品试验证实；⑤可见于静脉推注硫酸镁所致（注射速度过快所致），低钾血症血钾＜2.6 mmol/L时也可发生。

二、临床表现

窦房传导阻滞可暂时出现，也可持续存在或反复发作。窦房传导阻滞患者常无症状，也可有轻度心悸、乏力感及“漏跳”，心脏听诊可发现心律不齐、心动过缓、“漏跳”（长间歇）。如果反复发作或长时间的阻滞，可发生连续心搏漏跳，而且无逸搏（心脏高位起搏点延迟或停止发放冲动时，低位起搏点代之发放冲动而激动心脏的现象）出现，则可出现头晕、晕厥、昏迷、阿-斯综合征等。另外，尚有原发病的临床表现。

三、诊断

由于体表心电图不能显示窦房结电活动，因而无法确立一度窦房传导阻滞的诊断。三度窦房传导阻滞与窦性停搏鉴别困难，特别当发生窦性心律失常时。二度窦房传导阻滞分为两型：莫氏Ⅰ型即文氏阻滞，表现为PP间期进行性缩短，直至出现一次长PP间期，该长PP间期短于基本PP间期的两倍；莫氏Ⅱ型阻滞时，出现的一系列的PP间期相等，但可突然出现P波脱漏，而出现长PP间期。长PP间期为基本PP间期的整倍数。

四、治疗

治疗窦房传导阻滞时，主要治疗原发病。对暂时出现又无症状者可进行密切观察，不需要特殊治疗，患者多可恢复正常。对频发、反复、持续发作或症状明显者，可口服或静脉、皮下注射阿托品，另外，可口服麻黄碱或异丙肾上腺素，严重病例可将异丙肾上腺素加于5%葡萄糖注射液中缓慢静脉滴注。对发生晕厥、阿-斯综合征并且药物治疗无效者应及时植入人工心脏起搏器。

（林艳玉）

第五节　房性期前收缩

房性期前收缩起源于窦房结以外心房的任何部位。正常成人进行24小时心电检测，约60%的人有房性期前收缩发生。各种器质性心脏病患者均可发生房性期前收缩，并经常是快速性房性心律失常出现的先兆。

一、病因

引起房性期前收缩的原因很多，主要包括以下几个方面。

(一)器质性心脏病

任何器质性心脏病均可发生,多见于冠心病、风湿性心脏病、肺心病(尤其是多源性房性期前收缩)、心肌炎、高血压性心脏病、心力衰竭、急性心肌梗死等。

(二)药物及电解质

洋地黄、普鲁卡因胺、肾上腺素、异丙肾上腺素及各种麻醉药等的应用均可出现房性期前收缩。在酸碱平衡失调、电解质紊乱时,如低钾血症、低钙血症、低镁血症、酸碱中毒等亦可出现房性期前收缩。

(三)神经异常状态

房性期前收缩的出现可无明显诱因,但与情绪激动、血压突然升高、过多饮酒、吸烟、喝浓茶、喝咖啡、便秘、腹胀、消化不良、失眠、体位突然改变等因素有关。此原因所致的房性期前收缩在睡眠前或静止时较易出现,在运动后或心率增快后减少或消失。还可因心脏的直接机械性刺激(如心脏手术或心导管检查等)引起房性期前收缩。

(四)内分泌疾病

甲状腺功能亢进症、肾上腺疾病等。

(五)正常健康心脏

房性期前收缩在各年龄组正常人群中均可发生,儿童少见。中老年人较多见。可能是由于自主神经功能失调所引起,交感神经或迷走神经亢进均能引起期前收缩。

二、临床表现

主要症状为心悸、心脏“停跳”感,期前收缩次数过多时自觉“心跳很乱”,可有胸闷、心前区不适、头晕、乏力、脉搏有间歇等。也有无症状者。可能因期前收缩持续时间较久,患者已适应。此外,期前收缩的症状与患者的精神状态有密切关系,不少患者的很多症状是由于对期前收缩不正确的理解和恐惧、焦虑等情绪所致。

三、诊断

根据病因、临床表现及心电图检查即可做出诊断。典型房性期前收缩心电图特点如下。

(1)房性期前收缩的 P 波提前发生,与窦性 P 波形态各异。如发生在舒张早期,适逢房室结尚未脱离前次搏动的不应期,可产生传导中断(称为阻滞的或未下传的房性期前收缩)或缓慢传导(下传的 PR 间期延长)现象。

(2)发生很早的房性其前收缩的 P 波可重叠于前面的 T 波之上,且不能下传心室,故无 QRS 波发生,易误认为窦性停搏或窦房传导阻滞。

(3)应仔细检查 T 波形态是否异常加以识别。

(4)房性期前收缩使窦房结提前发生除极,因而包括其前收缩在内的前后两个窦性 P 波的间期,短于窦性 PP 间期的两倍,称为不完全性代偿间歇。若房性期前收缩发生较晚,或窦房结周围组织的不应期长,窦房结的节律未被扰乱,期前收缩前后 PP 间期恰为窦性者的两倍,称为完全性代偿间歇。

(5)房性期前收缩发生不完全性代偿间歇居多。房性期前收缩下传的 QRS 波群形态通常正常,有时亦可出现宽阔畸形的 QRS 波群,称为室内差异性传导。

四、治疗

房性期前收缩通常无须治疗。当明显症状或因房性期前收缩触发室上性心动过速时，应给予治疗。吸烟、饮酒与咖啡因可诱发房性期前收缩，应劝导患者戒除或减量。治疗药物包括镇静药、β受体阻滞剂等，亦可选用洋地黄或钙通道阻滞剂。

（林艳玉）

第六节 房性心动过速

房性心动过速简称房速。根据发生机制与心电图表现的不同，可分为自律性房性心动过速、折返性房性心动过速与混乱性房性心动过速三种。

一、病因

大多数伴有房室传导阻滞的阵发性房性心动过速因心房局部自律性增高引起。心肌梗死、慢性肺部疾病、大量饮酒及各种代谢障碍均可导致房性心动过速。洋地黄类药物服用过量，导致洋地黄中毒，特别在低钾血症时易发生此种心律失常。折返性房性心动过速多发生在手术瘢痕或解剖缺陷的邻近部位。紊乱性房性心动过速即多源性房性心动过速，常发生于患慢性阻塞性肺病或充血性心力衰竭的老年人，也可见于洋地黄中毒与低钾血症患者，紊乱性房性心律易蜕变为心房颤动。

通过普通的方法很难明确局灶冲动的产生机制。已有的资料提示，引起局灶电活动的原因可能有自律性异常过高，延迟后除极引起的触发活动或微折返。房性心动过速开始发作时常常有频率的逐渐增加和（或）房性心动过速终止之前有频率的逐渐降低，上述现象提示自律性异常可能是局灶性房性心动过速的主要机制。

二、临床表现

房性心动过速患者可出现心悸、头晕、疲乏无力、胸痛、呼吸困难及晕厥等症状。发作可呈短暂、阵发性或持续性。局灶性房性心动过速的频率多在130～250次/分，受儿茶酚胺水平和自主神经张力的影响。当房室传导比率发生变动时，听诊心律不齐，第一心音强度不等。颈静脉可见a波数目超过听诊心搏次数。

三、诊断

主要根据病因、临床表现及心电图检查做出诊断。其心电图的表现：①心房率通常为150～200次/分；②P波形态与窦性者不同，根据心房异位激动灶的部位或房性心动过速发生的机制不同而形态各异；③常出现二度Ⅰ型或Ⅱ型房室传导阻滞，呈现2∶1房室传导者亦属常见；④P波之间的等电线仍存在（与典型心房扑动时等电线消失不同）；⑤刺激迷走神经不能终止心动过速，仅加重房室传导阻滞；⑥发作开始时心率逐渐加速。

Holter同样可以诊断房性心动过速，如果患者心慌发作时间短，来不及发作当时做心电图，但发作比较频繁，可做24小时或48小时动态心电图（即常说的Holter）监测来确诊房性心动过速。动态心电图会连续记录下患者24小时所有心电信号，通过计算机分析，发现事件，得出诊断。

四、治疗

房性心动过速合并房室传导阻滞时，心室率通常不太快，不会导致严重的血流动力学障碍，患者通常不会有生命危险，因此无须紧急处理。若心室率达140次/分以上，由洋地黄中毒所致，或有严重充血性心力衰竭或休克征象，应进行紧急治疗。对于不同的诱因应采取不同的处理方法。

（一）洋地黄中毒引起者

（1）立即停用洋地黄。

（2）如血钾水平不高，首选氯化钾，口服或静脉滴注氯化钾，同时进行心电图监测，以避免出现高钾血症。

（3）已有高钾血症或不能应用氯化钾者，可选用β受体阻滞剂。心室率不快者，仅需停用洋地黄。

（二）非洋地黄引起者

（1）积极寻找病因，针对病因治疗。

（2）洋地黄、β受体阻滞剂、非二氢吡啶类钙通道阻滞剂可用于减慢心室率。

（3）如未能转复窦性心律，可加用Ⅰa、Ⅰc或Ⅲ类抗心律失常药。

（4）持续性药物治疗无效的房性心动过速可考虑作射频消融。

（三）经导管射频消融治疗房性心动过速的适应证

不管房性心动过速的机制是异常自律性、触发活动还是微折返，局灶性房性心动过速都可以通过导管消融其局灶起源点而得到根治，而且目前已经成为持续性房性心动过速尤其是无休止房性心动过速的首选治疗方法。对于药物无效或无休止性的房性心动过速，尤其在出现心律失常性心肌病时，导管消融其局灶起源点是最佳治疗。

（林艳玉）

第七节　心房扑动

心房扑动简称房扑，是一种大折返的房性心律失常，因其折返环通常占据了心房的大部分区域，故房扑又称为大折返性房速。依其折返环解剖结构及心电图表现不同分为典型房扑（一型）及非典型房扑（二型）。典型房扑围绕三尖瓣环、终末嵴和欧氏嵴呈逆钟向或顺钟向折返；其他已知的确定的房扑类型还包括围绕心房手术切开瘢痕的、心房特发性纤维化区域的、心房内其他解剖结构或功能性传导屏障的大折返，由于引起这些房扑的屏障多变，因此称为非典型房扑。

一、病因

临床所见房扑较房颤为少。阵发性房扑可见于无器质性心脏病患者，而持续性房扑则多伴有器质性心脏病，如风湿性心脏病、冠心病、心肌病等。其他病因尚有房间隔缺损、肺栓塞，二尖瓣、三尖瓣狭窄或关闭不全，慢性心功能不全使心房扩大，及涉及心脏的中毒性、代谢性疾病，如甲状腺功能亢进性心脏病、心包炎、乙醇中毒等，也可见于胸腔手术后、胸部外伤，甚至子宫内的胎儿亦可发生。少数患者病因不明。儿童持续发作心房扑动增加猝死的可能性。

二、临床表现

临床表现为心悸、胸闷、乏力等症状。有些房扑患者症状较为隐匿，仅表现为活动时乏力。房扑可加重或诱发心力衰竭。

房扑可被看作是一种过渡性异常心电活动，常自行转复为窦性心律或进展为房颤，持续数月乃至数年的房扑十分罕见。房扑引发的系统栓塞少于房颤。颈动脉窦按摩一般可使房扑时心室率逐步成倍数减慢，但难以转复为窦性心律。一旦停止按摩，心室率即以相反的方式恢复如初。体力活动、增强交感神经张力或减弱副交感神经张力可成倍加快心室率。

体格检查：在颈静脉波中可见快速扑动波，如果扑动波与下传的 QRS 波群关系不变，则第一心音强度亦恒定不变。有时听诊可闻及心房收缩音。

三、心电图表现

典型房扑的心房率通常在 250～350 次/分，基本心电图特征表现为：①完全相同的规则的锯齿形扑动波（F 波）及持续的电活动（扑动波之间无等电位线）；②心室律可规则或不规则；③QRS 波群形态多正常，当出现室内差异性传导或原先合并有束支传导阻滞时，QRS 波群增宽，形态异常。扑动波在Ⅱ、Ⅲ、aVF 导联或 V_1 导联中较清楚，按摩颈动脉窦或使用腺苷可暂时减慢心室反应，有助于看清扑动波。逆钟向折返的 F 波心电图特征为Ⅱ、Ⅲ、aVF 导联呈负向，V_1 导联呈正向，V_6 导联呈负向（图 6-3）；顺钟向折返的 F 波心电图特征则相反，表现为Ⅱ、Ⅲ、aVF 导联呈正向，V_1 导联呈负向，V_6 导联呈正向。

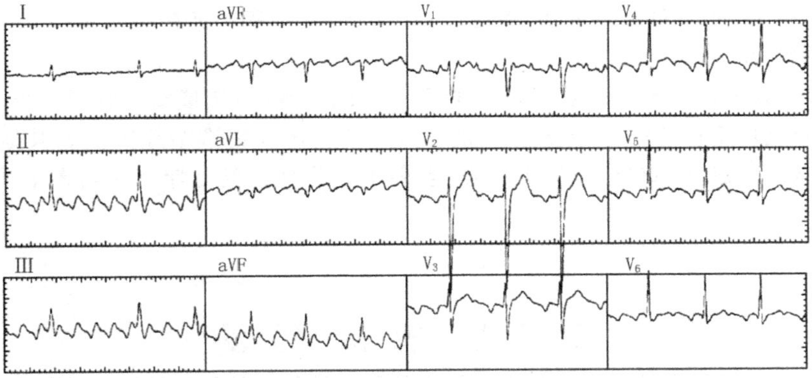

图 6-3　心房扑动

各导联 P 波消失，代之以规则的 F 波，以Ⅱ、Ⅲ、aVF 和 V1 导联最为明显，QRS 波群形态正常，F 波与 QRS 波群的比为(2～4)∶1

典型房扑的心室率可以呈以下几种情况。在未经治疗的患者，2∶1 房室传导多见，心室率快而规则，此时心室率为心房率的一半；F 波和 QRS 波群有固定时间关系，通常以 4∶1、6∶1 较为多见，3∶1、5∶1 少见，心室率慢而规则；若房扑持续时心室率明显缓慢（除外药物影响），F 波和 QRS 波群无固定时间关系，心室率慢而规则，表明有完全性房室传导阻滞的存在；F 波和 QRS 波群无固定时间关系，通常以(2～7)∶1传导，心室率不规则。儿童、预激综合征患者，偶见于甲亢患者，心房扑动可以呈 1∶1 的形式下传心室，造成 300 次/分的心室率，从而产生严重症状。由于隐匿性传导的存在，RR 间期可出现长短交替。不纯房扑(或称扑动-颤动)心房率常快于单纯房扑，其 F 波形态及时限亦变化多样。在某些情况下，此种心电图特点提示心房电活动的不一致。例如，一侧心房为颤动样激动，同时另一侧心房可能被相对缓慢且规整的扑动样激动所控制。现已证实，房内传导时间延长是房扑发生的危险因素之一。

如上所述，由于非典型房扑的折返环(不依赖下腔静脉至三尖瓣环之间的峡部)变异性很大，因此非典型房扑的大折返心电图特征存在很大差异，心房率或 F 波形态各不相同。然而，非典型房扑的 F 波频率通常与典型房扑相同，即 250～350 次/分。

四、治疗

(一)直流电复律

如果房扑患者有严重的血流动力学障碍或心力衰竭，应立即给予同步直流电复律，所需能量相对较低(50 J)。若电休克引起房颤，可用较高的能量再次进行电休克以求恢复窦性心律，或根据临床情况不予处理。少数患者在恢复窦性心律即刻有发生血栓栓塞的可能。

(二)心房程序调搏

食管调搏或右心房导管快速心房起搏在大多数患者中可有效终止一型房扑或部分二型房扑，恢复窦性心律或转变为伴有较慢心室率的心房颤动，临床症状改善。

(三)药物治疗

可选用胺碘酮、洋地黄、钙通道阻滞剂或 β 受体阻滞剂减慢房扑时的心室率，若心房扑动持续存在，可试用Ⅰa 和Ⅰc 类抗心律失常药物以恢复窦性心律和预防复发。小剂量(200 mg/d)胺碘酮也可预防复发。除非心房扑动时的心室率已被洋地黄、钙通道阻滞剂或 β 受体阻滞剂减慢，否则不应使用Ⅰ类和Ⅲ类抗心律失常药物，因上述药物有抗胆碱作用，且Ⅰ类抗心律失常药物能减慢 F 波频率，使房室传导加快，引起 1∶1 传导，使心室率加快。

(四)射频消融

通过导管射频消融阻断三尖瓣环和下腔静脉之间的峡部，造成双向阻滞，对于治疗典型房扑十分有效，长期成功率达 90%～100%，目前已成为典型房扑首选治疗方法。其他类型的房扑消融治疗也很有效，但成功率略低于典型房扑，且各类型房扑消融治疗的成功率不同。

(林艳玉)

第八节 心房颤动

心房颤动简称房颤，是指心房无序除极、电活动丧失，产生快速无序的颤动波，导致心房无有效收缩，是最严重的心房电活动紊乱。

一、病因和发病机制

房颤的病因与房扑相似。阵发性房颤可见于无器质性心脏病患者，而持续性房颤则多伴有器质性心脏病，如高血压心脏病、风湿性心脏病、冠心病、心肌病等。其他病因尚有房间隔缺损、肺栓塞，二尖瓣、三尖瓣狭窄或关闭不全，慢性心功能不全使心房扩大，及涉及心脏的中毒性、代谢性疾病，如甲状腺功能亢进性心脏病、心包炎、乙醇中毒等。亦可见于胸腔手术后、胸部外伤，甚至子宫内的胎儿亦可发生。少数患者病因不明，称为特发性房颤。

房颤的发生机制主要涉及两个方面。其一是房颤的触发因素，包括交感神经和副交感神经刺激、心动过缓、房性期前收缩或心动过速、房室旁路和急性心房牵拉等。其二是房颤发生和维持的基质，这是房颤发作和维持的必要条件，以心房有效不应期的缩短和心房扩张为特征的电重构和解剖重构是房颤持续的基质，重构变化可能有利于形成多发折返子波。此外，还与心房某些电生理特性变化有关，包括有效不应期离散度增加、局部阻滞、传导减慢和心肌束的分隔等。

随着对局灶驱动机制、心肌袖、电重构的认识，及非药物治疗方法的不断深入，目前认为房颤是多种机制共同作用的结果。①折返机制：包括多发子波折返学说和自旋波折返假说。②触发机制：由于异位局灶自律性增强，通过触发和驱动机制发动和维持房颤，而绝大多数异位兴奋灶（90%以上）在肺静脉内，尤其是左、右上肺静脉。组织学上可看到肺静脉入口处的平滑肌细胞中有横纹肌成分，即心肌细胞呈袖套样延伸到肺静脉内，而且上肺静脉比下肺静脉的袖套样结构更宽、更完善，形成心肌袖。肺静脉内心肌袖是产生异位兴奋的解剖学基础。腔静脉和冠状静脉窦在胚胎发育过程中也可形成肌袖，并有可以诱发房颤的异位兴奋灶存在。异位兴奋灶也可以存在于心房的其他部位，包括界嵴、房室交界区、房间隔、Marshall 韧带和心房游离壁等。③自主神经机制：心房肌的电生理特性不同程度地受自主神经系统的调节，自主神经张力改变在房颤中起着重要作用。部分学者称其为神经源性房颤，并根据发生机制的不同将其分为迷走神经性房颤和交感神经性房颤两类。前者多发生在夜间或餐后，尤其多见于无器质性心脏病的男性患者；后者多见于白昼，多由运动、情绪激动和静脉滴注异丙肾上腺素等诱发。迷走神经性房颤与不应期缩短和不应期离散性增高有关；交感神经性房颤则主要是由于心房肌细胞兴奋性增高、触发激动和微折返环形成。而在器质性心脏病中，心脏生理性的迷走神经优势逐渐丧失，交感神经性房颤更为常见。

二、分类

临床上常根据病因、起病时间、心室率、自主神经作用、发生机制及部位等对房颤进行分类。然而，到目前为止仍没有一种分类方法能满足所有的要求。目前，临床上常将房颤分为初发房颤、阵发性房颤、持续性房颤、永久性房颤。

(一)初发房颤

首次发现，不论其有无症状和能否自行复律。

(二)阵发性房颤

持续时间<7 天，一般<48 小时，多为自限性。

(三)持续性房颤

持续时间>7 天，常不能自行复律，药物复律的成功率较低，常需电转复。

(四)永久性房颤

复律失败或复律后 24 小时内又复发的房颤，可以是房颤的首发表现或由反复发作的房颤发展而来，对于持续时间较长、不适合复律或患者不愿意复律的房颤也归于此类。有些房颤患者不能获得准确的房颤病史，尤其是无症状或症状轻微者，常采用新近发生的或新近发现的房颤来命名，新近发生的房颤也可指房颤持续时间＜24 小时。房颤的一次发作事件是指发作持续时间＞30 秒。

三、临床表现

房颤是临床上最为常见的心律失常之一。充血性心力衰竭、瓣膜性心脏病、卒中病史、左心房扩大、二尖瓣和主动脉瓣功能异常、经治疗的高血压及高龄是房颤发生的独立危险因素。阵发性房颤可见于器质性心脏病患者，尤其在情绪激动时，或急性乙醇中毒、运动、手术后，但更多见于器质性心脏病患者。持续性房颤患者多有心血管疾病，最常见于二尖瓣病变、高血压性心脏病、房间隔缺损、冠心病、肺心病等。新近发生的房颤则应考虑甲状腺功能亢进等代谢性疾病。

心房无序的颤动失去了有效的收缩与舒张，心房泵血功能恶化或丧失，加之房室结对快速心房激动的递减传导，引起心室极不规则的反应。因此，心室律(率)紊乱、心功能受损和心房附壁血栓形成是房颤患者的主要病理生理特点。房颤可有症状，也可无症状，即使对于同一患者也是如此。房颤引起的症状由多种因素决定，包括发作时的心室率、心功能、伴随的疾病、房颤持续时间及患者感知症状的敏感性等，其危害主要有三方面：①引起胸闷、心悸、体力下降等症状；②降低心泵功能；③导致系统栓塞等严重并发症。严重时可出现低血压、心绞痛、急性肺水肿、昏厥甚至猝死。

大多数患者有心悸、呼吸困难、胸痛、疲乏、头晕和黑矇等症状，由于心房利钠肽的分泌增多还可引起多尿。部分房颤患者无任何症状，偶然的机会或者出现房颤的严重并发症如卒中、栓塞或心力衰竭时才被发现。有些患者有左心室功能不全的症状，可能继发于房颤时持续的快速心室率。晕厥并不常见，但却是一种严重的并发症，常提示存在窦房结功能障碍及房室传导功能异常、主动脉瓣狭窄、肥厚型心肌病、脑血管疾病或存在房室旁路等。

典型的房颤体征为心律绝对不规则、第一心音强弱不等、脉搏短绌。如果房颤患者心室率突然变得规整，应怀疑它可能转变成窦性心律、房性心动过速、下传比例固定的心房扑动或交界性、室性心动过速。

四、心电图诊断

房颤的心电图特点为：①P 波消失，仅见心房电活动呈振幅不等、形态不一的小的不规则的基线波动，称为 f 波，频率为 350～600 次/分；②QRS 波群形态和振幅略有差异，RR 间期绝对不等。其原因在于大量心房冲动由于波振面的冲突而相互抵消，或侵入房室结，使房室结对后来的冲动部分地不起反应，阻滞在房室交界区未下传到心室(即隐匿性传导，导致心室律不规则)，此时决定心室反应速率的主要因素是房室结的不应期和最大起搏频率(图 6-4)。

房颤时的心室率取决于房室结的电生理特性、迷走神经和交感神经的张力水平，及药物的影响等。在未经治疗的房室传导正常的患者，则伴有不规则的快速心室反应，心室率通常在 100～160 次/分。当患者伴有预激综合征时，房颤的心室反应有时超过 300 次/分，可导致心室颤动。如果房颤合并房室传导阻滞，由于房室传导系统发生不同程度的传导障碍，可以出现长 RR 间期。房颤持续过程中，心室节律若快且规则(超过 100 次/分)，提示交界性或室性心动过速；若慢且规则(30～60 次/分)，提示完全性房室传导阻滞。如出现 RR 间期不规则的宽 QRS 波群，常提示存在房室旁路前传或束支传导阻滞。当 f 波细微、快速而难以辨认时，经食管或心腔内电生理检查将有助诊断。

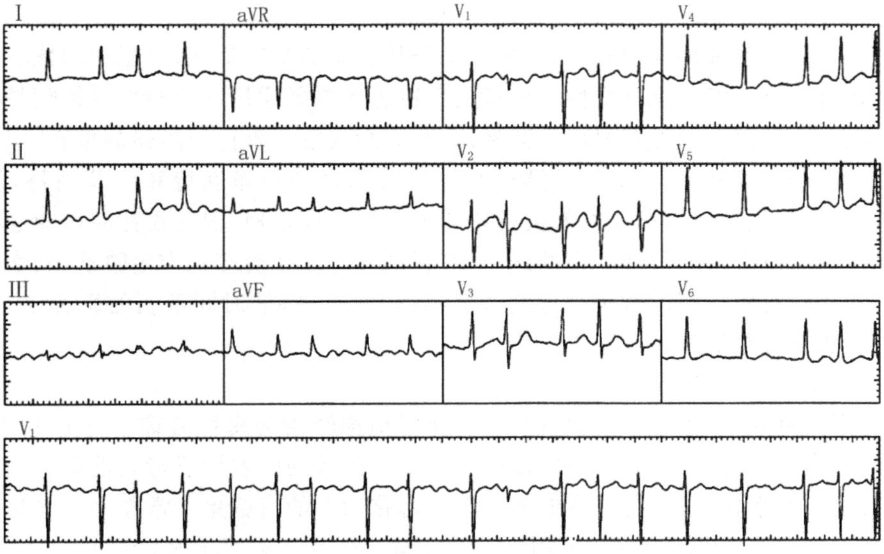

图 6-4　心房颤动

各导联 P 波消失，代之以不规则的 f 波，以Ⅱ、Ⅲ、aVF 和 V_1 导联为明显，QRS 波群形态正常，RR 间期绝对不等

五、治疗

房颤患者的治疗目标是减少血栓栓塞和控制症状。后者主要是控制房颤时的心室率和(或)恢复及维持窦性心律。其治疗主要包括以下 5 个方面。

(一)复律治疗

对阵发性、持续性房颤和经选择的慢性房颤患者，转复为窦性心律是所希望的治疗终点。

初发 48 小时内的房颤多推荐应用药物复律，时间更长的则采用电复律。对于房颤伴较快心室率并且症状重、血流动力学不稳定的患者，包括伴有经房室旁路前传的房颤患者，则应尽早或紧急电复律。伴有潜在病因的患者，如甲亢、感染、电解质紊乱等，在病因未纠正前，一般不予复律。

1.药物复律

新近发生的房颤用药物转复为窦性心律的成功率可达 70%，但持续时间较长的房颤复律成功率较低。静脉注射依布利特复律的速度最快，用 2 mg 可使房颤在 30 分钟内或以后的30～40 分钟内转复为窦性心律，比静脉注射普鲁卡因胺或索他洛尔的疗效更好。依布利特的主要不良反应是尖端扭转型室性心动过速，对心动过缓、低钾血症、低镁血症、心室肥厚、心力衰竭者及女性患者应慎用。静脉应用普罗帕酮、普鲁卡因胺和胺碘酮也可复律。胺碘酮复律的速度较慢，虽然控制心室率的效果在给予 300～400 mg 时已达到，但静脉给药剂量≥1 g 约需要 24 小时才能复律。对持续时间较短的房颤，Ⅰc 类抗心律失常药物氟卡尼和普罗帕酮在 2.5 小时复律的效果优于胺碘酮，而氟卡尼和普罗帕酮的复律效果无差异。快速静脉应用艾司洛尔对复律房颤有效，而洋地黄制剂对复律无效。

目前最常用于复律的静脉药物有普罗帕酮、胺碘酮和依布利特。静脉应用抗心律失常药物时应行心电监护。如有心功能不良或器质性心脏病，首选胺碘酮；如心功能正常或无器质性心脏病，可首选普罗帕酮，也可用氟卡尼或索他洛尔。对于症状不明显的房颤患者也可口服抗心律失常药物进行复律。

对新近发生的房颤采用药物复律，需要仔细分析患者的临床情况，对拟用的抗心律失常药物的药理特性要有充分了解。无器质性心脏病的房颤患者静脉应用或口服普罗帕酮是有效和安全的，而对有缺血性心脏病、左心室射血分数降低、心力衰竭或严重传导障碍的患者，应该避免应用Ⅰc类药物。胺碘酮、索他洛尔和新Ⅲ类抗心律失常药物如依布利特和多菲利特，复律是有效的，但有少数患者（1%～4%）可能并发尖端扭转型室性心动过速，因此在住院期间进行复律较为妥当。对房颤电复律失败或早期复发的病例，在择期行电复律前应先应用胺碘酮、索他洛尔等药物以提高房颤复律的成功率。对房颤持续时间≥48 小时或持续时间不明的患者，在复律前后均应常规应用华法林抗凝治疗。

2.直流电复律

（1）体外直流电复律：体外（经胸）直流电复律对房颤转复为窦性心律十分有效和简便，并且只要操作得当则相对安全。主要的适应证是药物复律失败的阵发性或持续性房颤且必须维持窦性心律者，对于心室率快、症状重且有血流动力学恶化倾向的房颤患者常作为一线治疗。起始能量以 150～200 J 为宜，如复律失败，可用更高的能量。电复律必须与 R 波同步。

房颤患者经适当的准备和抗凝治疗，电复律并发症很少，但也可发生包括体循环栓塞、室性期前收缩、非持续性或持续性室性心动过速、窦性心动过缓、低血压、肺水肿及暂时性 ST 段抬高等症状、体征。体外电复律对左心室功能严重损害的患者要十分谨慎，因为有发生肺水肿的可能。体外直流电复律的禁忌证包括洋地黄毒性反应、低钾血症、急性感染性或炎性疾病、未代偿的心力衰竭及未满意控制的甲状腺功能亢进等。恢复窦性心律后可进一步了解窦房结功能状况或房室传导情况。如果患者疑有房室传导阻滞或窦房结功能低下，电复律前应有预防性心室起搏的准备。

（2）心内直流电复律：该技术采用两个表面积大的导管电极，分别置于右心房（负极）和冠状静脉窦（正极）。其中一根电极导管也可置于左肺动脉作为正极，或者因冠状静脉窦插管失败作为替代（正极）。对房颤的各种亚组患者，包括体外直流电复律失败的房颤患者，复律的成功率可达 70%～89%。该技术也可用于对电生理检查或导管消融过程中发生的房颤进行复律，但放电必须与 R 波准确同步。

（3）电复律与药物联合应用：对于反复发作的持续性房颤，约 25%的患者电复律不能成功，或虽复律成功，但窦性心律仅能维持数个心动周期或数分钟后又转为房颤，另 25%的患者复律成功后 2 周内复发。若电复律失败，可在应用抗心律失常药物后再次体外电复律，必要时考虑心内电复律。与电复律前给予安慰剂或频率控制药物比较，胺碘酮可提高电复律的成功率，复律后房颤复发的比例也降低。给予地尔硫䓬、氟卡尼、普鲁卡因胺、普罗帕酮和维拉帕米并不提高复律的成功率，对电复律成功后预防房颤复发的作用也不明确。有研究提示，在电复律前 28 天给予胺碘酮或索他洛尔，两者对房颤自发复律和电复律的成功率效益相同（$P=0.98$）。对房颤复律失败或早期复发的病例，推荐在择期复律前给予胺碘酮、索他洛尔。

（4）植入型心房除颤器：心内直流电复律的研究已近 20 年，为了便于重复多次尽早复律，20 世纪90 年代初已研制出一种类似植入型心律转复除颤器（implantable cardioverter defibril lator，ICD）的植入型心房除颤器（implantable atrial defibrillator，IAD）。IAD 发放低能量（<6 J）电

击，以尽早有效地终止房颤，恢复窦性心律，尽可能减少患者的不适感觉。尽管动物实验和早期的临床经验表明，低能量心房内除颤对阵发性房颤、新近发生的房颤或慢性房颤患者都有较好的疗效(75%～80%)，能减少房颤负荷和住院次数，但由于该技术为创伤性的治疗方法、费用昂贵，且不能预防复发，因此不推荐常规使用。

(二)维持窦性心律

无论是阵发性还是持续性房颤，大多数房颤在转复成功后都会复发，因此，通常需要应用抗心律失常药物预防房颤复发以维持窦性心律。常选用Ⅰa、Ⅰc及Ⅲ类(胺碘酮、索他洛尔)抗心律失常药物及导管消融预防复发。

在使用抗心律失常药物前，应注意检查有无心血管疾病和其他相关因素。首次发现的房颤、偶发房颤或可以耐受的阵发性房颤，很少需要预防性用药。β受体阻滞剂对仅在运动时发生的房颤比较有效。

在选择抗心律失常药物进行窦性心律的长期维持治疗时，首先要评估药物的有效性、安全性及耐受性。有研究提示，现有的抗心律失常药物在维持窦性心律中，虽可改善患者的症状，但有效性差，不良反应较多，且不降低总病死率。

在考虑疗效的同时，药物选择还需密切注意和妥善处理以下问题。

1.对脏器的毒性作用

普罗帕酮、氟卡尼、索他洛尔、多非利特、丙吡胺对脏器的毒性作用相对较低，如患者应用胺碘酮治疗，则需注意并尽可能防止胺碘酮对脏器的毒性作用。

2.致心律失常作用

一般说来，在结构正常的心脏，Ⅰc类抗心律失常药物很少诱发室性心律失常。在有器质性心脏病的患者，致心律失常作用的发生率较高，其发生率及类型与所用药物和本身心脏病的类型有关。Ⅰ类抗心律失常药物一般应当避免在心肌缺血、心力衰竭和显著心室肥厚的情况下使用。选择药物的原则如下。

(1)若无器质性心脏病，首选Ⅰc类抗心律失常药物；索他洛尔、多非利特、丙吡胺和阿齐利特可作为第二选择。

(2)若伴高血压，药物的选择与第一条相同。若伴有左心室肥厚，有可能引起尖端扭转型室性心动过速，故胺碘酮可作为第二选择。但对有显著心室肥厚(室间隔厚度≥14 mm)的患者，Ⅰ类抗心律失常药物不适宜使用。

(3)若伴心肌缺血，避免使用Ⅰ类抗心律失常药物。可选择胺碘酮、索他洛尔，也可选择多非利特与β受体阻滞剂合用。

(4)若伴心力衰竭，应慎用抗心律失常药物，必要时可考虑应用胺碘酮，或多非利特，并适当加用β受体阻滞剂。

(5)若合并预激综合征(WPW综合征)，应首选对房室旁路行射频消融治疗。

(6)对迷走神经性房颤，丙吡胺具有抗胆碱能活性，疗效肯定；不宜使用胺碘酮，因该药具有一定的β受体阻断作用，可加重该类房颤的发作。对交感神经性房颤，β受体阻滞剂可作为一线治疗药物，此外还可选用索他洛尔和胺碘酮。

(7)对孤立性房颤可先试用β受体阻滞剂；普罗帕酮、索他洛尔和氟卡尼的疗效肯定；胺碘酮和多非利特仅作为替代治疗。

在药物治疗过程中，如出现明显不良反应或患者要求停药，则应该停药；如药物治疗无效或效果不肯定，应及时停药。

鉴于目前已有的抗心律失常药物的局限性和现有导管消融研究的结果，在维持窦性心律方面经导管消融优于药物治疗。

(三)控制过快的心室率

药物维持窦性心律和控制心室率的研究显示，没有发现控制心室率在死亡率和生活质量方面逊于维持窦性心律的治疗。主要原因可能是复律并维持窦性心律治疗过程中的风险，尤其是抗心律失常药物的不良反应，抵消了维持窦性心律所带来的益处，故在降低房颤复发率的同时并没有改善患者的预后。因此，长期用药时应评价抗心律失常药物的益处和风险。对于部分房颤患者而言，心室率控制后可显著减轻或消除症状，改善心功能，提高生活质量。控制心室率在以下情况下可作为一线治疗：①无转复窦性心律指征的持续性房颤；②房颤已持续数年，在没有其他方法干预的情况下(如经导管消融治疗)，即使转复为窦性心律也很难维持；③抗心律失常药物复律和维持窦性心律的风险大于房颤本身；④心脏器质性疾病，如左心房内径大于 55 mm、二尖瓣狭窄等，如未纠正，很难长期保持窦性节律。

控制房颤患者过快心室率，使患者静息时心室率维持在 60～80 次/分，运动时维持在 90～115 次/分，可采用洋地黄制剂、钙通道阻滞剂(地尔硫䓬、维拉帕米)及β受体阻滞剂单独应用或联合应用、某些抗心律失常药物。β受体阻滞剂是房颤时控制心室率的一线药物，钙通道阻滞剂如维拉帕米和地尔硫䓬也是常用的一线药物，对控制运动时快速心室率的效果比地高辛好，β受体阻滞剂和地高辛合用控制心室率的效果优于单独使用。洋地黄制剂(如地高辛)对控制静息时的心室率有效，但对控制运动时的心室率无效，仅用于伴有慢性心力衰竭的房颤患者，对其他房颤患者不单独作为一线药物。对伴有房室旁路前传的房颤患者，禁用钙通道阻滞剂、洋地黄制剂和β受体阻滞剂，因房颤时心房激动经房室结前传受到抑制后可使其经房室旁路前传加快，致心室率明显加快，产生严重血流动力学障碍，甚或诱发室性心动过速和(或)心室颤动。对伴有房室旁路前传且血流动力学不稳定的房颤患者，首选直流电复律；血流动力学异常不明显者，静脉注射普罗帕酮、胺碘酮或普鲁卡因胺。为了迅速地控制心室率，可经静脉应用β受体阻滞剂或维拉帕米、地尔硫䓬。

对于发作频繁、药物不能控制的快速心室率患者或不能耐受药物治疗且症状严重的患者，可考虑导管消融改良房室结以减慢心室率、消融房室结阻断房室传导后植入永久性人工心脏起搏器治疗。

(四)抗凝治疗

房颤是卒中的独立危险因素，房颤患者发生卒中的危险是窦性心律者的 5～6 倍。在有血栓栓塞危险因素的房颤患者中，应用华法林进行抗凝治疗是目前唯一可明确改善患者预后的药物治疗手段。任何有血栓栓塞危险因素的房颤患者如无抗凝治疗禁忌证均应给予长期口服华法林治疗，并使其国际标准化比率(INR)维持在2.0～3.0，而最佳值为 2.5 左右，75 岁以上患者的 INR 宜维持在 2.0～2.5。INR＜1.5 不可能有抗凝效果；INR＞3.0 出血风险明显增加。对年龄＜65 岁无其他危险因素的房颤患者可不予以抗凝剂，65～75 岁无危险因素的持续性房颤患者可给予阿司匹林 300～325 mg/d 预防治疗。

对阵发性或持续性房颤，如行复律治疗，当房颤持续时间在 48 小时以内，复律前不需要抗凝。当房颤持续时间不明或≥48 小时，临床可有两种抗凝方案。一种是先开始华法林抗凝治疗，使 INR 达到2.0～3.0三个星期后复律。在 3 周有效抗凝治疗之前，不应开始抗心律失常药物治疗。另一种是行经食管超声心动图检查，且静脉注射肝素，如果没有发现心房血栓，可进行复律。复律后肝素和华法林合用，直到 INR≥2.0 停用肝素，继续应用华法林。在转复为窦性心律后几周，患者仍然有全身性血栓栓塞的可能，不论房颤是自行转复为窦性心律或是经药物或直流电复律，均需再行抗凝治疗至少 4 周，复律后在短时间内心房的收缩功能尚未完全恢复。

华法林抗凝治疗可显著降低缺血性脑卒中的发生率，但应注意其出血性事件的危险，对每例患者应当评估风险/效益比。华法林初始剂量 2.5～3 mg/d，2～4 天起效，5～7 天达治疗高峰。因此，在开始治疗时应隔天监测 INR，直到 INR 连续 2 次在目标范围内，然后每周监测 2 次，共 1～2 周。稳定后，每月复查 2 次。华法林剂量根据 INR 调整，如果 INR 低于 1.5，则增加华法林的剂量，如高于 3.0，则减少华法林的剂量。华法林剂量每次增减的幅度一般在 0.625 mg/d 以内，剂量调整后需重新监测 INR。由于华法林的药代动力学受多种食物、药物、乙醇等的影响，因此，华法林的治疗需长期监测和随访，将 INR 控制在治疗范围内。

阿司匹林有预防血栓栓塞事件的作用，但其效果远比华法林差，仅应用于对华法林有禁忌证或者脑卒中的低危患者。因阿司匹林与华法林联合应用的抗凝作用并不优于单独应用华法林，而出血的危险却明显增加，因此不建议两者联用。氯吡格雷也可用于预防血栓形成，临床多用 75 mg 顿服，其优点是不需要监测 INR，出血危险性低，但预防脑卒中的效益远不如华法林，即使氯吡格雷与阿司匹林合用，其预防卒中的作用也不如华法林。

(五)非药物治疗

对一部分反复发作、症状较重而药物治疗效果不理想的患者，可选择进行非药物治疗，包括心房起搏、导管消融及心房除颤器等。

(林艳玉)

第九节　室性心动过速

室性心动过速(ventricular tachycardia，VT)简称室速，是临床上较为严重的一类快速性心律失常，大多数发生于器质性心脏病患者，可引起血流动力学变化，若未能得到及时有效的治疗，可导致心源性猝死。室速也可见于结构正常的无器质性心脏病患者。

一、定义和分类

室性心动过速(室速)是指发生于希氏束分叉以下的束支、普肯野纤维、心室肌的快速性心律失常。目前室速的定义大多采用 Wellens 的命名方法，将室速定义为频率超过 100 次/分、自发、连续 3 个或 3 个以上的室性期前搏动或程序刺激诱发的至少连续 6 个室性期前搏动。

室速的分类方法较多，各有其优缺点，但尚无统一的国际标准。根据室速的心电图表现、持续时间、发作方式、对血流动力学的影响、病因等不同特征可将室速分为不同的类型。

(一)根据室速发作的心电图形态分类

1.单形性室速

单形性室速是指室速发作时 QRS 波群形态在心电图同一导联上单一而稳定(图 6-5)，既可呈短阵性(非持续性)，也可呈持续性。有一些患者在多次发作心动过速时，QRS 波群形态并非一致，但只要每次心动过速发作时的 QRS 波群形态单一，均可确定为单形性室速。

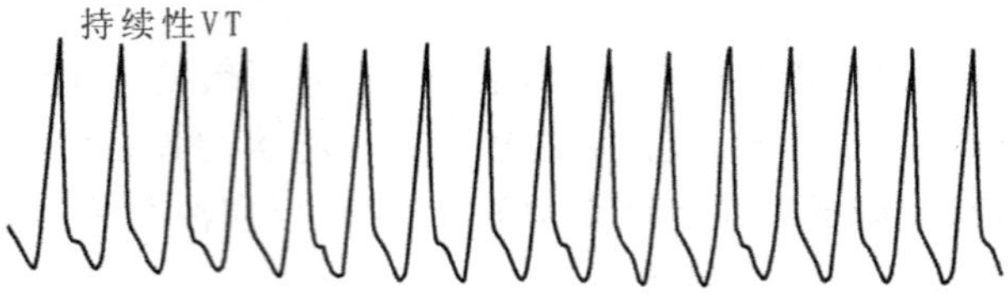

图 6-5　持续性单形性室速

QRS 波群形态在同一导联上单一而稳定

大部分的室速属单形性，根据 QRS 波群的形态可分为右束支传导阻滞型室速和左束支传导阻滞型室速。右束支传导阻滞型室速是指 V1 导联的 QRS 波群呈 rsR′、qR、RS 型或 RR′型（图 6-6），而 V_1 导联的 QRS 波群呈 QS、rS 或 qrS 型则称为左束支传导阻滞型室速（图 6-7）。

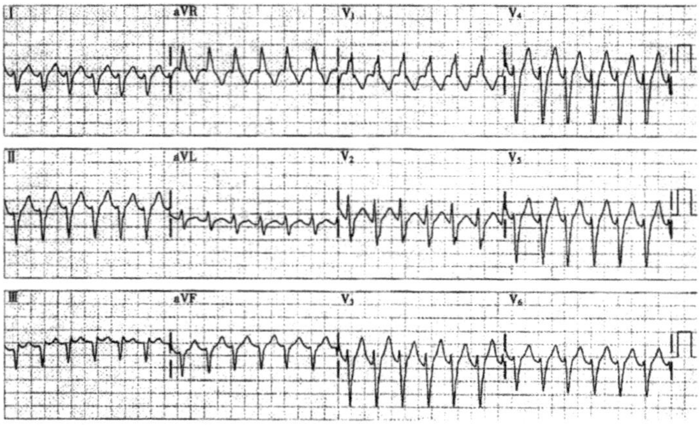

图 6-6　右束支传导阻滞型室速

V_1 导联的 QRS 波群呈 rsR′型

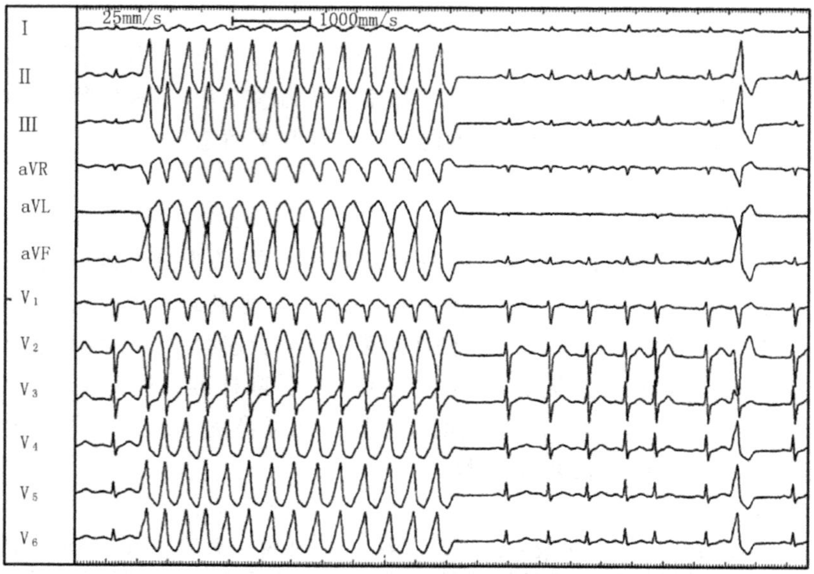

图 6-7　左束支传导阻滞型室速

V_1 导联的 QRS 波群呈 QS 型

2.多形性室速(polymorphic VT)

多形性室速是指室速发作时QRS波群在心电图同一导联上出现3种或3种以上形态。根据室速发作前基础心律的QT间期长短可进一步将多形性室速分为两种类型:①尖端扭转型室性心动过速(torsade de pointes,Tdp):室速发作前的QT间期延长,发作时QRS波群沿着一基线上下扭转(图6-8);②多形性室性心动过速:室速发作前的QT间期正常,发作时心电图同一导联上出现3种或3种以上形态的QRS波群(图6-9)。

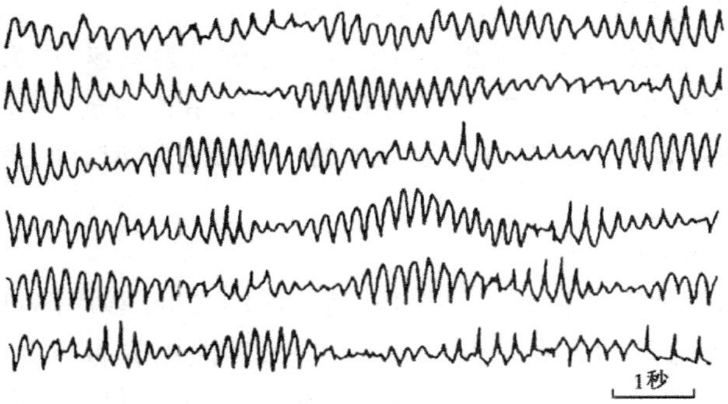

图6-8　尖端扭转型室速

QRS波群增宽,振幅和形态变化较大,主波方向围绕基线出现上下扭转

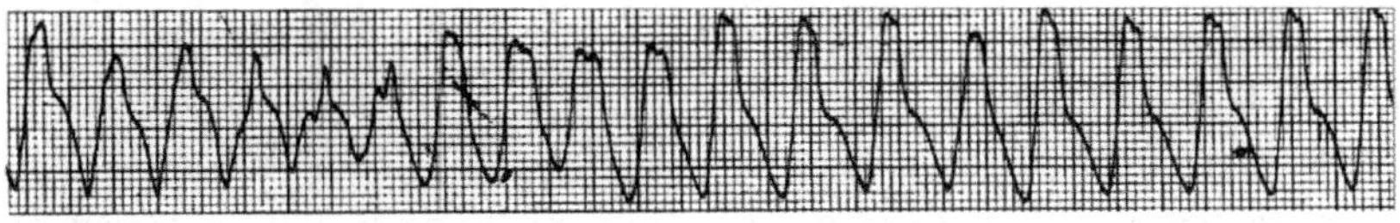

图6-9　多形性室速

心室率170次/分,QRS波群增宽畸形,呈3种以上的形态,第4、第5个QRS波群似融合波

近几年一些学者发现,有些多形性室速患者表现为极短联律间期,无明显器质性心脏病依据。窦性心律时QT间期、T波、U波均正常,常常具有极短的联律间期,其病因尚不明确,有的发生机制可能为触发活动。

3.双向性室速(bidirectional VT)

双向性室速是指室速发作时心电图的同一导联上QRS波群呈现两种形态并交替出现,表现为肢体导联QRS波群主波方向交替发生正负相反的改变,或胸前导联QRS波群呈现左、右束支传导阻滞图形并交替变化(图6-10)。双向性室速在临床上比较少见,主要见于严重的器质性心脏病(如扩张型心肌病、冠心病等)或洋地黄中毒,该型室速患者的基本心律失常为心房颤动。发生在正常人的双向性室速意义不太清楚,有人认为可能对预示心搏骤停具有一定的意义。

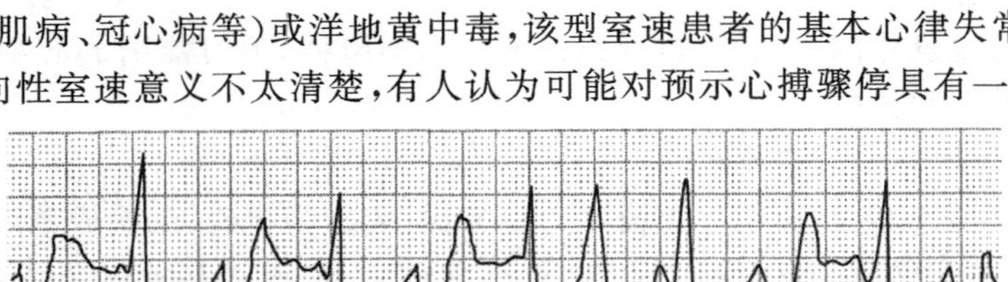

图6-10　双向性室速

QRS波群呈两种形态并交替出现

(二)根据室速的发作时间分类

根据室速发作的持续时间和血流动力学改变,可分为 2 种类型。

1.持续性室速(sustained VT)

持续性室速是指心动过速的发作时间达到或超过 30 秒以上,或虽未达到 30 秒但发作时心动过速引起严重血流动力学改变。

由于此型多见于器质性心脏病患者,室速的发作时间较长,常伴有严重血流动力学改变,患者出现心慌、胸闷、晕厥等症状,需要立即体外直流电复律。

若室速不间断发作,虽然其间有窦性心律但大部分时间为室速,称为无休止性室速。它是持续性室速的一种严重类型,发作时间持续 24 小时以上,使用各种抗心律失常药物或体外直流电复律等均不能有效终止心动过速的发作。多见于冠心病或扩张型心肌病患者,预后不良,病死率很高。

2.非持续性室速(non-sustained VT)

非持续性室速是指室速发作持续时间较短,持续时间在 30 秒内能自行终止者。此型在临床上十分常见,在无器质性心脏病患者中占 0～6%,在器质性心脏病患者中占 13%。由于持续时间较短,一般不出现晕厥等严重血流动力学改变的症状,患者常仅有心慌、胸闷等不适。

(三)根据有无器质性心脏病分类

1.病理性室速

各种器质性心脏病导致的室速。根据引起室速的病因,可分为冠心病室速、心肌病室速、药物性室速、右心室发育不良性室速等。

2.特发性室速

发生在形态和结构正常的心脏的室速。根据发生部位,可分为左心室特发性室速和右心室特发性室速。

(四)根据发作方式分类

可分为阵发性室速(又称为期前收缩型室速)及非阵发性室速(又称为加速性室性自主心律)。

(五)根据室速发作的血流动力学和预后分类

1.良性室速

室速发作时未造成明显血流动力学障碍,发生心源性猝死的危险性很低。主要见于无器质性心脏病患者。

2.潜在恶性室速

非持续性但反复发作的室速,不常导致血流动力学障碍,但可能引起心源性猝死,患者大多有器质性心脏病的客观依据。

3.恶性室速

反复发作持续性室速,造成明显血流动力学障碍,表现为黑矇、晕厥或晕厥前期、心功能不全恶化、心绞痛发作甚至猝死。常发生在心脏扩大、LVEF 小于 30%的患者。常见类型有多形性室速、尖端扭转型室速、束支折返性室速等。

(六)根据室速的发生机制分类

1.折返性室速

由折返机制引起的室速,折返是室速最常见的发生机制。

2.自律性增高性室速

由心室内异位起搏点自律性增高引起的室速，见于加速性室性自主心律。

3.触发活动性室速

由后除极引起的室速，主要见于由长QT间期综合征引起的尖端扭转型室速、洋地黄中毒引起的室速。

(七)特殊命名的室速

包括束支折返性室速、维拉帕米敏感性室速或分支型室速、儿茶酚胺敏感性室速、致心律失常性右心室发育不良性室速、尖端扭转型室速、并行心律性室速、无休止性室速、多形性室速、双向性室速。

二、病因和发病机制

(一)病因

1.器质性心脏病

器质性心脏病是室速的主要病因，约80%的室速具有器质性心脏病的病理基础。最常见为冠心病，特别是急性心肌梗死及陈旧性心肌梗死伴有室壁瘤或心功能不全。其次为心肌病、心力衰竭、急性心肌炎、二尖瓣脱垂、心瓣膜病、先天性心脏病等。

2.药物

除β受体阻滞剂外，各种抗心律失常药物都可能引起室速。常见的有Ⅰa、Ⅰc类抗心律失常药、索他洛尔等。拟交感神经药、洋地黄制剂、三环类抗抑郁药等大剂量使用时也可出现室速。

3.电解质紊乱、酸碱平衡失调

特别是低钾血症时。

4.其他病因

如先天性、获得性长QT间期综合征，麻醉，心脏手术和心导管操作等。

5.特发性

约10%的室速无器质性心脏病客观依据和其他原因可寻，称为特发性室速。少数正常人在运动和情绪激动时也可出现室速。

(二)发生机制

室速的发生机制包括折返、触发活动和自律性增高。冠心病心肌缺血及心肌梗死、心肌病等由于心肌缺血、缺氧、炎症、局部瘢痕形成、纤维化导致传导缓慢，为折返提供了形成条件，细胞外钾离子、钙离子浓度的改变，pH降低等也影响心肌的自律性和传导性，可成为室速的诱因并参与折返的形成。触发活动是除折返外的另一种重要机制，尖端扭转型室速、洋地黄制剂中毒可能与触发活动有关。自律性增高是部分室速的发生机制。在急性心肌梗死早期，室性心律失常的发生机制包括折返、自律性增高和触发活动，陈旧性心肌梗死单形性持续性室速的机制多为折返，非持续性室速的机制可能与单形性持续性室速不同。致心律失常性右心室发育不良的室速机制可能为折返，特发性室速的发生机制主要为触发活动，也可能包括折返和自律性增高。

三、临床表现

室速发作的临床表现主要取决于室速是否导致血流动力学障碍，与室速发生的频率、持续时间、有无器质性心脏病及其严重程度、原有的心功能状态等有关。

临床上，大多数患者室速发作为阵发性，其临床特征是发病突然，一般会突感心悸、心慌、胸闷、胸痛等心前区不适，头部或颈部发胀及跳动感，严重者还可出现精神不安、恐惧、全身乏力、面色苍白、四肢厥冷，甚至黑矇、晕厥、休克、阿-斯综合征发作，少数患者可致心脏性猝死。也有少数患者症状并不明显。若为非器质性心脏病引起者，持续时间大多短暂，症状也较轻，可自行恢复或经治疗后室速终止，虽然反复发作但预后一般良好。而具有较严重的器质性心脏病基础者，在心动过速发作后可因心肌收缩力减弱，心室和心房的收缩时间不同步，心室的充盈和心排血量明显减弱，患者可迅速出现心力衰竭、肺水肿或休克等严重后果，有的甚至可发展为心室颤动而致心脏性猝死。

室速发作时，体格检查可发现心率一般在130～200次/分，也有的较慢，约70次/分，少数患者的频率较快，可达300次/分，节律多较规则，有的不绝对规则(如多形性室速发作时)，心尖部第一心音和外周脉搏强弱不等，可有奔马律和第一、第二心音分裂，有的甚至只能听到单一的心音或大炮音。第一心音响度和血压随每一次心搏而发生变化，提示心动过速时发生了房室分离，是室性心动过速发作时较有特征性的体征。有些室速发作时，因QRS波群明显增宽而第一、第二心音呈宽分裂，可见颈静脉搏动强弱不等，有时可见颈静脉搏动出现大炮波，比心尖部搏动频率慢。

四、心电图表现

室速的心电图主要有以下表现。

(1)3个或3个以上连续出现畸形、增宽的QRS波群，QRS间期一般≥0.12秒，伴有继发性ST-T改变。少数起源于希氏束分叉处的室速，QRS间期可不超过0.12秒。QRS波群前无固定P波，心室率>100次/分，常为130～250次/分。有些特殊类型室速的心室率低至70次/分，少数高达300次/分。单形性室速RR间距规整，一般相差<20毫秒，而多形性室速RR间距往往不规则，差别较大。

(2)大多数患者室速发作时的心室率快于心房率，心房和心室分离，P波与QRS波群无关或埋藏在增宽畸形的QRS波群及ST段上而不易辨认。部分患者可呈现1∶1室房传导，也有部分患者呈现室房2∶1或文氏传导阻滞。

(3)心室夺获：表现为室速发作伴有房室分离时，偶有适时的窦性激动下传心室，出现所谓提前的窦性心搏，QRS波群为室上性，其前有P波且PR间期>0.12秒。

(4)室性融合波是不完全性心室夺获，由下传的窦性激动和室性异位搏动共同激动心室而形成，图形介于窦性和室速的QRS波群之间。心室夺获和室性融合波是室速的可靠证据，但发生率较低，仅见于5%左右的患者。

(5)室速常由室性期前收缩诱发，即在发作前后可出现室性期前收缩，后者QRS波群形态与室速相同、近似或者不一致。少数情况下，室速也可由室上性心动过速诱发。

五、室速的诊断和鉴别诊断

室速的诊断主要依靠心电图表现，病史、症状、体征等临床资料可为诊断提供线索，应与宽QRS波群的室上性心动过速鉴别，诊断不明确时对有适应证的患者需进行心脏电生理检查才能确诊。

(一)临床资料

一般而言,室速大多发生在有器质性心脏病的患者,而室上性心动过速患者多无器质性心脏病的依据。冠心病心肌梗死、急性心肌炎、心肌病、心力衰竭等患者发生的宽 QRS 波群心动过速,室速的可能性大。而心脏形态、结构正常,心动过速反复发作多年,甚至从年轻时就有发作,尤其是不发作时心电图有预激综合征表现者,室上性心动过速的可能性较大。发作时刺激迷走神经能终止心动过速者,大多是室上性心动过速;有时室速呈 1∶1 室房传导,刺激迷走神经虽然不能终止心动过速,但可延缓房室结传导,如果心动过速时室房由 1∶1 传导转变为 2∶1 或文氏传导,有助于室速的诊断。

体格检查时如颈静脉出现大炮波,第一心音闻及大炮音,有助于室速的诊断。

(二)心电图检查

室速发作时 QRS 波群增宽,间期≥0.12 秒,表现为宽 QRS 波群心动过速。此外,室上性心动过速伴室内差异性传导、原有束支传导阻滞伴发的室上性心动过速、旁路前向传导的房性心动过速、心房扑动、心房颤动及预激综合征逆向性房室折返性心动过速均可见其 QRS 波群增宽。由于不同原因的宽 QRS 波群心动过速,其治疗和预后不尽相同,如果诊断错误导致治疗严重失误,则可能出现严重不良后果。因此,室速应与这些宽 QRS 波群的室上性心动过速相鉴别。临床上,室速是宽QRS 波群心动过速的最常见类型,约占 80%。对于任何一例宽 QRS 波群心动过速在没有依据表明是其他机制所致以前,均初步拟诊为室速。除非有差异性传导的证据,否则不宜轻易诊断室上性心动过速伴室内差异性传导。

表 6-2 列举了室上性心动过速伴室内差异性传导与室速的区别,可供鉴别诊断参考。

表 6-2 室性心动过速与室上性心动过速伴室内差异性传导的区别

	支持室性心动过速的依据	支持室上性心动过速伴室内差异性传导的依据
P 波与 QRS 波群的关系	房室分离或逆向 P′波	宽 QRS 波群前或后有 P′波,呈 1∶1 关系,偶有 2∶1、3∶2 房室传导阻滞
心室夺获或室性融合波	可见到,为诊断的有力证据	无
QRS 额面电轴	常左偏(−30°～−180°)	很少左偏(3%～13%)
QRS 波形态		
右束支传导阻滞型	QRS 间期>0.14 秒	QRS 间期为 0.12～0.14 秒
V_1 导联	R 形波或双相波(qR、QR 或 RS 型)伴 R>R′	三相波(rsR′、RSR′型)(85%)
V_6 导联	rs 或 QS 形,R/S<1	qRs 形,R/S 很少小于 1
左束支传导阻滞型	QRS 间期>0.16 秒	QRS 间期为 0.14 秒
V_1 导联	R 波>30 毫秒,R 波开始至 S 波最低点>60 毫秒,S 波顿挫	很少有左述形态
V_6 导联	QR 或 QS 形	R 波单向
刺激迷走神经	无效	可终止发作或减慢心率
其他	V_1～V_6 导联都呈现正向或负向 QRS 波群,QRS 波群形态与窦性心律时室性期前收缩一致	原有的束支阻滞或预激 QRS 波群形态与心动过速时一致,QRS 波群形态与室上性期前收缩伴室内差异性传导时一致

Brugada 等对 554 例宽 QRS 波群心动过速患者进行了心内电生理检查，提出了简便有效的分步式诊断标准，显著提高了诊断室速的敏感性和特异性，两者分别为 98.7%、96.5%。诊断共分 4 个步骤：①首先看胸前导联 $V_1 \sim V_6$ 的 QRS 波群是否均无 RS(包括 rS、Rs)图形，如任何一个胸前导联无RS 波，则应诊断为室速。②如发现有一个或几个胸前导联有 RS 波，则要进行第 2 步观察，即测量胸前导联 R 波开始至 S 波最低点之间的时限，选择最长的 RS 时限，如果超过 100 毫秒则应诊断为室速；如未超过 100 毫秒，则应进行第 3 步分析。③观察有无房室分离，如有，可诊断为室速；如无，则进行最后一步分析。④观察 V_1 及 V_6 导联的 QRS 波群形态，如果这两个导联的 QRS 波群形态都符合表中室速的QRS 波群形态特征则应诊断为室速，否则可诊断为室上性心动过速。

在临床实践中，绝大多数宽 QRS 波群心动过速可以通过仔细分析 12 导联心电图进行正确诊断，但有少数患者在进行鉴别诊断时仍然十分困难。利用希氏束电图及心脏电生理检查不但能区分室性与室上性心动过速，还可以了解心律失常的发生机制是折返还是自律性增高。室上性心动过速时，V 波前都有 H 波，且 HV 间期都大于 30 毫秒。室速时，V 波与 H 波是脱节的，可以出现以下几种图形：①H 波与 V 波同时出现，H 波隐藏在V 波之中，不易被发现，或者 H 波在 V 波之前出现，但 HV 间期小于 30 毫秒，其 H 波来自窦性搏动而 V 波来自室性搏动；②H 波在 V 波后出现，H 波是室性搏动逆行激动希氏束产生的，H 波后可有心房夺获；③A 波后有H 波，但 H 波与其后的 V 波无关，HV 时间变化不定，两者是脱节的。利用心房调搏法，给心房以高于室率的频率刺激，使心室夺获。如果夺获的 QRS 波为窄的心室波，则证明原来的宽 QRS 波为室速。

六、治疗

（一）一般治疗原则

室速发作时，一部分患者可能病情很凶险，导致血流动力学障碍，出现严重症状甚至危及生命，必须立即给予药物或直流电复律及时有效地终止发作，而另一部分患者可以没有症状或者只有很轻微的症状，体检时血压无明显降低，不做任何处理，血流动力学也未见有恶化迹象。研究表明，许多抗心律失常药物有致心律失常作用，长期使用并不能减少室性心律失常的发生率，甚至增加病死率。因此，在选择治疗措施前，需要根据室速发作时患者的血流动力学状况、有无器质性心脏病，准确评估室速的风险，并采取合理的治疗对策：持续性室速患者，无论有无器质性心脏病，均应积极处理；器质性心脏病患者，无论是持续性室速还是非持续性室速，均应治疗；无器质性心脏病患者发生的非持续性室速，如无症状或血流动力学障碍，可不必药物治疗。其治疗原则主要有以下 4 项。

(1)立即终止发作：包括药物治疗、直流电复律等方法。

(2)尽力去除诱发因素：如低钾血症、洋地黄中毒等。

(3)积极治疗原发病：切除心室壁瘤，控制伴发的心功能不全等。

(4)预防复发。

（二）终止发作

1.药物治疗

血流动力学稳定的室速，一般先采取静脉给药。

(1)发生于器质性心脏病患者的非持续性室速很可能是恶性室性心律失常的先兆，应该认真评估预后并积极寻找可能存在的诱发因素。治疗主要针对病因和诱因，即治疗器质性心脏病和纠正如心力衰竭、电解质紊乱、洋地黄中毒等诱因。对于上述治疗措施效果不佳且室速发作频繁、症状明显者，可以按持续性室速用抗心律失常药，以预防或减少发作。

(2)发生于器质性心脏病患者的持续性室速大多预后不良，容易引起心脏性猝死。除了治疗基础心脏病、认真寻找可能存在的诱发因素外，必须及时治疗室速本身。应用的药物为胺碘酮、普鲁卡因胺、β受体阻滞剂和索他洛尔。心功能不全患者首选胺碘酮，心功能正常者也可以使用普罗帕酮，药物治疗无效时应及时使用电转复。

(3)无器质性心脏病、无心功能不全患者可以选用胺碘酮，也可以考虑应用Ⅰa类抗心律失常药(如普鲁卡因胺)或Ⅰc类抗心律失常药(如普罗帕酮、氟卡尼等)；特殊病例可选用维拉帕米或普萘洛尔、艾司洛尔、硫酸镁静脉注射。在无明显血流动力学紊乱、病情不很紧急的情况下，也可选用口服给药如β受体阻滞剂、Ⅰb类抗心律失常药美西律或Ⅰc类抗心律失常药普罗帕酮等。

(4)尖端扭转型室性心动过速(TdP)：首先寻找并处理引起QT间期延长的原因，如血钾、血镁浓度降低或药物作用等，停用一切可能引起或加重QT间期延长的药物。采用药物终止心动过速时，首选硫酸镁，无效时，可试用利多卡因、美西律或苯妥英钠静脉给药。上述治疗效果不佳者行心脏起搏，可以缩短QT间期，消除心动过缓，预防心律失常进一步加重。异丙肾上腺素能加快心率，缩短心室复极时间，有助于控制扭转型室速，但可能使部分室速恶化为室颤，使用时应小心，适用于获得性QT间期延长综合征患者、心动过缓所致TdP而没有条件立即行心脏起搏者。

(5)洋地黄类药物中毒引起的室速应立即停用该类药物，避免直流电复律，给予苯妥英钠静脉注射；无高钾血症的患者应给予钾盐治疗；镁离子可对抗洋地黄类药物中毒引起的快速性心律失常，可静脉注射镁剂。

2.电学治疗

(1)同步直流电复律：对持续性室速，无论是单形性或多形性，有血流动力学障碍者不考虑药物终止，而应立即同步电复律。情况紧急(如发生晕厥、多形性室速或恶化为室颤)或因QRS波严重畸形而同步有困难者，也可进行非同步转复。

(2)抗心动过速起搏：心率在200次/分以下，血流动力学稳定的单形性室速可以置右心室临时起搏电极进行抗心动过速起搏。

(三)预防复发

包括药物治疗、射频导管消融及外科手术切除室壁瘤等。

可以用于预防的药物包括胺碘酮、利多卡因、β受体阻滞剂、普罗帕酮、美西律、硫酸镁、普鲁卡因胺等。在伴有器质性心脏病的室速中，可用β受体阻滞剂或胺碘酮，β受体阻滞剂也可以和其他抗心律失常药如胺碘酮等合用。由于CAST试验已证实心肌梗死后抗心律失常药物(恩卡尼、氟卡尼、莫雷西嗪)治疗可增加远期病死率，因此心肌梗死后患者应避免使用恩卡尼、氟卡尼、莫雷西嗪。无器质性心脏病的室速患者，如心功能正常，也可选用普罗帕酮。

有血流动力学障碍的顽固性室速患者，在有条件的情况下，宜安装埋藏式心脏转复除颤器(ICD)。CASH和AVID试验结果表明，ICD可显著降低器质性心脏病持续性室速患者的总死亡率和心律失常猝死率，效果明显优于包括胺碘酮在内的抗心律失常药物。

七、特殊类型的室性心动过速

(一)致心律失常性右心室发育不良的室性心动过速

致心律失常性右心室发育不良(arrhythmogenic right ventricular dysplasia，ARVD)又称为致心律失常性右心室心肌病，是一种遗传性疾病，也可能与右心室感染心肌炎、右心室心肌变性或心肌进行性丧失有关。在文献中曾被称为羊皮纸心、Uhl 畸形、右心室脂肪浸润或脂肪过多症、右心室发育不良、右心室心肌病。其最常见的病理改变是右心室心肌大部分被纤维脂肪组织所替代，并伴有散在的残存心肌和纤维组织；右心室可有局限性或弥漫性扩张，在扩张部位存在不同程度的心肌变薄，而左心室和室间隔一般无变薄，也可有局限性右心室室壁瘤形成。ARVD 主要发生于年轻的成年人，尤其是男性，大多在 40 岁以前发病。临床主要表现为伴有左束支传导阻滞的各种室性心律失常，如反复发作性持续性室性心动过速；也可出现房性心律失常，如房性心动过速、心房扑动、心房颤动。患者常表现为晕厥和猝死，晕厥和猝死的原因可能是心室颤动，晚期可发展为心力衰竭。患者最重要的心电图异常为右胸前导联 $V_1 \sim V_3$ T 波倒置、Epsilon 波及心室晚电位阳性。右心室心肌病的诊断依据为超声心动图、螺旋 CT、心脏磁共振、心室造影等检查发现局限性或广泛性心脏结构和功能异常，仅累及右心室，无瓣膜病、先天性心脏病、活动性心肌炎和冠状动脉病变，心内膜活检有助于鉴别诊断。

其发作期的急性治疗与持续性室速的治疗相同，维持治疗可用 β 受体阻滞剂、胺碘酮，也可两者联用，但效果不确切。也有采用射频消融治疗的报道，但容易复发和出现新型室速，不作为常规手段。有晕厥病史、心搏骤停生还史、猝死家族史或不能耐受药物治疗的患者，应考虑安装 ICD。

(二)尖端扭转型室性心动过速

尖端扭转型室性心动过速(torsade pointes，TdP)是多形性室速的一个典型类型，一般发生在原发性或继发性 QT 间期延长的患者，主要临床特征是反复晕厥，有的甚至猝死。其病因、发生机制、心电图表现和治疗与其他类型室速不同。1966 年，Dessertenne 根据该型室速发作时的心电图特征而命名。

正常人经心率校正后 QT 间期(Q-Tc)的上限为 0.40 秒，当 Q-Tc 大于 0.40 秒时即为 QT 间期延长，又称为复极延迟。目前认为，TdP 与心室的复极延迟和不均一有关，其中 QT 间期延长是导致 TdP 的主要原因之一，因此将 QT 间期延长并伴有反复发生的 TdP 称为长 QT 综合征(LQTS)。

1.长 QT 间期综合征的分类

LQTS 一般分为先天性和后天性两类。

(1)先天性 LQTS 又可分为 QT 间期延长伴有先天性耳聋(Jervell-Lange-Nielson 综合征)和不伴有耳聋(Romano-Ward 综合征)，两者都有家族遗传倾向，患者多为儿童和青少年。一般在交感神经张力增高的情况下发生 TdP，被认为是肾上腺素能依赖性。

(2)后天性 LQTS 通常发生在服用延长心肌复极的药物后或有严重心动过缓、低钾/低镁血症等情况下，多为长间歇依赖性，触发 TdP 通常在心率较慢或短-长-短的 RR 间期序列时。

有关 TdP 的发生机制仍有争议，目前认为主要与早期后除极引起的触发活动和复极离散度增加导致的折返有关。先天性 LQTS 的发生机制与对肾上腺素能或交感神经系统刺激产生异常反应有关。某些引起先天性 LQTS 的因素是由于单基因缺陷改变了细胞内钾通道调节蛋白的功能，导致 K^+ 电流如 I_{Kr}、I_{Ks} 或 I_{to} 等减少和(或)内向除极 Na^+/Ca^{2+} 流增强，动作电位时间和 QT 间期延长，出现早期后除极。在早期后除极幅度达阈电位时，引起触发活动而出现 TdP。后天性 LQTS 因复极离散度增加的折返机制和早期后除极的触发活动等引起 TdP。

2.心电图特点

TdP 时 QRS 波振幅变化，并沿等电位线扭转，频率为 200～250 次/分，常见于心动过速与完全性心脏阻滞，LQTS 除有心动过速外，尚有心室复极延长伴 QT 间期超过 500 毫秒。室性期前收缩始于 T 波结束时，由 R-on-T 引起 TdP，TdP 经过数十次心搏可以自行终止并恢复窦性心律，或间隔一段时间后再次发作，TdP 也可以恶化成心室搏动。患者静息心电图上 u 波往往明显。

3.LQTS 的治疗

对 LQTS 和 TdP 有效治疗的基础是确定和消除诱因或纠正潜在的有害因素。其后在弄清离子机制的基础上，一个适当的治疗计划就可以常规展开。将来特殊的治疗可能针对减弱引起早期后除极的离子流进行，现在的治疗一般着眼于抑制或阻止早期后除极的产生和传导，可通过增强外向复极 K^+，加强对内向 Na^+ 或 Ca^{2+} 的阻滞，或抑制早复极电流从起点向周围心肌的传导实现。

(1)K^+ 通道的激活：实验已证实早期后除极和 TdP 可被 K^+ 通道的开放所抑制，但临床尚未证实。似乎有效的短期治疗包括采用超速起搏、利多卡因或注射异丙肾上腺素以增强 K^+，但异丙肾上腺素注射对于先天性 LQTS 是禁忌。

(2)Na^+ 通道的阻断：TdP 可被具有 Na^+、K^+ 双重阻滞功能的Ⅰa 类药物诱发，但可被单纯 Na^+ 通道阻滞剂抑制。

(3)Ca^{2+} 通道的阻滞：在先天性 Ca^{2+} 依赖性和心动过缓依赖性 TdP 中，维拉帕米可抑制心室过早除极并减少早期后除极振幅。

(4)镁：静脉用镁是临床上一种抑制 TdP 的安全有效的方法。其作用可能是通过阻断 Ca^{2+} 或 Na^+ 电流来实现的，与动作电位时程缩短无关。

(5)异丙肾上腺素注射：肾上腺素能刺激对先天性 LQTS 相关的 TdP 是禁忌的。但临床上，异丙肾上腺素注射对长间歇依赖性很强的 LQTS 经常是有效的。虽然小剂量可能增强早期后除极所需的除极电流，但大剂量可以增强外向 K^+ 电流，加快心率和复极，抑制早期后除极和 TdP。

(6)起搏：对先天性和后天性 LQTS 持续的超速电起搏是一种有效的治疗方法。可能因为加强了复极或阻止长的间歇，从而抑制早期后除极。

(7)肾上腺素能阻滞和交感神经节切除术：所有先天性 LQTS 可采用 β 受体阻滞剂治疗。有些权威专家认为高位左胸交感神经节切除术在单纯药物治疗失败的病例中可作为首选或辅助治疗。在心脏神经支配中占优势的左侧交感神经被认为是先天性 LQTS 的发病基础。在临床上，β 受体阻滞剂禁忌用于后天性 LQTS，因其可减慢心率。

(8)电复律器-除颤器的植入：伴有先天性 LQTS 的高危患者或不能去除诱因的后天性 LQTS 患者，可能需要埋植一个电复律器-除颤器。有复发性晕厥、有过心脏停搏而幸存的或内科治疗无效的患者应被视为高危患者。

(三)加速性室性自主心律

加速性室性自主心律又称为加速性室性自搏心律、室性自主性心动过速、非阵发性室性心动过速或心室自律过速、加速性室性逸搏心律、心室自搏性心动过速、缓慢的室性心动过速等。

加速性室性自主心律是由于心室的异位节律点自律性增高而接近或略微超过窦性起搏点的自律性而暂时控制心室的一种心动过速。其频率大多为60～130次/分。由于室性异位起搏点周围不存在保护性的传入阻滞，因此会受到主导节律的影响。只有当异位起搏点自律性增高又无传出阻滞并超过窦性心律的频率时，心电图才显示室性自主心律，一旦窦性心律的频率增快而超过异位起搏点的自律性即可激动心室而使这种心动过速被窦性心律取代。与折返性室速不同，加速性室性自主心律的心室搏动有逐渐"升温-冷却"的特征，不会突然发生或终止。由于其频率不快，与窦性心律接近，因此可与窦性心律竞争，出现心室夺获或室性融合波。

心电图特征是：①宽大畸形的QRS波群连续出现3个或3个以上，频率为60～130次/分；②心动过速的持续时间较短，大多数患者的发作仅仅为4～30个心搏；③心动过速常常以舒张晚期的室性期前收缩或室性融合波开始，QRS波群的前面无恒定的P波，部分QRS波群之后可见逆行性P′波，有时以室性融合波结束，并随之过渡到窦性心律；④室速可与窦性心律交替出现，可出现心室夺获或室性融合波(图6-11)。

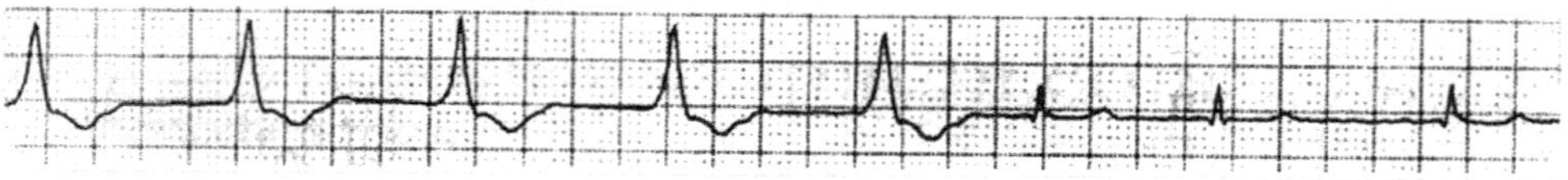

图6-11　加速性室性自主心律

QRS波群宽大畸形，心率66次/分，窦性激动夺获心室后，加速的室性心律被抑制

加速性室性自主心律在临床上比较少见，绝大多数发生在器质性心脏病如急性心肌梗死、心肌炎、洋地黄中毒或高钾血症等患者，偶见于正常人。在急性心肌梗死溶栓再灌注治疗时，若出现加速性室性自主心律，可视为治疗有效的指标之一。其发作时间短暂，多在4～30个室性心搏后消失，一般不会发展为心室颤动，也无明显血流动力学障碍，因此这类心律失常本身是良性的，预后较好，不需要治疗。治疗主要针对原有的基础心脏病。

(四)束支折返性室性心动过速

束支折返性室性心动过速是由左右束支作为折返环路的组成部分而构成的大折返性室性心动过速，其折返环由希氏束-普肯耶系统和心室肌等组成，具有明确的解剖学基础。其心动过速也表现为持续性单形性室性心动过速。一般仅见于器质性心脏病患者，最多见于中老年男性扩张型心肌病患者，也可见于缺血性心脏病、瓣膜病、肥厚型心肌病、Ebstein畸形患者，此外也可见于希氏束-普肯耶系统传导异常伴有或不伴有左心室功能异常患者。其发生率约占室性心动过速的6%。因此，在临床上并不少见。

心电图上束支折返性室性心动过速发作时，频率较快，一般在200次/分以上，范围170～250次/分；多呈完全性左束支传导阻滞图形，电轴正常或左偏，少数可呈右束支传导阻滞图形(图6-12)；若出现束支阻滞，心动过速即终止。平时室速不发作时，一般均有房室传导功能障碍，如PR间期延长，呈一度房室传导阻滞；QRS波群增宽，多呈类似左束支传导阻滞图形。

由于绝大多数束支折返性室性心动过速患者都有较严重的器质性心脏病，心功能常常有不同程度的恶化，因此一旦室速发作，患者常常有明显的临床症状，如心慌、胸闷、胸痛、低血压、黑矇、晕厥，甚至发生心脏性猝死。体格检查主要是原发性心脏病的体征，束支折返性室性心动过速发作时，常常出现心功能不全的体征。其确诊有赖于心内电生理检查。束支折返性室性心动过速发作时如不能得到及时有效的控制，常常呈加速的趋势，易转化为心室扑动或心室颤动。

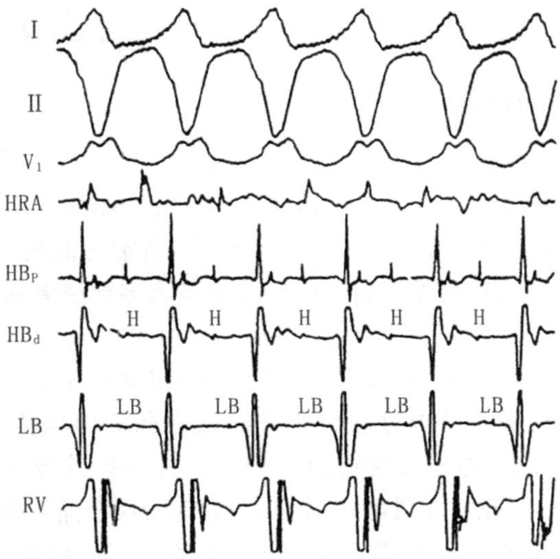

图 6-12　束支折返性室性心动过速

呈右束支阻滞型，束支折返性激动由右束支逆传，通过希氏束，然后经由左束支下传，希氏束电位（H）在左束支电位（LB）之前

束支折返性室性心动过速的治疗手段与其他类型室速相类似，但是药物疗效不佳；而射频导管消融阻断右束支是根治左束支传导阻滞型室速的首选方法，成功率近 100%；极少数患者需安装 ICD。

（林艳玉）

第十节　室上性心动过速

室上性心动过速（supraventricular tachycardia，SVT）是临床上最常见的心律失常之一。经典的定义是指异位快速激动形成和（或）折返环路位于希氏束分叉以上的心动过速，传统上分为起源于心房和房室交界区的室上性快速性心律失常。临床实践中，室上性心动过速包括多种类型，发生部位除了涉及心房、房室结、希氏束外，心室也参与房室折返性心动过速的形成，后者也归属于室上性心动过速的范畴。因此，有学者将其重新定义为激动的起源和维持需要心房或房室交界区参与的心动过速。

按照新定义，室上性心动过速包括窦房结折返性心动过速、房性心动过速、房室结折返性心动过速、房室折返性心动过速、房扑、房颤及其他旁路参与的心动过速。

心电图上室上性心动过速除了功能性和原有的束支阻滞、旁路前传引起 QRS 波群增宽（QRS 时限≥0.12 秒）外，表现为窄 QRS 波群（QRS 时限<0.12 秒）。虽然室上性心动过速的名称应用较广，"窄 QRS 波群心动过速"这一术语较之更合适，且有临床价值。从心电图形态上可以将窄 QRS 波群心动过速和宽 QRS 波群心动过速容易地区别开来。

电生理研究表明，室上性心动过速的发生机制包括折返性、自律性增高和触发活动，其中绝大多数为折返性。

本节主要叙述房室结折返性心动过速、房室折返性心动过速，及其他旁路参与的心动过速。

一、房室结折返性心动过速

(一)病因

房室结折返性心动过速(atrioventricular nodal reentrant tachycardia，AVNRT)是阵发性室上性心动过速(paroxysmal supraventricular tachycardia，PSVT)最常见的类型。患者通常无器质性心脏病的客观证据，不同年龄和性别均可发病，但 20～40 岁是大多数患者的首发年龄，多见于女性。

(二)发生机制

AVNRT 的电生理基础是房室结双径路(DAVNP)或多径路。Mines 首次提出 DAVNP 的概念，以后由 Moe 等证实在房室结内存在电生理特性不同的两条传导路径，其中一条传导速度快(AH 间期短)，但不应期较长，称为快径路(β 径路)，另外一条传导速度慢(AH 间期长)，但不应期较短，称为慢径路(α 径路)。正常窦性心律时，心房激动沿快径路和慢径路同时下传，因快径路传导速度快，沿快径路下传的激动先抵达希氏束，当沿慢径路下传的激动抵达时，因希氏束正处于不应期而传导受阻。由于 DAVNP(或多径路)的存在，并且传导速度和不应期不一致，分别构成折返环路的前向支和逆向支，一个适时的房性或室性期前刺激可诱发 AVNRT。

AVNRT 有 3 种不同的临床类型。一种是慢-快型，又称为常见型，其折返方式是激动沿慢径路前传、快径路逆传；另一种是快-慢型，又称为少见型，其折返方式是激动沿快径路前传、慢径路逆传。此外，还有一种慢-慢型，是罕见的类型，折返方式是激动沿一条慢径路前传、再沿另一条电生理特性不同的慢径路逆传。

典型的 AVNRT(慢-快型)是最常见的类型，占 90%。当一个适时的房性期前收缩下传恰逢快径路不应期时，激动不能沿快径路传导，但能沿不应期较短的慢径路缓慢传导，当激动抵达远端共同通路时，快径路因获得足够时间再次恢复应激性，激动从快径路远端逆传抵达近端共同通路，此时慢径路可再次应激折返形成环形运动。若反复折返便形成慢-快型 AVNRT。

非典型 AVNRT(快-慢型)较少见，占 5%～10%。当快径路不应期短于慢径路，并且适时的房性期前收缩或程序期前刺激下传恰遇慢径路不应期时，激动便由快径路前传再沿慢径路逆传，若反复折返形成环形运动，则形成快-慢型 AVNRT。

慢-慢型 AVNRT 的形成是由于多径路的存在，房性期前收缩下传恰逢快径路不应期而不能下传，只能沿慢径路下传，因快径路没有逆传功能或者不应期太长，激动便沿另一条慢径路逆传，若反复折返形成环形运动，则形成慢-慢型 AVNRT。

DAVNP 是否有解剖学基础一直存在争议。近年的研究显示，快径路纤维主要位于房室结前上方与心房肌相连，而慢径路纤维主要位于下后方与冠状窦口相连，两者在近端和远端分别形成近端、远端共同通路，组成折返环。导管消融的实践证实，在快、慢径路所在的区域进行消融能选择性地阻断快、慢径路的传导。由于房室结快、慢径路在组织学上尚无明显差别，目前仍然以房室结功能性纵向分离为主导学说进行解释，认为 DAVNP 可能与房室结的复杂结构形成了非均一的各向异性传导有关。

(三)临床表现

AVNRT 患者心动过速发作呈突然发作、突然终止的特点，症状包括心悸、紧张、焦虑，可出现心力衰竭、休克、心绞痛、眩晕甚至晕厥。症状的严重程度取决于心动过速的频率、持续时间及有无基础心脏病等。心动过速的频率通常在160～200次/分，有时可低至110次/分、高达240次/分。每次发作持续时间为数秒至数小时，可反复发作。持续时间较长的患者常自行尝试通过兴奋迷走神经的方法终止心动过速，包括Valsalva动作、咳嗽、平躺后平静呼吸、刺激咽喉催吐等。

心脏体检听诊可发现规则快速的心率(律)，心尖区第一心音无变化。

(四)心电图和电生理特点

1.慢-快型AVNRT

(1)房性或室性期前收缩能诱发和终止心动过速，诱发心搏的P′R间期或AH间期突然延长≥50毫秒，呈DAVNP的跳跃现象(图6-13～图6-15)。

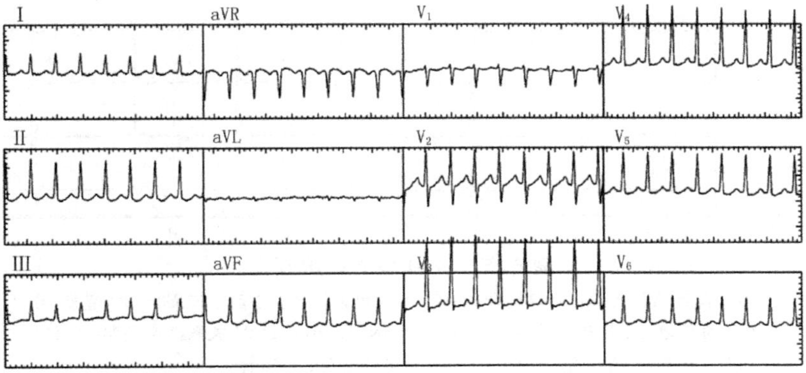

图6-13　慢-快型AVNRT(一)

心动过速RR周期匀齐，窄QRS波群，QRS波群前后无逆行P波，V_1导联出现假性r′波

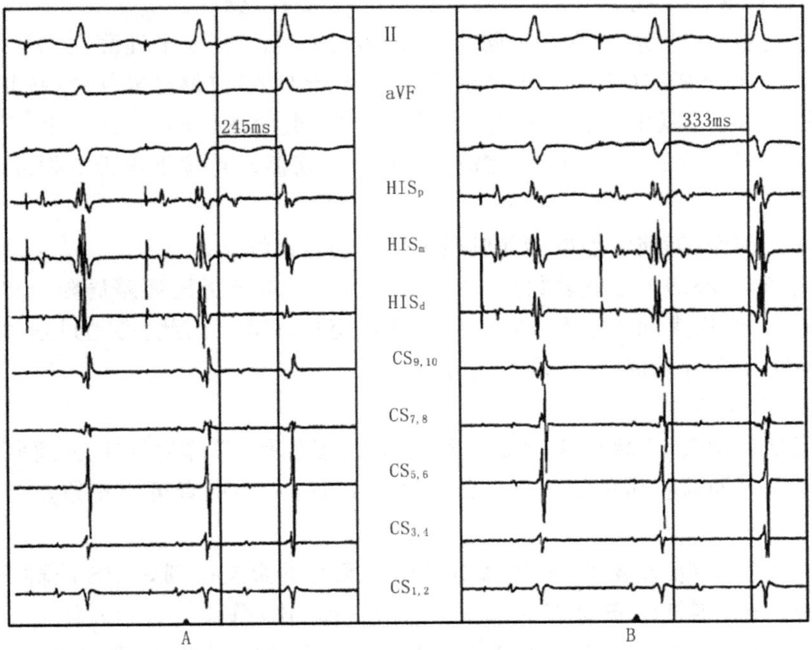

图6-14　房室结跳跃性前传

同一病例，自上至下依次为体表心电图Ⅱ、aVF、V_1导联和希氏束近中远(HISp、HISm、HISd)和冠状静脉窦由近至远(CS9,10～CS1,2)心内记录。A图为心房S1S1/S1S2＝500/290毫秒刺激，AV间期＝245毫秒；B图为心房S1S1/S1S2＝500/280毫秒刺激时房室结跳跃性前传，AV间期＝333毫秒

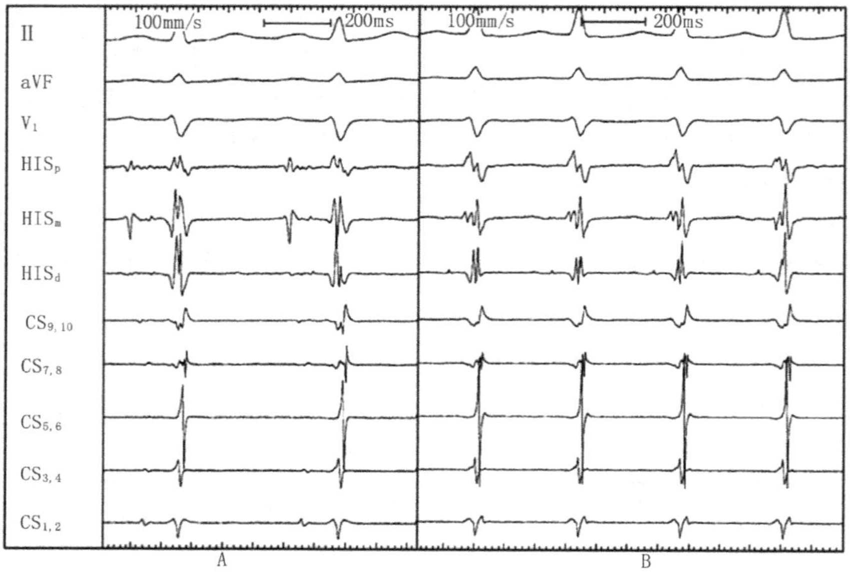

图 6-15　慢-快型 AVNRT(二)

同一病例，A 图为窦性心律记录，B 图为心动过速记录。心动过速周长 320 毫秒，希氏束部位逆行心房激动最早，希氏束部位记录(HISd)呈 HAV 关系，VA 间期＝0，HA 间期＝50 毫秒，AH 间期＝270 毫秒，符合典型 AVNRT 诊断

(2)心动过速呈窄 QRS 波群，少数因功能性或原有的束支阻滞，QRS 波群增宽(QRS 时限≥0.12 秒)、畸形；RR 周期匀齐，心室率大多在 160～200 次/分。

(3)由于快速逆传，心房、心室几乎同时除极，体表心电图 P′波多埋藏在 QRS 波群中而无法辨认，少数情况下逆行 P′波(Ⅱ、Ⅲ、aVF 导联倒置)位于 QRS 波群终末部分，在Ⅱ、Ⅲ、aVF 导联出现假性 S 波，在 V_1 导联出现假性 r′波，RP′间期＜70 毫秒，RP′间期＜P′R 间期。

(4)心动过速时逆行 A′波呈向心性激动，即最早心房激动点位于希氏束附近，希氏束电图上 VA 间期＜70 毫秒。

(5)兴奋迷走神经、期前收缩或期前刺激可使心动过速终止。

(6)心动过速时，心房与心室多数呈 1∶1 传导关系。由于折返环路局限于房室交界区及其周围的组织，心房、希氏束和心室不是折返环的必需组成部分。因此，心动过速时房室和室房可出现文氏型和 2∶1 传导阻滞，或出现房室分离。

2.快-慢型 AVNRT

(1)不需要期前刺激，心率增快时即可诱发，且反复发作，发作时无 P′R 间期或 AH 间期突然延长；房性或室性期前收缩也能诱发和终止心动过速，一些患者可出现室房传导的跳跃现象(图 6-16～图 6-17)。

(2)心动过速呈窄 QRS 波群，少数因功能性或原有的束支阻滞，QRS 波群增宽(QRS 时限≥0.12 秒)、畸形；RR 周期匀齐，心室率大多在 100～150 次/分。

(3)由于前传较快、逆传较慢，逆行 P′波(Ⅱ、Ⅲ、aVF 导联倒置)出现较晚，与 T 波融合或在 T 波上，位于下一个 QRS 波群之前，故 RP′间期＞P′R 间期。

(4)心动过速时逆行 A′波的最早激动点位于冠状窦口附近，希氏束电图上 HA′间期＞A′H 间期。

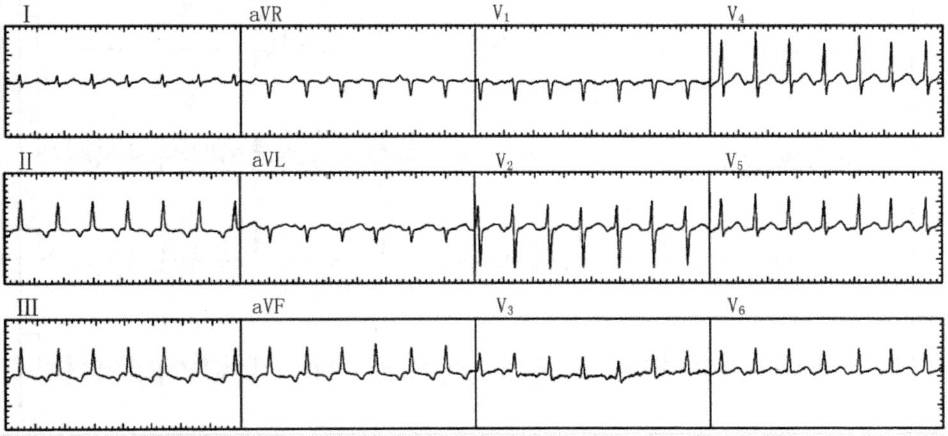

图 6-16 快-慢型 AVNRT(一)

心动过速周长 365 毫秒，RR 周期匀齐，窄 QRS 波群，Ⅱ、Ⅲ、aVF 导联 P 波倒置，aVL 导联 P 波直立，RP′间期＞P′R 间期

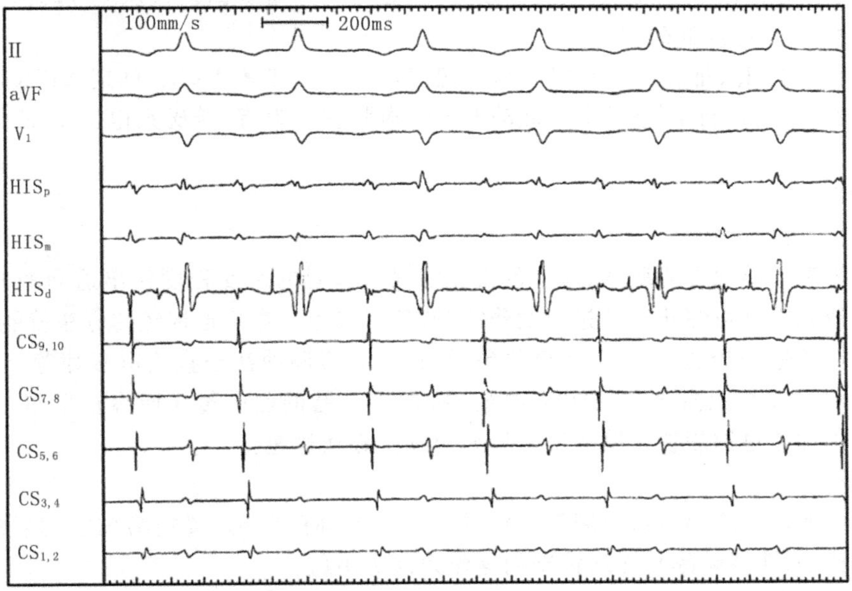

图 6-17 快-慢型 AVNRT(二)

同一病例，心动过速周长 365 毫秒，希氏束部位记录(HIS_d)呈 HVA 关系，HA 间期＝270 毫秒，AH 间期＝95 毫秒，类似快-慢型 AVNRT，但是希氏束部位与冠状窦近端的心房激动均为最早，不很符合快-慢型 AVNRT，可能与冠状静脉窦电极位置过深有关

(5)刺激迷走神经、期前收缩或期前刺激可使心动过速终止，药物治疗效果较差，但可自行终止。

3.慢-慢型 AVNRT

(1)房性或室性期前收缩能诱发和终止心动过速，诱发心搏的 P′R 间期或 AH 间期突然延长≥50 毫秒，常有一次以上的跳跃现象(图 6-18)。

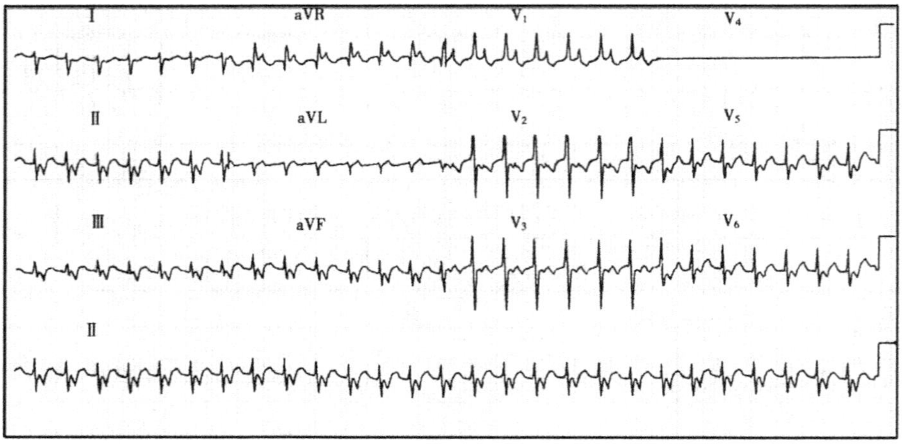

图 6-18 慢-慢型 AVNRT

心动过速周长 370 毫秒，RR 周期匀齐，窄 QRS 波群，Ⅱ、Ⅲ、aVF 导联 P 波倒置，V_1 导联 P 波直立，RP′间期<P′R 间期

(2)心动过速呈窄 QRS 波群，少数因功能性或原有的束支阻滞，QRS 波群增宽(QRS 时限≥0.12 秒)、畸形；RR 周期匀齐。

(3)逆行 P′波(Ⅱ、Ⅲ、aVF 导联倒置)出现稍晚，位于 ST 段上，RP′间期<P′R 间期。

(4)心动过速时逆行 A′波的最早激动点位于冠状窦口附近，希氏束电图上 HA′间期>A′H 间期。

(五)治疗

1.急性发作的处理

根据患者有无器质性心脏病、既往的发作情况及患者的耐受程度作出适当的处理。有些患者仅需休息或镇静即可终止心动过速发作，有些患者采用兴奋迷走神经的方法就能终止发作，但大多数患者需要进一步的处理，包括药物治疗、食管心房调搏甚至直流电复律等。洋地黄制剂、钙通道阻滞剂、β 受体阻滞剂和腺苷等可通过抑制慢径路的前向传导而终止发作，Ⅰa、Ⅰc 类抗心律失常药物则通过抑制快径路的逆向传导而终止心动过速。

2.预防发作

频繁发作者可选用钙通道阻滞剂(维拉帕米)、β 受体阻滞剂(美托洛尔或比索洛尔)、Ⅰc 类抗心律失常药物(普罗帕酮)、洋地黄制剂等作为预防用药。

3.射频导管消融

反复发作、症状明显而又不愿服药或不能耐受药物不良反应的患者，进行射频导管消融能达到根治的目的，是治疗的首选。目前，AVNRT 的射频导管消融治疗成功率达 98%，复发率低于 5%，二度和三度房室传导阻滞的发生率低于 1%。

二、房室折返性心动过速

房室折返性心动过速(atrioventricular reentrant tachycardia，AVRT)是预激综合征最常见的快速性心律失常。其发生机制是由于预激房室旁路参与房室折返环的形成。折返环包括心房、房室交界区、希普系统、心室和旁路。按照折返过程中激动的运行方向，AVRT 分为两种类型：顺向型房室折返性心动过速(orthodromic AVRT，O-AVRT)和逆向型房室折返性心动过速

(antidromic AVRT，A-AVRT)。前者的折返激动运行方向是沿房室交界区、希普系统前向激动心室，然后沿房室旁路逆向激动心房；后者的折返激动运行方向正相反，经房室旁路前向激动心室，然后经希普系统、房室交界区逆向传导或沿另一条旁路逆向激动心房。

房室旁路及其参与的 AVRT 具有以下电生理特征：①心室刺激时，房室旁路的室房传导表现为"全或无"的传导形式，而无文氏现象。②心室刺激或心动过速发作时，室房传导呈偏心性，即希氏束旁记录的 A 波激动较其他部位晚(希氏束旁旁路例外)。③心动过速发作时，在希氏束不应期给予心室期前收缩刺激，可提早激动心房。④心动过速发作时，体表心电图大多可见逆传 P 波，且 RP′间期＞80 毫秒。⑤发生旁路同侧束支阻滞时，心动过速的心率减慢。⑥心房和心室是折返环的组成部分，两者均参与心动过速，不可能合并房室传导阻滞。

(一)顺向型房室折返性心动过速

O-AVRT 是预激综合征最常见的心动过速，占 AVRT 的 90%～95%。房室交界区和希普系统作为折返环的前传支，而房室旁路作为逆传支。心动过速多由房性(或室性)期前收缩诱发，一个适合的房性期前收缩恰好遇到旁路的不应期，在旁路形成单向阻滞，而由房室交界区下传心室，由于激动在房室交界区传导缓慢，心室除极后旁路已脱离不应期恢复了传导性，激动便沿旁路逆传激动心房，形成折返回波，如反复折返即形成 O-AVRT。

心电图表现：心室律规则，频率通常在 150～240 次/分；QRS 波群时限正常(除非有功能性或原有束支阻滞)，无 δ 波；如出现逆行 P′波，则逆行 P′波紧随 QRS 波群之后，RP′间期＜P′R 间期(图 6-19)。

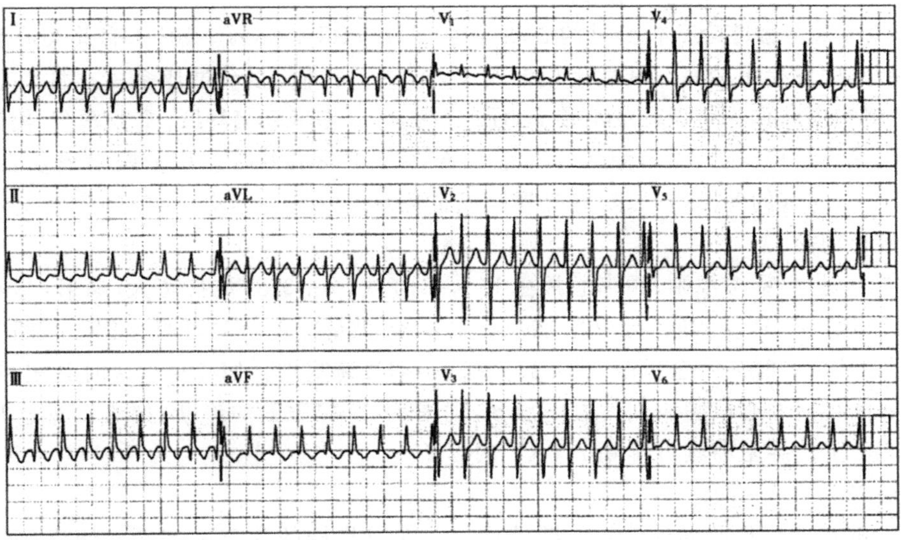

图 6-19　O-AVRT(一)

RR 周期匀齐，窄 QRS 波群，在Ⅱ、aVF 导联 QRS 波群后隐约可见 P 波

本型应与 P′波位于 QRS 波群之后的慢-快型 AVNRT 鉴别。后者心动过速时心电图 RP′间期及希氏束电图上 VA 间期＜70 毫秒，逆行 A′波呈向心性激动，即最早心房激动点位于希氏束附近；而O-AVRT患者心动过速时心电图 RP′间期及希氏束电图上 VA 间期大多＞80 毫秒，逆行 A′波呈偏心性激动(图 6-20)。

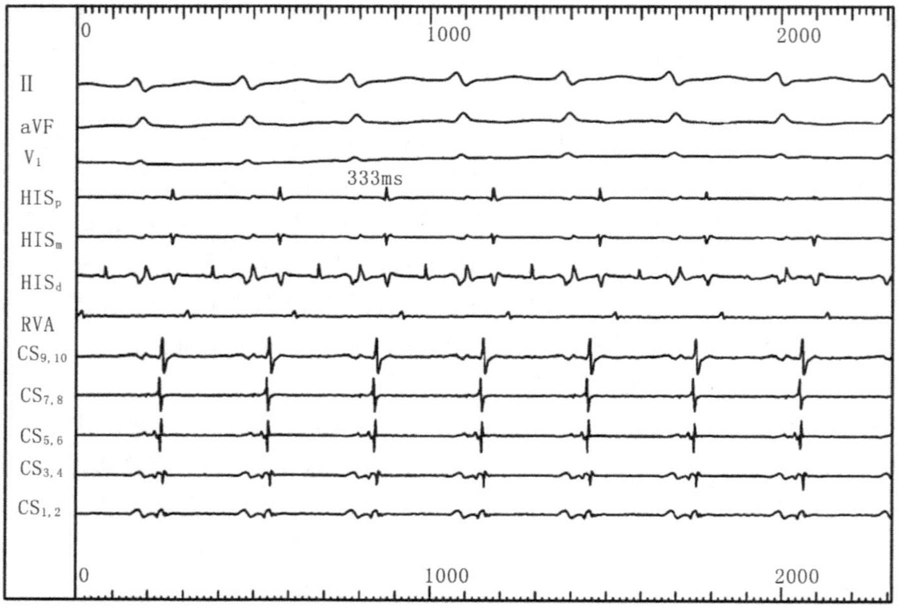

图 6-20 O-AVRT(二)

同一病例,心动过速时,可见 CS7,8 记录的逆行心房激动最早,希氏束部位逆行激动较晚

(二)逆向型房室折返性心动过速

A-AVRT 是预激综合征较少见的心动过速,占 AVRT 的 5%~10%,有此类心动过速发作的患者多旁路的发生率较高。其发生机制与 O-AVRT 相似,心动过速多由房性(或室性)期前收缩诱发,房室旁路作为折返环的前传支,而逆传支可以是房室交界区、希普系统,但更多见的是另一条旁路作为逆传支,因此多旁路折返是 A-AVRT 的重要特征。期前收缩诱发 A-AVRT 需具备以下条件:完整的旁路传导、房室交界区或希普系统的前向阻滞、完整的房室交界区和希普系统逆向传导功能。

心电图表现:心室律规则,频率通常在 150~240 次/分;QRS 波群宽大、畸形,起始部分可见到 δ 波;如出现逆行 P′波,则逆行 P′波在下一个 QRS 波群之前,RP′间期>P′R 间期(图 6-21)。

本型因 QRS 波群为完全预激图形难与室性心动过速鉴别。如心动过速时 P 波在宽 QRS 波群之前而窦性心律的心电图表现为心室预激,则提示 A-AVRT 的诊断;如心动过速时出现房室分离或二度房室传导阻滞则可排除 AVRT 的诊断。

(三)治疗

AVRT 的治疗包括心动过速发作期的治疗及非发作期的治疗两方面。治疗方法有药物治疗、物理治疗、导管消融和外科手术等。

AVRT 发作时的治疗原则是采取有效的措施终止心动过速或控制心室率。多数患者在心动过速发作后的短时间内不会复发,部分患者可反复发作,或发作后心室率很快,血流动力学不稳定或症状严重,应选择适当的治疗预防复发。心动过速发作频繁、临床症状严重、抗心律失常药物治疗无效或不愿接受药物治疗的患者,可施行射频导管消融房室旁路以达到根治的目的。并存先天性心脏病或其他需外科手术纠治的器质性心脏病患者,在外科治疗前可试行射频导管消融,成功阻断房室旁路可降低外科治疗的难度、缩短手术时间。

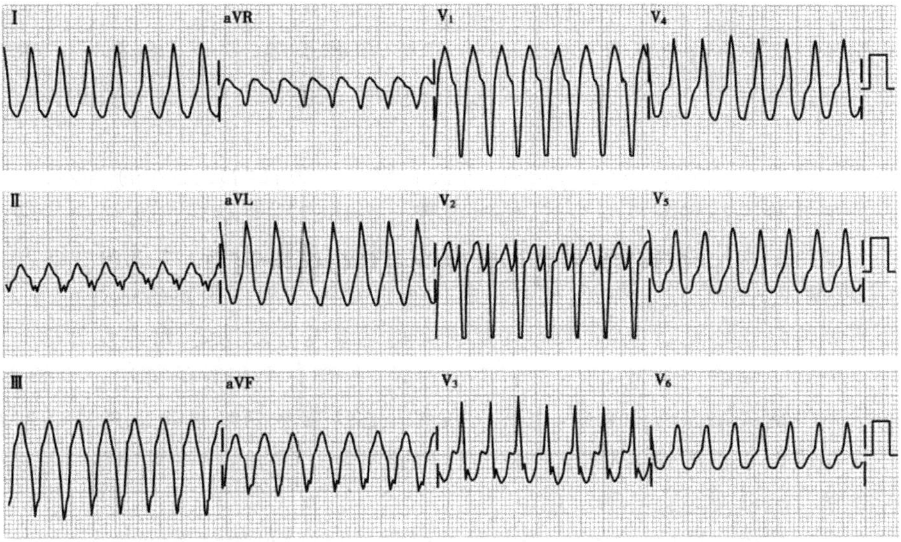

图 6-21　A-AVRT

一例右后侧壁显性旁路前传发生逆向型 AVRT，呈完全预激图形

1.药物治疗

药物治疗是目前终止 AVRT 发作或者减慢心动过速心率的主要方法。

(1)O-AVRT：电生理检查和临床观察心动过速的终止证实房室交界区是大多数 O-AVRT 的薄弱环节，有效抑制房室交界区传导的药物更易终止心动过速发作。希普系统、房室旁路、心房、心室也是折返环的必需成分，抑制这些部位的药物也可终止心动过速的发作。

腺苷或三磷酸腺苷(ATP)、钙通道阻滞剂、β受体阻滞剂、洋地黄制剂、升压药物等，通过抑制房室交界区的前向传导终止心动过速的发作；而普罗帕酮、胺碘酮等通过抑制 O-AVRT 折返环的多个部位终止心动过速的发作。

(2)A-AVRT：A-AVRT 的药物治疗不同于 O-AVRT。单纯抑制房室交界区传导的药物对 O-AVRT 有良好的效果，但对 A-AVRT 的治疗作用较差甚至有害。一方面，多数 A-AVRT 系多房室旁路折返，房室交界区和希普系统不是心动过速的必需成分；另一方面，多数抑制房室交界区的药物对其逆向传导的抑制作用不如对前向传导的抑制作用强，单纯抑制房室交界区效果也欠佳。因此，药物治疗应针对房室旁路。

Ⅰa、Ⅰc 和Ⅲ类抗心律失常药物均可抑制房室旁路的传导，其中以普鲁卡因胺、普罗帕酮、胺碘酮较常用。这 3 种药物除可抑制房室旁路传导外，还可抑制房室交界区的传导。国内常以普罗帕酮、胺碘酮为首选终止 A-AVRT 的发作。A-AVRT 常对血流动力学有影响，所以对于心动过速引起血压下降、心功能不全、心绞痛，或既往有晕厥病史的患者，当药物不能及时有效终止心动过速时，应考虑体表直流电复律。有效复律后应继续使用抗心律失常药物以预防复发。

2.物理治疗

主要有手法终止 O-AVRT、心脏电脉冲刺激、体表直流电复律。

(1)手法终止 O-AVRT：某些手法如 Valsalva 动作、咳嗽、刺激咽喉催吐等通过兴奋刺激迷走神经以抑制房室交界区的传导，使部分患者 O-AVRT 终止于房室交界区。

(2)心脏电脉冲刺激：主要机制是利用适时的刺激引起心房或心室侵入心动过速折返环的可

激动间隙，造成前向或逆向阻滞而使心动过速终止。

食管心房调搏刺激终止 AVRT 成功率达 95%，操作简便、安全，是终止 AVRT 的有效方法。但该技术并没有作为 AVRT 患者的常规治疗措施，大多数时候只是在药物治疗无效时才考虑使用。

食管心房调搏终止 AVRT 的适应证有：①抗心律失常药物治疗无效的 AVRT，尤其是经药物治疗后心动过速频率减慢但不终止者，此时食管心房调搏易使心动过速终止并转复为窦性心律。②并存有窦房结功能障碍或部分老年人，尤其是既往药物治疗心动过速后继发严重窦性心动过缓、窦性停搏或窦房传导阻滞者，或者心动过速自发终止后出现黑矇或晕厥者，这类患者宜选择食管心房调搏终止心动过速，如果心动过速终止后继发心动过缓，可经食管临时起搏予以保护。③部分血流动力学稳定的宽 QRS 波群心动过速，食管心房刺激前可记录食管心电图，了解心动过速的房室激动关系以帮助诊断，也可根据食管心房刺激能终止心动过速来排除室性心动过速。④并存器质性心脏病或 AVRT 诱发的心功能不全，药物治疗有可能进一步抑制心功能，此时可选择食管心房调搏终止心动过速。

刺激的方式可选择短阵(8～10 次)猝发脉冲刺激(较心动过速频率快 20～40 次)，如不能终止心动过速，可重复多次或换用其他刺激方式如程控期前刺激，大多能奏效。

(3)体表直流电复律：是各种快速性心律失常引起血流动力学异常的首选措施。主要适用于 AVRT 频率较快伴有血压下降、心功能不全等需立即终止心动过速或各种治疗方法无效者(非常少见)。

3.外科手术

最早的非药物治疗是外科开胸手术切断旁路，此后又经历了 20 世纪 80 年代的直流电消融房室交界区或直接毁损旁路，但效果不令人满意且并发症较多，目前已基本被射频导管消融取代。

4.射频导管消融

射频导管消融治疗可有效阻断房室旁路，具有成功率高、并发症少等诸多优点，且技术已相当成熟，是目前国内许多大型医疗机构治疗预激综合征合并房室折返性心动过速及房颤的首选治疗。

（袁卫平）

第十一节　心室扑动与心室颤动

心室扑动与心室颤动是严重的异位心律，心室丧失有效的整体收缩能力，而是被各部心肌快而不协调的颤动所代替。两者的血流动力学的影响均相当于心室停搏。心室扑动常为心室颤动的前奏，也常是临终前的一种致命性心律失常。

一、病因

心室扑动与心室颤动的病因可包括以下几种。①急性冠状动脉综合征：不稳定型心绞痛、急性心肌梗死、心功能不全；②扩张型和肥厚型心肌病；③心房颤动伴预激综合征；④长 QT 综合征、Brugada 综合征等心脏离子通道病；⑤病态窦房结综合征或完全性房室传导阻滞所致严重心动过缓；⑥电击或雷击；⑦继发于低温；⑧药物毒副反应：洋地黄、肾上腺素类及抗心律失常等药物。

二、临床表现

临床症状包括发病突然、意识丧失、抽搐、呼吸停顿甚至死亡。听诊心音消失，无大动脉搏动，血压测不出，发绀和瞳孔散大等。

三、诊断

依据心电图特征。

(一)心室扑动

QRS 波群和 T 波难以辨认，代之以较为规则、振幅高大的正弦波群，每分钟 150～300 次(平均约200 次)。

(二)心室颤动

波形、振幅与频率均极不规则，无法辨认 P 波、QRS 波群、ST 段与 T 波，频率达 150～300 次/分。

四、治疗

(1)直流电复律和除颤为治疗心室扑动和心室颤动的首选措施，应争取在短时间内(1～2 分钟)给予非同步直流电除颤，一般用 300～400 J 电击若无效可静脉或气管注入、心内注射肾上腺素或托西溴苄铵(溴苄铵)或利多卡因，再行电击，可提高成功率。若在发病后 4 分钟内除颤，成功率 50%以上，4 分钟以后仅有 4%。若身边无除颤器应首先作心前区捶击 2～3 下，捶击心脏不复跳，立即进行胸外心脏按压，70～80 次/分。

(2)药物除颤：静脉注射利多卡因或普鲁卡因胺。若是洋地黄中毒引起心室颤动，应用苯妥英钠静脉注射。

(3)经上述治疗恢复自主心律者，可持续静脉滴注利多卡因或普鲁卡因胺维持。此外，托西溴苄铵(溴苄铵)、索他洛尔、胺碘酮静脉滴注，也有预防心室颤动的良好疗效。洋地黄中毒者可给苯妥英钠。

(4)在坚持上述治疗的同时要注意保持气道通畅，坚持人工呼吸，提供充分氧气。

(5)在抢救治疗的同时，还应注意纠正酸碱平衡失调和电解质紊乱。因为心室扑动、心室颤动持续时间稍长，体内即出现酸中毒，不利于除颤。此时可给11.2%乳酸钠或 4%～5%碳酸氢钠静脉滴注。

(袁卫平)

第十二节　房室传导阻滞

房室间的传导障碍统称房室传导阻滞，是指冲动从心房传到心室的过程中异常延迟，传导被部分阻断或完全阻断。

房室传导过程中(即心房内、房室结、房室束及束支-普肯耶系统),任何部位的传导阻滞都可以引起房室传导阻滞。从解剖生理的角度看,房室结、房室束与束支的近端为传导阻滞的好发部位。房室结的结区传导速度慢而且不均匀,房室束的主干(或称穿入部分)位于两个房室瓣的瓣环间,手术损伤、先天性缺损或瓣环钙化均可累及这个部分,并且房室束的主干、分支、终末部分及左束支前后分支与右束支的近端均呈小束支状,范围不大的病变可以累及全支,甚至同时累及二、三支。

来自心房的冲动经房室束及三分支快速地同时传导至左右心室。三分支的一支或两支传导阻滞并不引起房室传导阻滞,当三分支同时发生同等或不同程度的传导阻滞时,可以形成不同程度的房室传导阻滞合并束支传导阻滞。

房室传导阻滞的分类:①按照阻滞程度分类,分为不全性与完全性房室传导阻滞;②按照阻滞部位分类,分为房室束分支以上与房室束分支以下阻滞两类,其病因、临床表现、发病规律和治疗各不相同;③按照病程分类,分为急性和慢性房室传导阻滞,慢性还可以分为间断发作型与持续发作型;④按照病因分类,分为先天性与后天性房室传导阻滞。从临床角度看,按阻滞程度和阻滞部位分类不但有利于估计阻滞的病因、病变范围和发展规律,还能指导治疗,比较切合临床实际。

一、病因

(一)先天性房室传导阻滞

主要见于孤立性先天性房室传导阻滞、合并其他心脏畸形的先天性心脏传导系统缺损、Kearns-Sayre综合征。

(二)原发性房室传导阻滞

主要见于特发性双束支纤维化、特发性心脏支架退行性变。

(三)继发性房室传导阻滞

主要见于各种急性心肌炎性病变(如急性风湿热、细菌性和病毒性心肌炎)、急性心肌缺血或坏死性病变(如急性心肌梗死)、迷走神经功能亢进、缺氧、电解质紊乱(如高血钾)、药物作用(如洋地黄、奎尼丁、普鲁卡因胺等)、损伤性病变(心脏外科手术及射频消融术)及传导系统钙化等原因导致的房室传导阻滞。

儿童及青少年房室传导阻滞的主要原因为急性心肌炎和炎症所致的纤维性病变,少数为先天性。老年人持续房室传导阻滞的病因以原因不明的传导系统退行性变较为多见。

二、病理

一度及二度Ⅰ型房室传导阻滞,其阻滞部位多在房室结(或房室束),病理改变多不明显或为暂时性的房室结缺血、缺氧、水肿或轻度炎症;二度Ⅱ型房室传导阻滞部位多在两侧束支;三度房室传导阻滞部位多在两侧束支,病理改变较广泛而严重,且持久存在,包括传导系统的炎症或局限性纤维化。急性大面积心肌梗死时,累及房室束、左右束支,引起坏死的病理改变。如果病理改变为可逆的,则阻滞可以在短期内恢复,否则呈持续性。此外,先天性房室传导阻滞患者中可见房室结或房室束的传导组织完全中断或缺如。

三、分型

房室传导阻滞可以发生在窦性心律或房性、交界性、室性异位心律中。冲动自心房向心室方向发生传导阻滞(前向传导或下传阻滞)时,心电图表现为P-R间期延长,或部分甚至全部P波后无QRS波群。

(一)一度房室传导阻滞

一度房室传导阻滞(A-VB)是指激动从窦房结发出后,可以经心房传导到心室,并产生规则的心室律,仅传导时间延长。心电图上P-R间期在成人超过0.20秒,老年人超过0.21秒,儿童超过0.18秒。一度房室传导阻滞可以发生于心房、房室结、房室束、左右束支及末梢纤维的传导系统中的任何部位。据统计发生在房室结的阻滞约占90%,因为房室结的传导纤维呈网状交错,激动在传导中相互干扰,易使传导延迟。在房室束中,由于传导纤维呈纵行排列,所以传导速度较快,正常不易受到阻滞,但在房室束发生病变时,也可使房室传导延迟。发生在束支及末梢部位的阻滞约占6%,发生机制多为传导系统相对不应期的病理性延长。心房率的加速或颈动脉窦按摩引起的迷走神经张力增高可导致一度房室传导阻滞转化为二度Ⅰ型房室传导阻滞,反之,二度Ⅰ型房室传导阻滞在窦性心律减慢时可以演变为一度房室传导阻滞。

1.心电图特点

P-R间期大于0.20秒,每次窦性激动都能传到心室,即每个P波后都有一个下传的QRS波(图6-22)。P-R间期显著延长时,P波可以隐伏在前一个心搏的T波内,引起T波增高、畸形、切迹,或延长超过P-P间距,而形成一个P波越过另一个P波传导。后者多见于快速房性异位心律。显著窦性心律不齐伴二度Ⅰ型房室传导阻滞时,P-R间期可以随着其前面的R-P间期的长或短而相应地缩短或延长。如果体表心电图显示QRS波群的时间与形态正常,则房室传导延迟几乎均发生于房室结,而非希氏束本身;如果QRS波群呈现束支阻滞图形,传导延迟可能发生于房室结和(或)希浦系统,希氏束电图有助于后一类型的传导阻滞的正确定位。

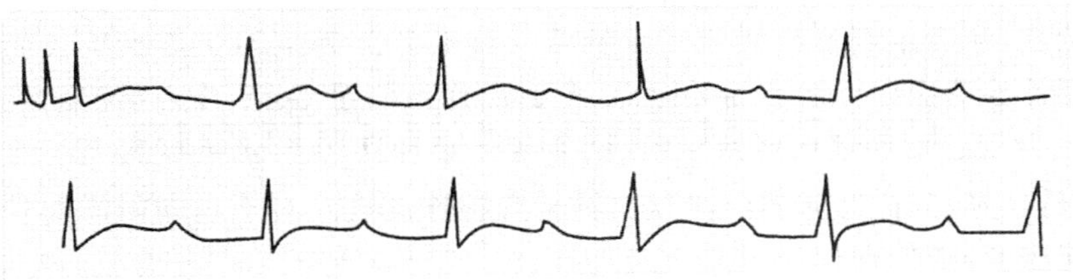

图6-22 一度房室传导阻滞

2.希氏束电图特点

希氏束电图可反映阻滞部位。

(1)心房内阻滞:P-A间期>60毫秒,而A-H和H-V间期都正常。

(2)房室结传导阻滞(最常见):A-H间期延长(>140毫秒),而P-A、H-V间期正常。

(3)希氏束内阻滞:H-H′间期延长(>20毫秒)。

(4)束支阻滞:H-V间期延长>60毫秒。

3.鉴别希氏束近端阻滞与希氏束远端阻滞的临床意义

绝大多数一度房室传导阻滞系希氏束近端阻滞,见于各种感染性心肌炎、风心病和冠心病患者,或迷走神经张力亢进的正常人,表现为A-H间期延长而H-V间期正常,预后良好。而当希氏束电图示H-V间期延长,则提示希氏束远端阻滞,预后较前者差。

(二)二度房室传导阻滞

二度房室传导阻滞是激动自心房至心室的传导有中断,即一部分室上性激动因阻滞而发生

QRS 波群脱漏，同时也可伴有房室传导的现象，属于不完全性房室传导阻滞中最常见的一种类型。P 波与 QRS 波群可成规则的比例(如 3∶1，5∶4 等)或不规则比例。二度房室传导阻滞的心电图表现可以分为两型，即莫氏Ⅰ型(MobitzⅠ型)和莫氏Ⅱ型(MobitzⅡ型)。

1.莫氏Ⅰ型房室传导阻滞

该型又称文氏阻滞。心电图的基本特点：P-R 间期逐渐延长，以致出现一个 P 波后的 QRS 波脱漏，其后的 P-R 间期重新回到最短(可以正常，也可不正常)。从 P-R 间期最短的心动周期开始到出现 QRS 波脱漏的心动周期为止，称为一个文氏周期。这种文氏周期反复出现，称为文氏现象。

(1)心电图特点：P 波和下传的 QRS 波的比例可以用数字表示，如 4∶3 阻滞，表示每 4 个 P 波有 3 个下传，脱漏 1 个。其特征可归纳如下：①P-R 间期逐渐延长，直至脱漏一次，脱漏前 P-R间期最长，脱漏后的 PR 间期最短；②P-R 间期逐渐延长的增加量逐次减少，由此出现 R-R 间期逐渐缩短的现象；③含有未下传的 QRS 波的 R-R 间期小于最短的 R-R 间期的 2 倍(图 6-23)。

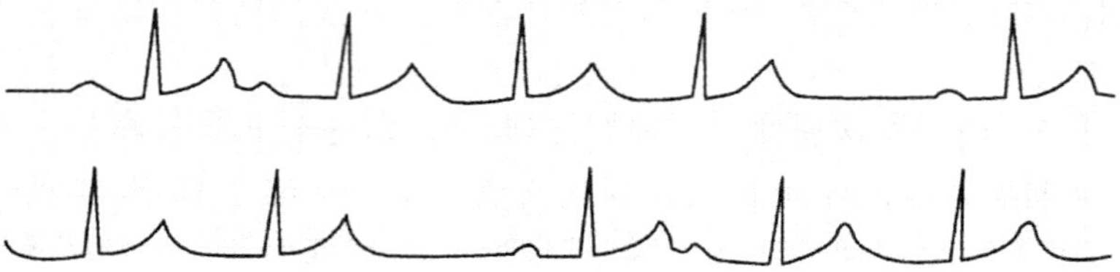

图 6-23　二度Ⅰ型房室传导阻滞

(2)希氏束电图特点：莫氏Ⅰ型房室传导阻滞的部位约 80%在希氏束的近端，表现为 A-H 间期进行性延长，直至完全阻滞，而 H-V 间期正常。少数患者也可以在希氏束本身或希氏束远端阻滞，H-H′间期或 H-V 逐渐延长直至完全阻滞。

(3)临床意义：注意鉴别不典型的文氏阻滞。对于 P-R 间期不是逐渐延长而是相对稳定的文氏阻滞，易误诊为莫氏Ⅱ型房室传导阻滞，此时应仔细测量 QRS 波脱落前的一个 P-R 间期与脱落后的一个 P-R 间期，如果后者短于前者，应属于莫氏Ⅰ型房室传导阻滞。莫氏Ⅰ型房室传导阻滞一般预后良好，只需针对病因治疗而不需要特殊处理。对于远端阻滞而伴有晕厥等临床症状者，应引起重视，随访观察。

2.莫氏Ⅱ型房室传导阻滞

房、室呈比例的传导中断，多发生于房室结以下的传导系统病变时，其次为房室结，主要由于心脏的传导系统绝对不应期呈病理性延长，少数的相对不应期也有延长，致使 P-R 间期延长。如房室呈 3∶1 或3∶1以上阻滞，称为高度房室传导阻滞。

(1)心电图特点：P-R 间期固定(多数情况下 P-R 间期正常，但也可以延长)，若干个心动周期后出现一个 QRS 波脱漏，长 R-R 间期等于短 R-R 间期的 2 倍。房室传导比例可固定，如 3∶1 或 3∶2，也可不定，如 3∶2 到 5∶4 等。下传的 QRS 波可正常或宽大畸形(图 6-24)。

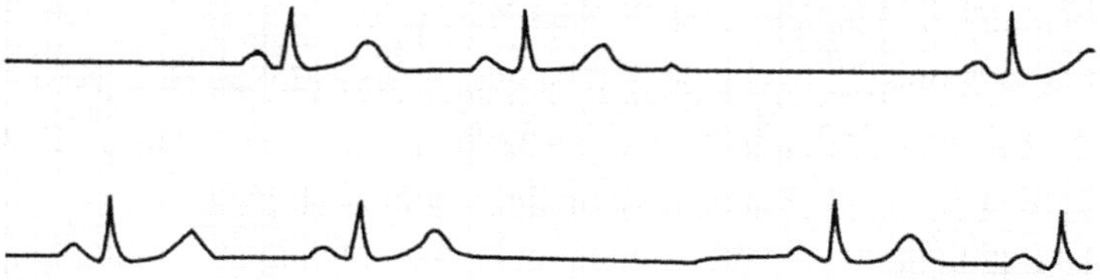

图 6-24　二度Ⅱ型房室传导阻滞

(2)希氏束电图特点:莫氏Ⅱ型阻滞部位大多在希氏束远端,约占70%。①希氏束近端阻滞的特点:A-H间期延长,但下传的H-V间期正常,QRS波也正常,说明冲动可下传,在房室结呈不完全阻滞,而QRS波不能下传时A波后无V波。②希氏束远端阻滞:A-H间期正常,H-V间期延长,冲动不能下传时,心搏的H波后无V波。

(3)临床意义:莫氏Ⅱ型房室传导阻滞多发生在希氏束远端,常为广泛的不可逆性病变所致,易发展为持续的高度或完全性房室传导阻滞。预后较莫氏Ⅰ型房室传导阻滞差,有晕厥者需安装心脏起搏器治疗。

莫氏Ⅰ型和莫氏Ⅱ型房室传导阻滞需进行鉴别,尽管两者都属于二度房室传导阻滞,但是由于阻滞部位多不相同,前者大部分在房室结,而后者几乎都在希氏束-浦肯野系统,因而,两者的治疗和预后显著不同。在心电图中的鉴别关键是有下传的QRS波的P-R间期是否恒定。在P-P间期恒定的情况下,凡P-R间期固定不变者,可判断为莫氏Ⅱ型房室传导阻滞。如果P-P间期不恒定,P-R间期在莫氏Ⅱ型房室传导阻滞中的变化也不会超过5毫秒。具体鉴别见表6-3。

表6-3 二度房室传导阻滞Ⅰ型和Ⅱ型的比较

	Ⅰ型	Ⅱ型
病变性质	多见于功能改变、炎症、水肿	多见于坏死、纤维化、钙化、退行性病变
病因	下壁心肌梗死、心肌炎、药物、迷走神经功能亢进	前间壁心肌梗死、原发性传导系统疾病、心肌病
P-R间期	脱漏前P-R间期逐渐延长,至少脱漏前P-R间期比脱漏后的第一次P-R间期延长	下传搏动的P-R间期固定
QRS波群	多正常	长宽大畸形(可呈束支阻滞图形)
对血流动力学影响	较少,症状不明显	较严重,可出现晕厥、黑矇、阿-斯综合征
治疗	病因治疗,一般不需人工起搏器	病因治疗和对症治疗,必要时考虑人工起搏
预后	常为一过性,多能恢复,预后较好	多为永久性并进行性加重,预后较差

(三)近乎完全性房室传导阻滞

绝大多数P波后无QRS波群,心室基本由房室交界处或心室自主心律控制,QRS波群形态正常或呈束支传导阻滞型畸形增宽。在少数P波后有QRS波群,形成一个较交界处或心室自主心律提早的心搏,称为心室夺获。心室夺获的QRS波群形态与交界处的自主心律相同,而与心室自主心律不同。

(四)三度房室传导阻滞

三度房室传导阻滞又称完全性房室传导阻滞。心房的冲动完全不能下传到心室,因此心房受窦房结或房颤、房扑、房速控制而独自搏动,心室则受阻滞部位以下的逸搏点控制,形成缓慢而匀齐的搏动,在心电图表现为P波与QRS波完全无关,各自搏动的现象,即房室分离。

三度房室传导阻滞多发生在房室交界部,房室束分叉以上(高位)约占28%,房室束分叉以下(低位)约占72%。三度房室传导阻滞多为严重的传导系统病变,少数为暂时性的完全性房室传导阻滞,多为高位阻滞,即QRS波群不增宽,可由传导系统暂时缺血引起。而低位的完全性房室传导阻滞QRS波群增宽畸形,且心室频率缓慢,几乎都是持久性的完全性房室传导阻滞。常见于冠心病、心肌炎后心肌病变、心脏手术后或其他器质性心脏病等。

1.心电图特点

心房激动完全不能下传到心室。即全部P波不能下传,P波和QRS波没有固定关系,P-P间距和RR间距基本规则,心房频率较快,PP间期较短,而心室由低位起搏点激动,心室频率缓慢,每分钟30～50次。心室自主心律的QRS波群形态与心室起搏部位有关。如果完全阻滞在房室结内,则起搏点在希氏束附近,心电图特点是QRS波不宽,心室率在40次/分以上。如果完全阻滞在希氏束以下或三束支处,则起搏点低,QRS波增宽畸形,心室率在40次/分以下,且易伴发室性心律失常(图6-25、图6-26)。如起搏点位于左束支,QRS波群呈右束支传导阻滞型;如起搏点位于右束支,QRS波群呈左束支传导阻滞型。心室起搏点不稳定时,QRS波形态和RR间距可多变。心室起搏点自律功能暂停则引起心室停搏,心电图上仅表现为一系列P波。在房颤的心电图中,如果出现全部导联中R-R间期都相等,则应考虑有三度房室传导阻滞的存在。完全性房室传导阻滞时偶有短暂的超常传导表现。心电图表现为一次交界处或心室逸搏后出现一次或数次P波下传至心室的现象,称为韦金斯基现象。发生机制为逸搏作为对房室传导阻滞部位的刺激,可使该处心肌细胞的阈电位降低,应激性增高,传导功能短暂改善。

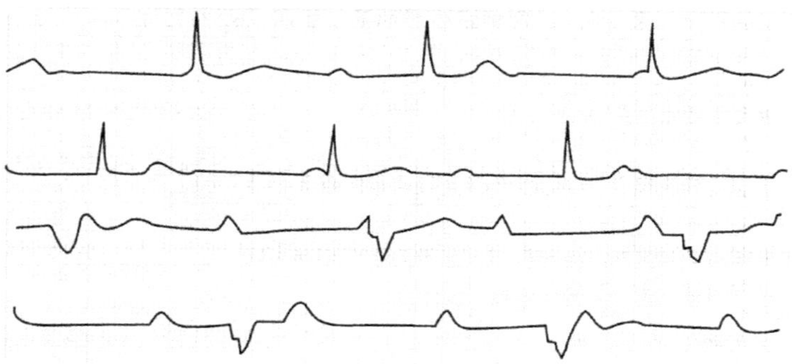

图6-25　三度房室传导阻滞

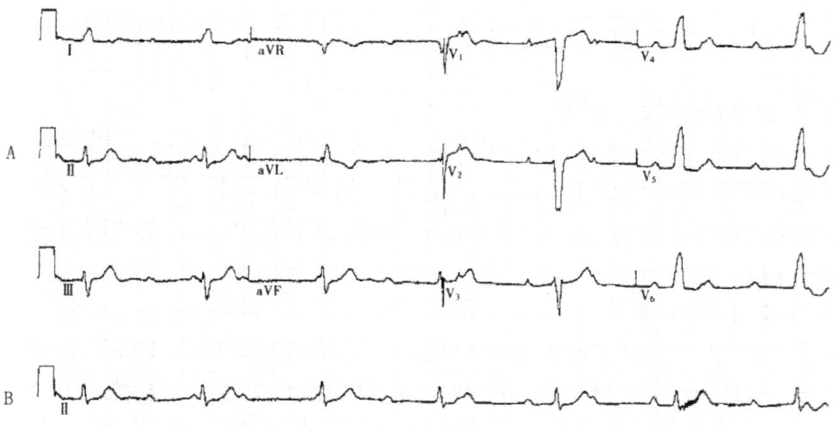

图6-26　心电图诊断

A.窦性心律不齐;B.三度房室传导阻滞,室性逸搏心律

2.希氏束电图特点

完全性房室传导阻滞的希氏束电图可以确定阻滞的具体部位,分为希氏束近端、希氏束内和希氏束远端。

(1)希氏束近端阻滞：少见，多为先天性疾病引起。希氏束电图表现为 AH 阻滞(房室结内阻滞)，A 波后无 H 波，而 V 波前有 H 波，HV 固定，A 波与 V 波无固定关系。

(2)希氏束内阻滞：A 波后有 H 波，AH 固定且正常，A 波与 V 波无关，HH′中断，每个 V 波前有H′波，V 波可以正常。

(3)希氏束远端阻滞：表现为 HV 阻滞，绝大多数为完全性房室传导阻滞。特征为 A 波后无 V 波，AH 固定，但 H 波不能下传，其后无 V 波，完全阻滞于 HV 之间。

3.鉴别诊断

希氏束近端阻滞和远端阻滞的鉴别。

(1)临床症状：有晕厥或阿-斯综合征者，多为希氏束远端阻滞；长期稳定，症状轻的多为希氏束近端阻滞。

(2)心电图 QRS 波宽大畸形者多为远端阻滞，而 QRS 波$<$0.11 秒多为近端阻滞。

(3)室性逸搏心率$>$45 次/分多为近端阻滞，而心率在 40 次/分左右或以下者多为远端阻滞。

三度房室传导阻滞还应与干扰性房室分离相鉴别，后者是一种生理性传导阻滞。二者的鉴别要点在于前者的心房率大于心室率，而后者的心房率小于心室率。

四、临床表现

一度房室传导阻滞很少有症状，听诊第一心音可略减弱。二度房室传导阻滞可有心脏停顿或心悸感，听诊可有心音脱漏，脉搏也相应脱漏，心室率缓慢时可有头晕、乏力、易疲倦、活动后气促，甚至短暂晕厥。三度房室传导阻滞时症状较明显，除上述症状外，还可以进一步出现心脑供血不足的表现，如智力减退、心力衰竭等。三度房室传导阻滞造成血流动力学的影响取决于心室逸搏频率的快慢。在希氏束分支以上的三度房室传导阻滞起搏点频率较快，可达 60 次/分，且心室除极顺序正常，对血流动力学影响较小，患者多不出现晕厥。而在希氏束分支以下的三度房室传导阻滞，逸搏心率缓慢，20～40 次/分，甚至更低，且心室收缩协调性差，血流动力学影响显著，患者出现晕厥、阿-斯综合征，甚至猝死，此外尚可有收缩压增高，脉压增宽、颈静脉搏动、心音不一致，以及心脏增大等体征，偶可闻及心房音。三度房室传导阻滞的特异性体征是心室率缓慢且规则，并伴有第一心音强弱不等，特别是突然出现的增强的第一心音，即“大炮音”，是由于房室收缩不同步造成的，当房室收缩相距较近时(P-R 间期 0.04～0.10 秒)，第一心音明显增强。

心室率过慢、心室起搏点不稳定或心室停搏时，可有短暂的意识丧失。当心室停搏较长时间，可出现晕厥、抽搐和发绀，即所谓的阿-斯综合征发作。迅速恢复心室自主心率可立即终止发作，神志也可立即恢复，否则将导致死亡。

五、治疗

房室传导阻滞的治疗方法原则上取决于房室传导阻滞发生的原因(病因是否能消除)、病程(急性还是慢性)、阻滞的程度(完全性阻滞还是不完全性阻滞)及伴随症状。房室束分支以上阻滞形成的一度至二度房室传导阻滞并不影响血流动力学状态，主要针对病因治疗。房室束分支以下阻滞者，不论是否引起房室传导阻滞，均必须结合临床表现和阻滞的发展情况慎重考虑电起搏治疗。

急性房室传导阻滞的病因常为急性下壁心肌梗死，急性心肌炎或其他心外因素，如药物影响或电解质紊乱等。多数情况传导系统的损伤是可以恢复的。因此，对于无明显血流动力学障碍的一度或二度Ⅰ型房室传导阻滞可以不必处理。二度Ⅱ型和三度房室传导阻滞应根据阻滞部位和心室率采取相应的措施。如果心率能达到 50 次/分、QRS 波正常者，可以给予阿托品，每 4 小时口服 0.3 mg，尤其适于迷走神经张力过高引起的阻滞，必要时肌内或静脉注射，每 4～6 小时 0.5～1.0 mg；对于血压偏低的患者可以选用异丙肾上腺素滴注；对于心室率不足 40 次/分、QRS 波宽大畸形者，房室传导阻滞部位在希氏束以下的，对药物反应差，应考虑临时起搏器治疗。预防或治疗房室传导阻滞引起的阿-斯综合征发作，宜用异丙肾上腺素溶液静脉滴注，使心率控制在60～70 次/分。

慢性房室传导阻滞的治疗，主要视阻滞部位、阻滞程度及伴随症状而定，无症状的一度或二度Ⅰ型房室传导阻滞一般不需治疗。若下传的 QRS 波宽大，不能排除有双束支阻滞的，应加强观察，定期随访，必要时进行心电生理检查，特别是已经发生晕厥的患者。慢性二度Ⅱ型房室传导阻滞，因阻滞部位多在希氏束分支以下，心室率缓慢，常伴有头晕、乏力等症状，当发展为三度房室传导阻滞时，易发生阿-斯综合征，故应早期植入永久起搏器治疗。慢性三度房室传导阻滞，心室率不超过 60 次/分，在希氏束分支以下者心率仅为 20～40 次/分，可频繁发生晕厥，应尽快安装永久心脏起搏器治疗。

（袁卫平）

第十三节　室内传导阻滞

室内传导阻滞是指阻滞发生在希氏束以下的传导系统，简称室内阻滞，其共同特征是 QRS 波时限延长。

心室内传导纤维包括希氏束远端的左、右束支及两侧的心室普肯野纤维。希氏束在室间隔上端分出左、右束支。右束支较为纤细，沿室间隔右侧心内膜下走行至右心室心尖部再分支至右心室的乳头肌及游离壁。左束支在主动脉下方穿出室间隔膜部后发出很多分支，在室间隔内膜下呈扇形展开，主要分为两组纤维：①前上部分纤维组称为前分支，分布于室间隔的前、上部分及左心室前壁及侧壁内膜下；②后下部分纤维组称为后分支，分布于室间隔的后下部及左心室下壁、后壁内膜下；③还有一组纤维进入室间隔中部，该组纤维或由左束支分出，或起自前分支或后分支，称为间隔支。

室内阻滞可以发生在室内传导纤维的任何部位，可以为一个束支(如左束支或右束支)、一个分支(如左束支的前分支、后分支或间隔支)、数个分支阻滞，或数个分支发生完全性阻滞而其他分支发生不完全性阻滞，也可为完全的室内双束支传导阻滞。正常冲动经房室束及 3 分支系统几乎同时到达心室肌，室内传导时间为 0.08 秒，不超过 0.10 秒。左、右心室中如果有一侧束支发生阻滞，心脏就先兴奋健侧，然后再通过室间隔传至阻滞侧，需要增加 40～60 毫秒，这就使正常的心室内传导时间由 60～80 毫秒延长到 120 毫秒以上，使 QRS 波明显增宽。正常心脏的不应期右束支比左束支延长约 16%，一般右束支的不应期最长，依次为右束支>左束支前分支>左束支后分支>左束支间隔支。在传导速度方面，左右束支相差25 毫秒以内，心电图上 QRS 波范围正常。如相差 20～40 毫秒，则 QRS 波稍增宽，呈部分传导阻滞的图形改变，如相差 40～60 毫秒，则 QRS 波明显增宽(>120 毫秒)，QRS 波呈完全性束支阻滞的图形。临床上习惯根据 QRS 波的时限是否大于 120 毫秒而将束支传导阻滞分为完全性或不完全性。实际上也可以像房室传导阻滞那样分为一度、二度、三度(完全性)。

一、右束支传导阻滞

发生于右束支传导系统内的阻滞性传导延缓或阻滞性传导中断称为右束支传导阻滞(right bundle branch block,RBBB)。右束支传导阻滞远较左束支传导阻滞多见,可见于各年龄组。任何因素使右束支传导变慢或组织损毁使右心室除极在左心室之后,即可出现右束支传导阻滞。最常见的原因有高血压、冠心病、糖尿病、心肌炎、心肌病、先天性心脏病、心脏手术及药物毒性反应等。

(一)心电图特点

右束支传导阻滞后,心室除极的初始向量不受影响,室间隔及左心室仍按正常顺序除极,只是右心室最后通过心肌传导缓慢,所以右束支传导阻滞心电图只是QRS波的后半部有变化。在心向量图上QRS波最后部分出现了一个向右前突出的、缓慢进行的"附加环"。

完全性右束支传导阻滞的心电图表现有:①QRS波时间延长,超过0.12秒。②QRS波形态改变,具有特征性。右侧胸前导联 V_1、V_2 开始为正常的rs波,继以一个宽大的R′波,形成由rsR′组成的"M"形综合波。V_5、V_6 导联R波窄而高,S波甚宽而且粗钝。Ⅰ导联有明显增宽的S波。③继发性ST段、T波改变,在有宽大的R波或R′波的导联如 V_1、aVR导联,ST段压低,T波倒置,而在有增宽的S波的导联如 V_5、V_6、Ⅰ、aVL等导联ST段轻度升高,T波直立。④QRS波电轴正常(图6-27)。

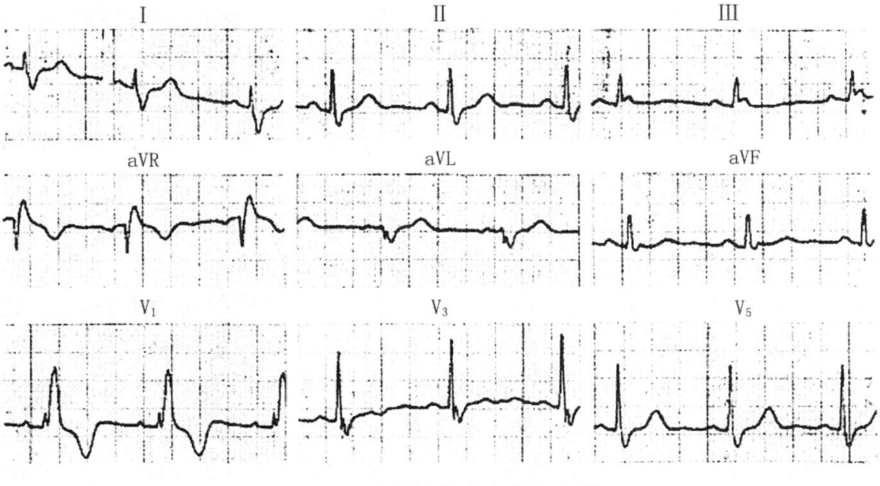

图6-27　完全性右束支传导阻滞

V_1 导联呈rsR′,其余导联终末波粗钝,QRS时间≥0.12秒

(二)希氏束电图特点

(1)V波的时间大于0.12秒,提示心室除极时间延长。

(2)AH和HV时间正常,提示激动从房室结-希氏束-左束支的传导时间是正常的;如果HV延长,则表示经左束支下传时间延长。

(3)经左心室记录左束支电位,同时经希氏束电极记录右束支电位,可以证实右束支传导阻滞。

(三)诊断

临床诊断困难,可有第二心音分裂,吸气相更为明显,确诊依靠心电图。

(四)临床意义

由于右束支的特殊生理解剖结构,右束支传导阻滞较常见,可见于正常人,而多数完全性右束支传导阻滞是由器质性心脏病所致,见于右心室受累的各种疾病。儿童发生右束支传导阻滞,应结合超声心动图除外先天性心脏病。发生右束支传导阻滞后,原发性 ST-T 改变被部分或完全掩盖。左、右束支同时发生阻滞可以导致阻滞型心室停搏。各种大手术后突发的右束支传导阻滞应高度警惕急性肺栓塞。应用普罗帕酮等药物以后发生的右束支传导阻滞是药物的毒性反应。

(五)治疗

右束支传导阻滞本身无特殊治疗,主要针对病因治疗。

二、左束支传导阻滞

发生于左束支传导系统内的阻滞性传导延缓或阻滞性传导中断,称为左束支传导阻滞(left bundle branch block,LBBB)。左束支的主干短而粗,由前降支的前穿隔支和后降支的后穿隔支双重供血,这是左束支传导阻滞少见的原因。一旦发生了左束支传导阻滞,就意味着左束支的受损范围广泛,因此其临床意义远较右束支传导阻滞重要。绝大多数左束支传导阻滞是由器质性心脏病引起,常见的病因有急性心肌梗死、原发性高血压、心肌病、原发性传导束退变、低血钾或高血钾等。左束支传导阻滞的好发部位主要在左束支主干与希氏束交界处。

左束支传导阻滞时,心室激动顺序一开始就是异常的,室间隔的除极开始于右侧,穿过室间隔自右前向左后方进行。心室壁传导正常而迅速且两侧协调的除极程序、顺序发生了变化,左心室的除极不再通过左束支及其普肯野纤维传导,而是由右束支的激动经室间隔心肌向左后方的左侧心室壁进行缓慢迂回的除极,整个心室的除极时间明显延长。左束支传导阻滞时,心室除极向量环总的特点是向左后方突出、时间延长。

(一)心电图特点

完全性左束支传导阻滞的心电图表现有:①QRS 波时间延长,大于 0.12 秒。②QRS 波形态改变,具有诊断意义。由于正常除极开始的室间隔自左后向右前的向量消失,而横面向量一开始就是由右前向左后方,这就决定了胸前导联的以下变化。右侧胸前导联 V_1、V_2 呈现宽大而深的 QS 波或 rS 波(r 波极其微小),V_5、V_6 导联中没有 q 波而表现为一宽阔而顶端粗钝的 R 波。Ⅰ导联有明显增宽的 R 波或有切迹,S 波常不存在。③继发性 ST 段、T 波改变,有宽大 R 波的导联中 ST 段压低,T 波倒置;而在 QRS 波主波向下的导联中,ST 段抬高,T 波高耸。④QRS 波电轴正常或轻度左偏(图 6-28)。

具有上述图形特点而 QRS 波时间<0.12 秒,则称为不完全性左束支传导阻滞。

(二)希氏束电图特点

(1)V 波的时间大于 0.12 秒,提示心室内除极时间延长。

(2)AH 和 HV 时间正常,提示激动从房室结-希氏束-右束支的传导时间是正常的;如果 HV 延长,则表示经左束支完全阻滞后经右束支的传导也有不完全性阻滞下传。

(3)同时经左心和右心记录左束支电位,可以证实左束支的电位显著晚于右束支(超过 40 毫秒)。

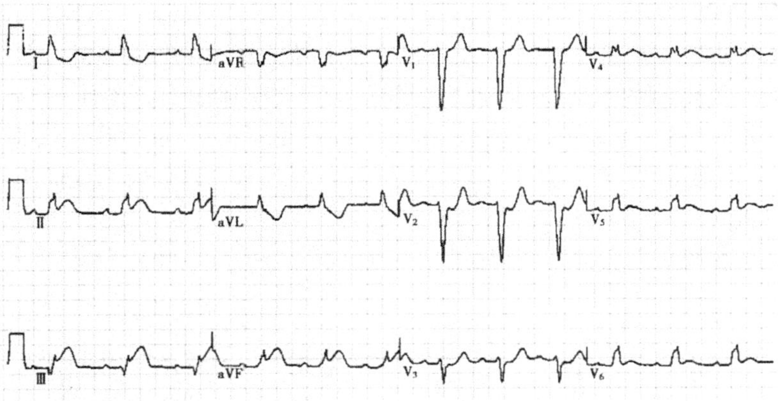

图 6-28 急性心肌梗死伴左束支传导阻滞

患者，男，79 岁，胸痛 5 小时。心电图：Ⅱ、Ⅲ、aVF、V_4～V_6 导联 ST 段抬高，T 波直立，与 CLBBB 的继发性 ST-T 改变方向相反，提示急性下壁侧壁心梗。CLBBB 伴前间壁心梗常出现 V_1～V_3 导联 ST 段异常抬高大于 0.5 mV

(三)诊断

持续性左束支传导阻滞本身可以没有症状，但是某些间歇性、阵发性左束支传导阻滞可以引起心悸、胸闷症状。临床可有第二心音的反常分裂(吸气时分裂减轻，呼气时加重)或有收缩期前奔马律。

(四)临床意义

左束支传导阻滞常代表心脏有弥漫性病变，多见于左心室病变如冠心病、原发性高血压、扩张型心肌病等，预后较差。完全性左束支传导阻滞可以掩盖心肌梗死、心肌缺血、左心室肥厚的心电图特征。对于缺血性胸痛患者新发生的左束支传导阻滞，应考虑心肌梗死，迅速评估溶栓禁忌证，尽快进行抗缺血治疗和再贯注治疗。

(五)治疗

左束支传导阻滞本身无特殊治疗，主要针对病因，预后取决于原有心脏病的程度。

三、左前分支传导阻滞

发生于左束支前分支的阻滞性传导延缓或阻滞性传导中断，称为左前分支阻滞(left anterior fascicular block，LAFB)。在左束支的左前分支、左后分支和间隔支 3 分支传导系统中，左前分支阻滞最常见，可能与左前分支的生理解剖特点有关。左前分支细长，走行于左心室流出道，由于血流压力较大易受损伤，并且仅有单一血管供血易受缺血性损害。左前分支的不应期最长，容易引起传导延缓。

正常情况下，冲动到达左束支后，同时由两组分支向左心室内膜传出，QRS 综合除极向量指向左下方。如果两组分支之一受到损伤，则 QRS 向量就偏向该分支支配的区域，因为这一区域最后除极。左前分支阻滞时，左心室开始除极后，冲动首先沿左后分支向下方传导，使室间隔的后下部及隔面内膜除极，然后通过普肯野纤维向左上传导以激动左前分支所支配的室间隔前半部、心室前侧壁及心尖部。因此，QRS 初始向量(一般不超过0.02 秒)向下向右，QRS 综合向量指向左上，额面 QRS 环逆钟向运行，向量轴位于$-90°$～$-30°$。

(一)心电图特点

(1)QRS 波电轴显著左偏$-90°\sim-30°$(也有学者认为在$-90°\sim-45°$),多在$-60°$。显著电轴左偏既是左前分支阻滞的主要特征,也是诊断左前分支阻滞的主要条件。

(2)QRS 波形态改变:Ⅰ、aVL 导联呈 qR 型,其 q 波不超过 0.02 秒;Ⅱ、Ⅲ、aVF 导联呈 rS 型,aVL 导联的R 波最高,其高度大于Ⅰ和 aVR 导联;$V_1\sim V_3$ 导联的 r 波低小;$V_5\sim V_6$ 导联可以出现较深的 S 波。

(3)QRS 波不增宽或轻度增宽,不超过 0.11 秒(图 6-29、图 6-30)。

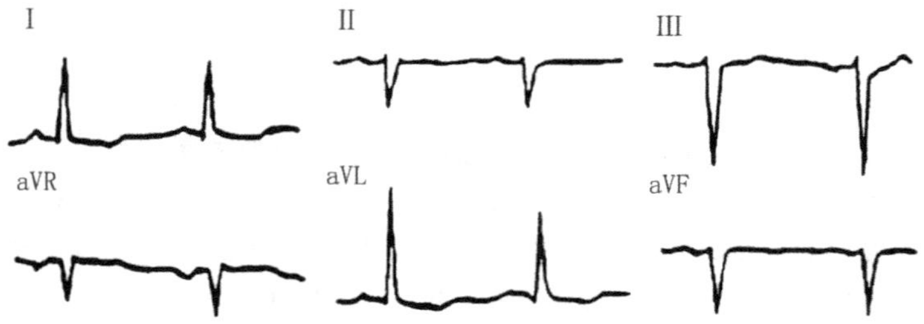

图 6-29　左前分支传导阻滞(一)

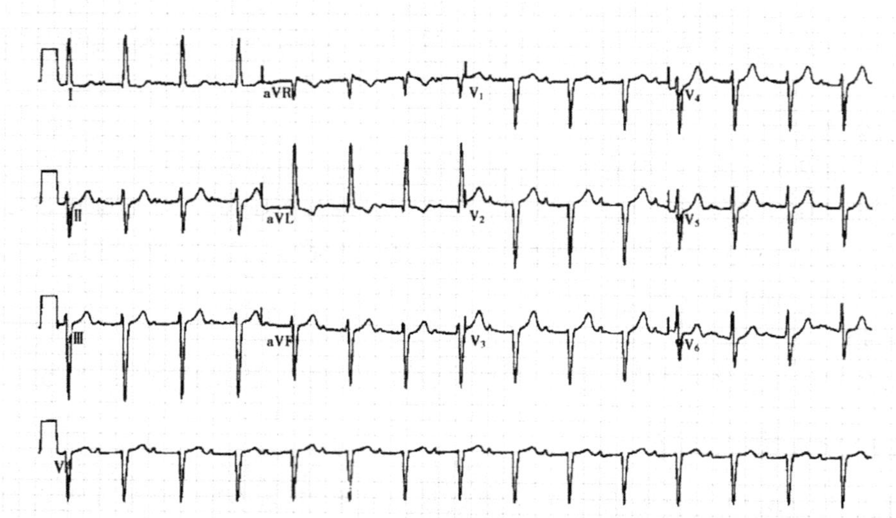

图 6-30　左前分支传导阻滞(二)

患者,女,84 岁,高血压。ECG 显示:①左前分支传导阻滞(left anterior hemiblock),Ⅱ、Ⅲ、aVF 呈 rS,Ⅰ、aVL 呈 qR;电轴左偏$>-30°$;排除其他可以导致电轴左偏的因素。②一度房室传导阻滞,PR 间期$>$0.2 秒。③左心房大,P 波时间$>$0.11 秒,V_1 导联终末电势增大。④左心室高电压,左前分支阻滞时 $S_{Ⅲ}\geq1.5$ mV(15 mm)即可怀疑左心室肥大

(二)希氏束电图特点

单纯左前分支阻滞时,希氏束电图的 AH 和 HV 时间正常,提示激动从房室结-希氏束-右束支和左后分支传导时间是正常的;如果 HV 延长,则表示右束支和左后分支也有不完全性阻滞。

(三)诊断与鉴别诊断

诊断主要依靠心电图。左前分支阻滞应与引起电轴左偏的各种疾病相鉴别,如肺气肿、左心

室肥厚、直背综合征、下壁心肌梗死、预激综合征等。左前分支阻滞可以使小范围的下壁心肌梗死受到掩盖，即Ⅱ、Ⅲ、aVF导联的QRS波不出现q波。同时，下壁心肌梗死也可使合并存在的左前分支阻滞表现不出来，如Ⅱ、Ⅲ、aVF导联的QS波相当深而Ⅰ、aVL导联的R波很高，须考虑下壁梗死伴有左前分支阻滞。鉴别诊断应结合临床和前后心电图动态改变综合考虑。

(四)临床意义

左前分支与右束支解剖位置较近，并共同接受冠状动脉左前降支供血，因此右束支传导阻滞合并左前分支阻滞常见。常见病因是冠心病，其他还有原发性高血压、先天性心脏病、心肌病等。少数左前分支阻滞无明显器质性心脏病的证据。

四、左后分支传导阻滞

发生于左束支后分支的阻滞性传导延缓或阻滞性传导中断，称为左后分支阻滞(left posterior fascicular block，LPFB)。左后分支阻滞没有左前分支阻滞多见，因为左后分支又短又宽，位于左心室压力较低的流出道，血供较丰富，不易发生损害。

左后分支阻滞时，激动沿左前分支传导到左心室，再通过普肯野纤维传导到左后分支支配的左心室下部。因此，QRS波的初始向量(0.02秒)向左并略向上，终末向量指向右后下方，综合QRS向量介于+90°～+120°，QRS环顺钟向运行。左后分支阻滞的程度越严重，QRS波电轴右偏的程度越明显。

(一)心电图特点

(1)QRS波电轴右偏，在+90°～+120°。

(2)QRS波形态改变：Ⅰ、aVL导联呈rS型；Ⅱ、Ⅲ、aVF导联呈qR型，其q波不超过0.02秒；V_1、V_2导联可呈正常的rS型，S波变浅；V_5、V_6导联q波可消失，R波振幅减少，S波增宽，呈顺钟向转位图形。

(3)QRS波不增宽或轻度增宽，不超过0.11秒，合并右束支传导阻滞时QRS波时间大于0.12秒(图6-31)。

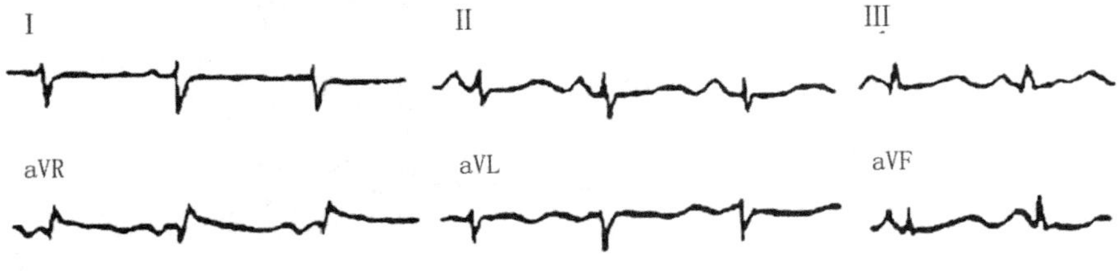

图6-31 左后分支传导阻滞

(二)希氏束电图特点

单纯左后分支阻滞时，希氏束电图的AH和HV时间正常，即激动从房室结-希氏束-右束支和左前分支传导到心室的时间是正常的；如果HV延长，则表示左后分支阻滞的同时伴有左前分支和右束支不完全性阻滞。

(三)诊断与鉴别诊断

诊断主要依靠以上心电图特征。除上述特征外，尚需除外健康的体型瘦长者，及垂位心、右心室肥厚、广泛前壁心肌梗死、肺气肿、肺心病等患者。右心室肥厚者电轴多显著右偏>120°，S_1很深，aVR、V_1、V_2导联R波振幅增高，V_5、V_6导联S波增宽，临床上有引起右心室肥厚的疾病，如肺心病、先天性心脏病、肺动脉高压等；广泛前壁心肌梗死也可以引起电轴右偏，但QRS波形态改变与左后分支阻滞不同，Ⅰ、aVL导联呈QS、Qr、QR型，Ⅱ、Ⅲ、aVF导联不一定有小q波，冠状动脉造影多阳性。临床上有下列情况方可作出诊断：①同一次或两次心电图记录有电轴左偏与右偏的QRS波，电轴右偏时有上述心电图特点；②体型肥胖、高血压、冠心病尤其有左心室肥厚而电轴右偏；③右束支或左束支传导阻滞伴有电轴高度右偏。

（四）临床意义

左后分支的生理解剖结构决定其较少发生缺血性改变，因而如果发生损害，往往表示有较广泛严重的心肌损害，常与不同程度的右束支传导阻滞和左前分支阻滞合并存在，容易发展成为完全性房室传导阻滞。

五、双束支传导阻滞

左束支传导阻滞加右束支传导阻滞，称为双束支传导阻滞（bilateral bundle branch block，BBBB）。

（一）心电图特点

理论上讲，每侧束支阻滞都可以有一、二、三度之分，两侧阻滞程度不同则可以形成许多组合：①双侧传导延迟程度一致，同为一度，表现为PR延长，QRS波正常。②两侧传导延迟程度不一致，则表现为PR延长，并有传导慢的一侧束支阻滞的QRS波改变。PR间期延长的程度决定于传导较快的一侧的房室传导时间，QRS波增宽的程度则取决于两侧束支传导速度的差异。一般来说，如果一侧激动的时间晚于对侧0.04～0.05秒以上，将出现本侧的完全性束支阻滞的QRS波，时限大于0.12秒。如果较对侧延迟时间为0.02～0.03秒，则该侧出现不完全性束支阻滞的QRS波，时限小于0.12秒。③两侧均为二度或一侧为一度另一侧为二度、三度，则出现程度不同的房室传导阻滞与束支阻滞。④双侧完全阻滞，房室分离，P波后无对应的QRS波，呈完全性房室传导阻滞图形（图6-32）。

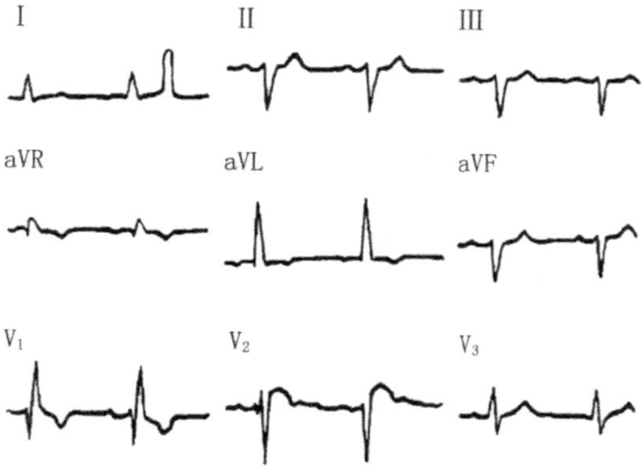

图6-32　双束支传导阻滞（完全性右束支伴左前分支传导阻滞）

（二）希氏束电图特点

心电图上已呈现一侧束支阻滞，而希氏束电图上显示HV延长则说明另一侧束支也有不完全性阻滞。

（三）诊断

当一次心电图或前后对照中能见到同时有完全性左束支传导阻滞合并有完全性右束支传导

阻滞的图形，伴或不伴有房室传导阻滞，可以肯定有双侧束支传导阻滞。如仅见到一侧束支阻滞兼有PR间期延长或房室传导阻滞，只能作为双侧束支阻滞可疑，因为此时房室传导阻滞可以由房室结、房室束病变引起，若希氏束电图显示仅有AH延长而HV正常，可以否定双侧束支阻滞。

(四)临床意义

双束支阻滞多由严重的心脏疾病所致，如急性心肌梗死、心肌炎、心肌病等，易发展为完全性房室传导阻滞。

(五)治疗

双侧束支阻滞需考虑安装人工心脏起搏器。

六、三分支传导阻滞

心肌弥漫性病变可以侵犯右束支、左前分支及左后分支，使三者都出现传导障碍，称为3分支传导阻滞。

(一)心电图特点

PR间期延长、右束支传导阻滞加上左束支分支阻滞和QRS波漏搏。根据各支阻滞程度及是否同步可以组合成若干种类型，在此不一一详述。

(二)希氏束电图特点

心电图上有两束支阻滞的患者，如果第三支传导功能正常的话，希氏束电图的HV正常。如果希氏束电图显示HV延长，说明第三支也呈不完全性阻滞。

(三)临床意义

三分支阻滞的预后不良，常伴有晕厥等血流动力学异常的症状，易发展为三度房室传导阻滞。

(四)治疗

根据情况应及时安装人工心脏起搏器。

(袁卫平)

第十四节　房内传导阻滞

房内传导阻滞(intra-atrial block，IAB)是指窦房结发出的冲动在心房内传导时延迟或中断，可分为完全性传导阻滞和不完全性传导阻滞两种。

一、病因

心房肌群的纤维化、脂肪化、淀粉样变的退行性病变；左心房和(或)右心房的肥大或扩张；心房肌的急性或慢性炎症；心房肌的急慢性缺血或心肌梗死。

二、临床特点

(一)不完全性心房内传导阻滞

多发生于二尖瓣狭窄、某些先天性心脏病和心肌梗死。心电图示P波增宽(>0.12秒),有切迹,P波的前半部或后半部振幅减低或增高。由于冲动在房内传导延迟,可有PR间期延长。因房内传导和不应期的不均匀,可以引起心房内折返性心动过速。

(二)完全性心房内传导阻滞(完全性心房分离)

由于房内传导完全阻滞,出现左、右心房激动完全分离。窦房结冲动仅传到一侧心房,并下传心室产生QRS波,而另一侧则由心房异位起搏点控制,形成与窦性P波并行的另一组心房波,频率慢且不能下传激动心室。心电图特点如下。

(1)同一导联有两种P波,一种为窦性,其后有QRS波;另一种为心房异位的小P′波,其频率慢,规律性差,不能下传激动心室。

(2)右心房波是窦性冲动下传引起右心房激动的表现,呈窦性,左心房波为扑动或颤动。

(3)心房波的一部分呈扑动,另一部分呈颤动。

心房分离常发生于危重患者,出现后可于数小时或数天内死亡。但在应用洋地黄等药物过量或中毒时,经过及时纠正治疗心房分离可消失并恢复。

心房分离需要与房性并行心律相鉴别,房性并行心律的P波较窦性P波稍大或等大,心房分离的P′波小而不易看清。房性并行心律PP间期较恒定,常出现夺获、融合,心房分离则无。迷走神经刺激术可使房性并行心律减慢,而对心房分离无影响。

三、治疗

心房内传导阻滞本身不需治疗,治疗主要针对原发病。完全性心房内传导阻滞极罕见,多见于临终前,预后差。常在记录心电图后短时间内死亡。

(袁卫平)

第七章 心力衰竭

第一节 急性心力衰竭

急性心力衰竭(AHF)是临床医师面临的最常见的心脏急症之一。许多国家随着人口老龄化及急性心肌梗死患者存活率的升高,慢性心力衰竭患者的数量快速增长,同时也增加了心功能失代偿患者的数量。AHF 60%～70%是由冠心病所致,尤其是在老年人。在年轻患者,AHF 的原因更多见于扩张型心肌病、心律失常、先天性或瓣膜性心脏病、心肌炎等。

AHF 患者预后不良。急性心肌梗死伴有严重心力衰竭患者病死率非常高,12 个月的病死率 30%。据报道,急性肺水肿院内病死率为 12%,1 年病死率 40%。

一、急性心力衰竭的临床表现

AHF 是指由于心脏功能异常而出现的急性临床发作。无论既往有无心脏病病史,均可发生。心功能异常可以是收缩功能异常,亦可为舒张功能异常,还可以是心律失常或心脏前负荷和后负荷失调。它通常是致命的,需要紧急治疗。

急性心力衰竭可以在既往没有心功能异常者首次发病,也可以是慢性心力衰竭(CHF)的急性失代偿。急性心力衰竭患者的临床表现如下。

(一)基础心血管疾病的病史和表现

大多数患者有各种心脏病的病史,存在引起急性心力衰竭的各种病因。老年人中的主要病因为冠心病、高血压和老年性退行性心瓣膜病,而在年轻人中多由风湿性心瓣膜病、扩张型心肌病、急性重症心肌炎等所致。

(二)诱发因素

常见的诱因有:①慢性心力衰竭药物治疗缺乏依从性;②心脏容量超负荷;③严重感染,尤其肺炎和败血症;④严重颅脑损害或剧烈的精神心理紧张与波动;⑤大手术后;⑥肾功能减退;⑦急性心律失常如室性心动过速(室速)、心室颤动(室颤)、心房颤动(房颤)或心房扑动(房扑)伴快速心室率、室上性心动过速及严重的心动过缓等;⑧支气管哮喘发作;⑨肺栓塞;⑩高心排血量综合征，如甲状腺功能亢进危象、严重贫血等；⑪应用负性肌力药物如维拉帕米、地尔硫䓬、β受体阻滞剂等；⑫应用非类固醇消炎药；⑬心肌缺血；⑭老年急性舒张功能减退；⑮吸毒；⑯酗酒；⑰嗜铬细胞瘤。这些诱因使心功能原来尚可代偿的患者骤发心力衰竭，或者使已有心力衰竭的患者病情加重。

（三）早期表现

原来心功能正常的患者出现急性失代偿的心力衰竭（首发或慢性心力衰竭急性失代偿）伴有急性心力衰竭的症状和体征，出现原因不明的疲乏或运动耐力明显降低及心率增加15～20次/分，可能是左心功能降低的最早期征兆。继续发展可出现劳力性呼吸困难、夜间阵发性呼吸困难、睡觉需用枕头抬高头部等，检查可发现左心室增大、闻及舒张早期或中期奔马律、肺动脉第二音亢进、两肺尤其肺底部有细湿啰音，还可有干性啰音和哮鸣音，提示已有左心功能障碍。

（四）急性肺水肿

起病急骤，病情可迅速发展至危重状态。突发的严重呼吸困难、端坐呼吸、喘息不止、烦躁不安并有恐惧感，呼吸频率可达30～50次/分；频繁咳嗽并咯出大量粉红色泡沫样血痰；听诊心率快，心尖部常可闻及奔马律；双肺满布湿啰音和哮鸣音。

（五）心源性休克

主要表现如下。

（1）持续低血压，收缩压降至12.0 kPa（90 mmHg）以下，或原有高血压的患者收缩压降幅≥8.0 kPa（60 mmHg），且持续30分钟以上。

（2）组织低灌注状态，可有：①皮肤湿冷、苍白和发绀，出现紫色条纹；②心动过速＞110次/分；③尿量显著减少（＜20 mL/h），甚至无尿；④意识障碍，常有烦躁不安、激动焦虑、恐惧和濒死感；收缩压低于9.3 kPa（70 mmHg），可出现抑制症状如神志恍惚、表情淡漠、反应迟钝，逐渐发展至意识模糊甚至昏迷。

（3）血流动力学障碍：肺毛细血管楔压（PCWP）≥2.4 kPa（18 mmHg），心排血指数（CI）≤36.7 mL/(s・m^2)［≤2.2 L/(min・m^2)］。

（4）低氧血症和代谢性酸中毒。

二、急性心力衰竭严重程度分级

主要分级有Killip法（表7-1）、Forrester法（表7-2）和临床程度分级（表7-3）三种。Killip法主要用于急性心肌梗死患者，分级依据临床表现和胸部X线的结果。

表7-1　急性心肌梗死的Killip法分级

分级	症状与体征
Ⅰ级	无心力衰竭
Ⅱ级	有心力衰竭，两肺中下部有湿啰音，占肺野下1/2，可闻及奔马律。X线胸片有肺淤血
Ⅲ级	严重心力衰竭，有肺水肿，细湿啰音遍布两肺（超过肺野下1/2）
Ⅳ级	心源性休克、低血压［收缩压＜12.0 kPa（90 mmHg）］、发绀、出汗、少尿

表 7-2　急性心力衰竭的 Forrester 法分级

分级	PCWP(mmHg)	CI[mL/(s・m²)]	组织灌注状态
Ⅰ级	≤18	>36.7	无肺淤血,无组织灌注不良
Ⅱ级	>18	>36.7	有肺淤血
Ⅲ级	<18	≤36.7	无肺淤血,有组织灌注不良
Ⅳ级	>18	≤36.7	有肺淤血,有组织灌注不良

注:PCWP,肺毛细血管楔压;CI,心排血指数,其法定单位[mL/(s・m²)]与旧制单位[L/(min・m²)]的换算因数为 16.67。

表 7-3　急性心力衰竭的临床程度分级

分级	皮肤	肺部啰音
Ⅰ级	干、暖	无
Ⅱ级	湿、暖	有
Ⅲ级	干、冷	无/有
Ⅳ级	湿、冷	有

Forrester 分级依据临床表现和血流动力学指标,可用于急性心肌梗死后 AHF,最适用于首次发作的急性心力衰竭。临床程度的分类法适用于心肌病患者,它主要依据临床发现,最适用于慢性失代偿性心力衰竭。

三、急性心力衰竭的诊断

AHF 的诊断主要依据症状和临床表现,同时辅以相应的实验室检查,如 ECG、胸片、生化标志物、多普勒超声心动图等,诊断的流程如图 7-1 所示。

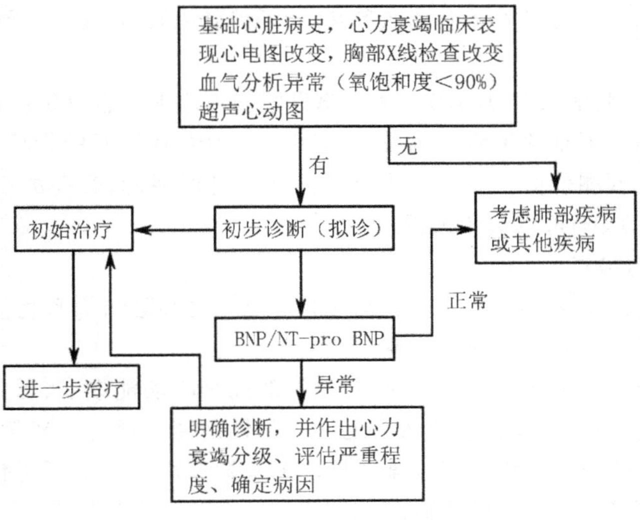

图 7-1　急性心力衰竭的诊断流程

在急性心力衰竭患者,需要系统地评估外周循环、静脉充盈、肢端体温。

在心力衰竭失代偿时,右心室充盈压通常可通过中心静脉压评估。AHF 时中心静脉压升高应谨慎分析，因为在静脉顺应性下降合并右心室顺应性下降时，即便右心室充盈压很低也会出现中心静脉压的升高。

左心室充盈压可通过肺部听诊评估，肺部存在湿啰音常提示左心室充盈压升高。进一步的确诊、严重程度的分级及随后可出现的肺淤血、胸腔积液应进行胸片检查。左心室充盈压的临床评估常被迅速变化的临床征象所误导。应进行心脏的触诊和听诊，了解有无室性和房性奔马律(S_3，S_4)。

四、实验室检查及辅助检查

(一)心电图(ECG)检查

急性心力衰竭时ECG多有异常改变。ECG可以辨别节律，可以帮助确定AHF的病因及了解心室的负荷情况。这在急性冠脉综合征中尤为重要。ECG还可了解左右心室/心房的劳损情况、有无心包炎及既往存在的病变如左右心室的肥大。心律失常时应分析12导联心电图，同时应进行连续的ECG监测。

(二)胸片及影像学检查

对于所有AHF的患者，胸片和其他影像学检查宜尽早完成，以便及时评估已经存在的肺部和心脏病变(心脏的大小及形状)及肺淤血的程度。它不但可以用于明确诊断，还可用于了解随后的治疗效果。胸片还可用作左心衰竭的鉴别诊断，除外肺部炎症或感染性疾病。胸部CT或放射性核素扫描可用于判断肺部疾病和诊断大的肺栓塞。CT、经食管超声心动图可用于诊断主动脉夹层。

(三)实验室检查

AHF时应进行一些实验室检查。动脉血气分析可以评估氧合情况(氧分压PaO_2)、通气情况(二氧化碳分压$PaCO_2$)、酸碱平衡(pH)和碱缺失，在所有严重AHF患者应进行此项检查。脉搏血氧测定及潮气末CO_2测定等无创性检测方法可以替代动脉血气分析，但不适用于低心排血量及血管收缩性休克状态。静脉血氧饱和度(如颈静脉内)的测定对于评价全身的氧供需平衡很有价值。

血浆脑钠尿肽(B型钠尿肽，BNP)是在心室室壁张力增加和容量负荷过重时由心室释放的，现在已用于急诊室呼吸困难的患者作为排除或确立心力衰竭诊断的指标。BNP对于排除心力衰竭有着很高的阴性预测价值。如果心力衰竭的诊断已经明确，升高的血浆BNP和N末端脑钠尿肽前体(NT-proBNP)可以预测预后。

(四)超声心动图检查

超声心动图对于评价基础心脏病变及与AHF相关的心脏结构和功能改变是极其重要的，同时对急性冠脉综合征也有重要的评估值。

多普勒超声心动图应用于评估左右心室的局部或全心功能改变、瓣膜结构和功能、心包病变、急性心肌梗死的机械性并发症和比较少见的占位性病变。通过多普勒超声心动图测定主动脉或肺动脉的血流时速曲线可以估测心排血量。多普勒超声心动图还可估计肺动脉压力(三尖瓣反流射速)，同时可监测左心室前负荷。

(五)其他检查

在涉及与冠状动脉相关的病变，如不稳定型心绞痛或心肌梗死时，血管造影是非常重要的，现已明确血运重建能够改善预后。

五、急性心力衰竭患者的监护

急性心力衰竭患者应在进入急诊室后就尽快地开始监护，同时给予相应的诊断性检查以明确基础病因。

(一)无创性监护

在所有的危重患者，必须监测的项目有血压、体温、心率、呼吸、心电图。有些实验室检查应重复做，如电解质、肌酐、血糖及有关感染和代谢障碍的指标。必须纠正低钾或高钾血症。如果患者情况恶化，这些指标的监测频率也应增加。

1.心电监测

在急性失代偿阶段 ECG 的监测是必需的(监测心律失常和 ST 段变化)，尤其是心肌缺血或心律失常是导致急性心力衰竭的主要原因时。

2.血压监测

开始治疗时维持正常的血压很重要，其后也应定时测量(如每 5 分钟测量 1 次)，直到血管活性药、利尿药、正性肌力药剂量稳定时。在并无强烈的血管收缩和不伴有极快心率时，无创性自动袖带血压测量是可靠的。

3.血氧饱和度监测

脉搏血氧计是测量动脉氧与血红蛋白结合饱和度的无创性装置(SaO_2)。通常从联合血氧计测得的 SaO_2 的误差在 2%之内，除非患者处于心源性休克状态。

4.心排血量和前负荷

可应用多普勒超声的方法监测。

(二)有创性监测

1.动脉置管

置入动脉导管的指征是因血流动力学不稳定需要连续监测动脉血压或需进行多次动脉血气分析。

2.中心静脉置管

中心静脉置管联通了中心静脉循环，所以可用于输注液体和药物，也可监测中心静脉压(CVP)及静脉氧饱和度(SvO_2)(上腔静脉或右心房处)，后者用以评估氧的运输情况。

在分析右房压力时应谨慎，避免过分注重右心房压力，因为右心房压力几乎与左心房压力无关，因此也与 AHF 时的左心室充盈压无关。CVP 也会受到重度三尖瓣关闭不全及呼气末正压通气(PEEP)的影响。

3.肺动脉导管

肺动脉导管(PAC)是一种漂浮导管，用于测量上腔静脉(SVC)、右心房、右心室、肺动脉压力、肺毛细血管楔压及心排血量。现代导管能够半连续性地测量心排血量及混合静脉血氧饱和度、右心室舒张末容积和射血分数。

虽然置入肺动脉导管用于急性左心衰竭的诊断通常不是必需的，但对于伴发有复杂心肺疾病的患者，它可以用来鉴别是心源性机制还是非心源性机制。对于二尖瓣狭窄、主动脉瓣关闭不全、高气道压或左心室僵硬(如左心室肥厚、糖尿病、纤维化、使用正性肌力药、肥胖、缺血)的患者，肺毛细血管楔压并不能真实反映左心室舒张末压。

建议 PAC 用于对传统治疗未产生预期疗效的血流动力学不稳定的患者，及合并淤血和低灌注的患者。在这些情况下，置入肺动脉导管以保证左心室最恰当的液体负荷量，并指导血管活性药物和正性肌力药的使用。

六、急性心力衰竭的治疗

(一)临床评估

对患者均应根据上述各种检查方法及病情变化做出临床评估，包括：①基础心血管疾病；②急性心力衰竭发生的诱因；③病情的严重程度和分级，并估计预后；④治疗的效果。此种评估应多次和动态进行，以调整治疗方案。

(二)治疗目标

(1)控制基础病因和矫治引起心力衰竭的诱因：应用静脉和(或)口服降压药物以控制高血压；选择有效抗生素控制感染；积极治疗各种影响血流动力学的快速性或缓慢性心律失常；应用硝酸酯类药物改善心肌缺血。糖尿病伴血糖升高者应有效控制血糖水平，又要防止出现低血糖。对血红蛋白含量＜60 g/L 的严重贫血者，可输注浓缩红细胞悬液或全血。

(2)缓解各种严重症状。①低氧血症和呼吸困难：采用不同方式的吸氧，包括鼻导管吸氧、面罩吸氧及无创或气管插管的呼吸机辅助通气治疗。②胸痛和焦虑：应用吗啡。③呼吸道痉挛：应用支气管解痉药物。④淤血症状：利尿药有助于减轻肺淤血和肺水肿，也可缓解呼吸困难。

(3)稳定血流动力学状态，维持收缩压≥12.0 kPa(90 mmHg)，纠正和防止低血压可应用各种正性肌力药物。血压过高者的降压治疗可选择血管扩张药物。

(4)纠正水、电解质紊乱和维持酸碱平衡。

(5)保护重要脏器如肺、肾、肝和大脑，防止功能损害。

(6)降低死亡危险，改善近期和远期预后。

(三)急性心力衰竭的处理流程

急性心力衰竭确诊后，即按图 7-2 的流程处理。初始治疗后症状未获明显改善或病情严重者应行进一步治疗。

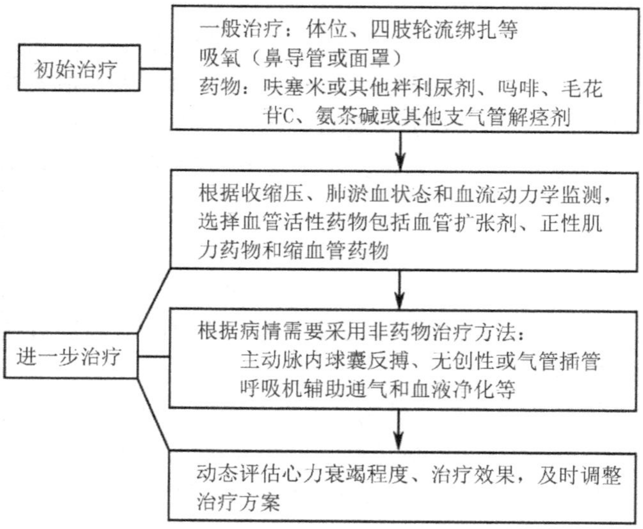

图 7-2 急性心力衰竭的处理流程

1.急性心力衰竭的一般处理

(1)体位:静息时明显呼吸困难者应半卧位或端坐位,双腿下垂以减少回心血量,降低心脏前负荷。

(2)四肢交换加压:四肢轮流绑扎止血带或血压计袖带,通常同一时间只绑扎三肢,每隔15～20分钟轮流放松一肢。血压计袖带的充气压力应较舒张压低1.3 kPa(10 mmHg),使动脉血流仍可顺利通过,而静脉血回流受阻。此法可降低前负荷,减轻肺淤血和肺水肿。

(3)吸氧:适用于低氧血症和呼吸困难明显(尤其指端血氧饱和度<90%)的患者。应尽早采用,使患者 $SaO_2 \geqslant 95\%$(伴COPD者 $SaO_2 > 90\%$),可采用不同的方式。①鼻导管吸氧:低氧流量(1～2 L/min)开始,如仅为低氧血症,动脉血气分析未见二氧化碳潴留,可采用高流量给氧6～8 L/min。酒精吸氧可使肺泡内的泡沫表面张力降低而破裂,改善肺泡的通气。方法是在氧气通过的湿化瓶中加50%～70%乙醇或有机硅消泡剂,用于肺水肿患者。②面罩吸氧:适用于伴呼吸性碱中毒患者。必要时还可采用无创性或气管插管呼吸机辅助通气治疗。

(4)做好救治的准备工作:至少开放2条静脉通道,并保持通畅。必要时可采用深静脉穿刺置管,以随时满足用药的需要。血管活性药物一般应用微量泵泵入,以维持稳定的速度和正确的剂量。固定和维护好漂浮导管、深静脉置管、心电监护的电极和导联线、鼻导管或面罩、导尿管及指端无创血氧仪测定电极等。保持室内适宜的温度、湿度,灯光柔和,环境幽静。

(5)饮食:进易消化食物,避免一次大量进食,在总量控制下,可少量多餐(6～8次/天)。应用袢利尿药情况下不要过分限制钠盐摄入量,以避免低钠血症,导致低血压。利尿药应用时间较长的患者要补充多种维生素和微量元素。

(6)出入量管理:肺淤血、体循环淤血及水肿明显者应严格限制饮水量和静脉输液速度,对无明显低血容量因素(大出血、严重脱水、大汗淋漓等)者的每天摄入液体量一般宜在1 500 mL以内,不要超过2 000 mL。保持每天水出入量负平衡约500 mL/d,严重肺水肿者的水负平衡为1 000～2 000 mL/d,甚至可达3 000～5 000 mL/d,以减少水钠潴留和缓解症状。3～5天后,如淤血、水肿明显消退,应减少水负平衡量,逐渐过渡到出入水量大体平衡。在水负平衡下应注意防止发生低血容量、低血钾和低血钠等。

2.药物治疗

(1)AHF时吗啡及其类似物的使用:吗啡一般用于严重AHF的早期阶段,特别是患者不安和呼吸困难时。吗啡能够使静脉扩张,也能使动脉轻度扩张,并降低心率。应密切观察疗效和呼吸抑制的不良反应。伴明显和持续低血压、休克、意识障碍、COPD等患者禁忌使用。老年患者慎用或减量。也可应用哌替啶50～100 mg肌内注射。

(2)AHF治疗中血管扩张药的使用:对大多数AHF患者,血管扩张药常作为一线药,它可以用来开放外周循环,降低前及或后负荷。

酸酯类药物:急性心力衰竭时此类药在不减少每搏心排血量和不增加心肌氧耗情况下能减轻肺淤血,特别适用于急性冠状动脉综合征伴心力衰竭的患者。临床研究已证实,硝酸酯类静脉制剂与呋塞米合用治疗急性心力衰竭有效;应用大剂量硝酸酯类药物联合小剂量呋塞米的疗效优于单纯大剂量的利尿药。静脉应用硝酸酯类药物应十分小心滴定剂量,经常测量血压,防止血压过度下降。硝酸甘油静脉滴注起始剂量5～10 μg/min,每5～10分钟递增5～10 μg/min,最大剂量200 μg/min;亦可每10～15分钟喷雾一次(400 μg),或舌下含服,每次0.3～0.6 mg。硝酸异山梨酯静脉滴注剂量5～10 mg/h,亦可舌下含服,每次2.5 mg。

硝普钠(SNP):适用于严重心力衰竭。临床应用宜从小剂量 10 μg/min 开始,可酌情逐渐增加剂量至50～250 μg/min。由于其强效降压作用,应用过程中要密切监测血压,根据血压调整合适的维持剂量。长期使用时其代谢产物(硫代氰化物和氰化物)会产生毒性反应,特别是在严重肝肾衰竭的患者应避免使用。减量时,硝普钠应该缓慢减量,并加用口服血管扩张药,以避免反跳。AHF 时硝普钠的使用尚缺乏对照试验,而且在 AMI 时使用,病死率增高。在急性冠脉综合征所致的心力衰竭患者,因为 SNP 可引起冠脉窃血,故在此类患者中硝酸酯类的使用优于硝普钠。

奈西立肽:这是一类新的血管扩张药肽类,近期被用以治疗 AHF。它是人脑钠尿肽(BNP)的重组体,是一种内源性激素物质。它能够扩张静脉、动脉、冠状动脉,由此降低前负荷和后负荷,在无直接正性肌力的情况下增加心排血量。慢性心力衰竭患者输注奈西立肽对血流动力学产生有益的作用,可以增加钠排泄,抑制肾素-血管紧张素-醛固酮和交感神经系统。它和静脉使用硝酸甘油相比,能更有效地促进血流动力学改善,并且不良反应更少。该药临床试验的结果尚不一致。近期的两项研究(VMAC 和 PROACTION)表明,该药的应用可以带来临床和血流动力学的改善,推荐应用于急性失代偿性心力衰竭。国内一项Ⅱ期临床研究提示,该药较硝酸甘油静脉制剂能够更显著降低 PCWP,缓解患者的呼吸困难。应用方法:先给予负荷剂量 1.500 μg/kg,静脉缓慢推注,继以 0.0075～0.0150 μg/(kg·min)静脉滴注;也可不用负荷剂量而直接静脉滴注。疗程一般 3 天,不建议超过 7 天。

乌拉地尔:该药具有外周和中枢双重扩血管作用,可有效降低血管阻力,降低后负荷,增加心排血量,但不影响心率,从而减少心肌耗氧量。适用于高血压心脏病、缺血性心肌病(包括急性心肌梗死)和扩张型心肌病引起的急性左心衰竭;可用于 CO 降低、PCWP＞2.4 kPa(18 mmHg)的患者。通常静脉滴注 100～400 μg/min,可逐渐增加剂量,并根据血压和临床状况予以调整。伴严重高血压者可缓慢静脉注射12.5～25.0 mg。

应用血管扩张药的注意事项:下列情况下禁用血管扩张药物。①收缩压＜12.0 kPa(90 mmHg),或持续低血压并伴症状尤其有肾功能不全的患者,以避免重要脏器灌注减少;②严重阻塞性心瓣膜疾病患者,如主动脉瓣狭窄、二尖瓣狭窄患者,有可能出现显著的低血压,应慎用;③梗阻性肥厚型心肌病。

(3)急性心力衰竭时血管紧张素转化酶抑制剂(ACEI)的使用:ACEI 在急性心力衰竭中的应用仍存在诸多争议。急性心力衰竭的急性期、病情尚未稳定的患者不宜应用。急性心肌梗死后的急性心力衰竭可以试用,但须避免静脉应用,口服起始剂量宜小。在急性期病情稳定48 小时后逐渐加量,疗程至少 6 周,不能耐受 ACEI 者可以应用 ARB。

在心排血量处于边缘状况时,ACE 抑制剂应谨慎使用,因为它可以明显降低肾小球滤过率。当联合使用非类固醇消炎药,及出现双侧肾动脉狭窄时,不能耐受 ACE 抑制剂的风险增加。

(4)利尿药使用注意事项如下。

1)适应证:AHF 和失代偿心力衰竭的急性发作,伴有液体潴留的情况是应用利尿药的指征。利尿药缓解症状的益处及其在临床上被广泛认可,无须再进行大规模的随机临床试验来评估。

2)作用效应:静脉使用袢利尿药也有扩张血管效应,在使用早期(5～30 分钟)它降低肺阻抗的同时也降低右房压和肺毛细血管楔压。如果快速静脉注射大剂量(＞1 mg/kg)时,就有反射性血管收缩的可能。它与慢性心力衰竭时使用利尿药不同,在严重失代偿性心力衰竭使用利尿药能使容量负荷恢复正常,可以在短期内减少神经内分泌系统的激活。特别是在急性冠脉综合征的患者，应使用低剂量的利尿药，最好已给予扩血管治疗。

3)实际应用：静脉使用袢利尿药(呋塞米、托拉塞米)，它有强效快速的利尿效果，在AHF患者优先考虑使用。在入院以前就可安全使用，应根据利尿效果和淤血症状的缓解情况来选择剂量。开始使用负荷剂量，然后继续静脉滴注呋塞米或托拉塞米，静脉滴注比一次性静脉注射更有效。噻嗪类和螺内酯可以联合袢利尿药使用，低剂量联合使用比高剂量使用一种药更有效，而且继发反应也更少。将袢利尿药和多巴酚丁胺、多巴胺或硝酸盐联合使用也是一种治疗方法，它比仅仅增加利尿药更有效，不良反应也更少。

4)不良反应、药物的相互作用：虽然利尿药可安全地用于大多数患者，但它的不良反应也很常见，甚至可威胁生命。它们包括：神经内分泌系统的激活，特别是肾素-血管紧张素-醛固酮系统和交感神经系统的激活；低血钾、低血镁和低氯性碱中毒可能导致严重的心律失常；可以产生肾毒性及加剧肾衰竭。过度利尿可过分降低静脉压、肺毛细血管楔压及舒张期灌注，由此导致每搏输出量和心排血量下降，特别见于严重心力衰竭和以舒张功能不全为主的心力衰竭或缺血所致的右心室功能障碍。

(5)β受体阻滞剂使用注意事项如下。

1)适应证和基本原理：目前尚无应用β受体阻滞剂治疗AHF，改善症状的研究。相反，在AHF时是禁止使用β受体阻滞剂的。急性心肌梗死后早期肺部啰音超过基底部的患者，及低血压患者均被排除在应用β受体阻滞剂的临床试验之外。急性心肌梗死患者没有明显心力衰竭或低血压，使用β受体阻滞剂能限制心肌梗死范围，减少致命性心律失常，并缓解疼痛。

2)当患者出现缺血性胸痛对阿片制剂无效、反复发生缺血、高血压、心动过速或心律失常时，可考虑静脉使用β受体阻滞剂。在Gothenburg美托洛尔研究中，急性心肌梗死后早期静脉使用美托洛尔或安慰剂，接着口服治疗3个月。美托洛尔组发展为心力衰竭的患者明显减少。如果患者有肺底部啰音的肺淤血征象，联合使用呋塞米，美托洛尔治疗可产生更好的疗效，降低病死率和并发症。

实际应用：当患者伴有明显急性心力衰竭，肺部啰音超过基底部时，应慎用β受体阻滞剂。对出现进行性心肌缺血和心动过速的患者，可以考虑静脉使用美托洛尔。

但是，对急性心肌梗死伴发急性心力衰竭患者，病情稳定后，应早期使用β受体阻滞剂。对于慢性心力衰竭患者，在急性发作稳定后(通常4天后)，应早期使用β受体阻滞剂。

在大规模临床试验中，比索洛尔、卡维地洛或美托洛尔的初始剂量很小，然后逐渐缓慢增加到目标剂量。应个体化增加剂量。β受体阻滞剂可能过度降低血压，减慢心率。一般原则是，在服用β受体阻滞剂的患者由于心力衰竭加重而住院，除非必须用正性肌力药物维持，否则应继续服用β受体阻滞剂。但如果疑为β受体阻滞剂剂量过大(如有心动过缓和低血压)时，可减量继续用药。

(6)正性肌力药：此类药物适用于低心排血量综合征，如伴症状性低血压或CO降低伴有循环淤血的患者，可缓解组织低灌注所致的症状，保证重要脏器的血液供应。血压较低和对血管扩张药物及利尿药不耐受或反应不佳的患者尤其有效。使用正性肌力药有潜在的危害性，因为它能增加耗氧量、增加钙负荷，所以应谨慎使用。

对于失代偿的慢性心力衰竭患者，其症状、临床过程和预后很大程度上取决于血流动力学。所以，改善血流动力学参数成为治疗的目的。在这种情况下，正性肌力药可能有效，甚至挽救生命。但它改善血流动力学参数的益处，部分被它增加心律失常的危险抵消了。而且在某些病例，由于过度增加能量消耗引起心肌缺血和心力衰竭的慢性进展。但正性肌力药的利弊比率，不同的药并不相同。对于那些兴奋 β_1 受体的药物，可以增加心肌细胞胞内钙的浓度，可能有更高的危险性。有关正性肌力药用于急性心力衰竭治疗的对照试验研究较少，特别对预后的远期效应的评估更少。

1)洋地黄类：此类药物能轻度增加 CO 和降低左心室充盈压；对急性左心衰竭患者的治疗有一定帮助。一般应用毛花苷 C 0.2～0.4 mg 缓慢静脉注射，2～4 小时后可以再用 0.2 mg，伴快速心室率的房颤患者可酌情适当增加剂量。

2)多巴胺：小剂量＜2 μg/(kg · min)的多巴胺仅作用于外周多巴胺受体，直接或间接降低外周阻力。在此剂量下，对于肾脏低灌注和肾衰竭的患者，它能增加肾血流量、肾小球滤过率、利尿和增加钠的排泄，并增强对利尿药的反应。大剂量＞2 μg/(kg · min)的多巴胺直接或间接刺激 β 受体，增加心肌的收缩力和心排血量。当剂量＞5 μg/(kg · min)时，它作用于 α 受体，增加外周血管阻力。此时，虽然它对低血压患者很有效，但它对 AHF 患者可能有害，因为它增加左心室后负荷，增加肺动脉压和肺阻力。

多巴胺可以作为正性肌力药[＞2 μg/(kg · min)]用于 AHF 伴有低血压的患者。当静脉滴注低剂量≤2 μg/(kg · min)时，它可以使失代偿性心力衰竭伴有低血压和尿量减少的患者增加肾血流量，增加尿量。但如果无反应，则应停止使用。

3)多巴酚丁胺：多巴酚丁胺的主要作用在于通过刺激 β_1 受体和 β_2 受体产生剂量依赖性的正性变时、正性变力作用，并反射性地降低交感张力和血管阻力，其最终结果依个体而不同。小剂量时，多巴酚丁胺能产生轻度的血管扩张反应，通过降低后负荷而增加射血量。大剂量时，它可以引起血管收缩。心率通常呈剂量依赖性增加，但增加的程度弱于其他儿茶酚胺类药物。但在房颤的患者，心率可能增加到难以预料的水平，因为它可以加速房室传导。全身收缩压通常轻度增加，但也可能不变或降低。心力衰竭患者静脉滴注多巴酚丁胺后，观察到尿量增多，这可能是它提高心排血量而增加肾血流量的结果。

多巴酚丁胺用于外周低灌注(低血压，肾功能下降)伴或不伴有淤血或肺水肿、使用最佳剂量的利尿药和扩血管剂无效时。

多巴酚丁胺常用来增加心排血量。它的起始静脉滴注速度为 2～3 μg/(kg · min)，可以逐渐增加到 20 μg/(kg · min)。无须负荷量。静脉滴注速度根据症状、尿量反应或血流动力学监测结果来调整。它的血流动力学作用和剂量成正比，在静脉滴注停止后，它的清除也很快。

在接受 β 受体阻滞剂治疗的患者，需要增加多巴酚丁胺的剂量，才能恢复它的正性肌力作用。

单从血流动力学看，多巴酚丁胺的正性肌力作用增加了磷酸二酯酶抑制剂(PDEI)作用。PDEI 和多巴酚丁胺的联合使用能产生比单一用药更强的正性肌力作用。

长时间地持续静脉滴注多巴酚丁胺(24～48 小时)会出现耐药，部分血流动力学效应消失。长时间应用应逐渐减量。

静脉滴注多巴酚丁胺常伴有心律失常发生率的增加，可来源于心室和心房。这种影响呈剂量依赖性，可能比使用 PDEI 时更明显。在使用利尿药时应及时补钾。心动过速时使用多巴酚丁胺要慎重，多巴酚丁胺静脉滴注可以促发冠心病患者的胸痛。现在还没有关于 AHF 患者使用多巴酚丁胺的对照试验，一些试验显示它增加不利的心血管事件。

4)磷酸二酯酶抑制剂：米力农和依诺昔酮是两种临床上使用的Ⅲ型磷酸二酯酶抑制剂

(PDEI)。在AHF时,它们能产生明显的正性肌力、松弛性及外周扩血管效应,由此增加心排血量和搏出量,同时伴随有肺动脉压、肺毛细血管楔压的下降,全身和肺血管阻力下降。它在血流动力学方面,介于纯粹的扩血管剂(如硝普钠)和正性肌力药(如多巴酚丁胺)之间。因为它们的作用部位远离β受体,所以在使用β受体阻滞剂的同时,PDEI仍能够保留其效应。

Ⅲ型PDEI用于低灌注伴或不伴有淤血,使用最佳剂量的利尿药和扩血管剂无效时应用。

当患者在使用β受体阻滞剂时,和(或)对多巴酚丁胺没有足够的反应时,Ⅲ型PDEIs可能优于多巴酚丁胺。

由于其过度的外周扩血管效应可引起的低血压,静脉推注较静脉滴注时更常见。有关PDEI治疗对AHF患者的远期疗效目前数据尚不充分,但人们已提高了对其安全性的重视,特别是在缺血性心脏病心力衰竭患者。

5)左西孟旦:这是一种钙增敏剂,通过结合于心肌细胞上的肌钙蛋白C促进心肌收缩,还通过介导ATP敏感的钾通道而发挥血管舒张作用和轻度抑制磷酸二酯酶的效应。其正性肌力作用独立于β肾上腺素能刺激,可用于正接受β受体阻滞剂治疗的患者。左西孟旦的乙酰化代谢产物,仍然具有药理活性,半衰期约80小时,停药后作用可持续48小时。

临床研究表明,急性心力衰竭患者应用本药静脉滴注可明显增加CO和每搏输出量,降低PCWP、全身血管阻力和肺血管阻力;冠心病患者不会增加病死率。用法:首剂12～24 μg/kg静脉注射(>10分钟),继以0.1 μg/(kg・min)静脉滴注,可酌情减半或加倍。对于收缩压<13.3 kPa(100 mmHg)的患者,不需要负荷剂量,可直接用维持剂量,以防止发生低血压。

在比较左西孟旦和多巴酚丁胺的随机对照试验中,已显示左西孟旦能改善呼吸困难和疲劳等症状,并产生很好的结果。不同于多巴酚丁胺的是,当联合使用β受体阻滞剂时,左西孟旦的血流动力学效应不会减弱,甚至会更强。

在大剂量使用左西孟旦静脉滴注时,可能会出现心动过速、低血压,对收缩压<11.3 kPa(85 mmHg)的患者不推荐使用。在与其他安慰剂或多巴酚丁胺比较的对照试验中显示,左西孟旦并没有增加恶性心律失常的发生率。

3.非药物治疗

(1)IABP:临床研究表明,这是一种有效改善心肌灌注同时又降低心肌耗氧量和增加CO的治疗手段。

IABP的适应证:①急性心肌梗死或严重心肌缺血并发心源性休克,且不能由药物治疗纠正;②伴血流动力学障碍的严重冠心病(如急性心肌梗死伴机械并发症);③心肌缺血伴顽固性肺水肿。

IABP的禁忌证:①存在严重的外周血管疾病;②主动脉瘤;③主动脉瓣关闭不全;④活动性出血或其他抗凝禁忌证;⑤严重血小板缺乏。

(2)机械通气。急性心力衰竭者行机械通气的指征:①出现心跳呼吸骤停而进行心肺复苏时;②合并Ⅰ型或Ⅱ型呼吸衰竭。机械通气的方式有下列两种。

1)无创呼吸机辅助通气:这是一种无须气管插管、经口/鼻面罩给患者供氧、由患者自主呼吸触发的机械通气治疗。分为持续气道正压通气(CPAP)和双相间歇气道正压通气(BiPAP)两种模式。

作用机制:通过气道正压通气可改善患者的通气状况,减轻肺水肿,纠正缺氧和二氧化碳潴留,从而缓解Ⅰ型或Ⅱ型呼吸衰竭。

适用对象：Ⅰ型或Ⅱ型呼吸衰竭患者经常规吸氧和药物治疗仍不能纠正时应及早应用。主要用于呼吸频率≤25次/分、能配合呼吸机通气的早期呼吸衰竭患者。在下列情况下应用受限：不能耐受和合作的患者、有严重认知障碍和焦虑的患者、呼吸急促（频率＞25次/分）、呼吸微弱和呼吸道分泌物多的患者。

2)气道插管和人工机械通气：应用指征为心肺复苏时、严重呼吸衰竭经常规治疗不能改善者，尤其是出现明显的呼吸性和代谢性酸中毒并影响到意识状态的患者。

(3)血液净化治疗要点如下。

1)机制：此法不仅可维持水、电解质和酸碱平衡，稳定内环境，还可清除尿毒症毒素（肌酐、尿素、尿酸等）、细胞因子、炎症介质及心脏抑制因子等。治疗中的物质交换可通过血液滤过（超滤）、血液透析、连续血液净化和血液灌流等来完成。

2)适应证：本法对急性心力衰竭有益，但并非常规应用的手段。出现下列情况之一时可以考虑采用：①高容量负荷如肺水肿或严重的外周组织水肿，且对袢利尿药和噻嗪类利尿药抵抗；②低钠血症（血钠＜110 mmol/L）且有相应的临床症状，如神志障碍、肌张力减退、腱反射减弱或消失、呕吐及肺水肿等，在上述两种情况应用单纯血液滤过即可；③肾功能进行性减退，血肌酐＞500 μmol/L或符合急性血液透析指征的其他情况。

3)不良反应和处理：建立体外循环的血液净化均存在与体外循环相关的不良反应，如生物不相容、出血、凝血、血管通路相关并发症、感染、机器相关并发症等。应避免出现新的内环境紊乱，连续血液净化治疗时应注意热量及蛋白的丢失。

(4)心室机械辅助装置：急性心力衰竭经常规药物治疗无明显改善时，有条件的可应用此种技术。此类装置有体外膜式氧合（ECMO）、心室辅助泵（如可置入式电动左心辅助泵、全人工心脏）。根据急性心力衰竭的不同类型，可选择应用心室辅助装置，在积极纠治基础心脏病的前提下，短期辅助心脏功能，可作为心脏移植或心肺移植的过渡。ECMO可以部分或全部代替心肺功能。临床研究表明，短期循环呼吸支持（如应用ECMO）可以明显改善预后。

（刘　仿）

第二节　舒张性心力衰竭

心力衰竭是一个包括多种病因和发病机制的临床综合征。其中，舒张性心力衰竭（DHF）是近年才得到研究和认识的一类心力衰竭。其主要特点是，有典型的心力衰竭的临床症状、体征和实验室检查证据（如胸部X线检查肺淤血表现），而超声心动图等影像检查显示左心室射血分数（LVEF）正常，并除外了瓣膜病和单纯右心衰竭。研究发现，DHF患者约占所有心力衰竭患者的50%。与收缩性心力衰竭（SHF）比较，DHF有更长的生存期，而且两者的治疗措施不尽相同。

一、病因特点

DHF通常发生于年龄较大的患者，女性比男性发病率和患病率更高。最常发生于高血压患者，特别是有严重心肌肥厚的患者。冠心病也是常见病因，特别是由一过性缺血发作造成的可逆性损伤及急性心肌梗死早期，心肌顺应性急剧下降，左心室舒张功能损害。DHF还见于肥厚型心肌病、糖尿病性心肌病、心内膜弹力纤维增生症、浸润型心肌病（如心肌淀粉样变性）等。DHF急性发生常由血压短期内急性升高和快速心率的心房颤动发作引起。DHF与SHF可以合并存在，这种情况见于冠心病心力衰竭，既可以因心肌梗死造成的心肌丧失或急性缺血发作导致心肌收缩力急剧下降而致SHF，也可以由非扩张性的纤维瘢痕替代了正常的可舒张心肌组织，心室的顺应性下降而引起DHF。长期慢性DHF的患者，如同SHF患者一样，逐渐出现劳动耐力、生活质量下降。瓣膜性心脏病同样会引起左心室舒张功能异常，特别是在瓣膜病的早期，表现为舒张时间延长，心肌僵硬度增加，甚至换瓣术后的部分患者，舒张功能不全也会持续数年之久，即使此刻患者的收缩功能正常。通常所说的DHF是不包括瓣膜性心脏病等的单纯DHF。

二、病理生理特点

心脏的舒张功能取决于心室肌的主动松弛和被动舒张的特性。被动舒张特性的异常通常是由心脏的质量增加和心肌内的胶原网络变化共同导致的，心肌主动松弛性的异常与各种原因造成的细胞内钙离子调节异常有关。其结果是心肌的顺应性下降，左心室充盈时间变化，左心室舒张末压增加，表现为左心室舒张末压力与容量的关系曲线变得更加陡直。在这种情况下，中心血容量、静脉张力或心房僵硬度的轻度增加，或它们共同增加即可导致左心房或肺静脉压力骤然增加，甚至引起急性肺水肿。

心率对舒张功能有明显影响，心率增快时心肌耗氧量增加，同时使冠状动脉灌注时间缩短，即使在没有冠心病的情况下，也可引起缺血性舒张功能不全。心率过快时舒张期缩短，使心肌松弛不完全，心室充盈压升高，产生舒张功能不全。

舒张功能不全时的血流动力学改变和代偿机制：舒张功能不全时舒张中晚期左心室内压力升高，左心室充盈受限，虽然射血分数正常，但每搏输出量降低，心排血量减少。左心房代偿性收缩增强，以增加左心室充盈。长期代偿结果是左心房内压力增加，左心房逐渐扩大，到一定程度时发生心房颤动。在前、后负荷突然增加，急性应激，快速房颤等使左心室充盈压突然升高时，发生急性失代偿心力衰竭，出现急性肺淤血、水肿，表现出急性心力衰竭的症状和体征。

舒张功能不全的患者，不论有无严重的心力衰竭临床表现，其劳动耐力均是下降的，主要有两个原因：一是左心室舒张压和肺静脉压升高，导致肺的顺应性下降，这可引起呼吸做功增加或呼吸困难的症状；二是运动时心排血量不能充分代偿性增加，结果导致下肢和辅助呼吸肌的显著乏力。这一机制解释了较低的运动耐力和肺毛细血管楔压（PCWP）变化之间的关系。

三、临床表现

舒张性心力衰竭的临床表现与收缩性心力衰竭近似，主要为肺循环淤血和体循环淤血的症状和体征，如劳动耐力下降，劳力性呼吸困难，夜间阵发性呼吸困难，颈静脉怒张，淤血性肝大和下肢水肿等。X线胸片可显示肺淤血，甚至肺水肿的改变。超声心动图显示LVEF＞50％和左心室舒张功能减低的证据。

四、诊断

对于有典型的心力衰竭的临床表现，而超声心动图显示左心室射血分数正常（LVEF＞50％）或近乎正常（LVEF 40％～50％）的患者，在除外了瓣膜性心脏病、各种先天性心脏病、各种原因的肺心病、高动力状态的心力衰竭(严重贫血、甲状腺功能亢进、动静脉瘘等)、心脏肿瘤、心包缩窄或压塞等疾病后,可初步诊断为舒张性心力衰竭,并在进一步检查获得左心室舒张功能不全的证据后,确定舒张性心力衰竭的诊断。

超声心动图在心力衰竭的诊断中起着重要的作用,因为物理检查、心电图、X线胸片等都不能够提供用于鉴别收缩或舒张功能不全的证据。超声心动图所测的左心室射血分数正常(LVEF>50%)或近乎正常(LVEF 40%~50%)是诊断DHF的必需条件。超声心动图能够简便、快速地用于鉴别诊断,如明确是否有急性二尖瓣、主动脉瓣反流或缩窄性心包炎等。

多普勒超声能够测量心内的血流速度,这有助于评价心脏的舒张功能。在正常窦性心律条件下,穿过二尖瓣的血流频谱从左心房到左心室有两个波形,E波:反映左心室舒张早期充盈;A波:反映舒张晚期心房的收缩。因为跨二尖瓣的血流速度有赖于二尖瓣的跨瓣压差,E波的速率受到左心室性期前收缩期舒张和左心房压力的影响。而且,研究发现,仅在轻度舒张功能不全时可以看出E/A<1,一旦患者的舒张功能达到中度或严重损害,则由于左心房压的显著升高,其超声的表现仍为E/A>1,近似于正常的图像。由此也可以看出,二尖瓣标准的血流模式对容量状态(特别是左心房压)极度敏感,但是这一速率的变化图像还是能够部分反映左心室的舒张功能(特别是在轻度左心室舒张功能减低时)。其他评价舒张功能的无创检测方法有:多普勒超声评价由肺静脉到左心房的血流状态,组织多普勒显像能够直接测定心肌长度的变化速率。而对于缺血性心脏病患者,心导管技术则可以反映左心室充盈压的增高,在实际应用中,更适合于由心绞痛发作诱发的心力衰竭患者的评价。

DHF的诊断标准目前还不完全统一。美国心脏病学会和美国心脏病协会(ACC/AHA)建议的诊断标准是:有典型的心力衰竭症状和体征,同时超声心动图显示患者没有心脏瓣膜异常,左心室射血分数正常。欧洲心脏病学会建议DHF的诊断应当符合下面3个条件:①有心力衰竭的证据;②左心室收缩功能正常或轻度异常;③左心室松弛、充盈、舒张性或舒张僵硬度异常的证据。欧洲心力衰竭工作组和ACC/AHA使用的术语"舒张性心力衰竭"有别于广义的"有正常射血分数的心力衰竭",后者包括了急性二尖瓣反流和其他原因的循环充血状态。

在实际工作中,临床医师诊断DHF时常常面临挑战。主要是要取得心力衰竭的临床证据,其中,胸片在肺水肿的诊断中有很高的价值。血浆BNP和NT-pro BNP的检测也有重要诊断价值,心源性呼吸困难患者的血浆BNP水平升高,尽管有资料显示,DHF患者的BNP水平增加不如SHF患者的增加显著。

五、治疗

DHF的治疗目的同其他各种心力衰竭,即缓解心力衰竭的症状,减少住院次数,增加运动耐量,改善生活质量和预后。治疗措施也同其他心力衰竭,包括三方面的内容:①对症治疗,缓解肺循环和体循环淤血的症状和体征。②针对病因和诱因的治疗,即积极治疗导致DHF的危险因素或原发病,如高血压、左心室肥厚、冠心病、心肌缺血、糖尿病及心动过速等,对阻止或延缓DHF的进展至关重要。③针对病理生理机制的治疗。在具体的治疗方法上DHF有其自己的特点。

(一)急性期治疗

在急性肺水肿时,可以给予氧疗(鼻导管或面罩吸氧)、吗啡、静脉用利尿药和硝酸甘油。需要注意的是,对于DHF患者过度利尿可能会导致严重的低血压,因为DHF时左心室舒张压与容量的关系呈一个陡直的曲线。如果有严重的高血压，则有必要使用硝普钠等血管活性药物。如果有缺血发作，则使用硝酸甘油和相关的药物治疗。心动过速能够导致心肌耗氧量增加和降低冠状动脉的灌注时间，容易导致心肌缺血，即使在非冠心病患者；还可因缩短了舒张时间而使左心室的充盈受损，所以，在舒张功能不全的患者，快心室率的心房颤动常常会导致肺水肿和低血压，在一些病例中需要进行紧急心脏电复律。预防心动过速的发生或降低患者的心率，可以积极应用β受体阻滞剂（如比索洛尔、美托洛尔和卡维地洛）或非二氢吡啶类钙通道阻滞药（如地尔硫䓬），剂量依据患者的心率和血压调整，这点与 SHF 时不同，因为 SHF 时β受体阻滞剂要谨慎应用、逐渐加量，并禁用非二氢吡啶类钙通道阻滞药。对大多数 DHF 患者，无论在急性期与慢性期都不能从正性肌力药物治疗中获益。重组人脑钠尿肽（rh-BNP）是近年来用于治疗急性心力衰竭疗效显著的药物，它具有排钠利尿和扩展血管的作用，对那些急性发作或加重的 SHF 的临床应用收到了肯定的疗效。但对 DHF 的临床研究尚不多。从药理作用上看，它有促进心肌早期舒张的作用，加上排钠利尿、减轻肺淤血的作用，对 DHF 的急性发作可收到显著效果。

（二）长期药物治疗

1.血管紧张素转化酶抑制剂（ACEI）和血管紧张素Ⅱ受体阻断药（ARB）

ACEI 和 ARB 不但可降低血压，而且对心肌局部的 RAAS 也有直接的作用，可减轻左心室肥厚，改善心肌松弛性。非常适合用于治疗高血压合并的 DHF，在血压降低程度相同时，ACEI 和 ARB 减轻心肌肥厚的程度优于其他抗高血压药物。

2.β受体阻滞剂

β受体阻滞剂具有降低心率和负性肌力作用。对左心室舒张功能障碍有益的机制可能是：①降低心率可使舒张期延长，改善左心室充盈，增加舒张期末容积。②负性肌力作用可降低耗氧量，改善心肌缺血及心肌活动的异常非均一性。③抑制交感神经的血管收缩作用，降低心脏后负荷，也可改善冠状动脉的灌注。④能阻止通过儿茶酚胺引起的心肌损害和灶性坏死。已有研究证明，此类药物可使左心室容积-压力曲线下移，具有改善左心室舒张功能的作用。

目前认为，β受体阻滞剂对改善舒张功能最主要的作用来自减慢心率和延长舒张期。在具体应用时可以根据患者的具体情况选择较大的初始剂量和较快地增加剂量。这与 SHF 有明显的不同。在 SHF 患者，β受体阻滞剂的机制是长期应用后上调β受体，改善心肌重塑，应从小剂量开始，剂量调整常需要 2～4 周。应用β受体阻滞剂时一般将基础心率维持在 60～70 次/分。

3.钙通道阻滞药

可减低细胞质内钙浓度，改善心肌的舒张和舒张期充盈，并能减轻后负荷和心肌肥厚，在扩张血管降低血压的同时可改善心肌缺血，维拉帕米和地尔硫䓬等还可通过减慢心率而改善心肌的舒张功能。因此在 DHF 的治疗中，钙通道阻滞药发挥着重要的作用。这与 SHF 不同，由于钙通道阻滞药有一定程度的负性肌力作用而不宜应用于 SHF 的治疗。

4.利尿药

通过利尿能减轻水钠潴留，减少循环血量，降低肺及体循环静脉压力，改善心力衰竭症状。当舒张性心力衰竭为代偿期时，左心房及肺静脉压增高虽为舒张功能障碍的结果，但同时也是其重要的代偿机制，可以缓解因心室舒张期充盈不足所致的舒张期末容积不足和心排血量的减少，从而保证全身各组织的基本血液供应。如此时过量使用利尿药，可能加重已存在的舒张功能不全，使其由代偿转为失代偿。当 DHF 患者出现明显充血性心力衰竭的临床表现并发生肺水肿时，利尿药则可通过减少部分血容量使症状得以缓解。

5.血管扩张药

由于静脉血管扩张药能扩张静脉，使回心血量及左心室舒张期末容积减小，故对代偿期DHF可能进一步降低心排血量；而对容量负荷显著增加的失代偿期患者，可减轻肺循环、体循环压力，缓解充血症状。动脉血管扩张药能有效地降低心脏后负荷，对周围血管阻力增加的患者(如高血压心脏病)可能有效改善心室舒张功能，但对左心室流出道梗阻的肥厚型心肌病患者可能加重梗阻，使心排血量进一步减少。因此，扩张剂的应用应结合实际病情并慎重应用。

6.正性肌力药物

由于单纯DHF患者的左心室射血分数通常正常，因而正性肌力药物没有应用的指征，而且有使舒张性心功能不全恶化的危险，尤其是在老年急性失代偿DHF患者中。例如，洋地黄类药物通过抑制Na^{+}-K^{+}-ATP酶，并通过Na^{+}-Ca^{2+}交换的机制增加细胞内钙离子浓度，在心脏收缩期增加能量需求，而在心脏舒张期增加钙负荷，可能会促进舒张功能不全的恶化。DIG研究的数据也显示，在使用地高辛过程中，与心肌缺血及室性心律失常相关的终点事件增加。对于那些伴有快室率房颤的DHF患者，应用洋地黄是有指征也有益处的。因为可以通过控制心室率改善肺充血及心排血量。

7.抗心律失常药物

心律失常，特别是快速性心律失常对DHF患者的血流动力学常产生很大影响，故预防心律失常的发生对DHF患者有重要意义：①快速心律失常增加心肌氧耗，减少冠状动脉供血时间，从而可诱发心肌缺血，加重DHF，在左心室肥厚者尤为重要；②舒张期缩短使心肌舒张不完全，导致舒张期心室内容量相对增加；③DHF患者，左心室舒张速度和心率呈相对平坦甚至负性关系，当心率增加时，舒张速度不增加甚至减慢，从而引起舒张末期压力增加。因此当DHF患者伴有心律失常时，应根据其不同的病因和病情特点来选用抗心律失常药物。

8.其他药物

抑制心肌收缩的药物如丙吡胺，具有较强的负性肌力作用，可用于左心室流出道梗阻的肥厚型心肌病。此药缩短射血时间，增加心排血量，降低左心室舒张期末压。多数患者长期服用此药有效。丙吡胺的另一个作用是抗心律失常，而严重肥厚型心肌病患者，尤其是静息时有流出道梗阻者，常有心律失常，此时用丙吡胺可达到一举两得的效果。

目前，我们尚无充分的随机临床试验来评价不同药物对CHF或其他心血管事件的疗效，也没有充分的证据说明某一单药或某一组药物比其他的优越。已经建议，将那些有生物学效应的药物用于DHF的治疗，治疗心动过速和心肌缺血，如β受体阻滞剂或非二氢吡啶类钙通道阻滞药；逆转左心室重塑，如利尿药和血管紧张素转化酶抑制剂；减轻心肌纤维化，如螺内酯；阻断肾素-血管紧张素-醛固酮系统的药物能够产生这样一些生物学效应，还需要更多的资料来说明这些生物学效应能够降低心力衰竭的危险。

总之，在现阶段，对于DHF的发病机制、病理生理、直到诊断和治疗还需要有更多的临床试验和实验证据来不断完善。

（刘　仿）

第三节　慢性收缩性心力衰竭

慢性收缩性心力衰竭传统称为充血性心力衰竭，是指心脏由于收缩和舒张功能严重低下或负荷过重，使泵血明显减少，不能满足全身代谢需要而产生的临床综合征，出现动脉系统供血不足和静脉系统淤血甚至水肿，伴有神经内分泌系统激活的表现。心力衰竭根据其产生机制可分为收缩功能(心室泵血功能)衰竭和舒张功能(心室充盈功能)衰竭两大类；根据病变的解剖部位可分为左心衰竭、右心衰竭和全心衰竭；根据心排血量(CO)高低可分为低心排血量心力衰竭和高心排血量心力衰竭；根据发病情况可分为急性心力衰竭和慢性心力衰竭。临床上为了评价心力衰竭的程度和疗效，将心功能分为 4 级，即纽约心脏病协会(NYHA)心功能分级如下。

Ⅰ级：体力活动不受限制。日常活动不引起过度乏力、呼吸困难和心悸。

Ⅱ级：体力活动轻度受限。休息时无症状，日常活动即引起乏力、心悸、呼吸困难。

Ⅲ级：体力活动明显受限。休息时无症状，轻于日常活动即可引起上述症状。

Ⅳ级：体力活动完全受限。不能从事任何体力活动，休息时亦有症状，稍有体力活动即加重。

其中，心功能Ⅱ、Ⅲ、Ⅳ级临床上分别代表轻、中、重度心力衰竭，而心功能Ⅰ级可见于心脏疾病所致左心室收缩功能低下(LVEF≤40%)而临床无症状者，也可以是心功能完全正常的健康人。

一、左心衰竭

左心衰竭是指由于左心室心肌病变或负荷增加引起的心力衰竭。通常是由于大面积心肌急慢性损伤、缺血和(或)梗死产生心室重塑致左心室进行性扩张伴收缩功能进行性(或急性)降低所致，临床以动脉系统供血不足和肺淤血甚至肺水肿为主要表现。心功能代偿时，症状较轻，可慢性起病，急性失代偿时症状明显加重，通常起病急骤，在有(或无)慢性心力衰竭基础上突发急性左心衰竭肺水肿。病理生理和血流动力学特点为每搏输出量(SV)和心排血量(CO)明显降低，肺毛细血管楔压(PCWP)或左心室舒张末压(LVEDP)异常升高[≥3.3 kPa(25 mmHg)]，伴交感神经系统和肾素-血管紧张素-醛固酮系统(RAAS)为代表的神经内分泌系统的激活。高心排血量心力衰竭时 SV、CO 不降低。

(一)病因

(1)冠状动脉粥样硬化性心脏病(简称冠心病)，大面积心肌缺血、梗死或顿抑，或反复多次小面积缺血、梗死或顿抑，或慢性心肌缺血冬眠时。

(2)高血压心脏病。

(3)中、晚期心肌病。

(4)重症心肌炎。

(5)中、重度心脏瓣膜病如主动脉瓣和(或)二尖瓣的狭窄和(或)关闭不全。

(6)中、大量心室或大动脉水平分流的先天性或后天性心脏病如室间隔缺损、破裂、穿孔、主肺动脉间隔缺损、动脉导管未闭(PDA)和主动脉窦瘤破裂。

(7)高动力性心脏病，如甲亢、贫血、脚气病和动静脉瘘。

(8)急性肾小球肾炎和输液过量等。

(9)大量心包积液心脏压塞时(属“极度”的舒张性心力衰竭范畴)。

(10)严重肺动脉高压或合并急性肺栓塞,右心室压迫左心室致左心室充盈受阻时(也属“极度”舒张性心力衰竭范畴)。

(二)临床表现

1.症状

呼吸困难是左心衰竭的主要症状,是由于肺淤血或肺水肿所致。程度由轻至重表现为:轻度时活动中气短乏力、不能平卧或平卧后咳嗽,咳白色泡沫痰,坐起可减轻或缓解;重度时夜间阵发性呼吸困难、端坐呼吸、心源性哮喘和急性肺水肿。急性肺水肿时多伴咳粉红色泡沫痰或咯血(二尖瓣狭窄时),易致低氧血症和二氧化碳潴留而并发呼吸衰竭,同时伴随心悸、头晕、嗜睡(二氧化碳潴留时)或烦躁等体循环动脉供血不足的症状,严重时可发生休克、晕厥甚至猝死。

2.体征

轻中度时,高枕卧位。出汗多、面色苍白、呼吸增快、血压升高、心率增快(≥100 次/分)、心脏扩大,第一心音减弱、心尖部可闻及 S_3 奔马律,肺动脉瓣区第二心音亢进,若有瓣膜病变可闻及二尖瓣、主动脉瓣和三尖瓣区的收缩期或舒张期杂音。两肺底或满肺野可闻及细湿啰音或水泡音;吸气时明显,呼气时可伴哮鸣音(心源性哮喘时)。慢性左心衰竭患者可伴有单侧或双侧胸腔积液和双下肢水肿。脉细速,可有交替脉,严重缺氧时肢端可有发绀。严重急性失代偿左心衰竭时端坐呼吸、大汗淋漓、焦虑不安、呼吸急促(>30 次/分);两肺满布粗湿啰音或水泡音(肺水肿时)伴口吐鼻喷粉红色泡沫痰,初起时常伴有哮鸣音,甚至有哮喘(心源性哮喘时)存在。血压升高或降低甚至休克,此时病情非常危重,只有紧急抢救才有望成功。稍有耽搁,患者就可能随时死亡。

(三)实验室检查

1.心电图(ECG)检查

窦性心动过速,可见二尖瓣 P 波、V_1 导联 P 波终末电势增大和左心室肥大劳损等反映左心房、左心室肥厚,扩大及与所患心脏病相应的变化;可有左、右束支阻滞和室内阻滞;急性、陈旧性梗死或心肌大面积严重缺血,以及多种室性或室上性心律失常等表现。少数情况下,上述 ECG 表现可不特异。

2.X 线胸片检查

心影增大,心胸比例增加,左心房、左心室或全心扩大,尤其是肺淤血、间质性肺水肿(Kerley B 线、叶间裂积液)和肺泡性肺水肿,是诊断左心衰竭的重要依据。慢性心力衰竭时可有上、下腔静脉影增宽,以及胸腔积液等表现。

3.超声多普勒心动图检查

可见左心房、室扩大或全心扩大,或有左心室室壁瘤存在;左心室整体或节段性收缩运动严重低下,左室射血分数(LVEF)严重降低(≤40%);左心室壁厚度可变薄或增厚。有病因诊断价值;重度心力衰竭时,反映 SV 的主动脉瓣区的血流频谱也降低;也可发现二尖瓣或主动脉瓣严重狭窄或反流,或在心室或大动脉水平的心内分流,或大量心包积液,或严重肺动脉高压巨大右心室压迫左心室等左心衰竭时的解剖和病理生理基础,对左心衰竭有重要的诊断和鉴别诊断价值。

4.血气分析

早期可有低氧血症伴呼吸性碱中毒(过度通气),后期可伴呼吸性酸中毒(二氧化碳潴留),

血常规、生化全套和心肌酶学可有明显异常，或正常范围。

(四)诊断和鉴别诊断

依据临床症状、体征、结合X线胸片有典型肺淤血和肺水肿的征象伴心影增大及超声心动图左心室扩大(内径≥55 mm)和LVEF降低(<40%)典型改变，诊断慢性左心衰竭和急性左心衰竭肺水肿并不难；难的是对慢性左心衰竭的病因诊断，特别是对“扩张型”心肌病的病因诊断，需确定原发性、缺血性、高血压性、酒精性、围产期、心动过速性、药物性、应激性、心肌致密化不全和右心室致心律失常性心肌病等病因。通过结合病史、ECG、超声心动图、核素心肌显像、心脏CT和磁共振成像(MRI)等影像检查综合分析和判断，多能够鉴别。心内膜心肌活检对此帮助不大。同时，也可确定或除外“肥厚型”和“限制型”心肌病的诊断。

心源性哮喘与肺源性哮喘的鉴别十分重要，不可回避。根据肺内“水”与“气”的差别，可在肺部叩诊、X线胸片和湿啰音“有或无”上充分显现，加上病史不同，可得以鉴别。

(五)治疗

急性左心衰竭通常起病急骤，病情危重而变化迅速，需给予紧急处理。治疗目标是迅速纠正低氧和异常血流动力学状态；消除肺淤血、肺水肿；增加SV、CO，从而增加动脉系统供血。治疗原则为加压给纯氧、静脉给予吗啡、利尿、扩血管(包括连续舌下含服硝酸甘油2～3次)和强心。

经过急救处理，多数患者病情能迅速有效控制，并在半小时左右渐渐平稳，呼吸困难减轻，增快心率渐减慢，升高的血压缓缓降至正常范围，两肺湿啰音渐减少或消失，血气分析恢复正常范围，直到30分钟左右可排尿500～1 000 mL。病情平稳后，治疗诱因，防止反弹，继续维持上述治疗并调整口服药，继续心电、血压和血氧饱和度监测，必要时选用抗生素预防肺部感染。最终应治疗基础心脏病。

二、右心衰竭

右心衰竭是由于右心室病变或负荷增加引起的心力衰竭。以肺动脉血流减少和体循环淤血或水肿为表现。大多数右心衰竭是由左侧心力衰竭发展而来，两者共同形成全心衰竭。其病理生理和血流动力学特点为右心室心排血量降低，右心室舒张末压或右心房压异常升高。

(一)病因

(1)各种原因的左心衰竭。

(2)急、慢性肺动脉栓塞。

(3)慢性支气管炎、肺气肿并发慢性肺源性心脏病。

(4)原发性肺动脉高压。

(5)先天性心脏病包括肺动脉狭窄(PS)、法洛四联症、三尖瓣下移畸形、房室间隔缺损和艾森门格综合征。

(6)右心室扩张型、肥厚型和限制型或闭塞型心肌病。

(7)右心室心肌梗死。

(8)三尖瓣狭窄或关闭不全。

(9)大量心包积液。

(10)缩窄性心包炎。

(二)临床表现

1.症状

主要是由于体循环和腹部脏器淤血引起的症状，如食欲缺乏、恶心、呕吐、腹胀、腹泻、右上腹痛等，伴有心悸、气短、乏力等心脏病和原发病的症状。

2.体检

颈静脉充盈、怒张，肝大伴压痛、肝颈静脉反流征(+)，双下肢或腰骶部水肿、腹水或胸腔积液，可有周围性发绀和黄疸。心率快、可闻及与原发病有关的心脏杂音，P_2 可亢进或降低(如肺动脉狭窄或法洛四联症)，若不伴左心衰竭和慢性阻塞性肺疾病合并肺部感染时，通常两肺呼吸音清晰或无干、湿啰音。

(三)实验室检查

1.ECG 检查

显示 P 波高尖、电轴右偏、aVR 导联 R 波为主，V_1 导联 R/S>1、右束支阻滞等右心房、室肥厚扩大及与所患心脏病相应的变化，可有多种形式的房、室性心律失常，传导阻滞和室内阻滞，可有 QRS 波群低电压。有肺气肿时可出现顺钟向转位。

2.胸部 X 线检查

显示右心房、室扩大和肺动脉段凸(有肺动脉高压时)或凹(如肺动脉狭窄或法洛四联症)等与所患心脏病相关的形态变化；可见上、下腔静脉增宽和胸腔积液征；若无左心衰竭存在，则无肺淤血或肺水肿征象。

3.超声多普勒心动图检查

可见右心房、室扩大或增厚，肺动脉增宽和高压，心内解剖异常，三尖瓣和肺动脉瓣狭窄或关闭不全及心包积液等与所患心脏病有关的解剖和病理生理的变化。

4.心导管检查

必要时做心导管检查，显示中心静脉压增高(>15 cmH_2O)。

(四)诊断与鉴别诊断

依据体循环淤血的临床表现，结合胸片肺血正常或减少伴右心房室影增大和超声心动图右心房室扩张或右心室肥厚伴或不伴肺动脉压升高的典型征象，诊断不难。病因诊断的鉴别需要结合临床和多种影像学检查综合判断而定。

(五)治疗

(1)右心衰竭的治疗关键是原发病和基础心脏病的治疗。

(2)抗心力衰竭的治疗参见全心衰竭部分。

三、全心衰竭

全心衰竭是指左、右心衰竭同时存在的心力衰竭，传统被称之为充血性心力衰竭。全心衰竭几乎都是由左心衰竭缓慢发展而来，即先有左心衰竭，然后出现右心衰竭；也不除外极少数情况下是由于左、右心室病变同时或先后导致左、右心衰竭并存之可能。一般来说，全心衰竭的病程多属慢性。其病理生理和血流动力学特点为左心室、右心室心排血量均降低、体、肺循环均淤血或水肿伴神经内分泌系统激活。

(一)病因

(1)同左心衰竭(参见左心衰竭)。

(2)不除外极少数情况下有右心衰竭的病因(参见右心衰竭)并存。

(二)临床表现

1.症状

先有左心衰竭的症状(见左心衰竭),随后逐渐出现右心衰竭的症状(见右心衰竭);由于右心衰竭时,右心排血量下降能减轻肺淤血或肺水肿,故左心衰竭症状可随右心衰竭症状的出现而减轻。

2.体检

既有左心衰竭的体征(见左心衰竭),又有右心衰竭的体征(见右心衰竭)。全心衰竭时,由于右心衰竭存在,左心衰竭的体征可因肺淤血或水肿的减轻而减轻。

(三)检查

1.ECG 检查

显示反映左心房、左心室肥厚扩大为主或左右心房室均肥厚扩大(见左、右心衰竭)和所患心脏病的相应变化,以及多种形式的房、室性心律失常,房室传导阻滞、束支阻滞和室内阻滞图形。可有 QRS 波群低电压。

2.胸部 X 线检查

心影普大或以左心房、左心室增大为主及与所患心脏病相关的形态变化;可见肺淤血、肺水肿(左心衰竭),上、下腔静脉增宽和胸腔积液(右心衰竭)。

3.超声多普勒心动图检查

可见左、右心房和心室均增大或以左心房、左心室扩大为主,左心室整体和节段收缩功能低下,LVEF 降低(<40%),并可显示与所患心肌、瓣膜和心包疾病相关的解剖和病理生理的特征性改变。

4.心导管检查(必要时)

肺毛细血管楔压(左心衰竭时)和中心静脉压(右心衰竭)均增高,分别>2.4 kPa(18 mmHg)和>1.5 kPa(15 cmH_2O)。

(四)诊断和鉴别诊断

同左、右心衰竭。

(五)治疗

和左心衰竭一样,全心衰竭治疗的基本目标是减轻或消除体、肺循环淤血或水肿,增加 SV 和 CO,改善心功能;最终目标不仅要改善症状,提高生活质量,而且要阻止心室重塑和心力衰竭进展,提高生存率。这不仅需要改善心力衰竭的血流动力学,而且也要阻断神经内分泌异常激活不良效应。治疗原则为利尿、扩血管、强心并使用神经内分泌阻滞药。治疗措施如下。

(1)去除心力衰竭诱因。

(2)体力和精神休息。

(3)严格控制静脉和口服液体入量,适当(无须严格)限制钠盐摄入(应用利尿药者可放宽限制),低钠患者还应给予适量咸菜或直接补充氯化钠治疗纠正。

(4)急性失代偿时,给予呼吸机加压吸纯氧和静脉缓慢推注吗啡 3 mg(必要时可重复 1~2 次)。

(5)利尿药:能减轻或消除体、肺循环淤血或水肿,同时可降低心脏前负荷,改善心功能。可选用噻嗪类如氢氯噻嗪 25~50 mg,每天 1 次;袢利尿药,如呋塞米 20~40 mg,每天 1 次;利尿效果不好者可选用布美他尼（丁尿胺）1～2 mg，每天1次；或托拉塞米（伊迈格）20～40 mg，每天1次；也可选择以上两种利尿药，每两天交替使用，待心力衰竭完全纠正后，可酌情减量并维持。利尿必须补钾，可给缓释钾 1.0 g，每天 2～3 次，与传统保钾利尿药合用，如螺内酯 20～40 mg，每天 1 次；或氨苯蝶啶 25～50 mg，每天 1 次；也应注意低钠低氯血症的预防（不必过分严格限盐），利尿期间仍应严格控制入量直至心力衰竭得到纠正时。螺内酯 20～40 mg，每天 1 次，作为醛固酮拮抗剂，除有上述保钾作用外，更有拮抗肾素-血管紧张素-醛固酮系统（RAS）的心脏毒性和间质增生作用，能作为神经内分泌拮抗剂阻滞心室重塑，延缓心力衰竭进展。RALES 研究显示，螺内酯能使中重度心力衰竭患者的病死率在血管紧张素转化酶抑制剂（ACEI）和 β 受体阻滞剂基础上再降低 27%，因此，已成为心力衰竭治疗的必用药。需特别注意的是，螺内酯若与 ACEI 合用时，潴钾作用较强，为预防高钾血症发生，口服补钾量应酌减或减半，并监测血钾水平和肾功能。螺内酯特有的不良反应是男性乳房发育症，伴有疼痛感，停药后可消失。

（6）血管扩张药：首选血管紧张素转化酶抑制剂（ACEI），除扩血管作用外，还能拮抗心力衰竭时肾素-血管紧张素-醛固酮系统（RAS）激活的心脏毒性作用，从而延缓心室重塑和心力衰竭的进展，降低了心力衰竭患者的病死率 27%，是慢性心力衰竭患者的首选用药，可选用卡托普利、依那普利、贝那普利、赖那普利和雷米普利等，从小剂量开始渐加至目标剂量，如卡托普利 6.25～50.00 mg，每天 3 次；依那普利 2.5～10.0 mg，每天2 次。不良反应除降低血压外，还有剧烈咳嗽。若因咳嗽不能耐受时，可换用血管紧张素Ⅱ受体（AT_1）拮抗剂，如氯沙坦 12.5～50.0 mg，每天 2 次，或缬沙坦40～160 mg，每天 1 次。若缺血性心力衰竭有心肌缺血发作时，可加用硝酸酯类如亚硝酸异山梨酯 10～20 mg，6 小时 1 次，或单硝酸异山梨醇 10～20 mg，每天 2～3 次；若合并高血压和脑卒中史可加用钙通道阻滞药如氨氯地平 2.5～10 mg，每天 1 次。历史上使用的小动脉扩张剂，如肼屈嗪，α_1 受体阻断药，如哌唑嗪不再用于治疗心力衰竭。服药期间，应密切观察血压变化，并根据血压水平来调整用药剂量。

中、重度心力衰竭时可同时应用硝普钠或酚妥拉明或乌拉地尔静脉滴注（见左心衰竭），心力衰竭好转后停用并酌情增加口服血管扩张药的用量。

（7）正性肌力药：轻度心力衰竭患者，可给予地高辛 0.125～0.25 mg，每天 1 次，口服维持，对中、重度心力衰竭患者，可短期加用正性肌力药物，如静脉内给去乙酰毛花苷注射液、多巴酚丁胺、多巴胺和磷酸二酯酶抑制剂，如氨力农或米力农（见左心衰竭）等。

（8）β 受体阻滞剂：能拮抗和阻断心力衰竭时的交感神经系统异常激活的心脏毒性作用，从而延缓心室重塑和心力衰竭的进展。大规模临床试验显示，β 受体阻滞剂能使心力衰竭患者的病死率降低 35%～65%，故也是治疗心力衰竭之必选，只是应在心力衰竭血流动力学异常得到纠正并稳定后使用，应从小剂量开始，渐渐（每周或每 2 周加量 1 次）加量至所能耐受的最大剂量，即目标剂量。可选用卡维地洛 3.125～25.000 mg，每天 2 次，或美托洛尔 6.25～50.00 mg，每天2 次，或比索洛尔1.25～10.00 mg，每天 1 次。不良反应有低血压、窦性心动过缓、房室传导阻滞和心功能恶化，故用药期间应密切观察血压、心率、节律和病情变化。

（9）支气管解痉：对伴有支气管痉挛或喘鸣的患者，应用酚间羟异丙肾上腺素（喘啶）或氨茶碱 0.1 g，每天 3 次。

（10）经过上述治疗一段时间（1～2 周）后，临床效果不明显甚至出现恶化者，应按难治性心力衰竭处理。

四、难治性心力衰竭

严重的慢性心力衰竭患者，经上述常规利尿药、血管扩张药、血管紧张素转化酶抑制剂和正性肌力药物积极治疗后，心力衰竭症状和体征无明显改善甚至恶化，称为难治性心力衰竭。其血流动力学特征是严重的肺和体循环的淤血、水肿和 SV、CO 的降低。难治性心力衰竭的处理重点如下。

(一)纠治引起难治性心力衰竭的原因

(1)重新评价并确定引起心力衰竭的心脏病病因，给予纠治。如甲状腺功能亢进或减退、贫血、脚气病、先天性心脏病、瓣膜病、心内膜炎、风湿热等。可通过特殊的内科或外科治疗而得以纠治。

(2)重新评价并确定引起心力衰竭的病理生理机制，有针对性地治疗。如确定以收缩性心力衰竭抑或舒张性心力衰竭为主，前负荷过重抑或后负荷过重为主，有无严重心律失常等。

(3)寻找使心力衰竭加重或恶化的诱因，并加以纠治。如肺部感染、肺栓塞、泌尿道感染、电解质平衡失调、药物的不良反应等。

(4)重新评价已用的治疗措施到位与否，给予加强治疗。如洋地黄剂量是否不足或过量；积极利尿和过分限盐引起了低血钾、低血钠和低血氯使利尿更加困难；是否应用了抑制心肌的或使液体潴留的药物；是否患者饮水或入量过多或未按医嘱服药等。极个别患者出现高血钠高血氯，机制不明，可能还是摄入或补充氯化钠过多所导致。

(二)加强治疗措施

1.严格控制液体入量，并加强利尿

24 小时总入量宜控制在<1 500 mL，尿量>1 500 mL，并使 24 小时出、入量呈负平衡(出大于入)并维持3～5 天，将体内潴留的钠和水充分排出体外，以逐渐消除严重的肺水肿和组织水肿。每天出、入量负平衡的程度应依据临床和床旁 X 线胸片所示肺水肿的程度而定，间质性肺水肿应负 500～1 000 mL，肺泡性肺水肿应负1 000～1 500 mL，极重度肺泡性肺水肿(大白肺)时 24 小时负平衡 1 500～2 000 mL 也不为过。经过 3～5 天的加强利尿治疗，临床上肺水肿或组织水肿均能明显地减轻或消失，以床旁 X 线胸片显示肺水肿渐渐减轻或消退的影像为治疗目标和评价标准。加强利尿期间，尿量多时应补钾，可给缓释钾1.0 g，每天 3 次，也可以 0.3%左右浓度静脉补钾；尤其特别注意低钠和低氯的预防(不必过分限盐)。若出现低钠(<130 mmol/L)和低氯(<90 mmol/L)血症，则利尿效果不好，可使心力衰竭加重，故必须先给予纠正(3%NaCl 100 mL静脉内缓慢输注)，再同时加强利尿，既要纠正低氯和低钠血症，又要排出体内潴留的水和钠。需要强调的是，严格控制液体总入量，比出大于入量的负平衡对于难治性心力衰竭患者的心功能保护更重要。因为患者保持负 500 mL 液体平衡不变，若入量严格控制在 24 小时内<1 500 mL(出量>2 000 mL)和控制入量>3 000 mL(出量>3 500 mL)对心功能的容量负荷完全不同，前者可使心脏去前负荷减轻，而后者则会大大加重心脏前负荷。

2.给予合理足量的血管扩张药治疗

以静脉扩张剂(硝酸酯类)和动脉扩张剂(硝普钠、基因重组脑钠尿肽(BNP)、ACEI 和 α 受体阻滞剂，如酚妥拉明和乌拉地尔)联合应用并给予足量治疗[将血压控制在 13.3～14.7/8.0～9.3 kPa(100～110/60～70 mmHg)]，才能充分降低心室前、后负荷，既能大大降低 PCWP 和 LVEDP，又能明显增加 SV 和 CO，达到最佳血流动力学效果。多数患者的心力衰竭会明显好转。

3.加用正性肌力药物

适用于左心室功能严重低下，上述治疗效果差的严重的心力衰竭患者。可使用多巴酚丁胺[5～10 μg/(kg・min)]+硝普钠(10～50 μg/min)或 α 受体阻滞剂酚妥拉明或乌拉地尔持续静脉滴注，通过正性肌力和降低外周阻力的作用能显著增加 SV 和 CO，同时降低 PCWP 和 LVEDP，明显改善心功能，使心力衰竭明显好转。对于尿量偏少(非低钠和低氯血症所致)或血压偏低[≤12.0/8.0 kPa(90/60 mmHg)]的重症心力衰竭伴心源性休克患者，应改用多巴胺[3～15 μg/(kg・min)]+小剂量硝普钠(5～30 μg/min)或 α 受体阻滞剂联合持续静脉滴注，除能改善心功能外，还可升压、增加肾血流量并改善组织灌注。

4.血流动力学监测指导治疗

适用上述积极治疗依然反应差的重症心力衰竭患者。依据 PCWP、CO 和外周阻力等重要血流动力学指标调整用药方案。若 PCWP 高[>2.4 kPa(18 mmHg)]，应加强利尿并使用静脉扩张剂如硝酸酯类，降低左心室充盈压，减轻肺水肿；若 CO 低(<5.0 L/min)且外周阻力高(>1 400 dyn・s/cm^5)应用动脉扩张剂，如硝普钠、重组 BNP 或 α 受体阻滞剂(酚妥拉明或乌拉地尔)，降低外周阻力，增加 CO，改善心功能；若 CO 低(<5.0 L/min)，而外周阻力正常(1 000～1 200 dyn・s/cm^5)，则应使用正性肌力药物，如多巴酚丁胺或多巴胺，增加心肌收缩力，增加 CO；若 PCWP 高，CO 低，外周阻力高和动脉血压低[<10.7 kPa(80 mmHg)]，已是心源性休克时，则应在多巴胺升压和正性肌力作用的基础上，联合应用动、静脉血管扩张药和利尿药。必要时应考虑插入主动脉内球囊反搏(IABP)给予循环支持。

5.纠正低钠、低氯血症

对于严重肺水肿或外周组织水肿而利尿效果不佳者，若是由于严重稀释性低钠血症(<130 mmol/L)和低氯血症(<90 mmol/L)所致，则应在补充氯化钠(每天 3 g 口服或严重时静脉内给予)的基础上应用大剂量的袢利尿药(呋塞米 100～200 mg，布美他尼 1～3 mg)静脉注射或静脉滴注，边纠正稀释性低钠、低氯血症，边加强利尿效果，可望排出过量水潴留，使心力衰竭改善。对出现少尿或无尿伴有急性肾衰竭，药物治疗难以见效者，可考虑用血液超滤或血液透析或腹膜透析治疗。

6.气管插管和呼吸机辅助呼吸

对严重肺水肿伴严重低氧血症[吸氧状态下 PO_2<6.7 kPa(50 mmHg)]和(或)二氧化碳潴留[PCO_2>6.7 kPa(50 mmHg)]，药物治疗不能纠正者，应尽早使用，既可纠正呼吸衰竭，又有利于肺水肿的治疗与消退。

7.纠正快速心律失常

对伴有快速心律失常如心房颤动、心房扑动心室率快者，可用胺碘酮治疗。

8.左心辅助治疗

对左心室心功能严重低下，心力衰竭反复发作，药物治疗难以好转的患者，有条件可考虑行体外膜式氧合(ECMO)、左心辅助治疗，为心脏移植术做准备。

(刘　仿)

第四节　高输出量性心力衰竭

高输出量性心力衰竭是一种较常见的临床综合征。正常心脏对运动的反应为增加输血量4～6倍而不表现肺静脉淤血症状，然而，受严重心肌、瓣膜和心包疾病影响的心脏，不能代偿心排血量增加的需要。在其他方面无症状的患者中，持续超过正常心排血量需要的情况可引起充血性心力衰竭的症状。有充血性心力衰竭症状，血流动力学检查时心排血量正常或升高的患者，可能出现高输出量性心力衰竭。

引起高输出量性心力衰竭常见的原因有体循环动静脉瘘、贫血性心脏病、脚气性心脏病、甲状腺功能亢进性心脏病等。

一、临床表现

(一)症状

高输出量性心力衰竭常表现为乏力、水肿、活动时气短和心悸。因为这些症状在其他类型的心力衰竭中也很常见，单独出现上述症状不足以鉴别为何种心脏综合征。高输出量性心力衰竭的具有鉴别意义的是导致其发生的病因特征，如甲亢的症状和维生素 B_1 缺乏导致的神经病变等。

(二)体征

高输出量的各种病因都有其独特的体检发现。但下列表现在所有高输出量性心力衰竭中均较常见。心率加快、脉压增大或正常；心脏体检时可以发现心尖的高动力冲动，短促、清脆的第一心音，主动脉瓣和肺动脉瓣区可闻及收缩中期血流杂音；在心尖和胸骨左下缘部可闻及舒张期杂音，提示通过房室瓣的血流增加；四肢温暖和潮红。

二、诊断

高输出量性心力衰竭的确诊需右心导管检查，可发现静息状态下右心压力正常或轻度升高，肺毛细血管楔压升高，高心排血量，低体循环阻力及静息状态下心动过速等。

三、治疗

针对导致高输出量性心力衰竭的病因，治疗方法也不同。下面将引起高输出量性心力衰竭的常见原因分别介绍如下。

(一)体循环动静脉瘘

动静脉瘘是指动静脉之间出现不经过毛细血管网的异常通道，血液由高压力动脉流向低压力静脉，常伴有动脉瘤的形成，因此也有动静脉瘤之称。它是引起高输出量性心力衰竭的重要病因之一。

1.病因与病理解剖

动静脉瘘是指无毛细血管床介于其间的动静脉间的连接。体循环动静脉瘘有先天性和后天性之分，先天性动静脉瘘是由于血管发育畸形，导致动静脉之间有异常交通；后天性动静脉瘘大多由外伤或有创性操作造成，比较常见，早期容易漏诊。梅毒性主动脉瘤破裂时，如穿破上腔静脉、肺动脉、右心房或右心室，其所产生的血流动力学改变与动静脉瘘相同。先天性动脉导管未闭实际上也是动静脉瘘的一种。病理解剖显示动静脉瘘近端的动脉发生扩张，动脉壁变薄，有时可形成动脉瘤。动静脉瘘的静脉也因压力的升高而发生扩张，静脉壁有增厚现象。

2.病理生理

由于较大的动静脉间(体循环)有直接通道，所以部分动脉血流(20%～50%)就从动脉通过此短路直接进入静脉而不经过毛细血管，使周围血管阻力下降，静脉回流增加，心排血量增加，循环血容量多有增加，循环时间正常或缩短，继发心脏扩大，心力衰竭。病理生理改变明显与否取决于体循环动静脉瘘管口径的大小和瘘口离心脏的距离；瘘口越大、离近心脏，则其病理生理改变越为明显。心脏扩大和心力衰竭出现与否也与上述两个因素有关，但可能也与动静脉瘘存在的时期有关。

3.临床表现

在动静脉瘘处可闻及连续性、机器样杂音，在收缩期更为明显，多伴有震颤。动静脉瘘处可发生动脉瘤。

收缩压正常或略为升高，舒张压降低，脉压增宽。此外，水冲脉、毛细血管搏动等周围循环体征也多有出现，脉搏多明显增速。因此，临床上如发现明显的脉压增宽现象而无主动脉瓣关闭不全或其他病因可找，应仔细寻找体循环动静脉瘘的存在，特别是在有创伤或外科手术的时候。如用手压瘘使瘘管关闭，则舒张压可立即升高 1.33～1.99 kPa，脉搏立即缓慢，减慢 10～30 次/分，心排血量也立即降低(心动过缓反射)。这个反应只持续几分钟，血压升高是因为瘘管被阻塞，血液不能通过瘘管而必须通过微血管，因而周围阻力增加。脉搏频率降低是由于主动脉压的升高刺激了主动脉壁的神经(阿托品可使心动过缓反射消失)。

心脏增大是一种普遍性发现，增大的程度与动脉的大小、瘘孔的口径及瘘的存在时期有关。心脏增大主要是心脏扩张所致，心脏肥厚因素所占地位并不重要，因为瘘管结扎后，增大的心脏可在短期内有明显的缩小。心脏增大的原理是由于静脉回流量增加使心脏的舒张期容积增加，从而引起心脏扩张和肥厚。长期及较大的动静脉瘘患者，可以发生高输出量性心力衰竭。

瘘的近段静脉的压力多不升高，其血液的含氧量可较一般静脉为高。瘘的远段肢体往往有缺血表现，如局部溃疡，甚至局部组织坏死。但因侧支循环的形成与心排血量的增加，肢体的血液供给可以恢复正常，有时可较对侧肢体的血液供应为多，以致有瘘管的肢体的皮肤温度可比对侧为高。

先天性动静脉瘘，也称为蔓状血管瘤，可累及全身各个部位，以下肢最为常见，而且大都是多发性的。

4.诊断

动静脉瘘的诊断除了上述典型的临床表现以外，主要依赖于各种影像学检查。它的影像学诊断手段主要包括以下几类。

(1)胸部 X 线平片：是最常用的初筛本病的检查方法。

(2)超声心动图：其敏感性高于胸部 X 线平片。

(3)胸部 CT：它对小病灶的检出能力较强，增强 CT 是诊断本病最方便、有效的方法，有助于确诊。

(4)磁共振血管造影。

(5)择性数字减影血管造影是诊断的"金标准",但为有创性检查,并受一定的条件限制。

以上这些诊断技术相结合,可以更为准确地判断病变的大小、部位、数量、形态,血管壁及管腔内血流的情况,及血流动力学特点。

5.治疗

介入放射学、栓塞技术及材料的发展,进一步提高了本病治疗的技术成功率和临床远期疗效。目前,治疗动静脉瘘的方法有:经导管动脉介入栓塞术、经皮穿刺瘤腔内药物硬化治疗、手术切除。其中,经导管动脉介入栓塞术是治疗该病的主要方法,常用的栓塞材料有固体和液体之分,如吸收性明胶海绵、聚乙烯醇泡沫微粒、微弹簧圈及球囊、二氰基丙烯酸正丁酯、无水乙醇、平阳霉素碘油乳剂等;对于局限型先天性动静脉瘘患者应首选手术切除,但手术时必须尽可能保持动脉的完整(静脉部分可以结扎之);而对于病变无法彻底清除或难以手术的患者,可首选经皮穿刺瘤腔内药物硬化治疗。另外,体循环动静脉瘘管易于发生细菌性动脉内膜炎,因此在必要时应采取预防细菌性动脉炎的措施。

(二)贫血性心脏病

贫血性心脏病是由于长期中度以上(血红蛋白低于 70 g/L)贫血引起心脏扩大和(或)心力衰竭等一系列心血管系统的病变。

1.病理生理

贫血患者会出现血液载氧量的减少,当血液的载氧量降低到一定的限度(血红蛋白低于 70 g/L)并持续一定的时间,可以引起血液循环系统明显的改变。长期严重的慢性贫血可导致贫血性心脏病。严重贫血可以从下列三方面影响心脏:①可引起心排血量增加,外周血管阻力下降,即高输出量型血液循环,从而增加心脏负荷,导致心脏扩大和心肌肥厚,最终进展为充血性心力衰竭;②可诱发心绞痛或导致其他冠状动脉血液供应不足;③可因心肌长期缺血而引起心肌脂肪变性等改变,以致心肌异常松弛,心肌收缩力下降。

2.临床表现

当血红蛋白为 65～75 g/L 时,患者除了一般贫血的症状之外,常伴有循环系统的表现,可有气急、疲倦、心悸等症状,有时可出现心绞痛。体格检查可发现窦性心动过速,心尖冲动强烈,周围血管扩张,皮肤温暖,水冲脉,脉压增大及周围血管征。心尖区可闻及收缩期吹风样杂音,是循环血量增加、心脏扩大导致二尖瓣相对性关闭不全所致;心尖区轻度低音调舒张中期杂音,是通过二尖瓣口血流的速度增加所致;或胸骨左缘有轻度高音调、吹风样舒张期杂音,是由于主动脉瓣环扩张所产生。

当血红蛋白低于 30 g/L 时,心脏明显增大,并可出现充血性心力衰竭,特别在心脏有额外负荷时,如体力劳动、发热、妊娠等,表现为体循环淤血的征象,包括颈静脉曲张、肝脏肿大(偶尔可达脐水平)和压痛、腹水、肺底啰音等。

但必须指出,当贫血患者有充血性心力衰竭表现时,首先应考虑到其他器质性心脏病的合并存在,如风湿性心脏病、脚气性心脏病等,因单纯贫血所引起的充血性心力衰竭甚为少见。

3.实验室检查

中度以上的慢性贫血患者 X 线检查大多有心脏轻至中度增大。当血红蛋白低于 30 g/L 时,心脏可明显扩大,且可以出现肺淤血、肺水肿等征象。心电图可显示低电压、ST 段压低、窦性心动过速、左心前区导联上 T 波平坦或倒置。血常规和外周血涂片检查可用于确定是否存在贫血及贫血的程度。骨髓检查有助于明确病因。

以上所述的心血管方面改变均是可逆性现象，贫血纠正后，心脏改变可有不同程度的恢复。

4.治疗

无心力衰竭的贫血性心脏病，心功能处于代偿期，主要是针对贫血进行病因治疗，根据情况补充铁剂、叶酸或维生素 B_{12} 等。

重度贫血性心脏病发生心力衰竭时，除了一般治疗心力衰竭的措施外，还要积极治疗贫血。输血是最主要的治疗手段，应少量多次输血或输入浓缩红细胞混悬液，同时配合使用利尿剂，以减少血容量，预防肺水肿。由于属于高输出量型心力衰竭，因此治疗心力衰竭时以利尿和扩血管为主。应用洋地黄类和非洋地黄类正性肌力药物可促进或加重心力衰竭，所以只有当利尿剂、血管扩张药及输血治疗无效时才小剂量应用，一般使用快速起效制剂。

（三）脚气性心脏病

维生素 B_1（硫胺）缺乏症也称脚气病，常累及神经系统和心血管系统。脚气性心脏病是由于严重的维生素 B_1 缺乏持续 3 个月以上，出现以心血管系统病变为主，及充血性心力衰竭的心脏病，又称湿型脚气病。

1.病理解剖

病理改变可因脚气病的严重程度而有差异。可表现为心肌细胞水肿、变性、坏死；心肌间质水肿；心脏明显增大，尤以右心室的扩张肥大突出。

2.病理生理

维生素 B_1 是碳水化合物代谢过程中所必需的酶系统的主要成分，是丙酮酸氧化所必需的酶。维生素 B_1 缺乏时，碳水化合物的氧化作用即在丙酮酸阶段停顿，血液内积聚过多的酸性物质，如丙酮酸和乳酸，发生代谢性酸中毒，影响心肌的能量代谢，造成心肌能量供应不足。

维生素 B_1 的缺乏对机体产生以下两种影响：①血液中丙酮酸和乳酸浓度的增加使周围小动脉扩张，周围阻力降低，静脉回流量增多，因而心排血量及心脏工作量都有增加；②心脏的代谢功能衰竭，主要是由于心肌对乳酸盐、丙酮酸盐与氧的利用率降低。因此维生素 B_1 的缺乏影响了心脏本身及周围循环。脚气性心脏病属于高动力循环性心脏病。

3.临床表现

先驱症状有活动后的心悸、气促，端坐呼吸，心前区疼痛，心动过速与水肿。病情较重时可突然发生急性心力衰竭，出现烦躁不安、恶心、呕吐、上腹闷胀、发绀、阵发性呼吸困难或急性肺水肿、胸腔积液、皮下水肿、颈静脉怒张、肝脏肿胀、休克等。体检发现心脏向两侧增大、心前区可闻及收缩期吹风样杂音、第一心音减弱（第一心音减弱加上心动过速可引起胎样心音），右心室性舒张期奔马律及肺动脉瓣区第二心音亢进，脉压因舒张压降低而增大、大动脉上有枪击音、水冲脉与毛细血管搏动等体征。静脉压显著升高。

心电图检查除窦性心动过速外，常显示 T 波平坦或倒置、低电压、QT 间期延长等。心功能测定显示高输出量性心力衰竭。

4.诊断

本病的主要诊断依据是：有 3 个月以上的维生素 B_1 缺乏史，伴或不伴有周围神经炎征象；急骤出现的高输出量性心力衰竭；心脏增大，心律规律，无其他原因可查；维生素 B_1 治疗后症状明显改善。

5.治疗

主要是补充足量的维生素 B_1，轻症者可口服（每次 5～10 mg，每天 3 次）或肌内注射（每次

50～100 mg，每天1次），重症者应给予缓慢静脉注射（50～100 mg加入50%葡萄糖中）。有心力衰竭的患者要积极治疗心力衰竭，同时还要纠正导致本病的饮食因素。

（四）甲状腺功能亢进性心脏病

甲状腺功能亢进（甲亢）性心脏病是指由于多种原因导致甲状腺激素分泌过多，引起以心血管系统为主要表现的临床综合征。甲亢大多发生于20～40岁的女性，男女之比约为1∶5。甲亢性心脏病的患者则多在40岁以上，男女比例约为1∶2。

1.发病机制

甲亢性心脏病的发病机制尚未完全明确。主要是由于甲状腺激素对心肌蛋白的合成、心肌代谢、心肌酶、心肌收缩性、血流动力学和心脏电生理等均有直接作用，及交感神经系统兴奋性增加和迷走神经兴奋能力障碍，使得甲亢患者的心脏，特别是有基础心脏病的患者，不能承受甲亢时高动力状态的额外负担，也不能满足机体代谢增加的需要，最终导致了甲亢性心脏病的发生。

2.病理解剖

甲亢中的心脏一般没有明显的病理变化。有甲亢性心脏病者一般皆有心脏肥厚及扩张，在心力衰竭的病例中尤为显著。

3.病理生理

甲状腺激素增加心肌细胞的蛋白合成，使心肌肥厚，但心肌含水量和胶原都没有增加。甲状腺激素对心肌收缩性的作用是增加心肌收缩率，同时也使每搏输出量增高，故心排血量可有明显的增加。一般认为，甲状腺激素使心肌收缩力增加的主要原因是由于钙离子-磷酸蛋白质复合物形成增多，使肌凝蛋白钙离子激活ATP酶活性增高，从而导致肌质网钙离子转运增加而引起的。同时，也与甲状腺激素能增加心肌细胞膜上的肾上腺素能β受体的数量有关。以上变化均使左、右心室做功增加，心肌氧耗量增多。较长时间的甲状腺激素分泌过多可导致心脏储备能力下降。

甲亢时，外周血管阻力下降。心排血量增加的原因至少部分与此有关。外周血管扩张是继发于甲亢所致的组织代谢率增高及热量产生和代谢产物的增加。心排血量增加和外周血管阻力下降使患者的收缩压增大，舒张压下降，因而脉压增大。同时循环时间缩短，血容量增加。

甲状腺激素增加心率，造成心动过速。剂量-效应试验表明，过多的甲状腺激素并不能改变心血管系统组织对儿茶酚胺的敏感性。甲亢患者的心率增快可能是甲状腺激素的毒性作用和交感神经系统兴奋性增高共同作用的结果。为此，普萘洛尔等β受体阻滞剂可以降低甲亢患者的心率，但不能使之恢复正常。此外，有证据表明，甲亢中的心动过速也与迷走神经兴奋性受损有关。

过多的甲状腺激素分泌所引起的上述变化使心脏功能下降。心脏每次收缩所消耗的能量较正常为多，而效率却极低，逐渐不胜负担，终于导致心力衰竭。甲亢患者出现心力衰竭时，心排血量下降，但其绝对值仍较正常为高，故属高输出量性心力衰竭。有时，病情很严重时，心排血量可降至正常范围之内或低于正常。

心房颤动的发生机制可能是甲状腺激素直接作用于心肌，使心房肌兴奋性增加，不应期缩短而造成。动物实验中，甲状腺激素可以增加心房率，舒张期去极化率并缩短窦房结细胞动作电位时间。

4.临床表现

甲亢患者心脏方面的症状有心悸，呼吸困难和心前区疼痛。心悸常伴有心动过速。有时在颈部也有冲击感。心悸的程度有轻有重，轻的可仅为患者自觉心脏在搏动，重的可为剧烈的心脏冲撞，一般是在情绪激动或进食后出现，但也有一些患者在静息状态下出现。据研究，和正常人相比，甲亢患者的氧耗量较大而肺活量较低，所以在轻度或中度活动后可出现呼吸困难，这与因心力衰竭而发生者不同。心前区疼痛常甚轻微，一般是一种沉重的痛感，但有时可出现典型的心绞痛，常是发作性心律失常所引起，也可以是甲亢增加了原来已有冠状动脉粥样硬化的心脏的负荷所致。这两种疼痛皆常在甲亢治愈后消失。以上几种症状中，以心悸为最多，呼吸困难次之，心前区疼痛远较少见。

心房颤动是甲亢的心血管方面的一个重要表现，为产生心力衰竭的重要因素。发作性房颤常提示甲亢的存在，尤以年轻的患者中更是如此。房颤在毒性结节性甲状腺肿中远较为多见。它在 45 岁以下的患者中较少发生，30 岁以下中更少，在男性中比较多见。甲亢病程越长，房颤的发病率越高，而与甲亢的严重程度无一定的关系。如不治疗甲亢，对发作性及持久性房颤使用洋地黄或奎尼丁皆不利于控制心室率或消除房颤。满意地控制甲亢后，一般不会再发生阵发性房颤。其他不常见的心律失常有期前收缩、心房扑动、阵发性房性心动过速，甚或阵发性室性心动过速等。

甲亢的心脏体征有：心尖冲动强烈，故极易查得。有时搏动的震动极为强烈，扩散于胸壁，扪之有如收缩期震颤。单纯的甲亢心脏不增大，但心音响亮且具有冲击性。第一心音常明显亢进，易与二尖瓣狭窄的第一心音的特征相混淆。心底部的心音也增强。整个心前区常可闻及Ⅱ～Ⅲ级收缩期杂音，在肺动脉瓣区最为显著。收缩期血压升高，舒张压则略降低，以致脉压增大。少数患者的脉压极大，故可见明显的颈动脉搏动、水冲脉、枪击声、毛细血管搏动等周围血管征。心率通常每分钟 100～120 次，有时可达120～140 次，但当达到 180～200 次时易发生甲状腺危象。心率在活动或情绪激动时显著加快，睡眠和休息时虽有所降低，但仍高于正常。在颈部肿大的甲状腺上，常可听到连续性的血管杂音，提示有动静脉沟通。

单纯的甲亢很少引起心力衰竭，尤以在 40 岁以下的患者中更为少见；伴有其他病因性心脏病者的心力衰竭发生率大为增加，可高达 25%。发生房颤后心力衰竭的发生率显著增加。甲亢治愈前，通常的心力衰竭的治疗常不见效。心力衰竭的发生率随着甲亢病程的加长而增高，而与后者的严重程度无明显相关。因甲亢时肺动脉及右心室压力均有增高，故甲亢患者的心力衰竭主要表现为右心衰竭。

除心血管方面外，甲亢的主要表现如典型的突眼、凝视姿态、皮肤湿热、甲状腺增大、肌肉震颤等，对诊断皆甚为重要，但在甲亢性心脏病中有时可不甚明显，甚至无甲状腺肿大或眼部体征。这种隐匿性甲亢如有心力衰竭，可因未能发现甲亢而仅对心力衰竭进行治疗，以致收效不大。

X 线检查常示心脏的大小正常，心脏搏动有力。本病导致血流加速致使肺动脉明显扩张。如有长期的房颤或心力衰竭，则可见心影增大。严重心力衰竭时，心影向两侧增大。

心电图常无特殊改变，可见窦性心动过速、心房颤动或其他较为少见的心律失常。有时可见 P 波振幅增加及顶高而圆的 T 波，这是交感神经张力增加的表现。有心脏病变时，可出现 ST 段压低与 T 波平坦或倒置。

5.诊断

甲亢性心脏病的诊断依据，除有甲亢的佐证外，同时有：①阵发性或持久性心房颤动、心房扑动、心脏增大或心力衰竭者；②排除其他原因的心脏病；③甲亢治愈后，心脏病表现随之消失。

不典型甲状腺功能亢进者，可能仅有心血管疾病方面的表现。因此，凡遇到以下情况应考虑甲亢的可能：①原因不明的阵发性或持久性心房颤动，心室率快而不易被洋地黄类药物控制；

②非克山病流行区发生的原因不明的右心衰竭；或有循环时间不延长的心力衰竭，但患者没有贫血、发热或脚气病等，洋地黄疗效不佳；③无法解释的心动过速；④血压波动而脉压增大者；⑤患有器质性心脏病患者发生心力衰竭，常规治疗疗效不佳者，也应想到甲亢。

因心力衰竭本身有时可增加基础代谢率，甚至可高达40%以上，故要证实有无甲亢，除仔细搜寻临床表现外，尚需进行血清游离 T_4 和 T_3、促甲状腺激素(TSH)等的测定。

6.治疗

甲亢性心脏病的治疗基础是控制甲亢本身。不然，心脏病的一般处理对它难以获得满意的疗效。对甲亢合并心力衰竭者，应该是在用洋地黄和利尿剂等处理心力衰竭的同时，使用抗甲状腺药物积极治疗甲亢。有心房颤动者，在甲亢未控制前，用电击复律和奎尼丁治疗甚难恢复窦性心律。如药物治疗甲亢已有1个月左右或甲状腺切除后已有2周，甲亢已满意控制而心房颤动未自动复律，则可试行电击复律或奎尼丁治疗来恢复窦性心律。甲状腺手术前患者有心脏病表现并不是手术禁忌证，对心房颤动也是如此。如有心力衰竭，它在被控制后经过1个月左右，即可进行手术。

对甲亢本身的治疗可分为一般支持疗法和减少甲状腺激素分泌治疗。前者包括精神因素的去除、对患者的关怀和安慰、足够的休息、适量的镇静剂、高热量饮食和足够维生素。后者包括抗甲状腺药物、甲状腺次全切除术和放射性碘治疗。

7.病程及预后

甲亢性心脏病可治愈。即使已发生心力衰竭，在获得确实诊断后及时处理也能使患者恢复健康。如未能及时发现，因而治疗未能针对病因，则可使心力衰竭恶化。伴有其他病因心脏病的甲亢，及时治疗甲亢甚为重要，因如将后者治愈即可避免或延缓心力衰竭的发生，如已有心力衰竭，则也可使对心力衰竭的治疗收效。

(刘　仿)

第五节　心源性休克

心源性休克是心力衰竭的极重表现，由于心排血功能衰竭，不能维持其最低限度的心排血量，导致血压下降，重要脏器和组织供血不足，引起全身性微循环功能障碍，从而出现一系列缺血、缺氧、代谢障碍及重要脏器损害为特征的病理生理过程。近年来，由于血流动力学以及代谢方面监护的开展，增加了对心源性休克的病理生理机制的认识。一些新的治疗技术的发展，如辅助循环装置及血管再灌注治疗技术等，虽取得了一定的效果，但本病病死率未见明显下降，最低者仍超过50%，值得临床进一步研究提高。

一、病因

(一)心肌收缩力极度降低

临床上最多见的病因是大面积的AMI，其他原因有急性心肌炎、心肌病等。住院AMI患者的最常见死亡原因之一是泵衰竭，其中15%～20%并发心源性休克。在死于心源性休克的AMI患者尸检中，左心室心肌坏死的范围至少为40%。这些患者绝大多数均有包括左冠状动脉前降支在内的三支冠状动脉病变。

(二)严重的心室射血障碍

见于急性瓣膜损伤、大面积肺梗死、急性右室梗死等,造成急性心排血量下降。

(三)严重的心室充盈障碍

主要见于急性心脏压塞、严重的心律失常,持续性心动过速、心房肿瘤或球形血栓嵌顿在房室口,心室内占位性病变等。

(四)心脏损伤

见于心脏创伤、室间隔破裂、乳头肌断裂、心脏手术、张力性气胸等。

上述原因可以合并同时存在,互相影响,加重病情的恶化,要注意判定。

二、病理生理

(一)进行性冠脉供血不足加重心源性休克的循环衰竭

急性大面积心肌梗死后心肌收缩力减退是引起休克的决定性因素。心排血量降低首先导致动脉压减低,从而使冠状动脉血流量减低,进一步损害心肌功能,并可扩大心肌梗死的范围,加上随之而来的心律失常和代谢性酸中毒,可促进上述结果的进一步恶化形成恶性循环。

(二)早期的代偿反应

多数患者由于应激反应和动脉充盈不足,使交感神经兴奋和儿茶酚胺增多,小动脉、微动脉收缩,外周阻力增加,致使心脏后负荷加重;儿茶酚胺还可使心肌收缩力增强,使心率加快,两者均使心肌耗氧量增加。这一反应的作用主要是维持动脉血压,并保证足够的冠状动脉灌注。但是一旦这种代偿反应不能维持组织灌注,病情将急转直下。

因为灌注压如低于 8.7～9.3 kPa(65～70 mmHg),冠状动脉血流将不成比例地急剧下降。如原有冠状动脉狭窄,灌注量进一步减低,心肌缺血更为严重,坏死区域继续扩大,心排血量更为降低,心室充盈压继续上升,影响心肌灌注,构成恶性循环。

(三)心室舒张期末容量和压力升高

交感神经兴奋,静脉收缩,回心血量增加,而心脏不能把血液充分输入动脉,因而中心静脉压和心室舒张期末容量和压力升高,所以常比较早地出现较为严重的肺淤血和肺水肿,这些变化又进一步加重心脏的负担和缺氧,加重心泵衰竭和休克。

(四)心肌抑制因子

Glenn 等证实心源性休克以及其他休克过程中,血液循环中存在一种心肌抑制因子(MDF)。MDF 为一多肽类,胰腺因为缺血,其中的溶酶体便解体,酸性蛋白酶使内源性蛋白质分解,产生 MDF。MDF 可使心肌收缩力明显减弱,从而加重休克的进展。

(五)心律失常

正常心脏能适应较大范围的心率变化,缺血心脏或者是在有其他病变的基础上,这种适应能力明显减弱。AMI 发生快速心律失常时使心肌耗氧量增加,进一步加重心肌缺氧,可引起严重的心排血量降低。发生慢性心律失常时,由于心脏贮备已经不足,心跳减慢本身即可成为心排血量降低的原因,或使已注降低的心排血量进一步减少。

(六)其他附加因素

血容量不足或恶心、呕吐、大量失水等可能成为促进休克发生、发展的重要因素。

三、临床表现

心源性休克的临床主要表现为在原有心脏病的基础上伴有重要器官血流灌注量的降低。如患者仅仅出现低血压则不足以诊断心源性休克。原因是许多患者发病后，在短期内会发生严重的低血压（收缩压低于 10.7 kPa）。此种低血压可较顺利地得到恢复，因此只有当低血压伴有其他循环功能不良的临床体征时方可以为有休克综合征的存在。

（一）体循环衰竭表现

心源性休克患者应有以下一些特征：①血压降低，收缩压低于 12.0 kPa（90 mmHg）或者原有高血压者，其收缩压下降幅度超过 4.0 kPa（30 mmHg）；②心率增加、脉搏细弱；③面色苍白、肢体发凉、皮肤湿冷有汗；④有神志障碍；⑤尿量每小时少于 20 mL；⑥肺毛细血管楔压（PCWP）常高于 2.7 kPa（20 mmHg）、心脏指数（CI）低于 2 L/（min・m^2）；⑦除外由于疼痛、缺氧、继发于血管迷走反应、药物反应或低血容量血症等因素的影响。

（二）严重的基础心脏病表现

AMI 患者出现第一心音减弱可认为有左心收缩力下降；当出现奔马律时，即可认为是左心衰竭的早期现象；新出现的胸骨左缘响亮的收缩期杂音，提示有急性室间隔穿孔或乳头肌断裂所致的急性二尖瓣反流，如杂音同时伴有震颤支持室间隔穿孔的诊断。瓣膜损伤可以听到心前区响亮的杂音。心脏压塞可以发现奇脉，心音遥远。严重的心律失常可以表现出明显心脏体征的异常。

（三）血流动力学的测定

心源性休克时，血流动力学的测定表现为心脏每搏做功降低，每搏血量减少，因而导致左心室舒张末压或充盈压上升，以及心排血量下降。

1.测定肺毛细血管压力

这是可靠的估计左心室前负荷的方法，也是引起肺水肿的一个重要因素，当肺毛细血管楔压超过 2.3 kPa（17 mmHg）时，即会有肺充血发生；超过 3.3 kPa（25 mmHg）时出现肺泡性肺水肿。

2.测定心排血量计算的各种指数

可用于估计病情预后，当心脏指数小于 2.4 L/（min・m^2），左室充盈压超过 2.0 kPa（15 mmHg）者，病死率达 50%。

（四）其他辅助检查

如心电图、心脏超声等可发现特异性的基础疾病改变。

四、诊断

（1）具有严重的基础心脏病，如广泛心肌梗死、心肌炎、心脏压塞、心律失常、机械瓣失灵等。

（2）休克的典型临床表现，如低血压、少尿、意识改变等。

（3）经积极扩容治疗后，低血压及临床症状无改善或反恶化

（4）血流动力学指标符合以下典型特征：①平均动脉压＜8.0 kPa（60 mmHg）。②中心静脉压正常或偏高。③左室舒张末期充盈压或肺毛细血管楔压升高。④心排血量极度低下。

五、治疗

心源性休克的病死率颇高，大约半数患者死于休克发生后 10 小时之内。因此，临床应尽可

能早期识别心源性休克，在形成不可逆的代谢性改变和器官损害或微循环障碍之前开始病因治疗至关重要，目的是使心排血量达到保证周围器官有效灌注的水平。

(一)在严密的监测下积极开展各项抢救治疗

(1)心电、血压、血氧的监测。

(2)有条件应该进行血流动力学监测：心源性休克的治疗要求达到以下指标：动脉平均压维持在9.3～10.7 kPa(70～80 mmHg)；心率每分钟90～100次；肺毛细血管楔压(PCWP)小于2.7 kPa(20 mmHg)，心脏做功降低。

(3)监测尿量：对病情预后也是一项不可忽视的指标。休克后的患者，如尿量维持在50 mL/min者，预后较佳。所以为了保证测定尿量的准确性，应采用留置导尿管。

(4)另外还需要进行酸碱平衡和血清离子、肝肾功能的监测。

最好的指标是心搏出量提高，动脉血氧分压(PaO_2)和血压、尿量可以作为病情转归的判定指标。

(二)纠正低血容量

除静脉压明显上升达1.96 kPa(20 cmH_2O)以上，或有明显肺水肿，应首先以20 mL/min的速度静脉注射5%葡萄糖200～300 mL，每3分钟测定一次尿量、静脉压。如有效则尿量增加、静脉压暂时性上升。而后静脉滴注液体速度则可依据尿量、静脉压、血压、肺部体征或肺毛细血管楔压、心排血量而定。肺毛细血管楔压应控制在2.7～3.2 kPa(20～24 mmHg)，静脉压的上升限于1.47～1.96 kPa(15～20 cmH_2O)，并结合临床肺水肿体征适当掌握输液量和速度。

(三)给氧及纠正酸中毒

首先保持上呼吸道通畅，当意识不清时，因舌根容易下坠，应去掉枕头，使前颈部伸展。经鼻导管供氧5～8 L/min。意识不清或$PaCO_2$上升时，应做气管内插管，行辅助呼吸。当患者$PaCO_2$在6.1 kPa(46 mmHg)以上，pH 7.35以下时，需采用人工呼吸机通气。另外，由于休克引起$PaCO_2$降低和呼吸肌过度活动，也可以用呼吸机加以抑制。对于肺水肿患者，采用呼吸机正压呼吸，有减轻和防止肺水肿的作用。

静脉注射碳酸氢钠(5%或8.4%)，可以纠正组织低氧引起的酸中毒，剂量可按下列公式计算：

$$\text{体重(kg)} \times 0.2 \times BE = NaHCO_3\text{(mmol)}$$

开始给药时可按计算所得的半量，以后根据血气分析的结果决定用药剂量。

(四)合理应用药物

1.儿茶酚胺类

常用药物有去甲肾上腺素、肾上腺素、异丙肾上腺素、多巴胺、多巴酚丁胺等。肾上腺素可以提高血压和心脏指数，去甲肾上腺素可提高血压，异丙肾上腺素虽可提高心排血量，但由于扩血管作用降低血压，而使心肌氧供减少。多巴胺是去甲肾上腺素的前体，具有正性心力作用，用药后心率增加不明显。对不同的血管其作用与药物浓度有关，2～4 μg/(kg・min)时对肾脏和内脏血管有扩张作用，引起肾血流量增加，尿量增加。因此适合于明显的心动过速和末梢循环阻力低下的休克患者，有时往往与异丙肾上腺素并用。用量从1 μg/(kg・min)开始，逐渐可增加到15 μg/(kg・min)。多巴酚丁胺是儿茶酚胺类药物，有与多巴胺相似的正性心力作用，有轻微的增加心率和收缩血管的作用，用药后可使心脏指数提高，升压作用却很弱。本药静脉点滴，治疗量为 5～10 μg/(kg·min)。

2.强心苷

在心源性休克时除特殊情况不应使用，因为洋地黄不能增加心源性休克时的心排血量，却可引起周围血管总阻力增加，反而减少心搏出量。还可诱发心律失常，因此只有在伴发快速性心律失常时方考虑应用。

3.其他药物

对心源性休克均有其有利的一面，但其疗效不确切。血管扩张剂对急性二尖瓣反流和室间隔穿孔时的血流动力学障碍有调整作用。对于 AMI 合并心源性休克者，有选择地给予抗凝治疗，可防止发展为消耗性凝血病，降低血栓栓塞并发症的发生率，预防左心室内腔梗死部位的附壁血栓形成，并可防止冠状动脉内的血栓增大。

(五)建立有效的机械辅助循环

主要是指应用主动脉内气囊反搏(intra-aorticbaloon pumping，IABP)。IABP 对心脏有如下四个优点：①由于收缩期压力减小，使心工作量减少；②心肌耗氧量减少；③由于舒张压力上升，使冠状动脉血量增加；④保持平均动脉压。总之，使用 IABP 者，存活率要比单纯药物治疗者高。所以，只要患者没有明显禁忌证(如主动脉瓣关闭不全、盆腔动脉栓塞性病变)，且有可能接受手术治疗者，应采用 IABP 治疗。

(六)治疗原发心脏病

病因治疗指急诊冠状动脉 PCI 治疗、急诊冠状动脉旁路手术、急诊心瓣膜置换术、急诊室间隔穿孔修补术等。如果暂时没有病因治疗的条件，则应采取紧急维持生命功能的对症治疗。AMI 并发室间隔穿孔或乳头肌断裂而致急性二尖瓣反流者，半数以上的患者将发生心源性休克。对于这种患者如先经药物和主动脉内气囊反搏治疗，待病情稳定后 3～6 周再行选择性手术，可大大降低病死率。

(刘　仿)

第八章
心脏瓣膜病

第一节　二尖瓣狭窄

一、病因与病理

(一)风湿热

虽然近几十年来风湿性心脏瓣膜病的发生率逐年降低，但仍是临床上二尖瓣狭窄(mitral stenosis，MS)的常见病因。风湿性心脏病患者中约25%为单纯二尖瓣狭窄，40%为二尖瓣狭窄并二尖瓣关闭不全。其中女性患者占2/3。一般而言，从急性风湿热发作到形成重度二尖瓣狭窄，至少需2年，在温带气候大多数患者能保持十年以上的无症状期。风湿热反复多次发作者易罹患二尖瓣狭窄。

风湿性二尖瓣损害，早期病理变化为瓣膜交界处和基底部发生水肿、炎症及赘生物形成，随后由于纤维蛋白的沉积和纤维性变，发生瓣叶交界处粘连、融合，瓣膜增粗、硬化、钙化，腱索缩短并相互粘连，限制瓣膜的活动与开放，致使瓣口狭窄，与鱼嘴或钮孔相似。一般后瓣病变程度较前瓣重，后瓣显著增厚、变硬、钙化、缩短，甚至完全丧失活动能力，而前瓣仍能上下活动者并不罕见。

(二)二尖瓣环及环下区钙化

二尖瓣环及环下区钙化常见于老年人退行性变。尸检发现，50岁以上人群中约10%有二尖瓣环钙化，其中糖尿病患者尤为多见，女性比男性多2～3倍，超过90岁的女性患者二尖瓣环钙化率高达40%以上。偶见于年轻人，可能与合并Maffan综合征或钙代谢异常有关。

瓣环钙化可影响二尖瓣的正常启闭，引起狭窄和(或)关闭不全。钙化通常局限于二尖瓣的瓣环处，多累及后瓣。然而，最近研究表明，老年人二尖瓣环钙化，其钙质沉着主要发生于二尖瓣环的前方及后方，而非真正的瓣环处，钙化延伸至膜部室间隔或希氏束及束支时，可引起心脏传导功能障碍。

(三)先天性发育异常

单纯先天性二尖瓣狭窄甚为少见。

(四)其他罕见病因

其他罕见病因如结缔组织疾病、恶性类癌瘤、多发性骨髓瘤等。

二、病理生理

正常人二尖瓣开放时瓣口面积为 4～6 cm^2，当瓣口面积小于 2.5 cm^2 时，才会出现不同程度的临床症状。临床上根据瓣口面积缩小程度不同，将二尖瓣狭窄分为轻度(2.5～1.5 cm^2)、中度(1.5～1.0 cm^2)、重度(＜1.0 cm^2)狭窄。根据二尖瓣狭窄程度和代偿状态分为如下 3 期(图 8-1)。

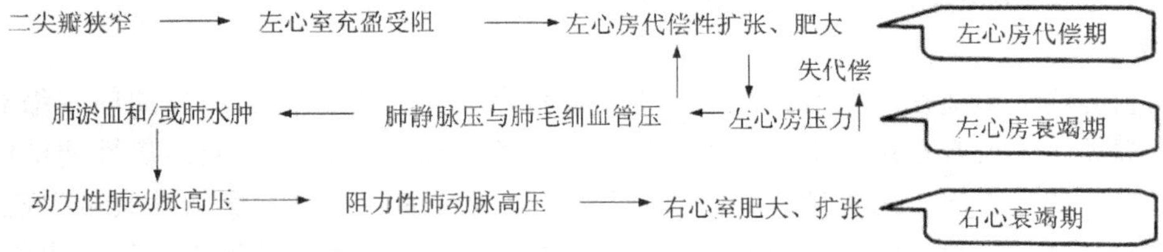

图 8-1　二尖瓣狭窄血流动力学图解

(一)左心房代偿期

轻度二尖瓣狭窄时，只需在心室快速充盈期、心房收缩期存在压力梯度，血液便可由左心房充盈左心室。因此左心房发生代偿性扩张及肥大以增强收缩力，延缓左心房压力的升高。此期内，临床上可在心尖区闻及典型的舒张中、晚期递减型杂音，收缩期前增强(左心房收缩引起)。患者无症状，心功能完全代偿，但有二尖瓣狭窄的体征(心尖区舒张期杂音)和超声心动图改变。

(二)左心房衰竭期

随着二尖瓣狭窄程度的加重，左心房代偿性扩张、肥大及收缩力增强难以克服瓣口狭窄所致血流动力学障碍时，房室压力梯度必须存在于整个心室舒张期，房室压力阶差在 2.7 kPa (20 mmHg)以上，才能维持安静时心排血量，因此左心房压力升高。由于左心房与肺静脉之间无瓣膜存在，当左心房压力升至3.3～4.0 kPa(25～30 mmHg)时，肺静脉与肺毛细血管压力亦升至 3.3～4.0 kPa(25～30 mmHg)，超过血液胶体渗透压水平，引起肺毛细血管渗出。若肺毛细血管渗出速度超过肺淋巴管引流速度，可引起肺顺应性下降，发生呼吸功能障碍和低氧血症，同时，血浆及血细胞渗入肺泡内，可引起急性肺水肿，出现急性左心房衰竭表现。本期患者可出现劳力性呼吸困难，甚至端坐呼吸、夜间阵发性呼吸困难，听诊肺底可有湿啰音，胸部 X 线检查常有肺淤血和(或)肺水肿征象。

(三)右心衰竭期

长期肺淤血可使肺顺应性下降。早期，由于肺静脉压力升高，可反射性引起肺小动脉痉挛、收缩，肺动脉被动性充血而致动力性肺动脉高压，尚可逆转。晚期，因肺小动脉长期收缩、缺氧，致内膜增生、中层肥厚，肺血管阻力进一步增高，加重肺动脉高压。肺动脉高压虽然对肺毛细血管起着保护作用，但明显增加了右心负荷，使右心室壁肥大、右心腔扩大，最终引起右心衰竭。此时，肺淤血和左心房衰竭的症状反而减轻。

三、临床表现

(一)症状

1.呼吸困难和乏力

当二尖瓣狭窄进入左心房衰竭期时,可产生不同程度的呼吸困难和乏力,是二尖瓣狭窄的主要症状。前者为肺淤血所引起,后者是心排血量减少所致。早期仅在劳动、剧烈运动或用力时出现呼吸困难,休息即可缓解,常不引起患者注意。随狭窄程度的加重,日常生活甚至静息时也感气促,夜间喜高枕,甚至不能平卧,须采取半卧位或端坐呼吸,上述症状常因感染(尤其是呼吸道感染)、心动过速、情绪激动、心房颤动诱发或加剧。

2.心悸

心慌和心前区不适是二尖瓣狭窄的常见早期症状。早期与偶发的房性期前收缩有关,后期发生心房颤动时心慌常是患者就诊的主要原因。自律性或折返活动引起的房性期前收缩,可刺激左心房易损期而引起心房颤动,由阵发性逐渐发展为持续性。而心房颤动又可引起心房肌的弥漫性萎缩,导致心房增大及不应期、传导速度的更加不一致,最终导致不可逆心房颤动。快心室率心房颤动时,心室舒张期缩短,左心室充盈减少,左心房压力升高,可诱发急性肺水肿的发生。

3.胸痛

15%的患者主诉胸痛,产生原因:①心排血量下降,引起冠状动脉供血不足,或伴冠状动脉粥样硬化和(或)冠状动脉栓塞;②右心室压力升高,冠状动脉灌注受阻,致右心室缺血;③肺动脉栓塞,常见于右心衰竭患者。

4.咯血

咯血发生于10%患者。二尖瓣狭窄并发的咯血有如下几种。

(1)突然出血,出血量大,有时称为肺卒中,却很少危及生命。因为大出血后,静脉压下降,出血可自动停止。此种咯血是由于突然升高的左心房和肺静脉压,传至薄而扩张的支气管静脉壁使其破裂所致,一般发生于病程早期。晚期因肺动脉压力升高,肺循环血流量有所减少,该出血情况反而少见。

(2)痰中带血,二尖瓣狭窄患者,因支气管水肿罹患支气管炎的机会增多,若支气管黏膜下层微血管破裂,则痰中带有血丝。

(3)粉红色泡沫痰,急性肺水肿的特征性表现,是肺泡毛细血管破裂,血液、血浆与空气互相混合的缘故。

(4)暗红色血液痰,病程晚期,周围静脉血栓脱落引起肺栓塞时的表现。

5.血栓栓塞

左心房附壁血栓脱落引起动脉栓塞,是二尖瓣狭窄常见的并发症。在抗凝治疗和手术治疗前,二尖瓣病变患者中约1/4死亡继发于栓塞,其中80%见于心房颤动患者。若为窦性心律,则应考虑一过性心房颤动及潜在感染性心内膜炎的可能。35岁以上的患者合并心房颤动,尤其伴有心排血量减少和左心耳扩大时是形成栓子的最危险时期,主张接受预防性抗凝治疗。

6.吞咽困难、声嘶

增大的左心房压迫食管,扩张的左肺动脉压迫左喉返神经所致。

7.感染性心内膜炎

增厚、钙化的瓣膜少发。

8.其他

肝大、体静脉压增高、水肿、腹水，均为重度二尖瓣狭窄伴肺血管阻力增高及右心衰竭的症状。

(二)体征

重度二尖瓣狭窄患者常有“二尖瓣面容”——双颧呈绀红色。右心室肥大时，心前区可扪及抬举性搏动。

1.二尖瓣狭窄的心脏体征

(1)心尖冲动正常或不明显。

(2)心尖区 S_1 亢进是二尖瓣狭窄的重要特点之一，二尖瓣狭窄时，左心房压力升高，舒张末期左心房室压力阶差仍较大，且左心室舒张期充盈量减少，二尖瓣前叶处于心室腔较低位置，心室收缩时，瓣叶突然快速关闭，可产生亢进的拍击样 S_1。S_1 亢进且脆，说明二尖瓣前叶活动尚好，若 S_1 亢进且闷，则提示前叶活动受限。

(3)开瓣音，亦称二尖瓣开放拍击音，由二尖瓣瓣尖完成开放动作后瓣叶突然绷紧而引起，发生在二尖瓣穹隆进入左心室的运动突然停止之际。

(4)心尖部舒张中、晚期递减型隆隆样杂音，收缩期前增强，是诊断二尖瓣狭窄的重要体征。心室舒张二尖瓣开放的瞬间，左心房室压力梯度最大，产生杂音最响，随着左心房血液充盈到左心室，房室压力梯度逐渐变小，杂音响度亦逐渐减轻，最后左心房收缩将 15%～25%的血液灌注于左心室，产生杂音的收缩期前增强部分。心房颤动患者，杂音收缩期前增强部分消失。但据 Criley 报道，此时若左心房压力超过左心室压力 1.3 kPa(10 mmHg)或更高，则可有收缩期前增强部分。

二尖瓣狭窄的舒张期杂音于左侧卧位最易听到，对于杂音较轻者，可嘱运动、咳嗽、用力呼气或吸入亚硝酸异戊酯等方法使杂音增强。拟诊二尖瓣狭窄而又听不到舒张期杂音时，可嘱患者轻微运动(仰卧起坐 10 次)后左侧卧位，或左侧卧位后再深呼吸或干咳数声，杂音可于最初 10 个心动周期内出现。杂音响度还与瓣口狭窄程度及通过瓣口的血流量和血流速度有关。在一定限度内，狭窄越重，杂音越响，但若狭窄超过某一范围，以致在左心室形成旋涡不明显或不引起旋涡，反而使杂音减轻或消失，后者即所谓的“无声性二尖瓣狭窄”。

2.肺动脉高压和右心室肥大的体征

(1)胸骨左缘扪及抬举性搏动。

(2)P_2 亢进、S_2 分裂，肺动脉高压可引起 S_2 的肺动脉瓣成分亢进，肺动脉压进一步升高时，右心室排血时间延长，S_2 分裂。

(3)肺动脉扩张，于胸骨左上缘可闻及短的收缩期喷射性杂音和递减型高调哈气性舒张早期杂音(Graham Steell 杂音)。

(4)右心室肥大伴三尖瓣关闭不全时，胸骨左缘第 4、第 5 肋间有全收缩期吹风样杂音，吸气时增强。

四、辅助检查

(一)心电图检查

中、重度二尖瓣狭窄,可显示特征性改变。左心房肥大(P 波时限大于 0.12 秒,并呈双峰波形,即所谓"二尖瓣型 P 波",见图 8-2),是二尖瓣狭窄的主要心电图特征,可见于 90%的显著二尖瓣狭窄伴窦性心律者。心房颤动时,V_1 导联颤动波幅超过 0.1 mV,也提示存在心房肥大。

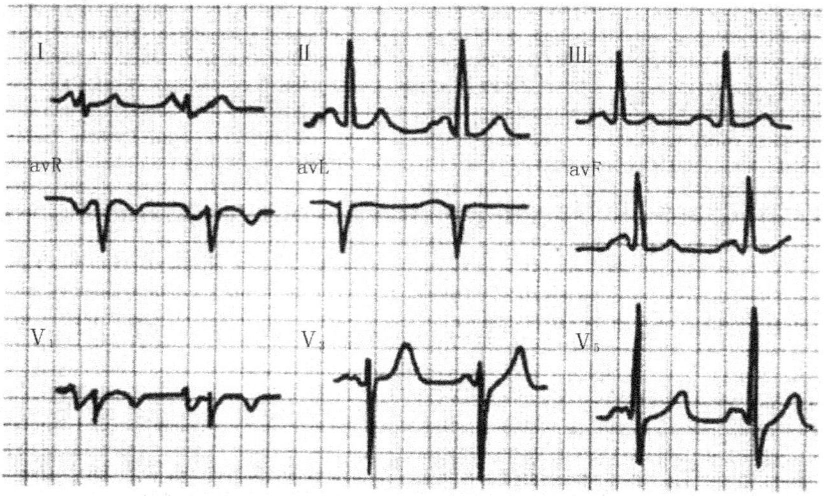

图 8-2 左心房肥大:二尖瓣型 P 波

右心室收缩压低于 9.3 kPa(70 mmHg)时右心室肥大少见;介于 9.3~13.3 kPa(70~100 mmHg)时,约 50%患者可有右心室肥大的心电图表现;超过 13.3 kPa(100 mmHg)时,右心室肥大的心电图表现一定出现(图 8-3)。

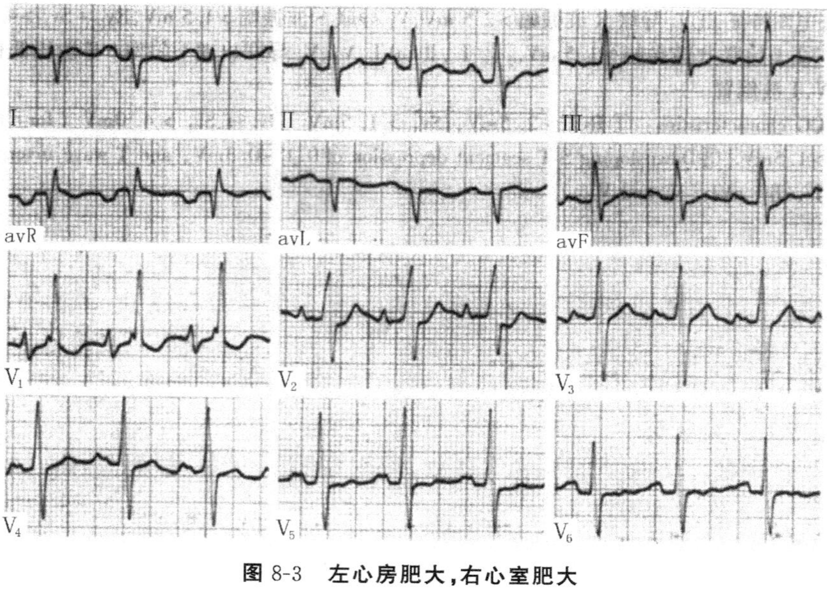

图 8-3 左心房肥大,右心室肥大

心律失常在二尖瓣狭窄患者早期可表现为房性期前收缩,频发和多源房性期前收缩往往是心房颤动的先兆，左心房肥大的患者容易出现心房颤动。

(二)X 线检查

轻度二尖瓣狭窄心影可正常。

左心房肥大时，正位片可见增大的左心房在右心室影后面形成一密度增高的圆形阴影，使右心室心影内有双重影。食管吞钡检查，在正位和侧位分别可见食管向右向后移位。

肺动脉高压和右心室肥大时，正位片示心影呈“梨形”，即“二尖瓣型”心，尚可见左主支气管上抬。肺部表现主要为肺淤血，肺门阴影加深。由于肺静脉血流重新分布，常呈肺上部血管阴影增多而下部减少。肺淋巴管扩张，在正位及左前斜位可见右肺外下野及肋膈角附近有水平走向的纹状影，即 Kerley B 线，偶见 Kerley A 线(肺上叶向肺门斜行走行的纹状影)。此外，长期肺淤血尚可引起肺野内含铁血黄素沉积点状影。

严重二尖瓣狭窄和老年性瓣环及环下区钙化者，胸片相应部位可见钙化影。

(三)超声心动图(UCG)检查

UCG 是诊断二尖瓣狭窄较有价值的无创伤性检查方法，有助于了解二尖瓣的解剖和功能情况。

(1)M 型 UCG:①直接征象，二尖瓣前叶活动曲线和 EF 斜率减慢，双峰消失，前后叶同向运动，形成所谓“城墙样”图形；②间接征象，左心房肥大，肺动脉增宽，右心房、右心室肥大。

(2)二维 UCG:①直接征象，二尖瓣叶增厚，回声增强，活动僵硬，甚至钙化，二尖瓣舒张期开放受限，瓣口狭窄，交界处粘连；②间接征象，瓣下结构钙化，左心房附壁血栓。

(3)多普勒 UCG:二尖瓣口可测及舒张期高速射流频谱，左心室内可有湍流频谱，测定跨二尖瓣压力阶差可判定狭窄的严重程度。彩色多普勒检查可显示舒张期二尖瓣口高速射流束及多色镶嵌的反流束。

经食道 UCG:采用高频探头，直接在左心房后方探查，此法在探查左心房血栓方面更敏感，可达 90%以上。

(四)心导管检查

仅在决定是否行二尖瓣球囊扩张术或外科手术治疗前，需要精确测量二尖瓣口面积及跨瓣压差时才做心导管检查。

(五)其他检查

抗链球菌溶血素 O(ASO)滴度 1∶400 以上、血沉加快、C 反应蛋白阳性等，尤见于风湿活动患者。长期肝淤血患者可有肝功能指标异常。

二尖瓣狭窄的临床表现及实验室检查与血流动力学变化密切相关，血流动力学发展的每一阶段，均可引起相应的临床表现及实验室检查结果。

五、并发症

(一)心房颤动

心房颤动见于晚期患者，左心房肥大是心房颤动持续存在的解剖学基础。出现心房颤动后，心尖区舒张期隆隆样杂音可减轻，且收缩期前增强消失。心房颤动早期可能是阵发性的，随着病程发展多转为持续性心房颤动。

(二)栓塞

栓塞多见于心房颤动患者，以脑梗死多见，栓子也可到达全身其他部位。

(三)急性肺水肿

这是重度二尖瓣狭窄严重而紧急的并发症,病死率高。往往由于剧烈体育活动、情绪激动、感染、妊娠或分娩、快心室率心房颤动等诱发,可导致左心室舒张充盈期缩短,左心房压升高,进一步引起肺毛细血管压升高,致使血浆渗透到组织间隙或肺泡,引起急性肺水肿。患者突发呼吸困难、不能平卧、发绀、大汗、咳嗽及咳粉红色泡沫样浆液痰,双肺布满湿啰音,严重者可昏迷或死亡。

(四)充血性心力衰竭

50%~75%的晚期患者发生右心充血性心力衰竭,是此病常见的并发症及主要致死原因。呼吸道感染为心力衰竭常见诱因,年轻女性妊娠、分娩常为主要诱因。临床上主要表现为肝区疼痛、食欲缺乏、黄疸、水肿、尿少等症状,体检有颈静脉怒张、肝大、腹水及下肢水肿等。

(五)呼吸道感染

二尖瓣狭窄患者,常有肺静脉高压、肺淤血,因此易合并支气管炎、肺炎。

(六)感染性心内膜炎

单纯二尖瓣狭窄较少发生。风湿性瓣膜病患者在行牙科手术或其他能引起菌血症的手术时,应行抗生素预防治疗。

六、诊断与鉴别诊断

根据临床表现,结合有关实验室检查,尤其是超声心动图检查多能做出诊断。但应与其他引起心尖部舒张期杂音的疾病相鉴别(表 8-1)。

表 8-1　其他疾病引起的心尖部舒张期杂音特点

疾病	杂音特点
相对性二尖瓣狭窄	严重的二尖瓣关闭不全左向右分流的先天性心脏病,如 VSD,PDA 等此杂音的产生是血容量增加,致二尖瓣相对狭窄所致
Carey-Coombs 杂音	急性风湿热时活动性二尖瓣瓣膜炎征象,该杂音柔和,发生于舒张早期,变化较大,比器质性二尖瓣狭窄的音调高,可能由严重的二尖瓣反流通过非狭窄的二尖瓣口所致,也可能是一短的紧随 S_3 的杂音
Austin-Flint 杂音	见于主动脉瓣关闭不全等疾病,该杂音历时短,性质柔和,吸入亚硝酸异戊酯后杂音减轻,应用升压药后杂音可增强
三尖瓣狭窄	慢性肺心病患者,由于右心室肥大,心脏顺时针转位可在心尖部听到三尖瓣相对性狭窄所致的杂音
左心房黏液瘤	左心房黏液瘤部分堵塞二尖瓣口所致,与体位有关

七、治疗

狭窄程度轻无明显临床症状者,无须治疗,应适当避免剧烈运动,风湿热后遗症者应预防风湿热复发。有症状的二尖瓣患者,应予以积极治疗。

(一)内科治疗

1.一般治疗

适当休息，限制钠盐入量(2 g/d)，使用利尿剂，通过减轻心脏前负荷改善肺淤血症状。

急性肺水肿的处理(详见心力衰竭)：洋地黄的应用需谨慎，因洋地黄可增强右心室收缩力，有可能使右心室射入肺动脉内的血量增多，导致肺水肿的加重，但可应用常规负荷量的1/2～2/3，其目的是减慢心率而非增加心肌收缩力，以延长舒张期，改善左心室充盈，提高左心室搏出量。适合于合并快心室率心房颤动和室上性心动过速者。

栓塞性并发症的处理：有体循环栓塞而不能手术治疗的患者，可口服抗凝剂，如华法林等。对于有栓塞危险的患者，包括心房颤动、40 岁以上伴巨大左心房者，也应接受口服抗凝药治疗。

心律失常的处理：快心室率心房颤动应尽快设法减慢心室率，可使用洋地黄类药物，若疗效不满意，可联合应用地尔硫䓬、维拉帕米或β受体阻滞剂。对于轻度二尖瓣狭窄患者不伴巨大左心房，心房颤动<6 个月，可考虑药物复律或电复律治疗。

2.介入治疗

经皮球囊二尖瓣成形术(PBMV)是治疗二尖瓣狭窄划时代的进展，患者无须开胸手术，痛苦小，康复快，且具有成功率高、疗效好的特点。

(1)PBMV 的适应证：①中、重度单纯二尖瓣狭窄，瓣叶柔软，无明显钙化，心功能Ⅱ、Ⅲ级是PBMV 最理想的适应证；轻度二尖瓣狭窄有症状者亦可考虑；心功能Ⅳ级者需待病情改善，能平卧时才考虑。②瓣叶轻、中度钙化并非禁忌，但若严重钙化且与腱索、乳头肌融合者，易并发二尖瓣关闭不全，因此宜做瓣膜置换手术。③合并慢性心房颤动患者，心腔内必须无血栓。④合并重度肺动脉高压，不宜外科手术者。⑤合并轻度二尖瓣关闭不全，左心室无明显肥大者。⑥合并轻度主动脉瓣狭窄或关闭不全，左心室无明显肥大者。

(2)PBMV 禁忌证：①合并中度以上二尖瓣关闭不全；②心腔内有血栓形成；③严重钙化，尤其瓣下装置病变者；④风湿活动；⑤合并感染性心内膜炎；⑥妊娠期，因放射线可影响胎儿，除非心功能Ⅳ级危及母子生命安全；⑦全身情况差或合并其他严重疾病；⑧合并中度以上的主动脉狭窄和(或)关闭不全。

(二)外科治疗

目的在于解除瓣口狭窄，增加左心搏出量，改善肺血循环。

(1)手术指征：凡诊断明确，心功能Ⅱ级以上，瓣口面积小于 1.2 cm^2 而无明显禁忌证者，均适合手术治疗。严重二尖瓣狭窄并发急性肺水肿患者，如内科治疗效果不佳，可行急诊二尖瓣扩张术。

(2)手术方式：包括闭式二尖瓣分离术、直视二尖瓣分离术、瓣膜修补术或人工瓣膜替换术。

八、预后

疾病的进程差异很大，从数年至数十年不等。预后主要取决于狭窄程度及心脏肥大程度，是否多瓣膜损害及介入、手术治疗的可能性等。

一般而言，首次急性风湿热发作后，患者可保持 10～20 年无症状。然而，出现症状后如不积极进行治疗，其后 5 年内病情进展非常迅速。研究表明，有症状的二尖瓣狭窄患者 5 年死亡率为20%，10 年死亡率为 40%。

(岳宗升)

第二节　二尖瓣关闭不全

一、病因

二尖瓣关闭不全(mitral incompetence,MI)严格来说不是一种原发病而是一种临床综合征。任何引起二尖瓣复合装置包括二尖瓣环、瓣膜、腱索、乳头肌病变的因素都可导致二尖瓣关闭不全,其诊断容易但确定病因难。按病程进展的速度和病程的长短可分为急性和慢性。

(一)慢性病变

慢性二尖瓣关闭不全进展缓慢、病程较长,病因包括以下几点。

(1)风湿性心脏病:在不发达国家风湿性心脏病引起者占首位,其中半数以上合并二尖瓣狭窄。

(2)退行性病变:在发达国家,二尖瓣脱垂为最多见原因;二尖瓣黏液样退行性变、二尖瓣环及环下区钙化等退行性病变也是常见原因。

(3)冠心病:常见于心肌梗死致乳头肌功能不全。

(4)其他少见原因:先天性畸形、系统性红斑狼疮、风湿性关节炎、心内膜心肌纤维化等。

(二)急性病变

急性二尖瓣关闭不全进展快、病情严重、病程短,病因包括以下几点。

(1)腱索断裂:可由感染性心内膜炎、二尖瓣脱垂、急性风湿热及外伤等引起。

(2)乳头肌坏死或断裂:常见于急性心肌梗死致乳头肌缺血坏死而牵拉作用减弱。

(3)瓣膜毁损或破裂:多见于感染性心内膜炎。

(4)心瓣膜替换术后人工瓣膜裂开。

二、病理生理

由于风湿性炎症使二尖瓣瓣膜纤维化、增厚、萎缩、僵硬、畸形,甚至累及腱索和乳头肌使之变粗、粘连、融合缩短,致使瓣膜在心室收缩期不能正常关闭,血液由左心室向左心房反流,病程长者尚可见钙质沉着。

(一)慢性病变

慢性二尖瓣关闭不全者,依病程进展可分为左心室代偿期、左心室失代偿期和右心衰竭期3个阶段(图8-4)。

二尖瓣关闭不全时,在心室收缩期左心室内的血流存在两条去路,即通过主动脉瓣流向主动脉和通过关闭不全的二尖瓣流向左心房。这样,在左心房舒张期,左心房血液来源除通过四条肺静脉回流外,还包括左心室反流的血液而使其容量和压力负荷增加。由于左心房顺应性好,在反流血液的冲击下,左心房肥大,缓解了左心房压力的增加,且在心室舒张期,左心房血液迅速注入左心室而使容量负荷迅速下降,延缓了左心房压力的上升,这实际上是左心房的一种代偿机制,体积增大而压力正常(图8-5),可使肺静脉与肺毛细血管压长期维持正常。与急性二尖瓣关闭不全相比,肺淤血发生晚、较轻,患者主诉乏力而呼吸困难。

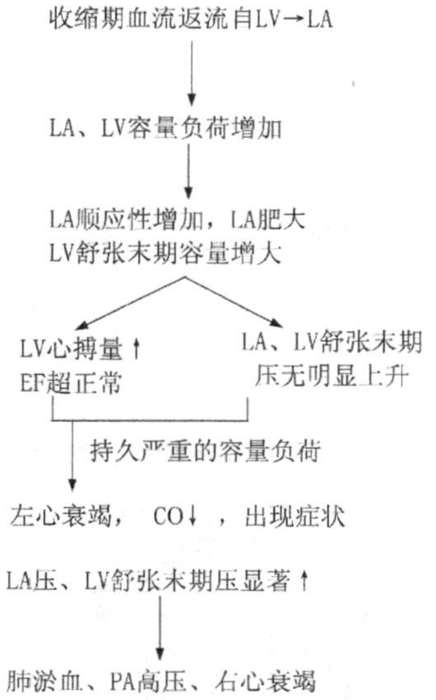

图 8-4 **慢性二尖瓣关闭不全血流动力学图解**

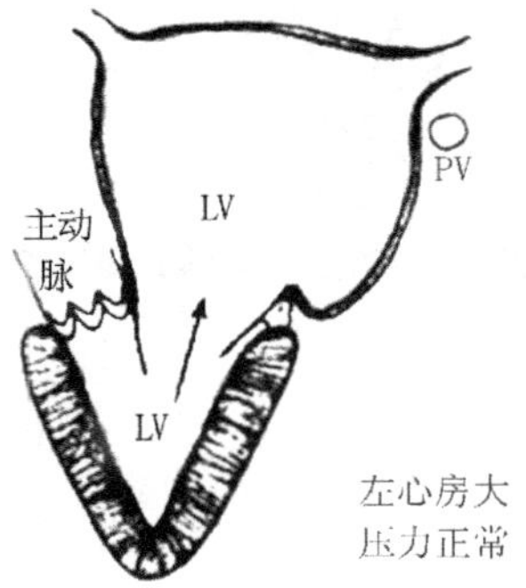

图 8-5 **慢性二尖瓣关闭不全**

对于左心室，在心室收缩期由于反流，使得在舒张期时由左心房流入左心室的血液除了正常肺循环回流外还包括反流的部分，从而增加了左心室的容量负荷。早期左心室顺应性好，代偿性扩大而使左心室舒张末期压力上升不明显，且收缩时左心室压力迅速下降，减轻了室壁紧张度和能耗而有利于代偿。左心室这种完善的代偿机制，可在相当长时间(大于 20 年)无明显左心房肥大和肺淤血，左心排血量维持正常而无临床症状。但一旦出现临床症状说明病程已到一定阶段，心排血量迅速下降而致头晕、困倦、乏力，迅速出现左心衰竭、肺水肿、肺动脉高压和右心衰竭，心功能达Ⅳ级，成为难治性心力衰竭，病死率高，患者出现呼吸困难、体循环淤血症状。

(二)急性病变

急性二尖瓣关闭不全早期反流量大，进展迅速，左心房、左心室容量和压力负荷迅速增加，没有经过充分的代偿即出现急性左心衰竭，使得心排血量迅速下降，心室压力上升，左心房及肺静脉压迅速上升，导致肺淤血和肺间质水肿。患者早期即出现呼吸困难、咯血等左心衰竭和肺淤血症状，病程进展迅速，多较快死于急性左心衰竭。由于来不及代偿，左心房、左心室肥大不明显(图 8-6、图 8-7)，X 线检查示左心房、左心室大小正常，反流严重者可见肺淤血和肺间质水肿征象。

收缩期血流返流自LV→LA

↓

LA、LV容量负荷骤增

↓ 急性扩张能力有限

LV舒张末期压、LA压急剧↑

↓

急性左心衰竭：肺淤血
急性肺水肿

图 8-6　急性二尖瓣关闭不全血流动力学图解

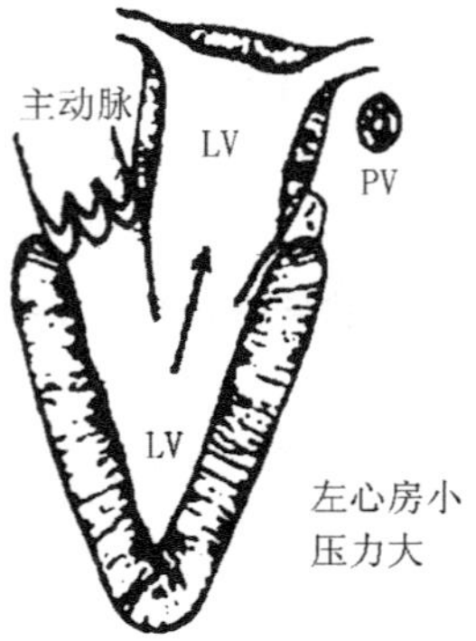

图 8-7　急性二尖瓣关闭不全

三、临床表现

(一)症状

1.慢性病变

患者由于左心良好的代偿功能而使病情有无症状期长、有症状期短的特点。

(1)代偿期:左心代偿功能良好,心排血量维持正常,左心房压力及肺静脉压也无明显上升,患者可多年没有明显症状,偶有因左心室舒张末期容量增加而引起的心悸。

(2)失代偿期:患者无症状期长,通常情况下,从初次感染风湿热到出现明显二尖瓣关闭不全的症状,时间可长达20年之久。但一旦出现临床症状即说明已进入失代偿期。随着左心功能的失代偿,心排血量迅速下降,患者出现疲劳、头晕、乏力等症状。左心室舒张末期压力迅速上升,左心房、肺静脉及肺毛细血管压上升,引起肺淤血及间质水肿,出现劳力性呼吸困难,开始为重体力劳动或剧烈运动时出现,随着左心衰竭的加重,出现夜间阵发性呼吸困难及端坐呼吸等。

(3)右心衰竭期:肺淤血及肺水肿使肺小动脉痉挛硬化而出现肺动脉高压,继而引起右心衰竭,患者出现体循环淤血症状,如肝大、上腹胀痛、下肢水肿等。

2.急性病变

轻度二尖瓣反流仅有轻度劳力性呼吸困难。严重反流,病情常短期内迅速加重,患者出现呼吸困难,不能平卧,咳粉红色泡沫痰等急性肺水肿症状,随后可出现肺动脉高压及右心衰竭征象。处理不及时,则心排血量迅速下降出现休克,患者常迅速死亡。

(二)体征

1.慢性病变

(1)代偿期。

心尖冲动:呈高动力型,左心室肥大时向左下移位。

心音:①瓣叶缩短所致的重度关闭不全(如风湿性心脏病),S_1 常减弱。②S_2 分裂,代偿期无肺动脉高压时,由于左心室射血时间缩短,主动脉提前关闭,产生 S_2 分裂,吸气时明显;失代偿产生肺动脉高压后,肺动脉瓣延迟关闭可加重 S_2 分裂。③心尖区可闻及 S_3,大约出现在第二心音后 0.10～0.18 秒,是中重度二尖瓣关闭不全的特征性体征,卧位时明显,其产生是由血液大量快速流入左心室使之充盈过度,引起肥大的左心室壁振动所致。

心脏杂音:心尖区全收缩期吹风样杂音,是二尖瓣关闭不全的典型体征。其强度取决于瓣膜损害程度、反流量及左心房、室压差,可以是整个收缩期强度均等,也可以是收缩中期最强,然后减弱。杂音在左心衰竭致反流量小时可减弱,在吸气时由于膈下降,心脏顺时针转位,回左心血流量减少,杂音相应减弱,呼气时相反。

杂音一般音调高、粗糙、呈吹风样、时限长,累及腱索或乳头肌时呈乐音样。其传导与前后瓣的解剖位置结构和血液反流方向有关,在前交界和前瓣损害时,血液反流至左心房的左后方,杂音可向左腋下和左肩胛间区传导;后交界区和后瓣损害时,血液冲击左心房的右前方,杂音可传导至肺动脉瓣区和主动脉瓣区;前后瓣均损害时,血液反流至左心房前方和左右侧,杂音向整个心前区和左肩胛间部传导。

心尖区舒张中期杂音,是发生相对性二尖瓣狭窄所致。通过变形的二尖瓣口血液的速度和流量增加,产生一短促、低调的舒张中期杂音,多在 S_3 之后,无舒张晚期增强,S_3 和它的出现提示二尖瓣关闭不全为中至重度。

(2)失代偿期(左心衰竭期):心前区可触及弥散性搏动,心尖区可闻及舒张期奔马律,全收缩期杂音减弱。

(3)右心衰竭期:三尖瓣区可闻及收缩期吹风样杂音。由于右心衰竭,体静脉血回流障碍产生体循环淤血,患者可有颈静脉怒张、搏动,肝大,肝颈静脉回流征阳性,腹水及下垂性水肿等。

2.急性病变

患者迅速出现左心衰竭,甚至出现肺水肿或心源性休克,常迅速死亡。

四、辅助检查

(一)心电图检查

病情轻者无明显异常,重者 P 波延长,可有双峰,同时左心室肥大、电轴左偏,病程长者心房颤动较常见。急性者,心电图可正常,窦性心动过速常见。

(二)X 线检查

慢性二尖瓣关闭不全早期,左心房、左心室形态正常,晚期左心房、左心室显著增大且与病变严重程度成比例,有不同程度肺淤血及间质水肿,严重者有巨大左心房、肺动脉高压和右心衰竭征象。偶可见瓣膜瓣环钙化,随心脏上下运动,透视可见收缩时左心房膨胀性扩大。

急性者心脏大小正常,反流严重者可有肺淤血及间质水肿征象,1～2 周内左心房、左心室开始扩大,一年还存活者,其左心房、左心室扩大已达慢性患者程度。

(三)超声心动图检查

(1)M 型 UCG:急性者心脏大小正常,慢性者可见左心房、左心室肥大,左心房后壁与室间隔运动幅度增强。

(2)二维 UCG 检查:可确定左心室容量负荷,评价左心室功能和确定大多数病因,可见瓣膜关闭不全,有裂隙,瓣膜增厚变形、回声增强,左心房、左心室肥厚,肺动脉增宽。

(3)多普勒 UCG 检查:可见收缩期血液反流,并可测定反流速度,估计反流量。

(四)心导管检查

一般没有必要,但可评估心功能和二尖瓣关闭不全的程度,确定大多数病因。

五、并发症

急性者较快出现急性左心衰竭,慢性者与二尖瓣狭窄相似,以左心衰竭为主,但出现晚,一旦出现则进展迅速。感染性心内膜炎较常发生(>20%),体循环栓塞少见,常由感染性心内膜炎引起,心房颤动发生率高达 75%,此时栓塞较常见。

六、诊断与鉴别诊断

(一)诊断

根据典型的心尖区全收缩期吹风样杂音伴有左心房、左心室肥大,诊断应不困难。但应结合起病急缓、患者年龄、病情严重程度、房室肥大情况及相应辅助检查来确定诊断及明确病因。

(二)鉴别诊断

1.相对性二尖瓣关闭不全

由扩大的左心室及二尖瓣环所致,但瓣叶本身活动度好,无增厚、粘连等。杂音柔和,多出现在收缩中晚期。常有高血压、各种原因的主动脉关闭不全或扩张型心肌病、心肌炎、贫血等病因。

2.二尖瓣脱垂

二尖瓣脱垂可出现收缩中期喀喇音-收缩晚期杂音综合征。喀喇音是由于收缩中期,拉长的腱索在二尖瓣脱垂到极点时骤然拉紧,瓣膜活动突然停止所致。杂音是由于收缩晚期,瓣叶明显突向左心房,不能正常闭合所致。轻度脱垂时可仅有喀喇音,较重时喀喇音和杂音均有,严重时可只有杂音而无喀喇音。

3.生理性杂音

杂音一般为 1~2 级,柔和,短促,位于心尖和胸骨左缘。二尖瓣关闭不全的临床表现及实验室检查与血流动力学变化密切相关,血流动力学发展的每一阶段,均可引起相应的临床表现及实验室检查结果。

七、治疗

(一)内科治疗

急性者一旦确诊,经药物改善症状后应立即采取人工瓣膜置换术,以防止变为慢性而影响预后,积极的内科治疗仅为手术争取时间。

慢性患者由于长期无症状,一般仅需定期随访,避免过度的体力劳动及剧烈运动,限制钠盐摄入,保护心功能,对风心病患者积极预防链球菌感染与风湿活动及感染性心内膜炎。如出现心功能不全的症状,应合理应用利尿剂、ACE 抑制剂、洋地黄、β 受体阻滞剂和醛固酮受体拮抗剂。

血管扩张剂，特别是减轻后负荷的血管扩张剂，通过降低左心室射血阻力，可减少反流量，增加前向心排血量，从而产生有益的血流动力学作用。慢性患者可用ACE抑制剂，急性者可用硝普钠、硝酸甘油或酚妥拉明静脉滴注。洋地黄类药物宜用于心功能Ⅱ、Ⅲ、Ⅳ级的患者，对伴有快心室率心房颤动者更有效。晚期的心力衰竭患者可用抗凝药物防止血栓栓塞。心律失常的处理参见相关章节。

(二)外科治疗

人工瓣膜替换术几乎是所有二尖瓣关闭不全病例的首选治疗。对慢性患者，应在左心室功能尚未严重损害和不可逆改变之前考虑手术，过分推迟可增加手术死亡率和并发症。手术指征：①心功能Ⅲ～Ⅳ级，Ⅲ级为理想指征，Ⅳ级死亡率高，预后差，内科疗法准备后应行手术；②心功能Ⅱ级或以下，缺乏症状者，若心脏进行性肥大，左心功能下降，应行手术；③EF＞50％，左心室舒张末期直径＜8.0 cm，收缩末期直径＜5.0 cm，心排指数＞2.0 L/(min·m^2)，左心室舒张末压＜1.6 kPa(12 mmHg)，收缩末容积指数＜50 mL/m^2患者，适于手术，效果好；④中度以上二尖瓣反流。

八、预后

慢性二尖瓣关闭不全患者代偿期较长，可达20年。一旦失代偿，病情进展迅速，心功能恶化，成为难治性心力衰竭。

内科治疗后5年生存率为80％，10年生存率近60％，而心功能Ⅳ级患者，内科治疗5年生存率仅45％。

急性二尖瓣关闭不全患者多较快死于急性左心衰竭。

(岳宗升)

第三节 三尖瓣狭窄

一、病因

三尖瓣狭窄病变较少见，几乎均由风湿病所致，小部分病因有三尖瓣闭锁、右心房肿瘤。临床特征为症状进展迅速，类癌综合征常同时伴有三尖瓣反流；偶尔，右心室流出道梗阻可由心包缩窄、心外肿瘤及赘生物引起。

风湿性三尖瓣狭窄几乎均同时伴有二尖瓣病变，在多数患者中主动脉瓣亦可受累。

二、病理生理

风湿性三尖瓣狭窄的病理变化与二尖瓣狭窄相似，腱索有融合和缩短，瓣叶尖端融合，形成一隔膜样孔隙。

当运动或吸气使三尖瓣血流量增加时及当呼气使三尖瓣血流减少时，右房和右心室的舒张期压力阶差即增大。当平均舒张期压力阶差超过0.7 kPa(5 mmHg)时，即足以使平均右心房压升高而引起体静脉淤血，表现为颈静脉充盈、肝大、腹水和水肿等体征。

三、临床表现

(一)症状

三尖瓣狭窄致低心排血量可引起疲乏,体静脉淤血可引起恶心呕吐、食欲缺乏等消化道症状及全身不适感,由于颈静脉搏动的巨大"a"波,使患者感到颈部有搏动感。

(二)体征

主要体征为胸骨左下缘低调隆隆样舒张中晚期杂音,也可伴舒张期震颤,可有开瓣拍击音。增加体静脉回流方法可使之更明显,呼气及 Valsalva 动作使之减弱。

四、辅助检查

(一)X 线检查

主要表现为右心房明显扩大,下腔静脉和奇静脉扩张,但无肺动脉扩张。

(二)心电图检查

心电图示Ⅱ、V_1 导联 P 波电压增高(右心房增大);由于多数二尖瓣狭窄患者同时合并有二尖瓣狭窄,故心电图亦常提示双侧心房肥大。

(三)超声心动图检查

其变化与二尖瓣狭窄时观察到的相似,M 型超声心动图常显示瓣叶增厚,前叶的 EF 斜率减慢,舒张期与隔瓣示矛盾运动、三尖瓣钙化和增厚;二维超声心动图对诊断三尖瓣狭窄较有帮助,其特征为舒张期瓣叶呈圆顶状,增厚、瓣叶活动受限。

五、诊断及鉴别诊断

根据典型杂音、心房扩大及体循环淤血的症状和体征,一般即可做出诊断,对诊断有困难者可行右心导管检查,若三尖瓣平均跨瓣舒张压差低于 0.3 kPa(2 mmHg),即可诊断为三尖瓣狭窄。应注意与右房黏液瘤、缩窄性心包炎等疾病相鉴别。

六、治疗

限制钠盐摄入及应用利尿剂,可改善体循环淤血的症状和体征;如狭窄显著,可行三尖瓣分离术或经皮球囊扩张瓣膜成形术。

(岳宗升)

第四节　三尖瓣关闭不全

一、病因

三尖瓣关闭不全多为功能性,常继发于左心瓣膜病变致肺动脉高压和右心室扩张,器质性病变者多见于风湿性心脏病,常为联合瓣膜病变。单纯性三尖瓣关闭不全非常少见,见于先天性三尖瓣发育不良、外伤、右心感染性心内膜炎等。

二、病理生理

先天性三尖瓣关闭不全可有以下病变：①瓣叶发育不全或缺如；②腱索、乳头肌发育不全、缺如或延长；③瓣叶、腱索发育尚可，瓣环过大。

后天性单独的三尖瓣关闭不全可发生于类癌综合征。

三尖瓣关闭不全引起的病理变化与二尖瓣关闭不全相似，但代偿期较长；病情若逐渐进展，最终可导致右心室、右心房肥大，右心室衰竭。如肺动脉高压显著，则病情发展较快。

三、临床表现

(一)症状

二尖瓣关闭不全合并肺动脉高压时，才出现心排血量减少和体循环淤血的症状。三尖瓣关闭不全合并二尖瓣疾病者，肺淤血的症状可由于三尖瓣关闭不全的发展而减轻，但乏力和其他心排血量减少的症状可更加严重。

(二)体征

主要体征为胸骨左下缘全收缩期杂音，吸气及压肝后可增强；如不伴肺动脉高压，杂音难以闻及。反流量很大时，有第三心音及三尖瓣区低调舒张中期杂音。颈静脉脉波图 V 波（又称回流波，为右心室收缩时，血液回到右房及大静脉所致）增大；可扪及肝脏搏动。瓣膜脱垂时，在三尖瓣区可闻及非喷射性喀喇音。其淤血体征与右心衰竭相同。

四、辅助检查

(一)X 线检查

X 线检查可见右心室、右心房增大。右心房压升高者，可见奇静脉扩张和胸腔积液；有腹水者，横膈上抬。透视时可看到右心房收缩期搏动。

(二)心电图检查

心电图无特征性改变。可示右心室肥厚、劳损右心房肥大；并常有右束支阻滞。

(三)超声心动图检查

超声心动图可见右心室、右心房增大，上下腔静脉增宽及搏动；二维超声心动图声学造影可证实反流，多普勒可判断反流程度。

五、诊断及鉴别诊断

根据典型杂音，右心室、右心房增大及体循环淤血的症状及体征，一般不难做出诊断。应与二尖瓣关闭不全、低位室间隔缺损相鉴别。超声心动图声学造影及多普勒可确诊，并可帮助做出病因诊断。

六、治疗

(1)针对病因的治疗。

(2)由于右心压力低，三尖瓣口血流缓慢，易产生血栓，且三尖瓣置换有较高的手术病死率并且远期存活率低，一般尽量采用三尖瓣成形术来纠正三尖瓣关闭不全。如单纯瓣环扩大、瓣叶病变轻、外伤性乳头肌断裂等可行三尖瓣成形术治疗。成形方法包括瓣环成形术和瓣膜成形术。

（岳宗升）

第五节　主动脉瓣狭窄

一、病理生理

正常主动脉瓣口面积超过 3.5 cm^2，当瓣口面积≥1.5 cm^2 时，为轻度狭窄；1.0～1.5 cm^2 时为中度狭窄；≤1.0 cm^2 时为重度狭窄。主动脉瓣狭窄引起的基本血流动力学改变是收缩期左心室血液流出受阻，进而左心室压力增高，严重时左心房压、肺动脉压、肺毛细血管楔压及右心室压均可上升，心排血量减少，造成心力衰竭和心肌缺血。

(一)左心室壁增厚

主动脉瓣严重狭窄时收缩期左心室血液流出受阻，左心室压力负荷增加，左心室代偿性通过进行性室壁向心性肥厚以平衡左心室收缩压升高，维持正常收缩期室壁应力和左心室心排血量。

(二)左心房肥厚

左心室舒张末压进行性升高后，左心房后负荷增加，左心房代偿性肥厚，肥厚的左心房在舒张末期的强有力收缩有利于左心室的充盈，使左心室舒张末容量增加，达到左心室有效收缩时所需水平，以维持心搏量正常。左心房有力收缩也可使肺静脉和肺毛细血管内压力避免持续性增高。

(三)左心室功能衰竭

主动脉瓣狭窄晚期，左心室壁增厚失代偿，左心室舒张末容量增加，最终由于室壁应力增高，心肌缺血和纤维化等导致左心室功能衰竭。

(四)心肌缺血

严重主动脉瓣狭窄引起心肌缺血，机制：①左心室壁增厚、心室收缩压升高和射血时间延长，增加心肌耗氧；②左心室肥厚，心肌毛细血管密度相对减少；③舒张期心腔内压力增高，压迫心内膜下冠状动脉；④左心室舒张末压升高致舒张期主动脉-左心室压差降低，减少冠状动脉灌注压。

二、临床表现

(一)症状

主动脉瓣狭窄症状出现晚，由于左心室代偿能力较强，相当长的时间内患者可无明显症状，直至瓣口面积小于 1 cm^2 才出现临床症状，主要表现为呼吸困难、心绞痛、晕厥三联征，有15%～20%发生猝死。

1.呼吸困难

劳力性呼吸困难为晚期肺淤血引起的常见首发症状，见于 90%的有症状患者，主要由于左心室顺应性降低和左心室扩大，左心室舒张期末压力和左心房压力上升，引起肺毛细血管楔压和肺动脉高压所致，以后随着病程发展，可发生夜间阵发性呼吸困难、端坐呼吸和急性肺水肿。

2.心绞痛

心绞痛见于 60%有症状患者，常由运动诱发，休息后缓解，多为劳力性心绞痛。主要由于瓣口严重狭窄，心排血量下降，平均动脉压降低，使冠状动脉血流量减少，活动时不足以代偿增加的耗氧量，造成心肌缺血缺氧。极少数由瓣膜的钙质栓塞冠状动脉引起。

3.晕厥

轻者为黑矇，可为首发症状。多发生于直立、运动中或运动后即刻，由于脑缺血引起。机制为：运动时周围血管扩张，而狭窄的主动脉瓣口限制心排血量的增加；运动致心肌缺血加重，使左心室收缩功能降低，心排血量减少；运动时左心室收缩压急剧上升，过度激活心室内压力感受器，通过迷走神经传入纤维兴奋血管减压反应，导致外周血管阻力降低；运动停止后回心血量减少，左心室充盈量及心排血量进一步减少；休息后由于心律失常导致心排血量骤减也可导致晕厥。

4.其他症状

主动脉瓣狭窄晚期可出现心排血量降低的各种表现，如明显的疲乏、虚弱、周围性发绀。血栓栓塞及胃肠道出血主要多见于老年退行性主动脉瓣钙化男性患者，妇女少见。

(二)体征

1.视诊

心尖冲动位置正常或在腋中线以内，为缓慢的抬举样心尖冲动，若心尖冲动很活跃，则提示同时合并有主动脉瓣或二尖瓣关闭不全。

2.触诊

心尖区可触及收缩期抬举样搏动，左侧卧位时可呈双重搏动，第 1 次为心房收缩以增加左心室充盈，第 2 次为心室收缩，持续而有力。心底部可触及收缩期震颤，在坐位、胸部前倾、深呼气后屏气时易触及，胸骨上窝、颈动脉和锁骨下动脉处也可触及。

脉搏较特殊，为细脉或迟脉，与强有力的心尖冲动不相称，脉率较低，在心力衰竭时可低于70 次/分。

3.叩诊

心浊音界正常，心力衰竭时向左扩大。

4.听诊

(1)胸骨右缘第 2 肋间可听到低调、粗糙、响亮的喷射性收缩期杂音，呈递增、递减型，第一心音后出现，收缩中期达到最响，以后逐渐减弱，主动脉瓣关闭前终止。胸骨右缘第 2 肋间或胸骨左缘第 3 肋间最响，杂音向颈动脉及锁骨下动脉传导，有时向胸骨下端或心尖区传导。通常杂音越长、越响，收缩高峰出现越迟，主动脉瓣狭窄越严重。合并心力衰竭时，通过瓣口的血流速度减慢，杂音变轻而短促。主动脉瓣狭窄杂音在吸入亚硝酸异戊酯或平卧时增强，在应用升压药或站立时减轻。

(2)瓣膜活动受限或钙化明显时，主动脉瓣第二心音减弱或消失，也可出现第二心音逆分裂。

(3)左心室扩大和左心力衰竭时可闻及第三心音(舒张期奔马律)。

(4)左心室肥厚和舒张期末压力升高时，肥厚的左心房强有力收缩产生心尖区明显的第四心音。

三、辅助检查

(一)X 线检查

左心缘圆隆，心影不大。升主动脉根部发生狭窄后扩张，透视下可见主动脉瓣钙化。晚期心力衰竭时左心室明显扩大，左心房扩大，肺动脉主干突出，肺静脉增宽及肺淤血的征象。

1.左心室增大

心尖部下移和(或)左心室段圆隆是左心室增大的轻度早期征象。由于左心室增大,心脏向右呈顺钟向转位,心脏呈“主动脉”型。

2.升主动脉扩张

升主动脉根部因长期血流的急促喷射而发生狭窄后梭形扩张,使右上纵隔膨凸,侧位透视下可见主动脉钙化。

3.肺淤血征象

晚期心力衰竭可出现左心室明显扩大,左心房扩大,肺动脉主干突出,肺静脉增宽及肺淤血的征象,表现为肺纹理普遍增多、增粗,边缘模糊,以中下肺野明显;肺门影增大,上肺门影增宽明显;肺野透光度降低;肺内含铁血黄素沉着、钙化。

(二)心电图检查

大约85%的患者有左心室肥厚的心电图表现,伴有继发性ST-T改变,左心房肥厚、房室阻滞、室内阻滞(左束支传导阻滞或左前分支阻滞)、心房颤动及室性心律失常。

多数患者左胸导联中T波倒置,并有轻度ST段压低,是左心室收缩期负荷过重的表现。左胸导联中的ST段压低超过0.3 mV,提示存在严重的左心室肥厚。左心房肥厚心电图表现为V_1导联P波的负性部分明显延迟(图8-8)。其他心电图表现如房室阻滞主要是钙化浸润范围从主动脉瓣扩大到传导系统,在男性主动脉瓣钙化中较多见。

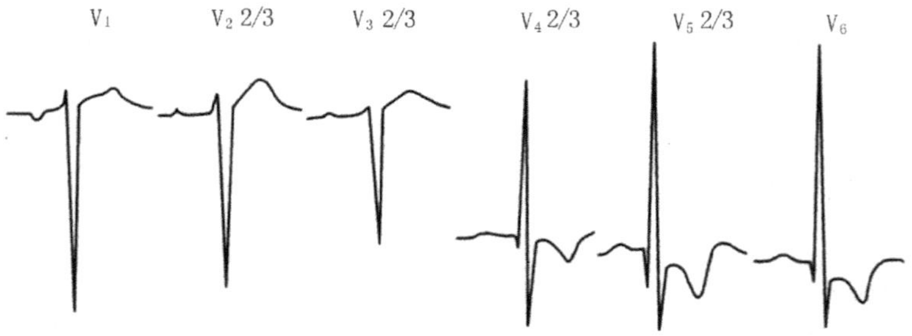

图8-8 主动脉狭窄时心电图改变

$V_{4\sim6}$导联R波异常增大;ST段呈下斜型下降;T波倒置

(三)超声心动图检查

M型超声诊断此病不敏感和缺乏特异性。二维超声心动图探测主动脉瓣异常敏感,有助于显示瓣叶数目、大小、增厚、钙化、瓣环大小、瓣口大小和形状等。彩色多普勒测定通过主动脉瓣的最大血流速度,可计算平均和跨膜压差及瓣口面积,对瓣膜狭窄程度进行评价。

1.M型超声检查

M型超声可见主动脉瓣叶增厚、钙化、开放受限,瓣膜开放幅度<15 mm,瓣叶回声增强提示瓣膜钙化。

2.二维超声检查

二维超声可观察左心室向心性肥厚,主动脉瓣收缩呈向心性穹形运动,并能明确先天性瓣膜畸形、鉴别瓣膜狭窄原因。

3.多普勒超声检查

多普勒超声可准确测定主动脉瓣口流速,计算跨瓣压力阶差,评价瓣膜狭窄程度。彩色多普勒超声可帮助区别二尖瓣反流和主动脉狭窄的血流。连续多普勒超声提示主动脉瓣流速超过2 m/s，又无过瓣血流增加（如主动脉瓣反流、动脉导管未闭等）时，是诊断主动脉瓣狭窄的根据之一。

（四）心导管检查

当超声心动图不能确定狭窄程度并考虑人工瓣膜置换时，应行心导管检查。将导管经股动脉置于主动脉根部及左心室，可探测左心室腔与主动脉收缩期压力阶差，并可推算出主动脉瓣口面积，从而明确狭窄程度。但对于重度主动脉瓣狭窄患者，应将导管经股静脉送入右心，经房间隔穿刺进入左心室，测左心室-主动脉收缩期峰压差。如怀疑合并冠状动脉病变，应同时行冠脉造影。

四、诊断及鉴别诊断

发现主动脉瓣狭窄典型的心底部喷射样收缩期杂音及震颤，即可诊断主动脉瓣狭窄。超声心动图检查可明确诊断。

（一）主动脉瓣收缩期杂音与下列疾病相鉴别

1.二尖瓣关闭不全

心尖区全收缩期吹风样杂音，向左腋下传导；吸入亚硝酸异戊酯后杂音减弱。第一心音减弱，主动脉瓣第二心音正常。

2.三尖瓣关闭不全

胸骨左缘下端闻及高调的全收缩期杂音，吸气时回心血量增加可使杂音增强，呼气时减弱。

3.肺动脉瓣狭窄

于胸骨左缘第2肋间可闻及粗糙响亮的收缩期杂音，常伴收缩期喀喇音，肺动脉瓣区第二心音减弱并分裂，主动脉瓣区第二心音正常。

4.主动脉扩张

各种原因如高血压、梅毒所致的主动脉扩张，可在胸骨右缘第2肋间闻及短促的收缩期杂音，主动脉瓣区第二心音正常或亢进，无第二心音分裂。

（二）主动脉瓣狭窄还应与其他左心室流出道梗阻性疾病相鉴别

1.先天性主动脉瓣上狭窄

杂音最响在右锁骨下，杂音和震颤明显传导至胸骨右上缘和右颈动脉，喷射音少见。

2.先天性主动脉瓣下狭窄

常合并轻度主动脉瓣关闭不全，无喷射音，第二心音非单一性。

3.肥厚梗阻性心肌病

杂音为收缩中晚期喷射性杂音，胸骨左缘最响，不向颈部传导。

五、并发症

（一）感染性心内膜炎

感染性心内膜炎多见于先天性二叶式主动脉瓣狭窄，老年妇女钙化性主动脉瓣狭窄发病率较男性低，合并感染性心内膜炎危险性亦较低。

（二）心律失常

10%患者可发生心房颤动，致左心房压升高和心排血量明显减少，可致严重低血压、晕厥或肺水肿。左心室肥厚、心内膜下心肌缺血或冠状动脉栓塞可致室性心律失常。

(三)充血性心力衰竭

50%～70%的患者死于心力衰竭。发生左心力衰竭后,自然病程明显缩短,因此终末期的右心衰竭少见。

(四)心脏性猝死

多发生于先前有症状者,无症状者发生猝死少见。

(五)胃肠道出血

15%～25%的患者有胃肠道血管发育不良,可合并胃肠道出血。多见于老年患者,出血为隐匿性或慢性。人工瓣膜置换术后出血停止。

六、治疗

无症状的轻度狭窄患者每2年复查一次,应包括超声心动图定量测定,中重度狭窄的患者应避免体力活动,每6～12个月复查一次。

(一)内科并发症治疗

1.心律失常

因左心房增大,约10%患者可发生房性心律失常,如有频发房性期前收缩,应积极给予抗心律失常药物以预防心房颤动的发生。主动脉瓣狭窄的患者不能耐受心房颤动,一旦出现,病情会迅速恶化,发生低血压、心绞痛或心电图显示心肌缺血,故应及时用电转复或药物转复为窦性心律。其他有症状或影响血流动力学的心律失常也应积极治疗。

2.感染性心内膜炎

对于风湿性心脏病患者,应积极预防风湿热。如已合并亚急性或急性感染性心内膜炎,治疗同二尖瓣关闭不全。

3.心力衰竭

应限制钠盐摄入,使用洋地黄制剂和利尿药。利尿药使用需慎重,因过度利尿使血容量减少,降低主动脉瓣狭窄患者心排血量,导致严重的直立性低血压。扩张小动脉药物也应慎用,以防血压过低。

(二)介入治疗——经皮球囊主动脉瓣成形术(PBAV)

由于PBAV操作死亡率3%,1年死亡率45%,故临床上应用远远不如PBMV,它主要治疗对象为高龄、有心力衰竭和手术高危患者,对于不适于手术治疗的严重钙化性主动脉瓣狭窄的患者仍可改善左心室功能和症状。

适应证:①儿童和青年的先天性主动脉瓣狭窄;②不能耐受手术者;③重度狭窄危及生命;④明显狭窄伴严重左心衰竭的手术过渡;⑤手术禁忌的老年主动脉瓣狭窄钙化不重的患者。

常用方法是经皮股动脉穿刺后将球囊导管沿动脉逆行送至主动脉瓣,用生理盐水与造影剂各半的混合液体充盈球囊,裂解钙化结节,伸展主动脉瓣环和瓣叶,撕裂瓣叶和分离融合交界处,减轻狭窄和症状。成形术后主动脉瓣口面积一般可比术前增加0.2～0.4 cm^2,术后再狭窄率为42%～83%。

(三)外科治疗

治疗关键是解除主动脉瓣狭窄,降低跨瓣压力阶差。常用有两种手术方法:一是人工瓣膜置换术,二是直视下主动脉瓣交界分离术。

1.人工瓣膜置换术

人工瓣膜置换术为治疗成人主动脉瓣狭窄的主要方法。重度狭窄(瓣口面积<0.75 cm^2 或平均跨瓣压差>6.7 kPa(50 mmHg))伴心绞痛、晕厥或心力衰竭症状为手术的主要指征。无症状的重度狭窄患者,如伴有进行性心脏增大和明显左心室功能不全,也应考虑手术。术前多常规做冠状动脉造影,如合并冠心病,需同时做冠状动脉旁路移植术(CABG)。

手术适应证:①有症状,重度主动脉瓣狭窄,或跨瓣压差>6.7 kPa(50 mmHg);②重度主动脉瓣狭窄合并冠心病需冠状动脉旁路移植术治疗;③重度主动脉瓣狭窄,同时合并升主动脉或其他心脏瓣膜病变需手术治疗;④冠心病、升主动脉或心脏瓣膜病变需手术治疗,同时合并中度主动脉瓣狭窄[平均压差6.7 kPa(50 mmHg),或流速 3~4 m/s](分级Ⅱa);⑤无症状,重度主动脉瓣狭窄,同时有左心室收缩功能受损表现(分级Ⅱa);⑥无症状,重度主动脉瓣狭窄,但活动后有异常表现,如低血压(分级Ⅱa)。

手术禁忌证:晚期合并重度右心衰竭,经内科治疗无效;心功能Ⅳ级及 75 岁以上高龄患者;严重心力衰竭合并冠状动脉病变者。

手术死亡率小于 2%,主动脉瓣机械瓣替换术后,患者平均年龄 57 岁时,5 年生存率 80%左右,10 年生存率在 60%。生物瓣替换术后,患者平均年龄 74 岁时,5 年生存率 70%,10 年生存率 35%。术后的远期预后优于二尖瓣疾病和主动脉瓣关闭不全的换瓣患者。

2.直视下主动脉瓣交界分离术

直视下主动脉瓣交界分离术适用于儿童和青少年先天性主动脉瓣狭窄且无钙化者。妇女主动脉瓣狭窄患者多行介入治疗及换瓣术,行直视下主动脉瓣交界分离术者少见。

(岳宗升)

第六节　主动脉瓣关闭不全

一、病理生理

主动脉瓣关闭不全引起的基本血流动力学障碍是舒张期左心室内压力大大低于主动脉,故大量血液反流回左心室,使左心室舒张期负荷加重,左心室舒张期末容积逐渐增大,容量负荷过度。早期收缩期左心室每搏量增加,射血分数正常,晚期左心室进一步扩张,心肌肥厚,当左心室收缩减弱时,每搏量减少,左心室舒张期末压力升高,最后导致左心房、肺静脉和肺毛细血管压力升高,出现肺淤血。主动脉瓣反流明显时,主动脉舒张压明显下降,冠状动脉灌注压降低,心肌供血减少,进一步使心肌收缩力减弱。

(一)左心室容量负荷过度

主动脉瓣关闭不全时,左心室在舒张期除接纳从左心房流入的血液外,还接受从主动脉反流的血液,造成左心室舒张期充盈量过大,容量负荷过度。左心室的代偿能力是影响病理生理改变的重要因素,也决定了急、慢性主动脉瓣关闭不全血流动力学障碍的明显差异。

1.急性主动脉瓣关闭不全

左心室顺应性及心腔大小正常,面对舒张期急剧增加的充盈量,左心室来不及发生代偿性扩张和肥大，导致舒张期充盈压显著增高，迫使左心房压、肺静脉和肺毛细血管压力升高，引起呼吸困难和肺水肿，并导致肺动脉高压和右心功能障碍，此时患者表现出体循环静脉压升高和右心衰竭的症状和体征。

当左心室舒张末期压力超过 5.3 kPa(40 mmHg)时，可使二尖瓣提前关闭，对肺循环有一定的保护作用，但效力有限。由于急性者左心室舒张末容量仅能有限的增加，即使左心室收缩功能正常或增加，并有代偿性心动过速，心排血量仍减少。

2.慢性主动脉瓣关闭不全

主动脉反流量逐渐增大，左心室充分发挥代偿作用，通过 Frank-Starling 定律调节左心室容量-压力关系，使总的左心室心搏量增加。长期左心室舒张期充盈过度，使心肌纤维被动牵张，刺激左心室发生离心性心肌肥大，心脏重量明显增加，心腔明显扩大。

代偿期扩张肥大的心肌收缩力增强，能充分将心腔内血液排出，每搏量明显增加，前向血流量、射血分数及收缩末期容量正常。

由于主动脉反流血量过大及肥大心肌退行性变和纤维化，左心室舒张功能受损。当左心室容量负荷超过心肌的代偿能力时，进入失代偿期。此时，心肌顺应性降低，心室舒张速度减慢，左心室舒张末压升高，左心房压和肺循环压力升高，引起肺淤血和呼吸困难。同时，心肌收缩力减弱，每搏量减少，前向血流量及射血分数降低。左心室收缩末期容量增加是左心收缩功能障碍的敏感指标之一。

(二)脉压增宽

慢性主动脉瓣关闭不全时，因左心室充盈量增加，每搏量增加，主动脉收缩压升高，而舒张期血液向左心室反流又使主动脉舒张压降低，压差增大。当主动脉舒张压＜6.7 kPa(50 mmHg)时，提示有严重的主动脉瓣关闭不全。急性主动脉瓣关闭不全时，因心肌收缩功能受损，主动脉收缩压不高甚至降低，而左心室舒张末压明显升高，主动脉舒张压正常或轻度降低，压差可接近正常。

(三)心肌供血减少

由于主动脉舒张压降低和左心室舒张压升高，冠状动脉灌注压降低；左心室壁张力增加压迫心肌内血管，使心肌供血减少。交感神经兴奋反射性引起心率加快及心肌肥大和室壁张力增加又再次增加心肌耗氧量，故主动脉瓣关闭不全患者可出现心肌缺血和心绞痛，多出现在主动脉瓣关闭不全的晚期。

二、临床表现

(一)症状

主动脉瓣关闭不全患者一旦出现症状(表 8-2)，往往有不可逆的左心功能不全。

表 8-2 重度主动脉瓣关闭不全典型体征

体征	表现
视诊及触诊	
de Musset's sign	伴随每次心搏的点头征，由动脉搏动过强所致
Muller's sign	腭垂的搏动或摆动
Quincke's sign	陷落脉或水冲脉，即血管突然短暂的充盈及塌陷

续表

体征	表现
听诊	
Hill's sign	袖带测压时，上下肢收缩压相差 8.0 kPa(60 mmHg)，正常时<2.7 kPa(20 mmHg)
Traube's sign	股动脉收缩音及舒张音增强，即枪击音
Duroziez's sign	用听诊器轻压股动脉产生的杂音
De tambour sign	第二心音增强，带有铃声特点，常见于梅毒性主动脉瓣反流

1.心悸和头部搏动

心脏搏动的不适感可能是最早的主诉，由于左心室明显增大，左心室每搏量明显增加，患者常感受到强烈的心悸。情绪激动或体力活动引起心动过速时，每搏量增加明显，此时症状更加突出。由于脉压显著增大，患者常感身体各部有强烈的动脉搏动感，尤以头颈部为甚。

2.呼吸困难

劳力性呼吸困难出现表示心脏储备能力已经降低，以后随着病情进展，可出现端坐呼吸和夜间阵发性呼吸困难，在合并二尖瓣病变时此症状更加明显。

3.胸痛

由于冠状动脉灌注主要在舒张期，所以主动脉舒张压决定了冠状动脉流量。重度主动脉瓣关闭不全患者舒张压明显下降，特别是夜间睡眠时心率减慢，舒张压下降进一步加重，冠状动脉血流更加减少。此外，胸痛发作还可能与左心室射血时引起升主动脉过分牵张或心脏明显增大有关。

4.眩晕

当快速变换体位时，可出现头晕或眩晕，晕厥较少见。

5.其他

如疲乏、过度出汗，尤其在夜间心绞痛发作时出现，可能与自主神经系统改变有关。晚期右心衰竭时可出现食欲缺乏、腹胀、下肢水肿、胸腔积液、腹水等。

(二)体征

1.视诊

颜面较苍白，头部随心脏搏动频率上下摆动(De-Musset′s sign)；指(趾)甲床可见毛细血管搏动征；心尖冲动向左下移位，范围较广，且可见有力的抬举样搏动；右心衰竭时可见颈静脉怒张。

2.触诊

(1)颈动脉搏动明显增强，并呈双重搏动。

(2)主动脉瓣区及心底部可触及收缩期震颤，并向颈部传导。胸骨左下缘可触及舒张期震颤。

(3)颈动脉、桡动脉可触及水冲脉(Corrigan′s pulse)，即脉搏呈现高容量并迅速下降的特点，尤其是将患者前臂突然高举时更为明显。

(4)肺动脉高压和右心衰竭时，可触及增大的肝脏，肝颈静脉回流征可阳性，下肢指凹性水肿。

3.叩诊

心界向左下扩大。

4.听诊

(1)主动脉舒张期杂音,为第一与第二心音同时开始的高调叹气样递减型舒张早期杂音,坐位并前倾和深呼气时明显。一般主动脉瓣关闭不全越严重,杂音的时间越长,响度越大。轻度反流时,杂音限于舒张早期,音调高。中度或重度反流时,杂音粗糙,为全舒张期。杂音为音乐时,提示瓣叶脱垂、撕裂或穿孔。

(2)心底部及主动脉瓣区常可闻及收缩期喷射性杂音,较粗糙,强度 2/6～4/6 级,可伴有震颤,向颈部及胸骨上凹传导,为极大的每搏量通过畸形的主动脉瓣膜所致,并非由器质性主动脉瓣狭窄所致。

(3)Austin-Flint 杂音:心尖区常可闻及一柔和、低调的隆隆样舒张中期或收缩前期杂音,即 Austin-Flint杂音,此乃由于主动脉瓣大量反流,冲击二尖瓣前叶,使其振动和移位,引起相对性二尖瓣狭窄;同时主动脉瓣反流与左心房回流血液发生冲击、混合,产生涡流所致。此杂音在用力握拳时增强,吸入亚硝酸异戊酯时减弱。

(4)当左心室明显扩大时,由于乳头肌外移引起功能性二尖瓣反流,可在心尖区闻及全收缩期吹风样杂音,向左腋下传导。

(5)心音:第一心音减弱,第二心音主动脉瓣成分减弱或缺如,但梅毒性主动脉炎时常亢进。由于舒张早期左心室快速充盈增加,心尖区常有第三心音。

(6)周围血管征听诊:股动脉枪击音(Traube sign);股动脉收缩期和舒张期双重杂音(Duroziez sign);脉压增大(Hill sign)。

三、辅助检查

(一)X 线检查

急性期心影多正常,常有肺淤血或肺水肿征。慢性主动脉瓣关闭不全常有以下特点。

(1)左心室明显增大,心脏呈主动脉型。

(2)升主动脉普遍扩张,可以波及主动脉弓。

(3)透视下主动脉搏动明显增强,与左心室搏动配合呈“摇椅样”摆动。

(4)左心房可增大,肺动脉高压或右心衰竭时,右心室增大并可见肺静脉充血、肺间质水肿。

(二)心电图检查

轻度主动脉瓣关闭不全者心电图可正常。严重者可有左心室肥大和劳损,电轴左偏。Ⅰ、aVL、$V_{5\sim6}$ 导联 Q 波加深,ST 段压低和 T 波倒置;晚期左心房增大,也可有束支阻滞(图 8-9)。

(三)超声心动图检查

对主动脉瓣关闭不全及左心室功能评价很有价值,还可显示二叶式主动脉瓣、瓣膜脱垂、破裂或赘生物形成及升主动脉夹层等,有助于病因的判断。

1.M 型超声检查

M 型超声显示舒张期二尖瓣前叶和室间隔纤细扑动,为主动脉瓣关闭不全的可靠诊断征象。但敏感度低。

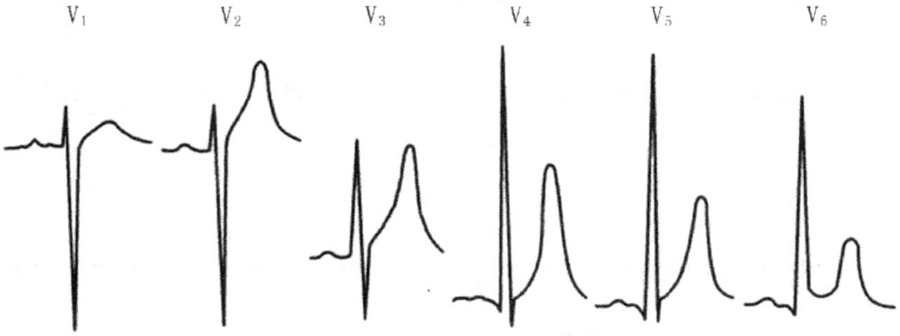

图 8-9 主动脉关闭不全示心电图改变

V_5、V_6 导联出现深 Q 波，R 波增大，S-T 段抬高，T 波增大

2.二维超声检查

二维超声可显示瓣膜和升主动脉根部的形态改变，可见主动脉瓣增厚，舒张期关闭对合不佳，有助于病因确定。

3.彩色多普勒超声

由于舒张早期主动脉压和左心室舒张压间的高压差，主动脉瓣反流导致很高流速（超过 4 m/s）的全舒张期湍流。彩色多普勒超声探头在主动脉瓣的心室侧可探及全舒张期高速血流，为最敏感的确定主动脉瓣反流方法，并可通过计算反流量与每搏量的比例，判断其严重程度。

（四）主动脉造影

当无创技术不能确定反流程度并且考虑外科治疗时，可行选择性主动脉造影，可半定量反流程度。

升主动脉造影提示：舒张期造影剂反流至左心室，可以显示左心室扩大。根据造影剂反流量可以估计关闭不全的程度。①Ⅰ度：造影剂反流仅限于主动脉口附近，一次收缩即可排出；②Ⅱ度：造影剂反流于左心室中部，一次收缩即可排出；③Ⅲ度：造影剂反流于左心室全部，一次收缩不能全部排出。

（五）磁共振显像

磁共振显像诊断主动脉疾病如主动脉夹层极准确。可目测主动脉瓣反流射流，可半定量反流程度，并能定量反流量和反流分数。

四、诊断和鉴别诊断

发现典型的主动脉瓣关闭不全的舒张期杂音伴周围血管征即可诊断，超声心动图可明确诊断。主动脉瓣舒张早期杂音应与下列杂音和疾病鉴别。

（一）Graham Steell 杂音

Graham Steell 杂音见于严重肺动脉高压伴肺动脉扩张所致肺动脉瓣关闭不全，常有肺动脉高压体征，如胸骨左缘抬举样搏动、第二心音肺动脉瓣成分亢进等。

（二）肺动脉瓣关闭不全

胸骨左缘舒张期杂音吸气时增强，用力握拳时无变化。颈动脉搏动正常，肺动脉瓣区第二心音亢进，心电图示右房和右心室肥大，X 线检查示肺动脉主干突出。多见于二尖瓣狭窄及房间隔缺损。

（三）冠状动静脉瘘

冠状动静脉瘘可闻及主动脉瓣区舒张期杂音，但心电图及 X 线检查多正常，主动脉造影可见主动脉与右心房、冠状窦或右心室之间有交通。

(四)主动脉窦瘤破裂

杂音与主动脉瓣关闭不全相似,但有突发性胸痛,进行性右心衰竭,主动脉造影及超声心动图检查可确诊。

五、并发症

(1)充血性心力衰竭:为主动脉瓣关闭不全的主要死亡原因。一旦出现心功能不全的症状,往往在2～3 年内死亡。

(2)感染性心内膜炎:较常见。

(3)室性心律失常:较常见。

六、治疗

(一)内科治疗

1.预防感染性心内膜炎

避免上呼吸道感染及全身感染,防止发生心内膜炎。

2.控制充血性心力衰竭

避免过度的体力劳动及剧烈运动,限制钠盐摄入。无症状患者出现左心室扩大,特别是 EF 降低时,应给予地高辛。

3.控制高血压

控制高血压至关重要,因为它可加重反流程度。当伴发升主动脉根部扩张时,高血压也可促进主动脉夹层的发生。目前研究证实,应用血管扩张药特别是血管紧张素转换酶抑制药(ACEI)能防止或延缓左心扩大,逆转左心室肥厚,防止心肌重构。

(二)外科治疗

主动脉瓣关闭不全,一旦心脏失去代偿功能,病情将急转直下,多数在出现心力衰竭后 2 年内死亡。主动脉瓣关闭不全的彻底治疗方法是主动脉瓣置换术。最佳的手术时机为左心室功能衰竭刚刚开始即严重心力衰竭发生之前手术,或虽无症状,但左心室射血分数低于正常和左心室舒张末期内径>60 mm,应进行手术治疗。

对于左心室功能正常而无症状的患者,心脏结构改变不明显的应密切随诊,每 6 个月复查超声心动图及时发现手术时机。一旦出现症状或出现左心室功能衰竭或左心室明显增大应及时手术。

1.人工瓣膜置换术

风湿性和绝大多数其他病因引起的主动脉瓣关闭不全均宜施行瓣膜置换术。分机械瓣和生物瓣两种。心脏明显扩大、长期左心功能不全的患者,手术死亡率约为 10%,尽管如此,由于药物治疗的预后较差,即使有左心衰竭也应考虑手术治疗。

2.瓣膜修复术

瓣膜修复术较少用,通常不能完全消除主动脉瓣反流,仅适用于感染性心内膜炎主动脉瓣赘生物或穿孔、主动脉瓣与其瓣环撕裂。由于升主动脉动脉瘤使瓣环扩张所致的主动脉瓣关闭不全,可行瓣环紧缩成形术。

3.急性主动脉瓣关闭不全的治疗

严重急性主动脉瓣关闭不全迅速发生急性左心功能不全、肺水肿和低血压，极易导致死亡，故应在积极内科治疗的同时，及早采用手术治疗，以挽救患者的生命。术前应静脉滴注正性肌力药物如多巴胺或多巴酚丁胺和血管扩张药如硝普钠，以维持心功能和血压。

（岳宗升）

第七节　肺动脉瓣关闭不全

一、病理生理

因原发性或继发性肺动脉高压，肺动脉瓣环性损伤引起的器质性肺动脉瓣关闭不全相对较少。肺动脉瓣关闭不全者，由于反流发生于低压低阻力的肺循环，故血流动力学改变通常不严重。若瓣口反流量增大可致右心室容量负荷增加。肺动脉瓣关闭不全的基本血流动力学改变是舒张期肺动脉瓣反流使右心室容量负荷增大，严重时引起右心室扩大、肥厚，最后导致右心衰竭。伴发肺动脉高压、出现急性反流或反流程度严重者，病情发展较快。

二、临床表现

（一）症状

肺动脉瓣关闭不全患者，在未发生右心衰竭前，临床上无症状。严重反流引起右心衰竭时，可有腹胀、尿少、水肿等症状。

（二）体征

1.视诊

胸骨左缘第 2 肋间隙可见肺动脉收缩期搏动。

2.触诊

胸骨左缘第 2 肋间隙可扪及肺动脉收缩期搏动，有时可伴收缩或舒张期震颤。胸骨左下缘可扪及右心室高动力性收缩期搏动。

3.叩诊

心界向右扩大。

4.听诊

(1)胸骨左缘第 2～4 肋间隙有随第二心音后立即开始的舒张早期叹气性高调递减型杂音，吸气时增强，称为 Graham Steell 杂音，继发于肺动脉高压。

(2)合并肺动脉高压时，肺动脉瓣区第二心音亢进、分裂。反流量大时，三尖瓣区可闻及收缩期杂音，也可能有收缩期前低调杂音(右 Austin-Flint 杂音)。如瓣膜活动度好，可听到肺动脉喷射音。肺动脉高压者，第二心音肺动脉瓣成分增强。由于右心室心搏量增多，射血时间延长，第二心音呈宽分裂。有心搏量增多致已扩大的肺动脉突然扩张产生收缩期喷射音，在胸骨左缘第 2 肋间隙最明显。胸骨左缘第 4 肋间隙常有右心室第三和第四心音，吸气时增强。

三、辅助检查

（一）X 线检查

右心室增大，伴肺动脉高压时有肺动脉段凸出，肺门阴影增宽，尤其是右下肺动脉增宽（>10 mm），胸透可见肺门动脉搏动。

（二）心电图检查

继发于肺动脉高压者可有右束支阻滞和（或）右心室肥厚图形。

（三）超声心动图检查

1.M 型超声检查

M 型超声主要呈右心室舒张期容量负荷改变。

2.二维超声检查

二维超声检查可明确病因。

3.彩色超声检查

多普勒右心室流出道内，于舒张期可测得源于肺动脉口的逆向血流束。

四、诊断和鉴别诊断

根据肺动脉瓣区舒张早期杂音，吸气时增强，可做出肺动脉瓣关闭不全的诊断。多普勒超声可明确诊断并可帮助与主动脉瓣关闭不全的鉴别。

五、治疗

继发于肺动脉高压的肺动脉瓣关闭不全者，主要应治疗其原发疾病。对原发于瓣膜的病变应进行病因治疗。如反流量大或右心室容量负荷进行性加重者，可施行人工心脏瓣膜置换术。

（岳宗升）

第九章
心 肌 疾 病

第一节 肥厚型心肌病

肥厚型心肌病（HCM）是最常见的遗传性心血管病，目前发现引起 HCM 的致病基因有 13 个，均为编码肌原纤维粗、细肌丝蛋白的基因，这些蛋白参与心脏的结构、收缩或调节功能。

一、临床特点

从毫无症状到心脏性猝死跨度很大。HCM 的症状大多开始于 30 岁以前，见于各个年龄段：婴儿期、儿童期、成年期等，偶见于老年患者，男女患病比例无明显差异。年轻的患者多无或者仅有轻微的临床症状，然而已经出现明显的左室肥厚。主要临床症状有：呼吸困难、胸痛、心慌、乏力、头晕甚至晕厥，15%～25%的 HCM 至少发生过一次晕厥。

心源性猝死（SCD）：SCD 是 HCM 最为严重的并发症，并有可能是其第一临床表现。HCM 是青少年和运动员猝死的主要原因。SCD 常见于 10～35 岁年轻、无其他异常的患者和运动员，相反心力衰竭死亡多发生于中老年患者，HCM 有关的房颤导致的中风则几乎都见于老年患者。SCD 的危险性随年龄增长而逐渐下降，但不会消失，直至晚年仍会出现。到三级医疗中心就诊的患者年死亡率为 2%～4%，儿童患者甚至高达 6%。心肌缺血、心律失常、流出道梗阻等是其可能机制之一。

HCM 扩张相：为 HCM 终末阶段表现之一，10%～15%的患者出现左心室的扩张，肌肉组织缺失和纤维替代是其机制之一，后者是由供应心肌的小动脉的病变而引起的心肌缺血所致。HCM 进展为扩张相其他机制包括：透壁心肌梗死、酗酒和乙醇消融术后左心室几何形状扭曲等，遗传因素也可能参与其中。有人认为 HCM 扩张相是 HCM 合并 DCM，也有人认为这种观点不正确，应该是 HCM 的不同发展阶段。

大多数 HCM 患者无明显的体征。约 1/4 的患者可出现由于左心室流出道梗阻引发的收缩期杂音，该杂音出现于胸骨左缘，此杂音的一个典型特征是它依赖于心室容积，降低后负荷及静脉回流的生理学和药理学措施能增强杂音的程度（如 Valsalva 动作的站立位、吸入亚硝酸异戊酯），而增强后负荷及静脉回流的干预则能减低杂音（如 Valsalva 动作的下蹲位、应用肾上腺素)。这对梗阻性肥厚型心肌病的用药有重要意义。大多数存在明显左心室流出道压力阶差的患者还出现二尖瓣反流。极少数情况下,在肺部可闻及收缩期杂音,这是由于右心室流出道梗阻所致。

根据血流动力学和心肌肥厚的部位等不同,HCM 可分为不同的类型。

(一)根据血流动力学的不同分型

根据血流动力学的不同,临床上将 HCM 分两型。

1.非梗阻性 HCM

无论是在静息时还是在受激惹时,左室流出道(LVOT)均无压力阶差出现[超声心动图检查 LVOT 压力阶差不超过 4.0 kPa(30 mmHg)]。

2.梗阻性 HCM(HOCM)

主要表现为 LVOT 梗阻和左心室中腔的梗阻,可能主要与肥厚的部位有关。一般情况下所说的梗阻性 HCM 主要指 LVOT 梗阻。另外根据左心室流出道梗阻的变化情况,可分为静息梗阻型——该型患者静息时即存在左心室流出道压力阶差[超声心动图检查 LVOT 压力阶差超过 4.0 kPa(30 mmHg)];隐匿梗阻型——该型患者在静息时不存在 LVOT 压力阶差,但在受激惹后,如吸入亚硝酸异戊酯、期前收缩后等即出现 LVOT 压力阶差[超声心动图检查 LVOT 压力阶差超过 4.0 kPa(30 mmHg)]。这是临床上最常用的分型,有利于指导治疗措施的选择。

(二)根据肥厚的部位分型

根据肥厚的部位,HCM 分为以下三型。

1.心室间隔肥厚

此型最多见,其中 1/3 累及心室间隔基底部,构成主动脉瓣下狭窄,1/3 为整个心室间隔肥厚,1/3 肥厚的室间隔延长至乳头肌。心室间隔常与左心室后壁厚度之比>1.3,称为"不对称性 HCM"。

2.心尖肥厚

肥厚主要局限于左心室的心尖部,这种类型的肥厚多见于亚洲尤其是日本和中国香港,占所有 HCM 患者的 25～40%,而欧美人群少见。

3.全心肥厚

约 5%的 HCM 表现为心室的弥漫性肥厚,这种类型的肥厚难以与继发性心肌肥厚鉴别。

其他非常少见的还有腱索或乳头肌 HCM、单心室或者单心房 HCM。

(三)根据家族史和遗传学规律分型

根据家族史和遗传学规律,HCM 可分为两种类型。

1.家族性 HCM(FHCM)

60～70%的 HCM 患者呈家族性聚集,称为 FHCM,绝大部分的家族性 HCM 为常染色体显性遗传性疾病,父母双方有一方携带致病的遗传缺陷,后代就有 50%的机会继承这个遗传缺陷。

2.散发性 HCM

对于无家族性聚集的 HCM 患者称为散发性 HCM。该分型有利于指导遗传学分析。

HCM 的诊断和分型主要依靠以下几种检查方法。

(1)超声心动图:超声心动图是诊断 HCM 极为重要的无创性方法,更重要的是可以根据各种测量数据,将 HCM 做进一步的分型,以利于临床诊治。超声心动图对于心尖部和非典型部位的诊断灵敏度差。

(2)心电图:80%以上的 HCM 患者的心电图有 ST-T 改变,大多数患者冠状动脉正常,少数心尖部局限性心肌肥厚的患者由于冠状动脉异常而有巨大倒置的 T 波;约 60%的患者有左心室肥大;有异常 Q 波的存在于 I、aVL、V_5、V_6 导联,大多是深而不宽的 Q 波,反映不对称性室间隔肥厚;部分患者合并预激综合征。心电图变化较早,且较为灵敏,但特异性差。

(3)动态心电图:24 小时动态心电图能够明确心律失常,尤其是室性心动过速,指导 HCM 的危险分层。

(4)运动试验:根据运动中血压的变化有助于危险分层。

(5)X 线检查:X 线检查没有明显的特点,可能见到左心室增大,也可能在正常范围。可见肺部淤血,但严重肺水肿少见。

(6)心脏磁共振:其敏感性高于超声心动图,但费用较高,对于诊断特殊部位的肥厚和不典型的肥厚最为灵敏。尤其近年来发现延迟显像可以明确心肌纤维化。

(7)基因诊断:基因诊断有望成为新的诊断标准的重要依据。但目前仅在大的医疗中心中开展,临床上尚未大规模应用。

(8)其他检查:核素心肌扫描可显示心肌肥厚的部位和程度。心肌活检是诊断 HCM 的金标准之一,但目前我国临床中少有开展。

二、诊断标准

(一)HCM 诊断标准

临床诊断 HCM 的主要标准:①超声心动图提示左心室壁和(或)室间隔厚度超过 15 mm;②组织多普勒、磁共振发现心尖、近心尖室间隔部位肥厚,心肌致密或间质排列紊乱。

次要标准:①35 岁以内患者,12 导联心电图 I、aVL、V4-V6 导联 ST 下移,深对称性倒置 T 波;②二维超声室间隔和左室壁厚 11～14 mm;③基因筛查发现已知基因突变,或新的突变位点,与 HCM 连锁。

排除标准:①系统疾病,如高血压病、风湿性心脏病二尖瓣病、先天性心脏病(房间隔、室间隔缺损)及代谢性疾病伴发心肌肥厚;②运动员心脏肥厚。

临床确诊 HCM 标准:符合以下任何一项者:1 项主要标准＋排除标准;1 项主要标准＋次要标准 3 即阳性基因突变;1 项主要标准＋排除标准 2;次要标准 2 和 3;次要标准 1 和 3。

(二)FHCM 诊断标准

除发病就诊的先证者以外,三代直系亲属中有两个或以上成员诊断 HCM 或存在相同 DNA 位点变异。

诊断 FHCM 依据如下:①依据临床表现、超声诊断的 HCM 患者,除本人(先证者)以外,三代直系亲属中有两个或以上被确定为 HCM 或 HCM 致猝死患者;②HCM 患者家族中,两个或以上的成员发现同一基因,同一位点突变,室间隔或左室壁超过 13 mm,青少年成员 11～14 mm;③HCM 患者及三代亲属中有与先证者相同基因突变位点,伴或不伴心电图、超声心动图异常者。符合三条中任何一条均诊断为 FHCM,该家族为 FHCM 家系。

心电图诊断标准:①在至少 2 个导联上出现 Q 波时间＞0.04 秒或深度超过其同一导联 R 波的 1/3;②Romhilt-Estes 计分方法判断为左心室肥厚≥4 分。

诊断标准如下。

(1)QRS 波幅:①肢体导联最大的 R 波或 S 波>2.0 mV;②V_1 或者 V_2 导联的 S 波>3.0 mV;③V_5 或 V_6 导联 R 波>3.0 mV。具有以上任何一项者记 3 分。

(2)出现典型的 ST-T 左心室劳损征象:ST-T 向量与 QRS 波平均向量相反:①在未合并应用洋地黄类制剂时出现记 3 分;②在合并应用洋地黄类制剂时出现记 1 分。

(3)出现左心房扩大(Vl 导联 P 波终末负电位>0.1 mV,时限>0.04 秒)时记 3 分。

(4)电轴左偏>－30°时记 2 分。

(5)QRS 波群间期>0.09 秒时记 1 分。

(6)V5 或 V6 内转折时间>0.05 秒时记 1 分。

在不存在束支传导阻滞的情况下,至少 2 个导联出现复极的异常,即 T 波的倒置。

绝大部分的 HCM 为家族性,因此患者在临床就诊时,医师一般建议患者的亲属也要到医院进行检查。肥厚型心肌病诊断与治疗 2003 年美国心脏病学会/欧洲心脏病学会专家共识中提倡对 HCM 患者的一级亲属(父母和子女)和其他的家族成员进行基因突变筛查,如果当地医院不具备基因诊断技术,也应该每年对有血缘关系的青春期的家系成员(12～18 岁)进行体格检查、12 导心电图和超声心动图检查。而对 18 岁以上的成年家系成员即使临床表现正常,也应该每 5 年进行一次检查,因为有些基因突变所导致的 HCM 在成年后发病,也就是说呈年龄依赖性。而对 12 岁以下的儿童不建议进行常规检查,除非其家族患者危险性较高或者本人从事竞技性的体育运动。通过家族筛查发现的 HCM 患者,应该每 1～1.5 年进行一次临床检查,评定其危险性,有任何不适时应随时就诊。

原发性 HCM 的临床诊断并不难,凡是原因不明的心肌肥厚,不论是全心肥大还是局限性肥大,经超声心动图、心电图、心室造影等检查证实的患者,符合上述诊断标准可诊断。心室间隔增厚与左室游离壁的厚度之比>1.3 的患者,并不一定为原发性非对称性 HCM 的必需条件。临床中可见有些高血压性心脏病患者比值>1.3,所以有人提出室间隔增厚与左室游离壁的厚度之比>1.5,甚至>1.8 时才能诊断 HCM。HCM 应和以下几种疾病相鉴别。

(1)高血压病引起的心肌肥厚:有长期的高血压病史,常伴有眼底、肾功能等动脉硬化的临床指征。心脏超声检查没有 HCM 的特征表现,尽管有少部分患者可能有心室间隔增厚与左室游离壁的厚度之比>1.3,但不伴有其他 HCM 的超声特点。目前指南认为对于 HCM 合并高血压的患者,认为有肌小节基因突变或左心室的厚度显著增厚大于 25 mm 或伴有 SAM 现象、左室流出道梗阻(LVOT)者可协助诊断肥厚型心肌病。

(2)冠心病:冠心病患者年龄多 40 岁以上,有冠心病的易患因素,如高血压病、高脂血症、长期吸烟、糖尿病等。冠心病患者的心室间隔可以增厚,很少见,但可能有室壁阶段性运动异常而且也没有 HCM 的超声心动图特征。

(3)主动脉瓣狭窄:该病为瓣膜本身受累,继发出现心肌肥厚,超声心动图可以明确病变特点及部位。

(4)心肌淀粉样变性:心肌淀粉样变性导致的心肌肥厚从传统的检查手段难以与 HCM 鉴别,但一般情况下淀粉样变性患者除心肌受累外,心外器官或者组织受累更为常见,心肌或者腹壁脂肪活检是最为可靠的确诊手段。

此外,在肥厚型心肌病的终末期,需要与扩张型心肌病相鉴别。其他如先天性心室间隔缺损、动脉导管未闭等疾病都各有特点,借助超声心动图、心电图、心导管等技术,可以和 HCM 相鉴别。

三、危险分层

预防猝死是关键。尽管 HCM 的猝死易发生于年轻人(<30 岁),但也可以发生于中年或更大年龄的患者,因此,年龄较大的患者并不能排除猝死的可能性。对所有 HCM 患者,特别是<60 岁的患者应该进行完善的、动态的危险分层评估,包括详细询问病史和家族史及体格检查、12 导联 ECG、二维超声心动图、Holter ECG 监测及运动试验。危险分层应该根据时间和临床变化动态分析。HCM 的表现如左室流出道梗阻、诱发性心肌缺血、心房颤动尽管队列分析不是猝死的独立危险因素,但可能增加某些患者的危险性。电生理检查心室程序刺激不作为 HCM 的常规检查,因为,其诱发的室性心动过速为非特异性的。实验室基因分型对患者进行危险分层,目前还未常规用于临床,在研究中心也受到很大限制。

O'Mahony 等评估了美国心脏病学会和欧洲心脏病学会及美国心脏病学会和美国心脏学会关于肥厚性心脏病危险分层和猝死预防策略,发现非持续性室性心动过速、左室极度肥厚、猝死家族史、不明原因的晕厥和运动时出现血压异常反应 5 个危险因素中,危险因素越多,猝死风险越大。

四、治疗

HCM 治疗的目标是降低疾病的危险性,缓解症状,控制并发症。

应避免劳累、情绪波动等,禁止参加竞技性的体育运动和突然的剧烈的活动,许多患者在登楼梯或者赶公共汽车时突然晕厥或猝死,这时应宜加慎。建议戒烟戒酒,饮酒往往能够使流出道梗阻加重或者激惹静息状态下没有流出道梗阻的患者出现梗阻。体形肥胖的患者应该减肥。禁止使用加强心肌收缩力的药如洋地黄类、异丙肾上腺素以及减轻心脏负荷的药物如硝酸甘油等,因能使左心室流出道梗阻加重。

非梗阻型 HCM 的治疗没有特异性,晚期心脏移植是有效的手段之一。而梗阻型的 HCM 可选择的治疗方法较多。对无症状的 HCM 患者是否用药存在分歧,部分学者主张无症状不用药。

(一)药物治疗

1.β 受体阻滞剂

β 受体阻滞剂是治疗 HOCM 的一线药物,该类药物能使心肌收缩力减弱,减缓收缩期二尖瓣前向运动和减轻流出道梗阻,减少心肌氧耗,增加舒张期心室扩张,而且能减慢心率,延长舒张期,增加心搏出量和心肌有效灌注时间,同时本身有抗心律失常作用。初始用药有效率达60%～80%。使用 β 受体阻滞剂通常从小剂量开始,根据心率、左室流出道压差逐渐调整剂量至最大耐受剂量,以能最大限度改善临床症状而又不引起心率过慢、血压过低为原则。常用的有普萘洛尔、美托洛尔等。

2.钙通道阻断剂

钙通道阻断剂是 β 受体阻滞剂的替代用药,该药阻断钙通道,减少钙内流,降低心肌收缩力,改善心肌的顺应性有利于心脏的舒张。代表药物维拉帕米。常用维拉帕米 240～480 mg/d,顿服或分次口服,可使症状长期缓解;近年来还常用硫氮䓬酮 30～60 mg,每天 3 次口服,有良好的效果。但对于严重流出道梗阻的患者使用钙通道阻断剂需要慎重。

3.抗心律失常药

主要用于控制快速室性心律失常与心房颤动，常用胺碘酮治疗，不仅能减少恶性心律失常，还可以缓解症状，使心绞痛发作减少。开始从 200 毫克/次，每天 3～4 次口服，5～7 天后心率减慢后，改为每天100～200 mg维持。另外胺碘酮也能和普萘洛尔联合使用，具有缓解心绞痛的优点，但剂量宜适当减少。

4.丙吡胺

丙吡胺为 Ia 类抗心律失常的药物，用于梗阻型 HCM 能够有效地降低流出道的压差，缓解梗阻，减轻患者的不适。日用量 300～600 mg。对于不能耐受 β 受体阻滞剂或者维拉帕米的患者，丙吡胺是有效的选择之一。在 HCM 合并房颤时，丙吡胺可与 β 受体阻滞剂合用。使用此药物时注意监测 QT 间期。丙吡胺具有较强的负性肌力作用，合并心力衰竭时慎用。HCM 患者伴前列腺肥大者不用或慎用。

5.其他

螺内酯、辛伐他汀等药物能够逆转 HCM 心肌纤维化和心肌肥厚，改善心脏功能，有可能成为治疗 HCM 的有效药物，但目前尚缺乏一定规模的临床试验支持。

(二)外科手术治疗

外科手术是治疗内科治疗无效的梗阻型 HCM 的"金"方法，治疗效果较好，病死率较低 1%～2%。适应证：药物治疗无效、症状明显、LVOT 压差静息时≥4.0 kPa(30 mmHg)或应激时≥6.7 kPa(50 mmHg)，且室间隔心肌极度肥厚、能够耐受手术。手术目的是使 LVOT 增宽，消除二尖瓣收缩期前移和间隔与二尖瓣的接触(SAM 征)，手术有效率为 70%～80%。最常用的手术方式是经主动脉途径的室间隔心肌切开或部分切除术(Morrow 术)，对于二尖瓣前叶明显冗长的患者可同时行二尖瓣前叶缝折术，以减少术后 SAM 征持续存在的可能。目前，外科治疗已经进展为"RPR"修复术式即切除-折叠-松解，对一些前室间隔上段厚度≤18 mm、手术切除易于导致室间隔穿孔或不适当的血流动力学改变者，心室腔中部梗阻、Morrow 术后仍持续有严重症状和 LVOT 梗阻者及二尖瓣本身病变伴严重二尖瓣反流(如二尖瓣脱垂)者，则需行二尖瓣置换术。手术可明显减少 LVOT 压差及二尖瓣关闭不全症状。主要并发症包括完全性房室传导阻滞、室间隔缺损和主动脉瓣反流等。

(三)经皮经腔间隔心肌消融术(PTSMA)

经皮经腔间隔心肌消融术是通过导管将乙醇注入前降支的一条或多条间隔支中，造成相应肥厚部分的心肌梗死，使室间隔基底部变薄，减轻左室流出道压差和梗阻的方法，又称乙醇消融术。到目前为止，全世界超过 3 000 例的患者接受了这种治疗措施，中短期的研究显示该方法能够有效地降低流出道压差，改善症状和增加活动耐量，但是，效果不及外科手术。我国目前有 10 数家医院能够开展此类治疗。

1.适应证

超声心动图证实符合 HOCM 的诊断标准，梗阻位于主动脉瓣下而非心室中部或其他部位，室间隔厚度≥15 mm；有明显的临床症状，如明显劳累性气短、心绞痛、晕厥等；药物治疗效果不佳，或不能耐受药物不良反应；导管测压显示 LVOT 压力阶差静息时≥6.7 kPa(50 mmHg)，或 LVOTG 静息时在 4.0～6.7 kPa(30～50 mmHg)，应激时≥9.3 kPa(70 mmHg)。若有明显晕厥(需除外其他原因)等临床症状，压差可适当放宽；心脏血管解剖适于行 PTSMA。

2.非适应证

非梗阻型肥厚性心肌病；合并必须进行心脏外科手术的疾病，如严重二尖瓣病变、冠状动脉三支病交等；无或仅有轻微临床症状，即使 LVOT 压差高亦不应进行 PTSMA 治疗；不能确定靶间隔支或球囊在间隔支固定不确切。年龄虽无限制，但原则上对年幼及高龄患者应更慎重，权衡利弊后再决定是否行 PTSMA 治疗。

PTSMA 并发症：①治疗相关死亡率在 2%～4%；②高度或三度房室传导阻，需要安装起搏器治疗，占 2%～10%；③束支传导阻滞发生率可达 50%，以右束支为主；④非控制性心肌梗死：与前降支撕裂、乙醇泄漏、注入部位不当等有关；⑤急性二尖瓣关闭不全，需要急诊外科手术治疗。

PTSMA 虽是很有潜力的治疗方法，但有关经验和长期安全性随访资料均有限。因为毕竟是造成了局部的心肌瘢痕，所以术中、术后均会有室性心律失常发生的可能，建议最好局限于一些有经验的医院和专家，以便将治疗危险性降到最低，避免造成不必要的心肌损伤和医源性心律失常。

(四)安置 DDD 型永久起搏器

植入双腔 DDD 起搏器对有严重症状的梗阻型 HCM 可能有用，但其确切的疗效仍有待证实。肥厚型心肌病诊断与治疗 2003 年美国心脏病学会/欧洲心脏病学会专家共识中仍建议把安置 DDD 型永久起搏器作为外科手术的替代措施。缓解梗阻的机制推测与心室电极放置于右心室心尖部，左室壁收缩方式发生变化，收缩时二尖瓣向室间隔移位减少所致。有研究发现，永久起搏缓解梗阻的效果与安慰组相同。因此不鼓励置入双腔起搏器作为药物难治性 HCM 患者的首选方案。

(五)心源性猝死的预防

埋藏式心脏复律除颤器(ICD)是预防 HCM 猝死最有效的治疗措施。有几项研究支持这种观点，包括一个 HCM 高危患者多中心前瞻性研究。3 年中 ICDs 在近 25%的患者中有效终止了致命性心律失常，无论左室肥厚的特点如何。置入 ICD 每年有 11%用于二级预防，约 5%用于一级预防。初次适时放电的平均年龄为 40 岁，为较年轻的 HCM 患者，有 1/4 发生于致命性心律失常。临床上推荐有一个或多个危险因素的患者预防性安装 ICD(如有猝死家族史的患者)，作为一级预防。有些调查(大多在欧洲)存在局限性，在考虑安装 ICD 前，患者需要具备 2 个或 2 个以上危险因素。然而，许多尚不够安装 ICD 指征的仅有一个危险因素的 HCM 患者但仍然存在猝死的危险性。如 LV 显著肥厚(≥30 mm)，即使没有严重心律失常，仍是未来发生猝死的独立危险因素。对于这样的患者临床上需要慎重考虑。

目前发现 β 受体阻滞剂、钙通道阻滞剂和 I-A 类抗心律失常药(如奎尼丁、普鲁卡因胺)对预防猝死无效。小剂量胺碘酮能有效改善 HCM 患者的生存率，但是应该监测药物的毒性作用。

(赵文义)

第二节　扩张型心肌病

扩张型心肌病(dilated cardiomyopathy，DCM)以左心室或双心室扩张并伴收缩功能受损为特征。可以是特发性、家族性(或)遗传性、病毒性和(或)免疫性、酒精性(或)中毒性或虽伴有已知的心血管疾病但其心肌功能失调程度不能用异常负荷状况或心肌缺血程度来解释。组织学检查无特异性。常表现为进行性心力衰竭、心律失常、血栓栓塞、猝死,且可发生于任何阶段。以中年男性多见,男女比为 2.5∶1,年发病率为(6～10)/10 万。

一、病因与发病机制

大多数患者病因不明。扩张型心肌病可能代表着由各种迄今尚未确定的因素所导致心肌损害的一种共同表现。尽管病因尚未阐明,但主要的可能机制包括有家族遗传性、病毒感染以及免疫异常。另外,心肌能量代谢紊乱、交感-肾上腺素能系统以及肾素-血管紧张素系统功能紊乱等可能都与扩张型心肌病的发生发展有关。病毒感染在扩张型心肌病的发生机制中占有较重要地位,业已发现病毒性心肌炎可以演变为扩张型心肌病。1/5 患者在 DCM 发生之前患过严重的流感综合征,并在部分患者心肌活检标本中检测到病毒颗粒,同时发现该组患者柯萨奇病毒抗体滴度明显高于健康人。在动物实验中,以肠道病毒感染小鼠引起病毒性心肌炎伴有持久的免疫功能异常,最后发展形成 DCM。急性病毒性心肌炎患者经长期随访,有 6%～48% 可转变为 DCM。不少临床诊断 DCM 患者,心内膜心肌活检发现心肌炎的证据。由病毒性心肌炎发展为 DCM 的过程是一个心肌重塑的过程,涉及多种细胞膜蛋白、胞质钙超载和核蛋白的调节失控。有作者认为,在病毒性心肌炎向 DCM 发展的过程中,微循环痉挛发挥了重要作用,内皮细胞感染或免疫损伤导致微血管功能异常,反复的微循环痉挛引起心肌骨架蛋白的溶解,心肌细胞减少,最终导致心力衰竭。病毒性心肌炎向 DCM 发展的确切机制尚未阐明。也有学者认为,DCM 和病毒性心肌炎是同一病理过程中的不同阶段。

(1)病毒感染:在扩张型心肌病患者中已发现体液免疫和细胞免疫功能异常。自身抗体介导的免疫反应在分子水平引起心肌细胞功能紊乱,可能是扩张型心肌病发生、发展的重要机制。扩张型心肌病患者体内可以检出多种自身抗体。

(2)免疫异常:目前,能在患者血清中检测到与 DCM 相关的自身抗体有抗肌凝蛋白抗体、抗线粒体腺苷载体(ATP/ADP 载体)抗体、抗 M_7 抗原抗体、抗 α 酮戊二酸脱氢酶支链复合物抗体、抗 β 受体(β-AR)抗体、抗 M_2 受体(M_2R)抗体等,抗内皮细胞抗体、抗核抗体和抗心肌纤维抗体也与 DCM 有关。细胞免疫紊乱可能也参与扩张型心肌病的发病过程。有研究显示,扩张型心肌病患者存在细胞毒性 T 细胞、抑制性 T 淋巴细胞和自然杀伤细胞等各种 T 细胞功能异常。流行病学调查发现扩张型心肌病有家族聚集性,但比肥厚型心肌病少见。Abelmann 等根据多个家族性 DCM 的研究认为 DCM 遗传方式有以下三种:①常染色体显性遗传,其特点是有近 50% 的外显率,家族中可能有一半成员患 DCM,男女患病率相似;②常染色体隐性遗传,特点是家族成员中很少或没有人患 DCM,发病可能与环境因素如病毒感染关系密切;③X-染色体伴性遗传,特点是家族中女性成员携带 DCM 相关基因但不发病,患病者均为男性。目前应用分子遗传学技术发现 DCM 发病与基因异常密切相关。应用免疫组化技术检测 DCM 患者的心肌组织,发现有胎儿型肌凝蛋白重链的重新表达,提示胎儿型肌凝蛋白的重新表达与 DCM 发病有关。心肌病动物模型中某些原癌基因如 c-myc 表达增加,可能与心肌病发病有关。线粒体 DNA(mtDNA)是人体内唯一的核外 DNA,编码呼吸链的 13 种酶的亚单位。DCM 时 mtDNA 异常,心肌内 ATP 酶含量及活性下降,导致能量代谢障碍,从而引发心功能不全。

与疾病关联的特定人类白细胞抗原(HLA)型别作为遗传易感性标志,可反应特定个体对疾病的易感状态。近年来，人白细胞抗原（HLA）多态性被认为是DCM发生发展的独立危险因素。已有报道DCM患者HLA-B_{27}、HLA-A_2、HLADR_4、HLA-DQ_4、HLA-DQW_4、HLA-DQ_8表达增加，而HLADRW_6表达明显减低。

（3）遗传因素：能量代谢是维持心肌细胞结构完整和功能正常的重要支柱。心肌细胞在病理状态下线粒体内Ca^{2+}超载以及氧自由基产生过多，导致线粒体损伤，从而损害氧化磷酸化过程，ATP生成障碍。近来报道，心肌病心肌线粒体DNA缺失和突变，其编译相应氧化还原酶的结构和功能异常导致心肌能量代谢紊乱。

（4）心肌能量代谢紊乱。

（5）交感-肾上腺素能系统、肾素-血管紧张素系统及其受体、受体后信号通路的改变可能也参与DCM的发病过程。

二、诊断

（一）临床表现特点

本病起病缓慢，多在临床症状明显时方就诊。最突出的症状是左心衰竭的症状，如胸闷、气促甚至端坐呼吸。疲乏、无力也很常见。右心衰竭属晚期表现，可能提示更差的预后。部分患者有胸痛症状，可能提示合并有缺血性心脏病，也可能与DCM时冠状微血管扩张储备能力降低有关。胸痛也可继发于肺栓塞。

体格检查可有心尖冲动外移、心脏浊音界扩大、心音低钝。第二心音往往呈正常分裂，但当存在左束支传导阻滞时，第二心音也可呈逆分裂。若有肺动脉高压，则第二心音的肺动脉成分增强。收缩期前奔马律（S_4）几乎普遍存在，且往往在明显的充血性心力衰竭之前就已出现。心脏功能一旦失代偿，则通常都会存在室性奔马律（S_3）。如同时伴有心动过速，则可闻及重叠性奔马律。收缩期杂音常见，多为二尖瓣反流引起，也可见于三尖瓣反流。收缩压通常正常或偏低，脉压小。左心衰竭严重时可出现交替脉。右心衰竭时可见颈静脉怒张、肝脏充血性肿大并有搏动、下肢水肿，严重时可出现腹水。来自左心房、左心室的血栓脱落所造成的体循环栓塞以及由下肢静脉系统来源的血栓所造成的肺栓塞可出现相应的症状与体征。约有10％患者心力衰竭时血压升高，心力衰竭控制后血压可正常。

（二）辅助检查

1.超声心动图（UCG）

UCG可提供形态学和血流动力学信息，对DCM的诊断和鉴别具有重要价值，可排除心包疾病、瓣膜病、先天性心脏病和肺源性心脏病等。DCM超声心动图的典型特征可以概括为“一大、一小、一薄、一弱”，即心脏扩大、二尖瓣开放幅度小、心室壁变薄、心室壁运动普遍减弱。心脏扩大可以表现为全心扩大，尤以左心室、左心房扩大最为常见，并伴心室收缩功能普遍减弱，收缩或舒张期心室容量增加，室壁厚度可正常、增厚或变薄，但其增厚率降低，二、三尖瓣可因心室显著扩大、瓣环扩张和乳头肌移位而发生相对性关闭不全伴反流。另外也可见心腔内附壁血栓，多发生于左室心尖部。UCG还可以测定左心室射血分数（LVEF）、左心室内径缩短率、左心室舒张功能以及肺动脉高压等。收缩期末室壁厚度、LVEF与预后有关，室壁越薄、LVEF越低，预后越差。UCG也有助于扩张型心肌病与缺血性心肌病的鉴别诊断。年龄＞50岁，室壁局限性变薄及节段性运动异常，并伴有主动脉瓣区退行性病变，有利于缺血性心肌病的诊断；而年龄较轻，心脏普遍增大，伴多瓣膜反流、右心增大、室壁运动弥漫性减弱则有利于DCM诊断。DCM左心室呈“球形”改变，心尖部心肌不变薄，收缩期可见内缩运动，室壁运动弥漫性减低，二尖瓣与室间隔之间的间距明显增大；而缺血性心肌病则左心室呈“圆拱门形”改变，心尖圆钝变薄且搏动明显减弱，室壁节段性运动减弱及主动脉内径增宽为其特征表现。

2.放射性核素显像

其主要包括心血池动态显影和心肌血流灌注显像。心血池动态显影可测定心室腔大小、心室收缩功能、射血分数和局部射血分数，也可观察室壁运动情况。心肌血流灌注显像可用以了解心肌局部血流灌注情况和缺血程度，判断心肌病变部位的形态、范围和程度。DCM 放射性核素心血池显影主要特征为：心腔明显扩大，尤以左心室腔扩大显著；心腔容量增加，心腔扩大呈舒张状态，形成球形或椭圆形；室壁运动普遍减弱，整体射血分数及各节段局部射血分数均下降，心室相角程增大；DCM 放射性核素心肌血流灌注显像则可见多节段性花斑状改变或节段性减低。

3.心电图

DCM 的心电图表现以多样性、复杂性而又缺乏特异性为特征。可有左室、右室或双侧心室肥大，也可有左房、右房或双侧心房肥大，可有 QRS 低电压、ST 段压低及T 波低平或倒置，少数病例有病理性Q 波。DCM 患者出现病理性 Q 波提示病情较重，病死率明显高于无病理性 Q 波者。可见各种心律失常，以室性心律失常、房颤、房室传导阻滞以及束支传导阻滞多见。动态心电图监测可发现 90％的患者有复杂性心律失常，如多源性室性期前收缩、成对室性期前收缩或短阵室速。

4.X 线检查

病程早期可无变化，随着病情的发展，显示不同程度的心影扩大，心胸比例大于 0.5，心脏搏动减弱，肺淤血征。也可见胸腔积液、心包积液。

5.CT 检查

可见左心室、室间隔和游离壁均变薄，左心室腔明显扩张，致使室间隔凸出向右心室流出道而表现出右心室梗阻，即 Bernheim 综合征。少数情况以左心房或右心室增大为主。有时也可见到心脏内有充盈缺损的附壁血栓。也可测出心肌重量和左室容量增加。亦可见到胸腔积液、心包积液以及肺栓塞的表现。

6.磁共振成像(MRI)

MRI 可对心肌病患者的心脏结构提出可靠的、可重复的定量信息。DCM 患者行 MRI 检查可见左、右心室扩大，左心室壁厚度通常正常且均匀一致，左室重量增加。MRI 对心室容量、心室壁厚度以及重量的定量检查准确，重复性好，可用于治疗效果的评价。

7.心导管和心血管造影检查

只对经过选择的扩张型心肌病患者(如主诉有胸痛并怀疑有缺血性心脏病可能的患者)行心导管检查，常可显示左室舒张末压、左房压以及肺动脉楔压增高。中等程度的肺动脉高压常见。重症病例可出现右室扩张、右心衰竭，心导管检查可见右室舒张末压、右房压以及中心静脉压升高。左室造影可证实左室腔扩大，伴有室壁运动弥漫性减弱，射血分数降低，收缩末期容积增大。有时可见左室腔内附壁血栓，表现为左室腔内充盈缺损。二尖瓣反流也可见到。冠脉造影常呈现正常血管影像，但是冠状动脉扩张能力可以受损，这可能与某些病例左室充盈压显著升高有关。对于心电图显示有病理性 Q 波的患者或在非侵入性检查中发现局限性或节段性室壁运动异常的患者，冠脉造影有助于区分病理性 Q 波以及局限性或节段性室壁运动异常究竟是由心肌梗死所致，还是继发于 DCM 广泛局灶性心肌纤维化。

8.心内膜心肌活检(EMB)

EMB 可见心肌细胞肥大、变性、间质纤维化等。目前认为，由于 DCM 的心肌组织病理改变缺乏特异性，EMB 对 DCM 的诊断价值有限。但 EMB 仍具有组织形态学诊断价值，有助于与特异性(继发性)心肌病和急性或慢性心肌炎的鉴别诊断。对 EMB 标本行免疫组化、聚合酶链反应(PCR)或原位杂交等分子生物学检测，有助于感染病因的诊断以及特异性细胞异常的基因分析。

9.抗体检测

EMB 的有创性以及至今尚未找出可用于建立 DCM 诊断或明确其病因的免疫组化、形态结构或生物学标志，均使其应用于临床受到限制而难以推广。以 ELISA 法检测 DCM 患者血清中抗心肌抗体，如抗心肌线粒体 ADP/ATP 载体抗体、抗肌球蛋白抗体、抗 β_1 受体抗体、抗 M_2-胆碱能受体抗体对扩张型心肌病的诊断具有较高的特异性和敏感性。抗 ADP/ATP 载体抗体敏感性 52%～95%、特异性 95%～100%，抗肌球蛋白重链抗体敏感性 44.4%、特异性 96.4%，抗 β 肾上腺素受体抗体敏感性 30%～64%、特异性 88%，抗 M_2-胆碱能受体抗体敏感性 38.8%、特异性92.5%。检测 T 淋巴细胞亚群和细胞因子，如 IL-1、IL-2、IL-6、INF-γ、TNF，了解患者的免疫调节功能。Th/Ts 比值上升，提示易患自身免疫疾病。检测淋巴细胞 HLA 表型，了解患者的免疫基因和遗传易感性。

10.血清肌钙蛋白

另外，血清肌钙蛋白是诊断心肌损伤的高敏感性、高特异性心肌损伤指标。已有研究表明，DCM 病程中血清肌钙蛋白(cTn)T 或 I、CK-MB 增高常提示预后不良。也有研究显示，DCM 患者血清 cTnT、cTnI 值均明显高于正常人，表明对疑诊 DCM 患者测定血清 cTnT、cTnI 有助于 DCM 的临床诊断。

(三)诊断注意事项

特发性(原发性)DCM 是一种原因不明的心肌病，其主要特征是心脏扩大和心肌收缩功能减低。起病隐匿，早期可表现为心室扩大，可有心律失常，静态时射血分数正常，运动后射血分数降低，然后逐渐发展为充血性心力衰竭。

中青年人出现心力衰竭、心律失常或心脏扩大者应考虑有心肌病的可能，通过病史、体检和有关的辅助检查等方法，若无风湿性、高血压性、先天性、冠状动脉性、肺源性心脏病或心包疾病证据，应考虑为心肌病。诊断时须仔细与下列心脏病进行鉴别。心肌病亦可有二尖瓣或三尖瓣区收缩期杂音，但一般不伴舒张期杂音，且在心力衰竭时较响，心力衰竭控制后减轻或消失，风湿性心脏病则与此相反。心肌病时常有多心腔同时扩大，不像风湿性心脏病以左房、左室或右室为主。超声心动图检查有助于区别。

1.风湿性心脏病

心肌病时心尖冲动向左下方移位，与心浊音界的左外缘相符；心包积液时心尖冲动常不明显或处于心浊音界左外缘之内侧。二尖瓣或三尖瓣区收缩期杂音，心电图上心室肥大、异常 Q 波、各种复杂的心律失常，均提示心肌病。超声心动图有助于鉴别。

2.心包积液

心肌病可有暂时性高血压，但舒张压多不超过 14.7 kPa(110 mmHg)，且出现于急性心力衰竭时，心力衰竭好转后血压下降。眼底、尿常规、肾功能正常。

3.高血压性心脏病

中年以上患者,有高血压、高血脂或糖尿病等易患因素,室壁活动呈节段性异常者有助于冠心病的诊断。冠脉造影可确诊。

4.冠心病

多数具有明显的体征,心导管检查和超声心动图检查可明确诊断。

5.先天性心脏病

全身性疾病如系统性红斑狼疮、硬皮病、血色病、淀粉样变性、糖原累积症、神经肌肉疾病等都有其原发病的表现可资区别。

6.特异性心肌病

中华医学会心血管病学分会、中国心肌病诊断与治疗建议工作组提出的扩张型心肌病的诊断参考标准如下。

(1)临床表现为以左室、右室或双心腔扩大和收缩功能障碍等为特征,导致左室收缩功能降低、进行性心力衰竭、室性和室上性心律失常、传导系统异常、血栓栓塞和猝死。DCM 是心肌疾病的常见类型,是心力衰竭的第三位原因。

(2)DCM 的诊断标准:①临床常用左心室舒张期末内径(LVEDd)>50 mm(女性)和>55 mm(男性);②LVEF<45%(或)左心室缩短速率(FS)<25%;③更为科学的是 LVEDd >27 mm/m²,体表面积(m²)=0.006 1×身高(cm)+0.012 8×体重(kg)-0.152 9,更为保守的评价方法是 LVEDd 大于年龄和体表面积预测值的 117%,即预测值的 2 倍标准差(SD)+5%。临床上主要以超声心动图作为诊断依据,X 线胸片、心脏同位素、心脏计算机断层扫描有助于诊断,磁共振检查对于一些心脏局限性肥厚的患者,具有确诊意义。

(3)在进行 DCM 诊断时需要排除引起心肌损害的其他疾病,如高血压、冠心病、心脏瓣膜病、先天性心脏病、酒精性心肌病、心动过速性心肌病、心包疾病、系统性疾病、肺源性心脏病和神经肌肉性疾病等。

三、治疗

目前对 DCM 尚缺乏有效而特异的治疗手段,因而临床上对其治疗的主要目标即在于改善症状、预防并发症和阻止或延缓病情进展、提高生存率,包括抗心力衰竭、抗心律失常及预防血栓栓塞的抗凝治疗等并发症的治疗。对积极的内科治疗无效者,可考虑非药物治疗。

(一)一般治疗

适当休息可减轻心脏负荷,改善重要脏器的供血,有利于水肿消退和心功能改善。休息的方式和时间应视病情而定。重度心力衰竭患者应完全卧床休息,心功能改善后应及早开始活动,以不加重症状为前提逐渐增加活动量。患者的饮食以高蛋白、富含维生素并且容易消化的食物为主。水肿的患者应适当限制钠盐的摄入。适当控制体重也可以减轻心脏的负荷,戒烟酒、防治呼吸道感染均是重要的基础治疗措施。

(二)控制心力衰竭

心力衰竭是 DCM 的主要临床表现。近年来,慢性充血性心力衰竭治疗的主要进展就体现在对扩张型心肌病心力衰竭的治疗。迄今为止,已有 39 个应用治疗的临床试验结果证明可以提高患者生活质量,并可使死亡危险性下降 24%,同时还发现不管何种病因所导致的心功能改变,不论轻、中、重,也无论年龄、性别均因而受益。临床实践中,慢性心功能不全患者不论是收缩性抑或舒张性心功能不全均应使用，有或无症状心功能不全，除非患者不能耐受或存在禁忌证；使用时小剂量开始，逐步增量，达到合适剂量，长期维持治疗。一般每隔 3～7 天剂量倍增 1 次，剂量调整的快慢取决于每个患者的临床情况。对 ACEI 曾有致命性不良反应的患者（如有血管神经性水肿）、无尿性肾衰竭患者或妊娠妇女绝对禁用 ACEI。以下情况

1.血管紧张素转化酶抑制剂（ACEI）

须慎用 ACEI：①双侧肾动脉狭窄；②血肌酐水平显著升高[＞225.2 μmol/L（3 mg/dL）]；③高血钾（＞5.5 mmol/L）；④低血压[收缩压＜12.0 kPa（90 mmHg）]，低血压患者须经其他处理，待血流动力学稳定后再决定是否应用 ACEI。β 受体阻滞剂是治疗 DCM 慢性心力衰竭的标准用药之一。大型临床试验如美托洛尔控释剂/缓释剂干预充血性心力衰竭试验（MERIT-HF）、比索洛尔心功能不全研究Ⅱ（CIBISⅡ）、美国卡维地洛治疗心力衰竭研究（US carvedilol heart failure study）、卡维地洛前瞻性随机累积生存试验（COPERNICUS）均证明，β 受体阻滞剂是治疗慢性心力衰竭的有效药物。β 受体阻滞剂成功地用于慢性心力衰竭的治疗正是心力衰竭的治疗从短期的血流动力学措施转为长期的修复性策略的具体体现。目前用于治疗慢性心力衰竭的 β 受体阻滞剂有：美托洛尔、比索洛尔、卡维地洛等。

β 受体阻滞剂治疗慢性心力衰竭的可能机制有：①上调心肌 β 受体密度与活性；②防止儿茶酚胺的毒性作用；③抑制肾素-血管紧张素-醛固酮系统的激活；④抗心律失常作用；⑤扩张冠状动脉，增加冠脉血流量；⑥减慢心率，延长舒张期时间，改善心内膜供血；⑦防止或减轻心室重塑；⑧抗氧化；⑨促使心肌能量代谢由游离脂肪酸代谢向糖代谢转化等。

所有慢性收缩性心力衰竭，NYHA 心功能Ⅱ～Ⅲ级患者，LVEF＜40％，病情稳定者，均必须应用 β 受体阻滞剂，除非有禁忌证或不能耐受。NYHA 心功能Ⅳ级患者，需病情稳定（4 天内未静脉用药、已无液体潴留、体重恒定）后，在严密监护下应用。一般在血管紧张素转换酶抑制和利尿剂应用基础上加用 β 受体阻滞剂，从小剂量开始（美托洛尔 12.5 mg/d、比索洛尔 1.25 mg/d、卡维地洛 3.125 mg/d，每天 2 次），2～4 周剂量倍增，达最大耐受剂量或目标剂量后长期维持。症状改善常在治疗 2～3 个月才出现，即使症状不改善，亦能防止疾病的进展。β 受体阻滞剂的禁忌证有：支气管痉挛性疾病，心动过缓（心率＜60 次/分），二度及二度以上房室传导阻滞（除非已安装起搏器），明显液体潴留、需大剂量利尿者。

2.β 受体阻滞剂

与 ACEI 不同，可阻断经 ACE 和非 ACE 途径产生的Ⅱ与 1 受体 AngⅡ结合。因此，理论上此类药物对 AngⅡ不良作用的阻断比 ACEI 更直接、更完全。应用 ARB 后，血清 AngⅡ水平上升与 2 型 AngⅡ受体结合增加，可能发挥有利的效应。ARB 对缓激肽的代谢无影响，因此不能通过提高血清缓激肽浓度发挥可能对心力衰竭有利的作用，但也不会产生可能与之有关的咳嗽不良反应。大型临床试验如 ELITE、ELITEⅡ、Val-HeFT、CHARM 等证实了 ARB 治疗慢性心力衰竭的有效性，但其效应是否相当于或是优于 ACEI 尚未定论，当前仍不宜以 ARB 取代 ACEI 广泛用于心力衰竭治疗。未应用过 ACEI 和能耐受 ACEI 的心力衰竭患者，仍以 ACEI 为首选。ARB 可用于不能耐受 ACEI 不良反应的心力衰竭患者，如有咳嗽、血管神经性水肿时。ARB 和 ACEI 相同，亦能引起低血压、高血钾及肾功能恶化，应用时仍需小心。心力衰竭患者对 β 受体阻滞剂有禁忌证时，可 ARB 与 ACEI 合用。

3.醛固酮拮抗剂

醛固酮（Ald）除引起低镁、低钾外，可激活交感神经，增加 ACE 活性，升高 AngⅡ水平，并降

低副交感神经活性。更重要的是，Ald 有独立于 AngⅡ和相加于 AngⅡ的对心脏结构和功能的不良作用。人类发生心力衰竭时，心室醛固酮生成及活化增加，且与心力衰竭严重程度呈正比。因而，Ald 促进心室重塑，从而促进心力衰竭的发展。心力衰竭患者短期应用 ACEI 时，可降低 Ald 水平，但长期应用时，血 Ald 水平却不能保持稳定、持续的降低，即所谓"醛固酮逃逸现象"。因此如能在 ACEI 应用基础上加用 Ald 拮抗剂，能进一步抑制 Ald 的有害作用，获益可能更大。RALES(randomized aldactone evaluation study)试验显示，对于缺血性或非缺血性心肌病伴重度心力衰竭(近期或目前为 NYHA 心功能Ⅳ级)患者，在常规治疗基础上加用螺内酯(最大剂量 25 mg/d)，可以降低心力衰竭住院率和总死亡率。根据上述结果建议，对近期或目前为 NYHA 心功能Ⅳ级心力衰竭患者，可考虑应用小剂量的螺内酯 20 mg/d。EPHESUS 实验证明，新型 Ald 拮抗剂依普利酮对心肌梗死后心力衰竭安全有效。如恰当使用，利尿剂仍是治疗心力衰竭的基石。所有心力衰竭患者，有液体潴留的证据或原先有过液体潴留者，均应给予利尿剂。NYHA心功能Ⅰ级患者一般不需应用利尿剂。应用利尿剂后心力衰竭症状得到控制，临床状态稳定，亦不能将利尿剂作为单一治疗。一般应与 ACEI 和 β 受体阻滞剂联合应用。氯噻嗪适用于轻度液体潴留、肾功能正常的心力衰竭患者，如有显著液体潴留，特别当有肾功能损害时，宜选用袢利尿剂如呋塞米。利尿剂通常从小剂量开始(氢氯噻嗪 25 mg/d，呋塞米 20 mg/d)逐渐加量，氯噻嗪 100 mg/d 已达最大效应，呋塞米剂量不受限制。一旦病情控制(肺部啰音消失，水肿消退，体重稳定)，即可以最小有效量长期维持，一般无须限期使用。在长期维持期间，仍应根据液体潴留情况随时调整剂量。每天体重的变化是最可靠的监测利尿剂效果和调整利尿剂剂量的指标。利尿剂用量不当有可能改变其他治疗心力衰竭药物的疗效和不良反应。如利尿剂用量不足致液体潴留可减 AECI 的疗效和增加 β 受体阻滞剂治疗的危险。反之，剂量过大引起血容量减少，可增加 ACEI 和血管扩张剂的低血压反应及 ACEI 和 AngⅡ受体阻滞剂出现肾功能不全的危险。在应用利尿剂过程中，如出现低血压和氮质血症而患者已无液体潴留，则可能是利尿过量、血容量减少所致，应减少利尿剂剂量。如患者有持续液体潴留，则低血压和氮质血症很可能是心力衰竭恶化，终末器官灌注不足的表现，应继续利尿，并短期使用能增加肾灌注的药物如多巴胺或多巴酚丁胺。出现利尿剂抵抗时(常伴有心力衰竭恶化)，可用以下方法：①静脉给予利尿剂，如呋塞米持续静脉滴注。②2 种或 2 种以上利尿剂联合应用。③应用增加肾血流的药物，如短期应用小剂量的多巴胺或多巴酚丁胺[2～5 μg/(kg・min)]。

4.利尿剂

大型临床试验(digitalis investigation group trial，DIG)证实，地高辛能够改善心力衰竭患者的运动耐量和左室功能，降低心力衰竭住院率，对死亡率的影响是中性的，是正性肌力药中唯一的长期治疗不增加死亡率的药物。DCM 心力衰竭时地高辛使用剂量宜适当减小。

非洋地黄正性肌力药物不改善患者的远期预后，不主张对慢性心力衰竭患者长期、间歇静脉滴注此类正性肌力药。

5.洋地黄

在 DCM 心力衰竭病情危重期间、心脏移植前的终末期心力衰竭、心脏手术后心肌抑制所致的急性心力衰竭以及难治性心力衰竭可考虑短期使用非洋地黄正性肌力药物如多巴酚丁胺或米力农支持 3～5 天，渡过危重期。推荐剂量：多巴酚丁胺 2～5 μg/(kg・min)静脉滴注，米力农 50 μg/kg负荷量静脉推注，继以 0.375～0.750 μg/(kg・min)静脉滴注。

(三)钙通道阻滞剂

由于缺乏支持钙通道阻滞剂有效性的证据,这类药物不宜用于心力衰竭的治疗。有部分研究提示,地尔硫䓬能够改善 DCM 患者的心功能和运动耐力,可能适合于 DCM 的早期干预治疗。然而,有关钙离子拮抗剂用于治疗扩张型心肌病的问题仍属探索的范畴。

(四)抗心律失常治疗

在采用抗心律失常治疗之前,首先应加强对心力衰竭的治疗,消除引起心律失常的一些诱因,如缺氧、心肌缺血、水电解质酸碱平衡紊乱(尤其是低血钾、低血镁)、交感神经和肾素-血管紧张素-醛固酮系统的激活等。DCM 心律失常的治疗应认真权衡利弊,大部分抗心律失常药物并不能提高患者的生存率,相反有致心律失常的危险,并有负性肌力作用。因此在选用抗心律失常药物时应充分注意药物对生存率的影响,不宜把心律失常的抑制作为治疗的最终目标。

Ⅱ类抗心律失常药物 β 受体阻滞剂、Ⅲ类抗心律失常药物胺碘酮可降低心律失常死亡率,可以选用于各种快速性心律失常如房性心动过速、心房颤动、频发室性期前收缩以及室速。而Ⅰ类抗心律失常药物可增加死亡率,尽量避免使用。尽管对于短阵室速患者可以短期静脉应用Ⅰ类抗心律失常药物中的利多卡因,但仍以选用胺碘酮为佳。对于顽固性室速患者,应选用胺碘酮或采用射频消融治疗。新型Ⅲ抗心律失常药物如伊布利特、多非利特的疗效并不优于胺碘酮。室性心律失常引起明显血流动力学障碍时,必须立即予以电复律。发作持续性室速、室颤引起晕厥或心搏骤停的患者需要考虑安装 ICD。DCM 患者同时有左室功能降低和频繁发作的非持续性室速的患者,猝死危险增大。对于具有室速或室颤的左室功能受损患者,植入 ICD 可能是可取的。在一项大规模的前瞻性研究中,左室功能降低和频繁发作非持续性室速者占研究人群的 10%,植入 ICD 者的生存率高于经验性胺碘酮治疗者。

(五)抗凝治疗

DCM 伴心力衰竭时,心室内血流淤滞,易发生周围动脉栓塞及肺栓塞。尽管抗凝剂对 DCM 伴心力衰竭者的实际效果尚缺乏临床对照实验的证实,但对这类患者仍推荐使用抗凝剂。对于 DCM 合并心房颤动或以前有缺血性卒中的患者,如无特殊的抗凝剂使用禁忌证,即使从临床或超声心动图上均未发现血栓形成的直接证据,也应进行抗凝治疗。一般选用华法林 1～3 mg,每天 1 次,使凝血酶原时间延长 1～1.5 倍,国际标准化比值(INR)在 2.0～3.0。

(六)改善心肌代谢

有的 DCM 发病与心肌能量代谢障碍有关,DCM 发生后也存在一定程度的心肌能量代谢紊乱。适当应用改善心肌能量代谢的药物,可能有助于 DCM 病情的稳定和改善。根据临床情况可以选用辅酶 Q_{10}、辅酶 A、三磷酸腺苷(ATP)、肌苷、维生素 C、极化液、1,6-二磷酸果糖(FDP)、磷酸肌酸、曲美他嗪等。

(七)肾上腺皮质激素

肾上腺皮质激素不宜常规应用。有人认为,心肌活检或核素心肌扫描证实心肌有炎性渗出改变者,应用肾上腺皮质激素可使炎性病灶减轻或消退,有利于改善心功能;合并急性左心衰竭者,短时间使用大剂量肾上腺皮质激素,有利于控制心力衰竭。

(八)免疫调节治疗

近年来,国内外有学者应用免疫调节剂如干扰素治疗 DCM 取得了良好效果,可使患者血清肠道病毒 RNA、抗 β 受体抗体、抗 M_2 受体抗体明显下降,提高 LVEF,改善心功能,降低顽固室性心律失常和反复心力衰竭的发生率。然而其确切疗效尚有待更多临床试验的验证。

(九)其他药物

包括钙离子增敏剂、重组人生长激素(rhGH)、甲状腺素、利钠利尿肽等。已有几项临床试验证明钙离子增敏剂如左西孟旦、利钠利尿肽对充血性心力衰竭有效。由于这些制剂在临床上使用的时间很短,还需要更深入的研究。

(十)其他治疗措施

其他包括心室再同步化治疗、外科治疗(心脏移植、动力性心肌成形术、部分左心室切除术、心室辅助系统和人工心脏)、心肌干细胞移植等。

DCM 的病程长短各异,一旦发生充血性心力衰竭则预后不良。死亡原因多为心力衰竭、严重心律失常和血栓栓塞,不少患者猝死。以往认为症状出现后 5 年生存率在 40%左右,近年来,随着治疗手段的进步,存活率有明显提高。对预后影响不良的因素有:①年龄>55 岁;②心胸比例>0.55;③明显心力衰竭,心脏指数<2.5 L/(min • m^2),左室舒张末压>2.7 kPa(20 mmHg),LVEF<0.30,肺动脉楔压(PCWP)>2.7 kPa(20 mmHg);④心脏重量/容积比减少;⑤血浆肾上腺素、心房利钠肽、肾素水平增高,心肌活检示有明显的组织学异常;⑥左室内传导阻滞、复杂性室性心律失常。

(赵文义)

第三节 限制型心肌病

一、概述

限制型心肌病(RCM)是以心肌僵硬度增加导致舒张功能异常为特征,表现为限制性充盈障碍的心肌病。

RCM 准确的发病率未知,但是,可能是较少见的类型,RCM 可以是特发、家族性或者系统性疾病的表现,特别是淀粉样变,结节病,类癌心脏病,硬皮病和蒽环类药物的毒性。家族性 RCM 常呈常染色体显性遗传,有些为 TNI 基因突变,有些是其他基因突变。结蛋白基因突变引起的家族性 RCM 常常合并传导阻滞和骨骼肌受累。常染色体隐性遗传很少见,如 HFE 基因突变引起的血色病或糖原贮积病,或 X-连锁遗传引起的安德森-法布里病。RCM 也可以由心内膜病变引起,如纤维化、弹力纤维增生症及血栓形成损害了舒张功能。这些疾病可以进一步分类,如嗜酸粒细胞增多心内膜心肌疾病,心内膜心肌纤维化,感染、药物和营养因素造成的称为获得性心内膜心肌纤维化。

二、临床特征和辅助检查

限制性心肌病的特征包括双房扩大,心室不大或缩小,室壁厚度正常,心室舒张功能异常。其临床表现无特异性,可有呼吸困难、心悸、乏力,严重者还会出现水肿、端坐呼吸、少尿及消化道淤血的症状。体格检查可见血压偏低、脉压小、颈静脉怒张、Kussmaul 征阳性(吸气时静脉压升高)。心脏浊音界扩大、心律失常、可闻第三心音、第四心音。当合并有二、三尖瓣关闭不全时,常会听到二、三尖瓣收缩期反流性杂音。双肺可闻湿啰音。肝脏肿大,有时会有腹水。双下肢水肿。

(一)心电图

可见低电压、ST-T改变、异常Q波等。可出现各种心律失常包括:窦性心动过速、心房颤动、心房扑动、室性期前收缩、束支传导阻滞等改变。

(二)X线

可见到心房扩大和心包积液导致的心影扩大,少数可见心内膜钙化影。并可显示肺淤血和胸腔积液的情况。合并右心房扩大者心影可呈球形。

(三)超声心动图

常见双心房明显扩大,心室壁厚度正常或增厚,有时可见左心室心尖部内膜回声增强,甚至血栓使心尖部心腔闭塞。多普勒血流图可见舒张期快速充盈突然中止;舒张中、晚期心室内径无继续扩大,A峰减低,E/A比值增大。

(四)心导管检查

这是鉴别RCM和缩窄性心包炎的重要方法。半数病例心室压力曲线可出现与缩窄性心包炎相似的典型“平方根”形改变和右心房压升高及Y谷深陷。但RCM患者左、右心室舒张压差值常超过0.7 kPa(5 mmHg),右心室收缩压常>6.7 kPa(50 mmHg)。左室造影可见心室腔缩小,心尖部钝角化,可有附壁血栓及二尖瓣关闭不全。左室外形光滑但僵硬,心室收缩功能基本正常。

(五)心脏磁共振(CMR)

这是鉴别RCM和缩窄性心包炎最准确的无创伤性检查手段。RCM典型的CMR表现为心房增大,心室正常,心脏轮廓正常。相反,慢性缩窄性心包炎心腔呈管状或向内缩陷。RCM的心室肌常常增厚,但是,慢性缩窄性心包炎则正常。RCM心包正常,但是,缩窄性心包炎心包常常增厚。缩窄性心包炎的钙化区常表现为低信号。RCM可见到心包积液。延迟增强显像可以发现炎症和纤维化病灶。

CMR检查已经成为诊断心内膜下心肌纤维化的重要手段。实际上可以反映组织学特点。CMR可以确定疾病的发展阶段,在疾病的早期类固醇形成期就可以发现,继而早期治疗,防止发展成为纤维化期。心内膜下心肌渗出病变可见T_2相呈高信号或在心尖部和流入道内膜和内膜下STIR信号增强。随着疾病的进展,可见到心内膜下血栓影像在GRE和SSFP序列表现为低信号。当纤维化形成期表现为心内膜下增强显像。

(六)心内膜心肌活检

它是确诊RCM的重要手段。根据心内膜心肌病变的不同阶段可有坏死、血栓形成、纤维化三种病理改变。心内膜可附有血栓,血栓内偶有嗜酸性粒细胞;心内膜可呈炎症、坏死、肉芽肿、纤维化等多种改变;心肌细胞可发生变性坏死并可伴间质性纤维化改变。

三、诊断要点

(1)心室腔和收缩功能正常或接近正常。

(2)舒张功能障碍,心室压力曲线呈舒张早期快速下陷,而中晚期升高,呈平台状。

(3)特征性病理改变,如心内膜心肌纤维化、嗜酸性粒细胞增多性心内膜炎、心脏淀粉样变和硬皮病等,可确诊。

四、几种与之易混淆的疾病

(一)缩窄性心包炎

(1)有活动性心包炎的病史。

(2)奇脉。

(3)心电图无房室传导障碍。

(4)CT 或 MRI 显示心包增厚。

(5)胸部 X 线有心包钙化。

(6)超声心动图示房室间隔切迹,并可见心室运动协调性降低。

(7)心室压力曲线的特点为左右心室充盈压几乎相等,差值$<$0.7 kPa(5 mmHg)。

(8)心内膜心肌活检无淀粉样变或其他心肌浸润性疾病表现。

(二)肥厚型心肌病

肥厚型心肌病时心室肌可呈对称性或非对称性增厚,心室舒张期顺应性降低,同样表现为心室舒张功能异常。常出现呼吸困难、胸痛、晕厥。但是,超声心动图示病变主要累及室间隔,没有 RCM 特有的舒张早期快速充盈和舒张中、晚期缓慢充盈的特点,有助于鉴别。但是,限制型心肌病和肥厚型心肌病之间存在灰色地带。特别是,有些限制性心肌病如淀粉样变性的患者也存在心肌肥厚。

(三)缺血性心肌病和高血压性心肌肥厚

两种情况时均可有不同程度的心肌纤维化改变,且均有心室顺应性降低、舒张末压升高及心排血量减少等,与 RCM 表现相似,但缺血性心肌病有明确的冠状动脉病变证据,冠状动脉造影可确诊;高血压性心肌肥厚多有长期血压升高及左心功能不全的病史;此外,两者在临床上均以左心受累和左心功能不全为特征,而 RCM 则常以慢性右心衰竭表现更为突出。

(四)肝硬化

本病还应与肝硬化腹水、下肢水肿鉴别。

五、治疗

药物疗效有限,严重者手术可以获益。总的来说,限制性心肌病预后较差。尽管有报道药物治疗可以减轻心肌的渗出和心腔缩小,但是,药物治疗效果有限。有些患者可以从外科手术中获益包括心内膜切除术和瓣膜置换术。术后 10 年生存率为 68%。

(一)病因治疗

对于那些有明确原因的限制型心肌病,应首先治疗其原发病。如对嗜酸性粒细胞增多综合征的患者,嗜酸性粒细胞增多症是该病的始动因素,造成心内膜及心内膜下心肌细胞炎症、坏死、附壁血栓形成、栓塞等继发性改变。因此,治疗嗜酸性粒细胞增多症对于控制病情的进展十分重要。糖皮质激素(泼尼松)、细胞毒药物等,能够有效地减少嗜酸性粒细胞,阻止内膜心肌纤维化的进展。据报道,可以提高生存率。一些与遗传有关的酶缺乏导致的限制型心肌病,还可进行酶替代治疗及基因治疗。

(二)对症治疗

1.降低心室充盈压

利尿剂和血管扩张剂可以有效地降低前负荷,减轻肺循环和体循环淤血,降低心室充盈压,减轻症状，改善患者生活质量和活动耐量，但不能改善患者的长期预后。但应当注意，限制型心肌病患者的心肌僵硬度增加，血压变化受心室充盈压的变化影响较大，过度的减轻前负荷会造成心排血量下降，血压下降，病情恶化，故应根据患者情况，酌情使用。β受体阻滞剂能够减慢心率，延长心室充盈时间，降低心肌耗氧量，有利于改善心室舒张功能，可以作为辅助治疗药物，但在限制型心肌病治疗中的作用并不肯定。

2.以舒张功能受限为主

洋地黄类药物无明显疗效，但房颤时，可以用来控制心室率。对于房颤亦可以使用胺碘酮转复，并口服预防。但抗心律失常药物对于预防限制型心肌病患者的猝死无效，亦可置入ICD治疗。

3.抗凝治疗

本病易发生附壁血栓和栓塞，可给予抗凝或抗血小板治疗。

(三)外科治疗

对于严重的心内膜心肌纤维化可行心内膜剥脱术，切除纤维性心内膜。伴有瓣膜反流者可行人工瓣膜置换术。对于有附壁血栓者行血栓切除术。手术死亡率为20%。对于特发性或家族性限制性心肌病伴有顽固性心力衰竭者可考虑行心脏移植。有研究显示儿童限制型心肌病患者即使没有明显的心力衰竭症状，仍有较大的猝死风险，所以主张对诊断明确的患儿应早期进行心脏移植，可改善预后。

(岳宗升)

第四节　酒精性心肌病

长期过度饮酒可以引起心力衰竭、高血压、脑血管意外、心律失常和猝死，过量饮酒是西方国家非缺血性扩张型心肌病的第2大病因。据统计，成年人中有一定的酒量者约占2/3，过量饮酒者在1/10以上。与扩张型心肌病相比，酒精性心肌病若能够早期发现并及早戒酒，可以逆转或中止左心室功能减退。

一、发病机制与病理变化

过度饮酒对心肌损害有3种途径：①乙醇或其毒性产物对心肌的直接毒性作用；②营养不良，最常见为维生素B_1缺乏，引起脚气病性心脏病；③可能与乙醇添加剂(如钴)的毒性有关。乙醇经过肠道吸收后，在肝乙醇脱氢酶作用下，乙醇转化为乙醛，再经乙醛脱氢酶转换为醋酸盐，进入柠檬酸循环，继续氧化分解为CO_2和H_2O。乙醛是导致乙醇中毒的主要中间代谢产物。乙醇和乙醛可以干扰细胞功能，涉及Ca^{2+}的转运和结合、线粒体的呼吸、心肌脂代谢、心肌蛋白合成及肌纤维的ATP酶活性等方面。乙醇通过抑制钙与肌丝之间的相互作用，干扰离体乳头肌的兴奋-收缩偶联，降低心肌收缩性。乙醇的代谢产物在心肌内蓄积还可以干扰心肌的脂代谢。

酒精性心肌病的心脏病变为非特异性改变。大体解剖及镜检与扩张型心肌病相似。酒精性心肌病的心脏可见血管壁水肿和心肌内冠状动脉周围纤维化，因而推测其心肌损害由心肌壁内小冠状动脉缺血所引起。据一组30例有多年饮酒史猝死病例的报道，其中17例临死时血液内乙醇浓度增高，与醉酒致死者相比，这些患者心室肥厚、局灶性心肌纤维化和心肌坏死以及单核细胞浸润更为突出。50%无症状的酒精性心肌病患者有心室肥厚，多数患者早期左心室壁增厚，不伴有心肌收缩功能减退，左心室舒张期末内径仍正常；晚期心室内径增大，室壁无增厚。但是无论心室内径有无增大，所有患者左室舒张末压均有不同程度增高。

乙醇、乙醛不仅可以促使α-受体张力增高、交感神经兴奋、心率增快、血管收缩，还可能引起心电生理紊乱，心肌细胞膜变性和膜电位改变，尤其同时伴有低血镁和(或)低血钾时，可以导致Ca^{2+}运转失调，引起除极延缓和复极不均性传导减慢，成为折返和自律性电生理异常的基础。

二、临床表现

酒精性心肌病常见于30～55岁的男性，通常都有10年以上过度饮酒史。患者的营养状况因其生活条件而异，可伴有酒精性肝硬化和周围血管疾病。患者首次就诊的症状差异颇大，包括胸痛、心悸、晕厥或栓塞等表现。症状一般为隐匿性，有些患者可出现急性左心衰竭。疾病早期表现为酒后感到心悸、胸部不适或晕厥，阵发性心房颤动是早期常见表现之一。随着病情进展，心排血量降低，乏力、肢软最为常见。当患者发生心力衰竭时，表现为劳力性或夜间阵发性呼吸困难、气短和端坐呼吸。体循环栓塞多因左室或左房附壁血栓脱落引起，常在大量饮酒后发生。年轻的酒精性心肌病患者猝死可能由室颤所致。

体征主要包括心脏扩大、窦性心动过速、舒张压增高、脉压减小，常伴有室性或房性奔马律。乳头肌功能失调时，心尖区可出现收缩期吹风样杂音。当发生慢性心力衰竭时，可出现肺动脉高压症。右心衰竭表现轻重不一，多表现为颈静脉怒张和周围水肿。患者常合并有骨骼肌疾病，肌无力症状与心脏表现平行。

在心力衰竭早期，心脏中度扩大，如果不伴乳头肌功能失调所引起的二尖瓣关闭不全，经过治疗肺淤血可获得缓解，心脏大小也有可能恢复正常。

三、辅助检查

(一)心电图

常为酒精性心肌病临床前期的唯一表现，多呈非特异性改变。对嗜酒者定期进行心电图普查，有助于本病的早期发现。一度房室传导阻滞、室内传导阻滞、左心室肥厚、心前区导联R波逐渐减低和复极异常是常见的心电图改变。Q-T延长占无心力衰竭患者的42.8%。ST段和T波改变非常多见，一般在停止饮酒后可恢复正常。最常见的心律失常是心房扑动、心房颤动和室性期前收缩。饮酒也可在无酒精性心肌病者中诱发心房颤动和心房扑动，另外低血钾、低血镁也参与诱发心律失常。猝死患者可能是心室颤动所致。

(二)胸部X线检查

无心力衰竭症状期，17.2%的嗜酒患者胸部X线显示心脏扩大，对于长期嗜酒者定期进行X线胸片普查，也有助于对本病的早期诊断。胸部X线常见表现为心影普遍性增大，合并心力衰竭患者可合并有肺淤血或肺水肿征。晚期患者多有心脏显著扩大、肺淤血和肺动脉高压表现，胸腔积液也常见。

(三)超声心动图

这是诊断酒精性心肌病的主要手段。亚临床期，多数患者可有左心室容量增加，室间隔和左心室后壁轻度增厚，左心房内径增大。心力衰竭患者则表现为心脏不同程度扩大，室壁活动减弱，心室功能减退，如左室射血分数和左室周径缩短率降低等。酒精性心肌病的心肌异常声学表现为左心室心肌内散在异常斑点状回声，该征象在伴有左心功能异常的饮酒者中检出率达85.7%，而心功能正常的饮酒者为37.5%($P<0.05$)，无饮酒史对照组无此征象。

(四)血流动力学检查

与扩张型心肌病大致相同。较低的心脏指数和较高的左房压力常提示病情较重。

四、诊断

酒精性心肌病的诊断：①符合扩张型心肌病的诊断标准；②长期过量饮酒(WHO标准：女性＞40 g/d，男性＞80 g/d，饮酒5年以上)；③既往无其他心脏病病史；④疾病发现早期戒酒6个月后，扩张型心肌病临床状态可得到缓解。饮酒是导致心功能损害的独立原因，建议戒酒6个月后再进行临床状态评价。

酒精性心肌病患者常伴有高血压，因为大量饮酒可以引起高血压发病率的增加，二者鉴别诊断主要依据病史。如果高血压的病程难以解释短期内发生的心脏扩大，则应考虑酒精性心肌病的诊断；高血压达到诊断标准的患者，也可以同时诊断高血压病。由于酒精性心肌病常合并有酒精性肝硬化，当患者的腹水难以控制时，除了考虑心力衰竭伴发心源性肝硬化外，还要注意酒精性肝硬化原因。

五、治疗

酒精性心肌病的治疗关键在于早期诊断、立即戒酒。如果出现心功能不全的临床表现仍然持续饮酒，将失去治愈的机会。因本病有维生素B_1缺乏的证据，除了戒酒外，可以应用维生素B_1 20～60 mg，每天3次。因乙醇、乙醛干扰心肌细胞膜的Ca^{2+}的转运，钙通道阻滞剂如地尔硫䓬、尼群地平可以试用。辅酶Q_{10}每天10～20 mg，因乙醇、乙醛影响线粒体的呼吸，每天3次。本病心力衰竭的治疗与扩张型心肌病相同。

(岳宗升)

第五节 未定型心肌病

未定型心肌病(unclassified cardiomyopathy，UCM)是指不适合归类于扩张型心肌病、肥厚型心肌病、限制型心肌病和右心室心肌病等类型的心肌病，如弹性纤维增生症、非致密性心肌病、线粒体受累、心室扩张甚轻而收缩功能减弱等。

一、心室肌致密化不全

心室肌致密化不全(noncompaction of ventricular myocardium，NVM)是一种先天性心室肌发育不全性心肌病，主要特征为左心室和(或)右心室，腔内存在大量粗大突起的肌小梁及深陷隐窝，常伴或不伴有心功能不全、心律失常及血栓栓塞。

(一)病因

NVM病因迄今不明,儿童病例多呈家族性。近年基因学研究认为,它可能与Xq28染色体上的G415基因突变有关,另有报道基因RKBP12、11p15、LMNA等也可能与本病相关。通常在胚胎早期,心肌为由心肌纤维形成的肌小梁和深陷的小梁间隙(即隐窝)交织成的"海绵"样网状结构,其中小梁间隙与心室腔相通,血液通过此通道供应心肌。胚胎发育4~6周后,心肌逐渐致密化,大部分隐窝压缩成毛细血管,形成冠状动脉微循环系统。心肌致密化过程是从心外膜向心内膜、从基底部向心尖部进行的,在此过程中,若某区域心肌致密化停止,将造成相应区域的致密化心肌减少,而由多个粗大的肌小梁取代,导致心肌供血失常,影响心肌收缩功能;而粗大的肌小梁又可使心室壁顺应性下降、舒张功能障碍。另外,心肌结构的变异、血流的紊乱易致心律失常和附壁血栓形成,甚至发生猝死。

(二)病理

病理学特征为心室腔内有大量粗大突起的肌小梁和与心室腔交通的深陷隐窝,组织学表现为隐窝表面覆以内皮细胞并与心外膜相延续。随着病程进展,心脏逐渐扩大,类似于DCM,发展到此阶段仍然可见扩大的心室腔内有大量粗大突起肌小梁和与心室腔交通深陷的隐窝,在心脏超声检查中应当注意这种病变的识别。

(三)临床表现

本病起病隐匿,有些患者出生即发病,有些直至中年时才出现症状,也有终身无症状者。病程的进展由非致密化心肌范围和慢性缺血程度决定,临床表现为进行性收缩和(或)舒张功能障碍、各种类型的心律失常(以快速室性心律失常多见)和系统性血栓栓塞,少数患儿病例可伴有面部畸形,前额突出、低位耳和高腭弓等。

(四)诊断

由于其临床表现无特异性,冠状动脉造影显示正常,X线和心电图检查很难将其与DCM鉴别,而超声心动图则可显示本病心室肌的异常结构特征与功能。

2001年Jenni等总结提出以下超声心动图诊断标准:①心室壁异常增厚并呈现两层结构,即薄且致密的心外膜层和厚而非致密的心内膜层,后者由粗大突起的肌小梁和小梁间的隐窝构成,且隐窝与左心室腔交通而具有连续性。成人非致密化的心内膜层最大厚度/致密化的心外膜层厚度>0.2,幼儿则>1.4(心脏收缩末期胸骨旁短轴)。②主要受累心室肌(>80%)为心尖部、心室下壁和侧壁。③小梁间的深陷隐窝充满直接来自左心室腔的血液(彩色多普勒显示),但不与冠状动脉循环交通。④排除其他先天性或获得性心脏病的存在。

少数DCM患者和正常心脏心室腔内也可能存在粗大的肌小梁(通常不超过3个),此时若无高质量的超声心动图识别,可通过磁共振成像提供更清晰的形态结构和更高的空间分辨率,心血管造影也可明确诊断。此外,这些影像学检查还可有助本病与肥厚型心肌病、心律失常型心肌病、心脏肿瘤和心室附壁血栓的鉴别。

NVM在成年人多因心力衰竭就诊时,超声心动图检查表现为左心室扩大,薄且致密的心外膜层和厚而非致密的心内膜层,后者由粗大突起的肌小梁和小梁间的隐窝构成,隐窝与左心室腔交通具有连续性,主要累及心尖部、心室下壁和侧壁,小梁间的深陷隐窝充满直接来自左心室腔的血液。在诊断扩张型心肌病时应当注意病因诊断与鉴别诊断。

(五)治疗与预后

目前尚无有效治疗方法。目前主要针对心力衰竭、各种心律失常和血栓栓塞等各种并发症治疗。药物可选用β受体阻滞剂和血管紧张素转化酶抑制药等抗心力衰竭；同时可使用辅酶Q_{10}和B族维生素等改善心肌能量代谢；应用阿司匹林或华法林行抗栓治疗；必要时安置ICD控制恶性室性心律失常。Oechslin等对34例有症状成人NVM患者随访(44±39)个月，18例(53%)因心力衰竭住院，12例(35%)死亡(心力衰竭死亡和猝死各6例)，14例(41%)出现室性心律失常，8例(24%)发生血栓栓塞事件，提示本病预后不良。关注超声心动图对NVM特征性病变的识别，提高本病早期诊断水平，有助于延缓患者寿命。由于本病为心室肌发育不良，心脏移植是终末阶段的主要治疗方法。

二、线粒体病累及心脏

线粒体病是指编码线粒体基因出现致病突变或与线粒体疾病相关的核DNA损害，导致ATP电子传递链酶的缺陷，ATP产生障碍，线粒体的形态发生改变而出现的一组多系统疾病。该疾病主要累及神经肌肉系统，心肌组织也是最易受累的组织之一。患者在心脏表现为心肌病，包括肥厚型心肌病、扩张型心肌病及左心室致密化不全。有学者曾收治一例16岁男性线粒体病患者，主要表现为显著的LVH、心肌酶水平持续升高、静息及运动时乳酸及丙酮酸水平增高，乳酸与丙酮酸比值>20，肌肉与心肌活检显示心肌纤维间大量异型的线粒体堆积，见图9-1。

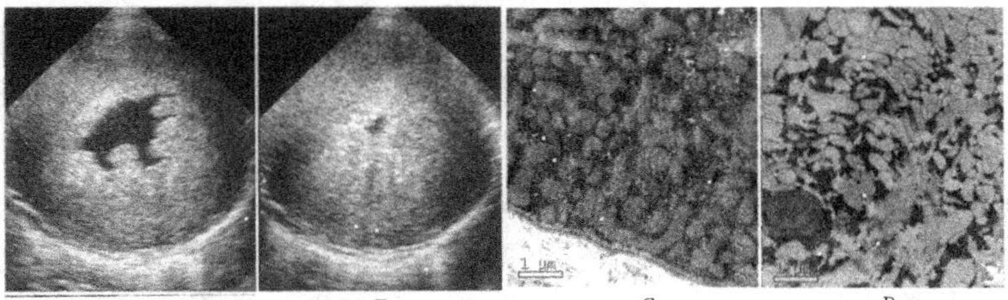

A　　B　　C　　D

图9-1　线粒体病累及心肌

二维超声心动图切面：A.左心室大小无明显增大，左心室后壁3.4 cm，侧壁3.2 cm；B.左心室在收缩末期几乎闭塞，内径1.2 cm。透射电镜：C.股四头肌活检，骨骼肌肌膜下肌原纤维间大量异型线粒体堆积，糖原含量增多；D.心内膜心肌活检，心肌细胞肌纤维排列紊乱粗细不等，肌原纤维间亦可见大量异型线粒体堆积，糖原含量增多

(岳宗升)

第六节　病毒性心肌炎

病毒性心肌炎是指由病毒直接或与病毒感染有关的心肌炎症反应。心肌的损伤可以由病毒直接引起，也可由细胞介导的免疫过程所致。病毒性心肌炎不一定限于心肌组织，也可累及心包及心内膜。临床可呈暴发性、急性和慢性过程。大多数患者预后良好，少数患者可由急性病毒性心肌炎转成慢性，个别患者发展成扩张性心肌病。

一、病因

许多病毒可引起病毒性心肌炎，最常见的是肠道柯萨奇A(CVA)和B型病毒(CVB)、埃可病毒(ECHO)、骨髓灰质炎病毒和呼吸道流感病毒、副流感病毒、腺病毒、风疹病毒、流行性腮腺炎病毒及全身性感染的EB病毒等。其中CVB为最常见的病毒，约占心肌炎病毒的50%，以CVB_3最常见，CVB_3中有对心肌有特殊亲和的亲细胞株。近年来轮状病毒所致心肌炎报道也很多。

近年来由于细胞毒性药物的应用，致命性巨细胞(CMV)时有报道，特别是在白血病及肿瘤化学治疗(简称化疗)期间常并发此致命性CMV心肌炎。丙肝病毒(HCV)不但可引起病毒性心肌炎，也可引起扩张性心肌病。更重要的是以上两种病毒性心肌炎血中特异性病毒抗体常为阴性，临床诊断困难，均经尸体解剖及心内膜活检发现病毒RNA得以确诊。

二、发病机制

病毒性心肌炎的发病机制目前尚未完全明了。多数学者认为其发病机制主要包括两个方面，即病毒直接损害感染的心肌细胞和多种因素包括病毒本身触发的继发性免疫反应引起的心肌损伤。

(一)病毒直接损害心肌

对病毒性心肌炎动物模型的研究显示，CVB_3病毒感染小鼠3天，就可产生心肌坏死病灶，出现心肌细胞纤维断裂、溶解和坏死，1周之内有明显的细胞浸润和心肌坏死。利用无免疫功能的动物模型如裸鼠或去胸腺小鼠研究显示，感染柯萨奇病毒后，细胞浸润等心肌炎症可以减轻或消失，但心肌细胞坏死仍然存在表明病毒对心肌可以产生直接损害。既往因检测方法的限制，心肌组织不容易分离出病毒，但近年来随着分子生物学技术的发展，使病毒性心肌炎心肌病毒检出率明显增高。有研究显示，通过心肌活检证实为急性心肌炎的患者，利用原位杂交和PCR技术，发现患者心肌几乎均能检测出肠道病毒mRNA；对那些免疫组织学阴性而临床考虑急性或慢性的心肌炎患者，也有30%可检测出肠道病毒mRNA。目前认为，病毒性心肌炎的急性期可能与病毒直接损害心肌有关。病毒感染后对心肌的损伤可能与细胞受体有关，病毒作用于受体，引起病毒复制和细胞病变，最终细胞功能丧失，细胞溶解。

(二)自身免疫对心肌细胞的损伤

病毒性心肌炎急性期由于病毒的直接侵袭和在心肌细胞的大量复制，对心肌细胞产生直接损害，此时心肌的损害和心脏功能降低程度取决于病毒的毒力。急性期过后机体的体液和细胞免疫开始发挥作用，这既可能局限心肌的损害程度和损伤范围，也可能引起心肌的持续损害。在这一过程中，可产生抗心肌抗体、细胞因子的释放、体液和细胞毒性反应及细胞浸润。对轻度的病毒性心肌炎进行免疫组织学分析发现，心肌组织首先出现活化的巨噬细胞，提示免疫反应的初期过程。

三、病理解剖

病毒性心肌炎早期表现为感染细胞肿胀，细胞纹理不清，细胞核固缩和碎裂。随着病情进展，前述病变发展可形成大小不一的炎症病灶和散在、小灶性的心肌坏死及细胞浸润，浸润的炎性细胞主要为单核细胞和淋巴细胞。疾病晚期纤维细胞逐渐增加，胶原纤维渗出增多，直至瘢痕形成。组织病理学分析是诊断病毒性心肌炎尤其是急性心肌炎的重要手段。根据美国心脏病学会制定的Dallas，标准病毒性心肌炎急性期组织学检查应有淋巴细胞的浸润和心肌细胞的坏死，慢性心肌炎则应有淋巴细胞的浸润，而无其他心肌组织损伤的形态学改变。

四、临床表现

(一)症状

起病前1～4周有上呼吸道和消化道感染病史，暴发性和隐匿性起病者，前驱感染史可不明显。乏力、活动耐力下降、面色苍白、心悸、心前区不适和胸痛为常见症状。重症患者出现充血性心力衰竭和心源性休克时可有呼吸急促、呼吸困难、四肢发凉和厥冷等。有三度房室传导阻滞时，可出现意识丧失和Adams-Stokes综合征。

(二)体征

心脏可增大；窦性心动过速，与体温和运动没有明确的关系；第一心音低钝，偶可听到第三心音。出现充血性心力衰竭时，心脏增大、肺底部可听到细湿啰音、心动过速、奔马律、呼吸急促和发绀等；出现心源性休克时有脉搏细弱、血压下降和面色青灰等。病毒性心肌炎心力衰竭和心源性休克除心肌泵功能本身衰竭外，也可继发于合并的心律失常(如室上性心动过速和室性心动过速)导致的血流动力学改变。

新生儿病毒性心肌炎可在宫内和分娩时感染，也可在出生后感染。前者多在出生后3～4天起病，后者在出生后1～2周起病。部分患者起病前可有发热和腹泻等。病情进展，可出现高热、食欲缺乏、嗜睡、呼吸困难、皮肤苍白和发绀等，严重者可很快发展为心力衰竭和心源性休克。由于新生儿免疫功能发育不完善，病毒除侵犯心肌外，尚可累及到神经系统引起惊厥和昏迷，累及肝脏引起肝功能损害，累及肺脏引起肺炎等。

五、辅助检查

(一)X线检查

心脏大小正常或不同程度的增大。有心力衰竭时心脏明显增大，肺静脉淤血。透视下可见心脏搏动减弱。

(二)心电图

心电图可见以下变化。

(1)窦性心动过速。

(2)ST-T改变，QRS波低电压，异常Q波(类似心肌梗死QRS波型)，QT间期延长。

(3)心律失常：包括各种期前收缩(房性、室性和房室交界性)、室上性和室性阵发性心动过速、心房颤动、心房扑动及各种传导阻滞(窦房、房室及束支阻滞)等，其中以室性和房性期前收缩多见，24小时动态心电图可显示上述各种心律失常。

病毒性心肌炎心律失常的发生机制可能与心肌细胞膜的完整性、流动性和通透性等性质改变有关。病毒性心肌炎心电图改变缺乏特异性，如能在病程中和治疗过程中动态观察心电图变化，将有助于判断心肌炎的存在和心肌炎症的变化过程。

(三)心肌血生化指标

1.心肌酶谱

心肌酶谱包括乳酸脱氢酶(LDH)、门冬氨酸氨基转移酶(AST)、肌酸激酶(CK)及其同工酶(CK-MB)、α-羟丁酸脱氢酶(α-HBDH)，心肌炎早期主要是CK和CK-MB增高，其高峰时间一般在起病1周内，以2～3天最明显，1周后基本恢复正常；晚期主要是LDH和α-HBDH增高为主。由于影响心肌酶谱的因素较多，儿童正常值变异较大，在将其作为心肌炎诊断依据时，应结合临床表现和其他辅助检查。

(1)LDH:由M、H两种亚基按不同比例组成四聚体,形成5种不同的同工酶$LDH_{1\sim5}$,这5种同工酶在各种组织中分布各异,大致分为3类。第一类为LDH含H亚基丰富的组织,如心脏、肾脏、红细胞、脑等,同工酶的形式主要为LDH_1和LDH_2。第二类为LDH含H、M亚基大致相同的组织,如胰、脾、肺、淋巴结等,同工酶主要为LDH_3、LDH_4,LDH_2。第三类为LDH含M亚基丰富的组织,如肝脏、皮肤、骨骼肌等,同工酶形式主要为LDH_5,由此可以看出,LDH广泛分布在人体的多种脏器、组织中,能引起各脏器损伤的许多疾病都可导致血清中LDH总活性增高,而其同工酶在各种组织中的分布却显著不同,具有较高的组织特异性。健康小儿血清中LDH同工酶以LDH_2为多,其次为LDH_1、LDH_3、LDH_4、LDH_5。心肌的LDH同工酶主要由LDH_1、LDH_2组成,且以LDH_1占优势,当发生心肌损伤时,LDH_1、LDH_2从心肌细胞中逸出,使血清LDH_1、LDH_2明显增高,并接近心肌组织酶谱的型式,一般认为,若$LDH_1 \geqslant 40\%$,$LDH_1/LDH_2 > 1.0$提示多存在心肌损伤。当血清LDH_1、LDH_2都明显增高时,区别是来源于心肌还是红细胞可用LDH/AST比值来判断,若比值<20,一般情况下表明主要来源于病损的心肌细胞。

(2)CK:CK为由M亚基、N亚基组成的二聚体并进一步形成3种异构同工酶,即CK-MM、CK-MB、CK-BB。骨骼肌中主要含CK-MM;心肌中70%为CK-MM,20%～30%为CK-MB:脑组织、胃肠、肺及泌尿生殖系统主要含CK-BB。就CK-MB来说,主要分布在心肌内,在骨骼肌、脑等组织中也有少量。检测CK同工酶可以区分增高的CK究竟来源于哪种病变组织。正常人血清中CK几乎全是CK-MM,占94%～96%,CK-MB约在5%以下。若血清中CK-MB明显增高,则多提示心肌受累,与CK总活性增高相比,对判断心肌损伤有较高的特异性和敏感性。目前CK-MB检测方法较多,一般认为血清CK≥6%(即MB占CK总活性的6%以上)是心肌损伤的特异性指标。骨骼肌病变时CK-MB虽可增高,但通常<5%。

CK-MM同工酶的亚型:近年来发现CK-MM有3种亚型,即$CK\text{-}MM_1$、$CK\text{-}MM_2$、$CK\text{-}MM_3$。人体心肌、骨骼肌中的CK-MM均以$CK\text{-}MM_3$的型式存在,又称组织型或纯基因型。当心肌损伤时$CK\text{-}MM_3$从心肌细胞中逸出,入血后在羧肽酶-N的作用下,其中一个M亚基C末端肽链上的赖氨酸被水解下来而转变为$CK\text{-}MM_2$,随后另一个赖氨酸又从$CK\text{-}MM_2$的M亚基C末端被水解下来,$CK\text{-}MM_2$转变成$CK\text{-}MM_1$。正常血清中以$CK\text{-}MM_1$为主,$CK\text{-}MM_2$和$CK\text{-}MM_3$较少。当心肌损伤时$CK\text{-}MM_3$释放入血,使$CK\text{-}MM_3/CK\text{-}MM_1$比值迅速升高。若比值>1,常提示心肌损伤且为早期。

(3)AST:AST广泛分布于人体的心、肝、脑、肾、胰腺和红细胞等组织中,对心肌损伤的敏感性低于CK,且特异性较差。目前已知AST有两种同工酶:S-GOT存在于细胞质中,m-GOT存在于线粒体中。正常血清中仅有S-GOT,一般无m-GOT。当心肌损伤,尤其心肌细胞发生坏死时,血清m-GOT含量增高。若m-GOT含量/T-GOT含量>0,25,并除外其他组织病变时则提示已发生心肌细胞坏死。

(4)α-HBDH;本检测实际上是用α-羟丁酸代替乳酸或丙酮酸作底物,测定LDH总活性。用本法测定的LDH_1、LDH_2的活性比LDH_5大得多,因此等于间接测定LDH_1、LDH_2,然而其特异性低于由电泳等方法分离的LDH同工酶。

(5)丙酮酸激酶(PK):近年来国内外学者的研究表明,血清丙酮酸激酶对判断心肌损伤是一项比较敏感而特异的指标,与CK-MB具有相同的诊断价值。

(6)糖原磷酸化酶(GAPP):国外已有人把GAPP作为判断心肌急性损伤的早期诊断指标,

由于目前没有商品化试剂供应，故临床应用受到限制。

2.心肌肌钙蛋白(cTn)

心肌肌钙蛋白是心肌收缩单位的组成成分之一，主要对心肌收缩和舒张起调节作用。cTn有3个亚单位，分别为cTnT、cTnI和cTnC，目前认为cTn是反映心肌损伤的高敏感和特异性的标志物，常用的指标是cTnT和cTnI。

(1)心肌肌钙蛋白T(cTnT)：Katus首先建立一种夹心酶免疫分析法来测定cTnT。近年的临床研究表明它是一种高度敏感、高度特异反映心肌损伤的非酶类蛋白标志物。cTnT是心肌细胞特有的一种抗原，与骨骼肌中的TnT几乎没有交叉反应，而心肌细胞中的CK-MB与骨骼肌中的CK-MB却有12%的同源性，存在一定的交叉反应，也就是说血清CK-MB增高对判断心肌损伤可有假阳性，所以cTnT的特异性高于CK-MB。心肌细胞内的TnT 94%呈复合体状态，6%游离在胞质中且为可溶性。在心肌细胞膜完整的情况下不能透过。正常人血清中cTnT含量很少(0～0.3 μg/L，一般低于0.1 μg/L)，几乎测不到。当心肌细胞受损时，cTnT分子量较小容易透过细胞膜释放入血，使血清中cTnT迅速增高。有资料表明若心肌发生急性重度损伤(如心肌梗死)，血清cTnT可明显升高，常达正常参考值上限的40倍左右(15～200倍)，而CK、CK-MB的增高幅度多为正常参考值上限的数据。在心肌损伤急性期血清cTnT浓度均高于正常上限，敏感性可达100%。也有资料显示发生心肌轻度损伤时血清cTnT就明显升高，而CK-MB活性仍可正常，因此它对检测心肌微小病变的敏感性高于CK-MB，这一点对诊断心肌炎有重要意义。cTnT半衰期为120分钟。在急性重度损伤时发病后2～3小时血清cTnT开始升高，1～4天达高峰，2/3病例持续2周左右才降至正常，约1/3病例可持续3周以上。cTnT与CK-MB、LDH相比持续时间长，存在一个“长时间诊断窗”。

(2)心肌肌钙蛋白I(cTnI)：cTnI与cTnT一样是心肌肌钙蛋白的一个亚单位，属抑制性蛋白。它有自己独立的基因编码，为心肌所特有，仅存在于心房肌和心室肌中。在心肌细胞膜受损前cTnI不能透过胞膜进入血液中，只有当心肌细胞发生变性、坏死时cTnI才能被释放入血。正常人血清中cTnI含量很少，用不同检测方法测得的正常值上限也有差异，0.03～0.5 μg/L不等。较常用的方法有放射免疫法(RIA)、酶免疫测定法(EIA)、酶免疫化学发光法等。在急性重度心肌损伤时，多呈阳性或强阳性，发病2周后开始转阴，少数可延至3周后，但未见阳性持续1个月以上者；病毒性心肌炎时多数呈弱阳性，常于发病1个月后转阴，少数可持续3个月以上。有资料显示，对心肌病变较轻微、损伤持续时间较长者cTnI的敏感性明显高于心肌酶学。同时cTnI对心肌损伤诊断的特异性优于CK-MB。它是反映心肌损伤的高度敏感、特异性指标。

(四)超声心动图

超声心电图可显示心房和心室大小、收缩和舒张功能的受损程度、心肌阶段性功能异常和心室壁增厚(心肌水肿)及心包积液和瓣膜功能情况。超声心电图在病毒性心肌炎诊断中的重要价值在于其能很快排除瓣膜性心脏病(左心房室瓣脱垂)、心肌病(肥厚性心肌病)、心脏肿瘤(左心房黏液瘤)和先天性心脏病等心脏结构病变。

(五)放射性核素显像

放射性核素心肌灌注显像对小儿病毒性心肌炎有着较高的灵敏度和特异性。心肌的坏死、损伤及纤维化，使局部病变心肌对^{201}Tl或^{99m}Tc-MIBI的摄取减少，由于这一改变多呈灶性分布，与正常心肌相间存在，因此在心肌平面或断层显像时可见放射性分布呈“花斑”样改变。断层显像优于平面显像。^{67}Ga心肌显像是直接显示心肌炎症病灶，因^{67}Ga能被心肌炎症细胞摄取，对心肌炎的诊断具有重要意义。

(六)心肌活检

目前沿用的诊断标准是美国心脏病学会提出的Dallas标准,虽然它对规范心肌炎的诊断标准起了重要作用,但由于其临床阳性率过低,限制了其临床广泛使用。为此,近年来提出应用免疫组织学来诊断心肌炎,通过相应的单克隆抗体来检测心肌组织中具有各种标志的浸润淋巴细胞,可明显提高诊断阳性率。曾有学者对359例临床诊断病毒性心肌炎的患者依据Dallas标准进行病理形态学分析,发现阳性率(包括确诊和临界)仅为10%,而应用免疫组织学分析阳性率达到50%以上。对心肌活检组织进行原位杂交和PCR方法检测,可使病毒的检出率明显提高。

(七)病毒学检查

可以通过咽拭子、粪便、血液、心包穿刺液和心肌进行病毒分离、培养、核酸和抗体检测等。

六、诊断标准

(一)临床诊断依据

(1)心功能不全、心源性休克或心脑综合征。

(2)心脏扩大(X线、超声心动图检查具有表现之一)。

(3)心电图改变:以R波为主的2个或2个以上主要导联(Ⅰ、Ⅱ、aVF、V_5)的ST-T改变持续4天以上伴动态变化,窦房传导阻滞、房室传导阻滞,完全性右束支或左束支阻滞,成联律、多形、多源、成对或并行性期前收缩,非房室结及房室折返引起的异位性心动过速,低电压(新生儿除外)及异常Q波。

(4)CK-MB升高或心肌肌钙蛋白(cTnI或cTnT)阳性。

(二)病原学诊断依据

1.确诊指标

自患者心内膜、心肌、心包(活检、病理)或心包穿刺液检查,发现以下之一者可确诊心肌炎由病毒引起。

(1)分离到病毒。

(2)用病毒核酸探针查到病毒核酸。

(3)特异性病毒抗体阳性。

2.参考依据

有以下之一者结合临床表现可考虑心肌炎系病毒引起。

(1)自患者粪便、咽拭子或血液中分离到病毒,且恢复期血清同抗体滴度较第一份血清升高或降低4倍以上。

(2)病程早期患者血中特异性IgM抗体阳性。

(3)用病毒核酸探针自患者血中查到病毒核酸。

(三)确诊依据

(1)具备临床诊断依据2项,可临床诊断为心肌炎。发病同时或发病前1~3周有病毒感染的证据支持诊断。

(2)同时具备病原学确诊依据之一,可确诊为病毒性心肌炎,具备病原学参考依据之一,可临床诊断为病毒性心肌炎。

(3)凡不具备确诊依据，应给予必要的治疗或随诊，根据病情变化，确诊或除外心肌炎。

(4)应除外风湿性心肌炎、中毒性心肌炎、先天性心脏病、结缔组织病及代谢性疾病的心肌损害、甲状腺功能亢进症、原发性心肌病、原发性心内膜弹力纤维增生症、先天性房室传导阻滞、心脏自主神经功能异常、β受体功能亢进及药物引起的心电图改变。

(四)分期

1.急性期

新发病，症状及检查阳性发现明显且多变，一般病程在半年以内。

2.迁延期

临床症状反复出现，客观检查指标迁延不愈，病程多在半年以上。

3.慢性期

进行性心脏增大，反复心力衰竭或心律失常，病情时轻时重，病程在1年以上。

七、分型

临床上常简单地按病情分为轻型、重型，或按病程分为急性型、迁延型、慢性型，缺乏统一标准。美国达拉斯标准曾就心肌炎的定义和病理分类进行过如下描述：心肌炎即为心肌以炎细胞浸润为特征，并有心肌细胞坏死和(或)变性(但不如冠状动脉疾病的缺血性改变那么典型)。

心肌炎病理类型按首次活检分为3类。①心肌炎：有炎症细胞浸润，有(或)纤维化；②可疑心肌炎：病理检查为临界状态，可能需重做心内膜心肌活检(EMB)；③无心肌炎：活检正常。

治疗后EMB复查，结果也可分3类。①进行性心肌炎：病变程度与首次检查相同或恶化，有或无纤维化；②消散性心肌炎：炎症浸润减轻，并有明显的修复改变；③已愈心肌炎：无炎细胞浸润或细胞坏死溢流。

(一)暴发型心肌炎

暴发型心肌炎起病急骤，先有(或无)短暂的非特异性临床表现，病情迅速恶化，短时间内出现严重的血流动力学改变、心源性休克、重度心功能不全等心脏受累征象。心肌活检显示广泛的急性炎细胞浸润和多发性(≥5个)心肌坏死灶。免疫抑制剂治疗不能改变自然病程，1个月内完全康复或死亡(少数)。

(二)急性心肌炎

急性心肌炎起病为非特异性临床表现，逐渐出现心功能降低征象，可有轻度左心室增大及心力衰竭表现。心肌活检早期显示Dallas病理诊断标准中的急性活动性或临界性心肌炎改变，持续3个月以上转为消散性改变，无纤维化。免疫抑制剂治疗部分有效，多数预后好，可完全康复，少数无反应者继续进展，或恶化，或转为终末期扩张型心肌病。

(三)慢性活动型心肌炎

慢性活动型心肌炎起病不典型，以慢性心功能不全为主要临床表现，有反复性、发作性、进行性加重的特点。心肌细胞活检早期显示活动性心肌炎改变，但炎性持续(1年以上)，可见巨细胞、有心肌细胞肥大和广泛纤维化。免疫抑制剂治疗无效。预后差，最终转为终末期扩张型心肌病。

(四)慢性持续型心肌炎

慢性持续型心肌炎起病为非特异性临床表现，可有胸闷、胸痛、心动过速等心血管症状，但无心力衰竭，心功能检查正常。心内膜心肌活检显示持续性（1年以上）轻微炎性浸润，可有灶性心肌细胞坏死，无纤维化。免疫抑制剂治疗无效，预后较好。

上述临床病理分型是否恰当，尚待进一步探讨。

八、鉴别诊断

（一）风湿性心肌炎

风湿性心肌炎多见于5岁以后学龄前和学龄期儿童，有前驱感染史，除心肌损害外，病变常累及心包和心内膜，临床有发热、大关节肿痛、环形红斑和皮下小结，体检心脏增大，窦性心动过速，心前区可听到收缩期反流性杂音，偶可听到心包摩擦音。抗链“O”增高，咽拭子培养A族链球菌生长，血沉增快，心电图可出现一度房室传导阻滞。

（二）β受体功能亢进症

β受体功能亢进症多见于6～14岁学龄儿童，疾病的发作和加重常与情绪变化（如生气）和精神紧张（如考试前）有关，症状多样性，但都类似于交感神经兴奋性增高的表现。体检心音增强，心电图有T波低平倒置和ST改变，普萘洛尔试验阳性，多巴酚丁胺负荷超声心动图试验心脏β受体功能亢进。

（三）先天性房室传导阻滞

先天性房室传导阻滞多为三度阻滞，患者病史中可有晕厥和Adams-Stokes综合征发作，但多数患者耐受性好，一般无胸闷、心悸、面色苍白等。心电图提示三度房室传导阻滞，QRS波窄，房室传导阻滞无动态变化。

（四）自身免疫性疾病

自身免疫性疾病多见全身型幼年类风湿关节炎和红斑狼疮。全身型幼年型类风湿关节炎主要临床特点为发热、关节疼痛、淋巴结、肝脾大、充血性皮疹、血沉增快、C反应蛋白增高、白细胞增多、贫血及相关脏器的损害。累及心脏可有心肌酶谱增高，心电图异常。对抗生素治疗无效而对激素和阿司匹林等药物治疗有效。红斑狼疮多见于学龄儿童，可有发热，皮疹，血白细胞、红细胞和血小板减低，血中可查到狼疮细胞，抗核抗体阳性。

（五）皮肤黏膜淋巴结综合征

皮肤黏膜淋巴结综合征多见于2～4岁幼儿，发热，眼球结膜充血，口腔黏膜弥散性充血，口唇皲裂，杨梅舌，浅表淋巴结肿大，四肢末端硬性水肿，超声心动图冠状动脉多有病变。需要注意的是，重症皮肤黏膜淋巴结综合征并发冠状动脉损害严重时，可出现冠状动脉梗死心肌缺血，此时心电图可出现异常Q波，此时应根据临床病情和超声心动图进行鉴别诊断。

（六）癫痫

急性心肌炎合并三度房室传导阻滞发生阿-斯综合征应与癫痫区分。由于儿科惊厥很常见，年长儿发生的未明原因惊厥者常想到癫痫。这两种惊厥发作时症状不同，癫痫无明确感染史，发作时因喉痉挛缺氧而发绀，过后面色苍白。阿-斯综合征发作时心脏排血障碍、脑血流中断，发作时面色苍白，无脉，弱或缓，过后面色很快转红。

（七）甲状腺功能亢进

甲状腺功能亢进儿科较为少见，由于近年来对心肌炎较为重视，因此一见到不明原因窦性心动过速，就想到心肌炎，常将甲状腺功能亢进误为心肌炎。当心脏增大时诊断为慢性心肌炎。但患者心功能指数不是减少而是增加，和心肌炎不一样。有青春发育期女孩出现不明原因窦性心动过速时，应常规除外甲状腺功能亢进。

九、治疗

本症目前尚无特殊治疗。应结合患者病情采取有效的综合措施，可使大部患者痊愈或好转。

(一)休息

急性期应卧床休息至热退3～4周，有心功能不全或心脏扩大者更应强调绝对卧床休息，以减轻心脏负荷及减少心肌耗氧量。

(二)抗生素的应用

细菌感染是病毒性心肌炎的重要条件因子之一，为防止细常感染，急性期可加用抗生素，青霉素1～2周。

(三)维生素C治疗

大剂量高浓度维生素C缓慢静脉推注，能促进心肌病变恢复。用10%～12.5%溶液，每次100～200 mg/kg，静脉注射，在急性期用于重症病例，每天1次，疗程15～30天；抢救心源性休克时，第一天可用3～4次。

(四)心肌代谢酶活性剂

多年来常用的如极化液、ATP等均因难进入心肌细胞内，故疗效差，近年来多推荐下列药物。

1.辅酶Q_{10}

辅酶Q_{10}存在于人细胞线粒体内，参与能量转换的多个酶系统，但需特殊的脱辅基酶的存在才能发挥作用，而其生物合成需2～3个月时间。剂量：1 mg(kg·d)口服。

2.1,6-二磷酸果糖

1,6-二磷酸果糖是一种有效的心肌代谢酶活性剂，有明显的保护心肌的作用，减轻心肌所致的组织损伤。剂量为0.7～1.6 mL/kg静脉注射，最大量不超过2.5 mL/kg(75 mg/mL)，静脉注射速度10 mL/min，每天1次，每10～15天为1个疗程。

(五)免疫治疗

1.肾上腺皮质激素

应用激素可抑制体内干扰素的合成，促使病毒增殖及病变加剧，故对早期一般病例不主张应用。仅限于抢救危重病例及其他治疗无效的病例可试用，一般起病10天内尽可能不用。口服泼尼松每天1～1.5 mg/kg，用3～4周，症状缓解后逐渐减量停药。对反复发作或病情迁延者，依据近年来对本病发病机制研究的进展，可考虑较长期的激素治疗，疗程不少于半年，对于急重抢救病例可采用大剂量，如地塞米松每天0.3～0.6 mg/kg，或氢化可的松每天15～20 mg/kg，静脉滴注。

2.抗病毒治疗

动物试验中联合应用利巴韦林和干扰素可提高生存率，目前欧洲正在进行干扰素治疗心肌炎的临床试验，其疗效尚待确定。

3.丙种球蛋白

动物及临床研究均发现丙种球蛋白对心肌有保护作用。在美国波士顿及洛杉矶儿童医院已将静脉注射丙种球蛋白作为病毒性心肌炎治疗的常规用药。

(六)控制心力衰竭

心肌炎患者对洋地黄耐受性差,易出现中毒而发生心律失常,故应选用快速作用的洋地黄制剂。病重者用地高辛静脉滴注,一般病例用地高辛口服,饱和量用常规的 2/3 量,心力衰竭不重,发展不快者,可用每天口服维持量法。

(七)抢救心源性休克

镇静;吸氧;扩容,为维持血压,恢复循环血量,可先用 2∶1 液,10 mL/kg;有酸中毒者可用 5% $NaHCO_3$ 5 mL/kg 稀释成等渗液均匀滴入。其余液量可用 1/3～1/2 张液体补充,见尿补钾;激素;升压药,常用多巴胺和多巴酚丁胺各 7.5 μg(kg·min),加入 5%葡萄糖维持静脉滴注,根据血压调整速度,病情稳定后逐渐减量停药;改善心功能;改善心肌代谢;应用血管扩张剂硝普钠,常用剂量为 5～10 mg 溶于 5%葡萄糖注射液 100 mL 中,开始 0,2 μg/(kg·min)静脉滴注,以后每隔 5 分钟增加 0.1 μg/kg,直到获得疗效或血压降低,最大剂量每分钟不超过 4 μg/kg。

(王恒永)

第十章
心包炎与感染性心内膜炎

第一节　急性心包炎

急性心包炎是一种以心包膜急性炎症病变为特点的临床综合征。

一、病因

（一）性质

急性非特异性。

（二）感染

细菌（包括结核杆菌）、病毒、真菌、寄生虫、立克次体。

（三）肿瘤

原发性、继发性。

（四）自身免疫和结缔组织病

风湿热及其他结缔组织病如系统性红斑狼疮、结节性动脉炎、类风湿关节炎等；心脏损伤后（心肌梗死后综合征、心包切开后综合征）、血清病。

（五）内分泌、代谢异常

尿毒症、黏液性水肿、胆固醇性痛风。

（六）邻近器官疾病

急性心肌梗死、胸膜炎。

（七）先天性异常

心包缺损、心包囊肿。

（八）其他

外伤、放疗、药物等。

二、病理

急性心包炎根据病理变化可分为纤维蛋白性和渗液性心包炎。心包渗出液体无明显增加时为急性纤维蛋白性心包炎，渗出液增多时称渗液性心包炎。渗液可分为浆液纤维蛋白性、浆液血性、化脓性和出血性几种，多为浆液纤维蛋白性。液体量100～500 mL，也可多达2～3 L。心包渗液一般在数周至数月内吸收，但也可发生脏层和壁层的粘连。增厚而逐渐形成慢性心包炎。

三、诊断

（一）症状

1.胸痛

心前区呈锐痛或钝痛，随体位改变、深呼吸、吞咽而加剧，常放射到左肩、背部或上腹部。病毒性者多伴胸膜炎，心前区疼痛剧烈。

2.呼吸困难

呼吸困难是心包渗液时最突出的症状。在心脏压塞时，可有端坐呼吸、呼吸浅而快、身躯前倾、发绀等。

3.全身症状

全身症状随病变而异。结核性者起病缓慢，低热、乏力、食欲减退等。化脓性者起病急，高热及中毒症状严重。病毒性者常有上呼吸道感染及其他病毒感染的表现。

（二）体征

1.心包摩擦音

心包摩擦音是纤维蛋白性心包炎的重要体征，呈抓刮样音调，粗糙，以胸骨左缘3、4肋间及剑突下最显著，前倾坐位较易听到。心包摩擦音是一种由心房、心室收缩和心室舒张早期三个成分所组成的三相摩擦音，也可仅有心室收缩早期所组成的双相摩擦音。心包渗液增多时消失，但如心包两层之间仍有摩擦，则仍可听到摩擦音。

2.心包积液引起的相应体征

心包积液在300 mL以上者心浊音界向两侧扩大，且随体位而改变。平卧时心底浊音区增宽，坐位时下界增宽，心尖冲动减弱或消失，或位于心浊音界左缘之内侧，心音遥远，心率快。大量心包积液可压迫左肺引起左下肺不张，于左肩胛下叩诊浊音，并可听到支气坚呼吸音，即左肺受压征(Ewart征)。如积液迅速积聚，可发生急性心脏压塞。患者气促加剧、面色苍白、发绀、心排血量显著下降，产生休克。若不及时解除心脏压塞，可迅速致死；如积液较慢，可形成慢性心脏压塞，表现为发绀、颈静脉怒张、肝大、腹水、皮下水肿、脉压小，常有奇脉。

四、辅助检查

（一）化验检查

感染性者常有白细胞计数增加及血沉增快等炎性反应。

（二）X线检查

一般渗液＞200 mL时可出现心影；向两侧扩大，积液多时心影呈烧瓶状，心脏搏动减弱或消失，肺野清晰。

（三）心电图

主要由心外膜下心肌受累而引起。

(1)常规12导联(除aVR及V_1外)皆出现ST抬高，呈弓背向下。

(2)一至数天后ST段回到基线，出现T波低平以至倒置。

(3)T 波改变持续数周至数月，逐渐恢复正常，有时保留轻度异常。

(4)心包积液时可有 QRS 波群低电压。

(5)心脏压塞或大量渗液时可见电交替。

(6)无病理性 Q 波。

(四)超声心动图

M 型超声心动图中，右心室前壁与胸壁之间或左心室后壁之后与肺组织之间均可见液性暗区。二维超声心动图中很容易见有液性暗区，且还有助于观察心包积液量的演变。

(五)放射性核素心腔扫描

用^{99m}Tc静脉注射后进行心脏血池扫描，正常人心血池扫描图示心影大小与 X 线心影基本相符，心包积液时心血池扫描心影正常而 X 线心影明显增大。二者心影横径的比值小于 0.75。

(六)心包穿刺

(1)证实心包积液的存在，检查其外观和进行有关的实验室检查，如细菌培养，寻找肿瘤细胞，渗液的细胞分类，解除心脏压塞症状等。

(2)心包腔内注入抗生素、化疗药物。心包穿刺主要指征是心脏压塞和未能明确病因的渗液性心包炎。

(七)心包活检

主要指征为病因不明确而持续时间较长的心包积液，可以通过心包组织学、细菌学等检查以明确病因。

五、鉴别诊断

(一)心脏扩大

心包积液与心脏扩大的鉴别见表 10-1。

表 10-1　心包积液与心脏扩大的鉴别

项目	心包积液	心脏扩大
心尖冲动	不明显或于心浊音内侧	与心浊音界一致
奇脉	常有	无
心音及杂音	第一心音远，一般无杂音(风湿性例外)	心音较清晰，常有杂音或奔马律
X 线检查	心影呈三角形，肺野清晰	心影呈球形，肺野瘀血
心电图	QT 间期多正常或缩短或有电交替	QT 间期延长，心肌病变者常伴有室内阻滞，左室肥大，心律失常多见
超声心动图	有心包积液征象，心腔大小正常	无心包积液征象，心腔多扩大
放射性核素扫描	心腔扫描大小正常，而 X 线片心影大	心腔大小与 X 线片心影大体一致
心包穿刺	见心包积液	不宜心包穿刺

(二)急性心肌梗死

心包炎者年龄较轻，胸痛之同时体温、白细胞即升高、血沉加快；而急性心肌梗死常在发病后期 48～72 小时出现体温、白细胞升高、血沉加快。此外，心包炎时多数导联 ST 段抬高，且弓背向下，无对应导联 ST 段压低，ST 段恢复等电位线后 T 波才开始倒置，亦无 Q 波。心肌酶谱仅轻度升高且持续时间较长。

(三)早期复极综合征

本综合征心电图中抬高的 ST 段与急性心包炎早期的心电图改变易混淆,前者属正常变异。以下有助于鉴别,早期复极时 ST 段抬高很少超过 2 mm,在 aVR 及 V_1 导联中 ST 段常不压低,运动后抬高的 ST 段可转为正常,在观察过程中不伴有 T 波演变。

六、治疗

(一)一般对症治疗

患者卧床休息,直至疼痛及发热等症状消退;解除心脏压迫和对症处理,疼痛剧烈时可给予镇痛剂如阿司匹林 325 mg,每 4 小时 1 次,吲哚美辛 25 mg,每 4 小时 1 次等。心包积液量多时,行心包穿刺抽液以解除压迫症状。

(二)心包穿刺

以解除心脏压塞症状和减轻大量渗液引起的压迫症状,并向心脏内注入治疗药物。

(三)心包切开引流

用于心包穿刺引流不畅的化脓性心包炎。

(四)心包切除术

主要指征为急性非特异性心包炎有反复发作,以致长期致残。

七、常见几种不同病因的急性心包炎

(一)急性非特异性心包炎

急性非特异性心包炎是一种浆液纤维蛋白性心包炎,病因尚未完全肯定。病毒感染和感染后发生变态反应可能是主要病因,起病前 1~8 周常有呼吸道感染史。

1.临床表现

起病多急骤,表现为心前区或胸骨后疼痛,为剧烈的刀割样痛,也可有压榨痛或闷痛。有发热,体温在 4 小时内达 39 ℃或更高,为稽留热或弛张热。其他症状有呼吸困难、咳嗽、无力、食欲缺乏等。心包摩擦音是最重要的体征。心包渗液少量至中等量,很少发生心脏压塞。部分患者合并肺炎或胸膜炎。

2.实验室检查

白细胞数正常或中度升高,心包积液呈草黄色或血性,以淋巴细胞居多,心包液细菌培养阴性。X 线检查示有心影增大或伴有肺浸润或胸膜炎改变。心电图有急性心包炎表现。病毒所致者,血清或心包积液的补体结合实验效价常增高。

3.治疗

本病能自愈,但可多次反复发作。无特异性治疗方法,以对症治疗为主,如休息,止痛剂给予水杨酸钠制剂或吲哚美辛,肾上腺皮质激素可抑制本病急性期,如有反复发作,应考虑心包切除。

(二)结核性心包炎

5%~10%的结核患者发生结核性心包炎,占所有急性心包炎的 7%~10%,在缩窄性心包炎的比例更大。结核性心包炎常由纵隔淋巴结结核、肺或胸膜结核直接蔓延而来,或经淋巴、血行播散而侵入心包。

1.临床表现

(1)起病缓慢,不规则发热。

(2)胸痛不明显,心包摩擦音较少见,心包积液量较多,易致心脏压塞。

(3)病程长,易演变为慢性缩窄性心包炎。

2.实验室检查

(1)心包积液多呈血性,内淋巴细胞占多数。

(2)涂片、培养及动物接种有时可发现结核杆菌。

(3)结核菌素试验阳性对本病诊断有一定帮助。

3.治疗

(1)急性期卧床,增加营养。

(2)抗结核治疗一般用链霉素、异烟肼及对氨基水杨酸钠联合治疗,疗程 1.5～2 年,亦可用异烟肼5 mg/(kg·d)、乙胺丁醇 25 mg/(kg·d)及利福平 10 mg/(kg·d)联合治疗。

(3)常用肾上腺皮质激素 4～6 周,逐渐停药,减少渗出或粘连。

(4)有心脏压塞征象者,应进行心包穿刺,抽液后可向心包腔内注入链霉素及激素。

(5)若出现亚急性渗液缩窄性心包炎表现或有心包缩窄趋势者,应尽早做心包切除。

(三)化脓性心包炎

化脓性心包炎主要致病菌为葡萄球菌、革兰阳性杆菌、肺炎球菌等。多为邻近的胸内感染直接蔓延如肺炎、脓胸、纵隔炎等,也可由血行细菌播散,如败血症等,或心包穿刺性损伤带入细菌。偶可因膈下脓肿或肝脓肿蔓延而来。

1.临床表现

为高热伴严重毒血症,胸痛,心包摩擦音,部分患者可出现心脏压塞。发病后 2～12 周易发展为缩窄性心包炎。

2.实验室检查

白细胞总数明显升高,血和心包液细菌培养阳性,心包液呈脓性,中性粒细胞占多数。

3.治疗

(1)针对病原菌选择抗生素,抗生素用量要足,并在感染被控制后维持 2 周。

(2)应及早心包切开引流。

(四)肿瘤性心包炎

心包的原发性肿瘤主要为间皮瘤,且较少见。转移性肿瘤较多见,主要来自支气管和乳房的肿瘤,淋巴瘤和白血病也可侵犯心包。

1.临床表现

为心包摩擦音、心包渗液的体征,渗液为血性,渗液抽走后又迅速产生,可引起心脏压塞。预后极差。

2.实验室检查

心包渗液中寻找肿瘤细胞可以确诊。

3.治疗

包括用心包穿刺术、心包切开术,甚至心包切除术以解除心脏压塞以及心包内滴注抗癌药。

(五)急性心肌梗死并发心包炎

透壁性心肌梗死累及心包时可引起心包炎,多呈纤维蛋白性,偶有少量渗液。临床发生率7%～16%,常在梗死后 2～4 小时发生,出现胸痛及短暂而局限的心包摩擦音,心电图示 ST 段再度升高,但无与心肌梗死部位方向相反的导联 ST 段压低。治疗以对症处理为主,予以消炎痛、阿司匹林等，偶需要用肾上腺皮质激素。

(六)心脏损伤后综合征

包括心包切开术后综合征、心脏创伤后综合征及心肌梗死后综合征，一般症状于心脏损伤后2～3周或数月出现，反复发作，每次发作1～4周，可能为自身免疫性疾病，亦可能与病毒感染有关。

1.临床表现

有发热、胸痛、心包炎、胸膜炎渗液和肺炎等。白细胞总数增高，血沉加快，半数患者有心包摩擦音，亦可有心包渗液。症状有自限性，预后良好，但易复发，每次1周至数周。心脏压塞常见。

2.治疗

并有心包积液或胸腔积液者，需穿刺抽液。发热胸痛者可用吲哚美辛痛，重症患者可予以肾上腺皮质激素，有较好效果。

(七)风湿性心包炎

风湿性心包炎为风湿性全心炎的一部分，常伴有其他风湿病的临床表现，胸痛及心包摩擦音多见，心脏可有杂音，心包积液量少，多呈草绿色。抗链“O”滴定度及血清黏蛋白增高，血沉增快，抗风湿治疗有效。愈后可有心包粘连，一般不发展为缩窄性心包炎。

(八)尿毒症性心包炎

尿毒症性心包炎是急、慢性肾功能不全的晚期并发症，发生率为40%～50%，通常为纤维蛋白性，少数为浆液纤维蛋白性或血性，机制不明。

1.临床表现

一般无症状，或有发热、胸痛。心包摩擦音多见，如心包积液量多亦可导致心脏压塞。

2.治疗

除按肾衰竭处理外，对无症状且未充分透析者应加强血液透析，对疑出血性心包炎者应采用局部肝素化或改行腹膜透析，以防心脏压塞。如经充分透析，心包积液反见增多者应暂停透析。对心包炎可给予吲哚美辛25 mg，一天3次，部分患者可奏效。对大量心包积液者应予心包穿刺引流，或留置导管做持续引流24～72小时，并向心包注入不易吸收的肾上腺皮质激素——羟氟烯索50 mg亦有效。若上述治疗仍不能解除心脏压塞，应考虑做心包胸膜开窗术。已发展成为亚急性或慢窄性心包炎者，在尿毒症基本控制以后，应考虑心包切除术。

(九)放射性心包炎

约5%接受4 000 rad照射的胸部或纵隔肿瘤患者，数月或数年后可患放射性心包炎，尤以霍奇金病中发病率为高。通常表现为急性纤维蛋白性心包炎、心包积液、亚急性渗出缩窄性心包炎或慢性缩窄性心包炎。心肌、心内膜亦可受损，发展为纤维化，也可伴发肺炎及胸膜炎。放疗所致心包积液可予激素治疗，有心脏压塞者应做心包穿刺。若出现反复心包压塞或缩窄性心包炎，应施行心包切除。

(十)胆固醇性心包炎

常见于甲状腺功能减退、类风湿关节炎、结核病或其他原因所致高胆固醇血症，亦可发生于特发性(非特异性)心包炎。发生机制未明，可能是心包表面细胞坏死，释放出细胞内胆固醇；或心包积血，红细胞溶解，释放出胆固醇；也可能因心包炎影响，减少了心包淋巴引流，使胆固醇的回吸收减少所致。心包渗液中胆固醇含量高，可有胆固醇结晶析出，胆固醇可刺激心包，使渗液增加，心包增厚。临床上表现为缓慢发展的非缩窄性大量积液（除非是血性积液），心包积液浑浊而闪光，但也可澄清。胆固醇结晶使渗液呈金黄色。治疗应针对病因，多数患者需做心包切除。由黏液水肿所致者给予甲状腺片，从小剂量始，每天15 mg，以后每1～2周增加15～30 mg，平均每天量为120～180 mg，待症状改善，基础代谢正常后减量维持。

（王恒永）

第二节　慢性缩窄性心包炎

急性心包炎以后，可在心包上留下瘢痕粘连和钙质沉着。多数患者只有轻微的瘢痕形成和疏松的或局部的粘连，心包无明显的增厚，不影响心脏的功能，称为慢性粘连性心包炎。部分患者心包渗液长期存在，形成慢性渗出性心包炎，主要表现为心包积液，预后良好。少数患者由于形成坚厚的瘢痕组织，心包失去伸缩性，明显地影响心脏的收缩和舒张功能，称为缩窄性心包炎，它包括典型的慢性缩窄性心包炎和在心包渗液的同时已发生心包缩窄的亚急性渗液性缩窄性心包炎，后者在临床上既有心脏压塞又有心包缩窄的表现，并最终演变为典型的慢性缩窄性心包炎。

一、病因

部分由结核性、化脓性和非特异性心包炎引起，也见于心包外伤后或类风湿性关节炎的患者。有许多缩窄性心包炎患者虽经心包病理组织检查也不能确定其病因。心包肿瘤和放疗也偶可引起本病。

二、发病机制及病理改变

在慢性缩窄性心包炎中，心包脏层和壁层广泛粘连增厚和钙化，心包腔闭塞成为一个纤维瘢痕组织外壳，紧紧包住和压迫整个心脏和大血管根部，也可以局限在心脏表面的某些部位，如在房室沟或主动脉根部形成环状缩窄。在心室尤其在右心室表面，瘢痕往往更坚厚，常为0.2～2 cm或更厚。在多数患者中，瘢痕组织主要由致密的胶原纤维构成，呈斑点状或片状玻璃样变性，因此不能找到提示原发病变的特征性变化。有些患者则心包内尚可找到结核性或化脓性的肉芽组织。

由于时常发现外有纤维层包裹、内为浓缩血液成分和体液存在，提示心包内出血是形成心包缩窄的重要因素。心脏外形正常或较小，心包病变常累及贴近其下的心肌。缩窄的心包影响心脏的活动和代谢，有时导致心肌萎缩、纤维变性、脂肪浸润和钙化。

三、临床表现

缩窄性心包炎的起病常隐袭。心包缩窄的表现出现于急性心包炎后数月至数十年，一般为2～4年。在缩窄发展的早期，体征常比症状显著，即使在后期，已有明显的循环功能不全的患者亦可能仅有轻微的症状。

(一)症状

劳累后呼吸困难常为缩窄性心包炎的最早期症状，是由于心排血量相对固定，在活动时不能相应增加所致。后期可因大量的胸腔积液、腹水将膈抬高和肺部充血，以致休息时也发生呼吸困难，甚至出现端坐呼吸。大量腹水和肿大的肝脏压迫腹内脏器，产生腹部膨胀感。此外可有乏力、胃纳减退、眩晕、衰弱、心悸、咳嗽、上腹疼痛、水肿等。

(二)体征

1.心脏本身的表现

心浊音界正常或稍增大。心尖冲动减弱或消失，心音轻而远，这些表现与心脏活动受限制和心排血量减少有关。第二心音的肺动脉瓣成分可增强。部分患者在胸骨左缘第 3～4 肋间可听到一个在第二心音后 0.1 秒左右的舒张早期额外音(心包叩击音)，性质与急性心包炎有心脏压塞时相似。心率常较快。心律一般是窦性，可出现期前收缩、心房颤动、心房扑动等异位心律。

2.心脏受压的表现

颈静脉怒张、肝大、腹水、胸腔积液、下肢水肿等与心脏舒张受阻，使心排血量减少，导致水钠潴留，从而使血容量增加，以及静脉回流受阻使静脉压升高有关。缩窄性心包炎常有大量腹水，而且较皮下水肿出现得早，与一般心力衰竭有所不同。一些患者可发生胸腔积液，有时出现奇脉，心排血量减少使动脉收缩压降低，静脉淤血，反射性引起周围小动脉痉挛使舒张压升高，因此脉压变小。

四、影像心电图及导管

(一)X 线检查

心脏阴影大小正常或稍大，心影增大可能由于心包增厚或伴有心包积液，左右心缘正常弧弓消失，呈平直僵硬，心脏搏动减弱，上腔静脉明显增宽，部分患者心包有钙化呈蛋壳状，此外，可见心房增大。

(二)心电图

多数有低电压，窦性心动过速，少数可有心房颤动，多个导联 T 波平坦或倒置。有时 P 波增宽或增高呈“二尖瓣型 P 波”或“肺型 P 波”表现左、右心房扩大，也可有右心室肥厚。

(三)超声心动图

可见右心室前壁或左心室后壁振幅变小，如同时有心包积液，则可发现心包壁层增厚程度。

(四)心导管检查

右心房平均压升高，压力曲线呈“M”形或“W”形，右心室压力升高，压力曲线呈舒张早期低垂及舒张晚期高原图形，肺毛细血管楔压也升高。

五、诊断

有急性心包炎病史，伴有体、肺循环淤血的症状和体征，而无明显心脏增大，脉压小，有奇脉，X 线显示心包钙化，诊断并不困难。

六、鉴别诊断

本病应与肝硬化门静脉高压症及充血性心力衰竭相鉴别。肝硬化有腹水及下肢水肿，但无静脉压增高及颈静脉怒张等。充血性心力衰竭者多有心瓣膜病的特征性杂音及明显心脏扩大而无奇脉，超声心动图及X线检查有助鉴别。

限制型心肌病的血流动力学改变与缩窄性心包炎相似，故其临床表现与钙化的缩窄性心包炎极为相似，很难鉴别，其鉴别要点可参见表10-2。

表10-2 缩窄性心包炎和限制性心肌病的鉴别

鉴别项目	缩窄性心包炎	限制型心肌病
疲劳和呼吸困难	逐渐发生，后来明显	一开始就明显
吸气时颈静脉扩张	有	无
心尖冲动	常不明显	常扪及
奇脉	常有	无
二尖瓣与三尖瓣关闭不全杂音	无	常有
舒张期杂音	在第二心音之后较早出现，较响，为舒张早期额外音（心包叩击音）	在第二心音之后较迟出现，较轻，为第三心音，常可听到第四、第六心音
X线	心脏轻度增大，常见心包钙化	心脏常明显增大，无心包钙化，可有心内膜钙化
心电图	QRS波群低电压和广泛性T波改变，可有心房颤动或提示左房肥大的P波改变	可有波群低电压和广泛性T波改变，有时出现异常Q波，常有房室和心室内传导阻滞（特别是左束支传到阻滞）和心室肥大劳损，也有心房颤动
收缩时间间期测定	正常	异常（PEP延长，LVET缩短，PEP/LVET比值增大）
超声心电图		
心房显著扩大	不常见	常见
舒张早期二尖瓣血流速率	有明显的呼吸变化	随呼吸变化极小
彼此相反的心室充盈	有	无
血流动力学检查		
左、右心室舒张末期压	相等，相差≤0.7 kPa(5 mmHg)	>0.7 kPa(5 mmHg)
右室收缩压	≤0.7 kPa(5 mmHg)	>6.7 kPa(50 mmHg)
右室舒张末期压	大于1/3右心室收缩压	<1/3右心室收缩压
计算机化断层显像	心包增厚	心包正常
心内膜心肌活组织检查	正常	异常
洋地黄治疗反应	静脉压不变	静脉压下降

七、治疗

应及早施行心包剥离术。如病程过久，心肌常有萎缩和纤维变性，影响手术的效果。因此，只要临床表现为心脏进行性受压，用单纯心包渗液不能解释，或在心包渗液吸收过程中心脏受压重征象越来越明显，或在进行心包腔注气术时发现壁层心包显著增厚，或磁共振显像显示心包增厚和缩窄，如心包感染已基本控制，就应及早争取手术。结核性心包炎患者应在结核活动已静止后考虑手术，以免过早手术造成结核的播散。如结核尚未稳定，但心脏受压症状明显加剧时，可在积极抗结核治疗下进行手术。手术中心包应尽量剥离，尤其两心室的心包必须彻底剥离。因心脏长期受到束缚，心肌常有萎缩和纤维变性，所以手术后心脏负担不应立即过重，应逐渐增加活动量。静脉补液必须谨慎，否则会导致急性肺水肿。由于萎缩的心肌恢复较慢。因此手术成功的患者常在术后4～6月才逐渐出现疗效。

手术前应改善患者一般情况，严格休息，低盐饮食，使用利尿剂或抽除胸腔积液和腹水，必要时给以少量多次输血。有心力衰竭或心房颤动的患者可适应应用洋地黄类药物。

八、预后

如能及早进行心包的彻底剥离手术，大部分患者可获满意的效果。少数患者因病程较久，有明显心肌萎缩和心源性肝硬化等严重病变，则预后较差。

（王恒永）

第三节　感染性心内膜炎

感染性心内膜炎（IE）为心脏内膜表面微生物感染导致的炎症反应。IE最常累及的部位是心脏瓣膜，包括自体瓣膜和人工瓣膜，也可累及心房或心室的内膜面。近年来随着诊断及治疗技术的进步，IE的致死率和致残率显著下降，但诊断或治疗不及时的患者，死亡率仍然很高。

一、流行病学

由于疾病自身的特点及诊断的特殊性，很难对IE进行注册或前瞻性研究，没有准确的患病率数字。每年的发病率为（1.9～6.2）/10万。近年来，随着人口老龄化、抗生素滥用、先天性心脏病存活年龄延长及心导管和外科手术患者的增多，IE的发病率呈增加的趋势。

二、病因与诱因

（一）患者因素

1.瓣膜性心脏病

瓣膜性心脏病是IE最常见的基础病。近年来，随着风湿性心脏病发病率的下降，风湿性心脏瓣膜病在IE基础病中所占的比例已明显下降，占6%～23%。与此对应，随着人口老龄化，退行性心脏瓣膜病所占的比例日益升高，尤其是主动脉瓣和二尖瓣关闭不全。

2.先天性心脏病

由于介入封堵和外科手术技术的进步，成人先天性心脏病患者越来越多，在此基础上发生的IE也较前增加，室间隔缺损、法洛四联症和主动脉缩窄是最常见的原因。主动脉瓣二叶钙化也是诱发IE的重要危险因素。

3.人工瓣膜

人工瓣膜置换者发生IE的危险是自体瓣膜的5～10倍，术后6个月内危险性最高，之后在较低的水平维持。

4.既往 IE 病史

既往 IE 病史是再次感染的明确危险因素。

5.近期接受可能引起菌血症的诊疗操作

各种经口腔(如拔牙)、气管、食管、胆道、尿道或阴道的诊疗操作及血液透析等,均是 IE 的诱发因素。

6.体内存在促非细菌性血栓性赘生物形成的因素

如白血病、肝硬化、癌症、炎性肠病和系统性红斑狼疮等可导致血液高凝状态的疾病,也可增加 IE 的危险。

7.自身免疫缺陷

包括体液免疫缺陷和细胞免疫缺陷,如人类免疫缺陷病毒(HIV)。

8.静脉药物滥用

静脉药物滥用者发生 IE 的危险可升高 12 倍。赘生物常位于血流从高压腔经病变瓣口或先天缺损至低压腔产生高速射流和湍流的下游,如二尖瓣关闭不全的瓣叶心房面、主动脉瓣关闭不全的瓣叶心室面和室间隔缺损的间隔右心室侧,可能与这些部位的压力下降及内膜灌注减少,有利于微生物沉积和生长有关。高速射流冲击心脏或大血管内膜可致局部损伤,如二尖瓣反流面对的左心房壁、主动脉瓣反流面对的二尖瓣前叶腱索和乳头肌及动脉导管未闭射流面对的肺动脉壁,也容易发生 IE。在压差较小的部位,如房间隔缺损、大室间隔缺损、血流缓慢(如心房颤动或心力衰竭)及瓣膜狭窄的患者,则较少发生 IE。

(二)病原微生物

近年来,导致 IE 的病原微生物谱也发生了很大变化。金黄色葡萄球菌感染明显增多,同时也是静脉药物滥用患者的主要致病菌;而草绿色链球菌感染明显减少。凝固酶阴性的葡萄球菌以往是自体瓣膜心内膜炎的次要致病菌,现在是人工瓣膜心内膜炎和院内感染性心内膜炎的重要致病菌。此外,铜绿假单胞菌、革兰阴性杆菌及真菌等以往较少见的病原微生物,也日渐增多。

三、病理

IE 特征性的病理表现是在病变处形成赘生物,由血小板、纤维蛋白、病原微生物、炎性细胞和少量坏死组织构成,病原微生物常包裹在赘生物内部。

(一)心脏局部表现

1.赘生物本身的影响

大的赘生物可造成瓣口机械性狭窄,赘生物还可导致瓣膜或瓣周结构破坏,如瓣叶破损、穿孔或腱索断裂,引起瓣膜关闭不全,急性者最终可发生猝死或心力衰竭。人工瓣膜患者还可导致瓣周漏和瓣膜功能不全。

2.感染灶局部扩散

局部扩散产生瓣环或心肌脓肿、传导组织破坏、乳头肌断裂、室间隔穿孔和化脓性心包炎等。

(二)赘生物脱落造成栓塞

1.右心 IE

右心赘生物脱落可造成肺动脉栓塞、肺炎或肺脓肿。

2.左心 IE

左心赘生物脱落可造成体循环动脉栓塞，如脑动脉、肾动脉、脾动脉、冠状动脉及肠系膜动脉等，导致相应组织的缺血坏死和（或）脓肿；还可能导致局部动脉管壁破坏，形成动脉瘤。

（三）菌血症

感染灶持续存在或赘生物内的病原微生物释放入血，形成菌血症或败血症，导致全身感染。

（四）自身免疫反应

病原菌长期释放抗原入血，可激活自身免疫反应，形成免疫复合物，沉积在不同部位导致相应组织的病变，如肾小球肾炎（免疫复合物沉积在肾小球基底膜）、关节炎、皮肤或黏膜出血（小血管炎，发生漏出性出血）等。

四、分类

既往习惯按病程分类，目前更倾向于按疾病的活动状态、诊断类型、瓣膜类型、解剖部位和病原微生物进行分类。

（一）按病程分类

分为急性 IE（病程＜6 周）和亚急性 IE（病程＞6 周）。急性 IE 多发生在正常心瓣膜，起病急骤，病情凶险，预后不佳，有发生猝死的危险；病原微生物以金黄色葡萄球菌为主，细菌毒力强，菌血症症状明显，赘生物容易碎裂或脱落。亚急性 IE 多发生在有基础病的心瓣膜，起病隐匿，经积极治疗预后较好；病原微生物主要是条件性致病菌，如溶血性链球菌、凝固酶阴性的葡萄球菌及革兰阴性杆菌等，这些病原微生物毒力相对较弱，菌血症症状不明显，赘生物碎裂或脱落的比例较急性 IE 低。

（二）按疾病的活动状态分类

按疾病的活动状态分为活动期和愈合期，这种分类对外科手术治疗非常重要。活动期包括：术前血培养阳性及发热，术中取血培养阳性，术中发现病变组织形态呈炎症活动状态，或在抗生素疗程完成之前进行手术。术后 1 年以上再次出现 IE，通常认为是复发。

（三）按诊断类型分类

按诊断类型分为明确诊断（definite IE）、疑似诊断（suspected IE）和可能诊断（possible IE）。

（四）按瓣膜类型分类

按瓣膜类型分为自体瓣膜 IE 和人工瓣膜 IE。

（五）按解剖部位分类

按解剖部位分为二尖瓣 IE、主动脉瓣 IE 及室壁 IE 等。

（六）按病原微生物分类

按照病原微生物血培养结果分为金黄色葡萄球菌性 IE、溶血性链球菌性 IE、真菌性 IE 等。

五、临床表现

（一）全身感染中毒表现

发热是 IE 最常见的症状，除有些老年或心、肾衰竭的重症患者外，几乎均有发热，与病原微生物释放入血有关。亚急性者起病隐匿，体温一般＜39 ℃，午后和晚上高，可伴有全身不适、肌痛/关节痛、乏力、食欲缺乏或体重减轻等非特异性症状。急性者起病急骤，呈暴发性败血症过程，通常高热伴有寒战。其他全身感染中毒表现还包括脾大、贫血和杵状指，主要见于亚急性者。

(二)心脏表现

心脏的表现主要为新出现杂音或杂音性质、强度较前改变,瓣膜损害导致的新的或增强的杂音通常为关闭不全的杂音,尤以主动脉瓣关闭不全多见。但新出现杂音或杂音改变不是 IE 的必备表现。

(三)血管栓塞表现

血管栓塞表现为相应组织的缺血坏死和(或)脓肿。

(四)自身免疫反应的表现

自身免疫反应主要表现为肾小球肾炎、关节炎、皮肤或黏膜出血等,非特异性,不常见。皮肤或黏膜的表现具有提示性,包括:①瘀点,可见于任何部位;②指/趾甲下线状出血;③Roth 斑,为视网膜的卵圆形出血斑,中心呈白色,多见于亚急性者;④Osler 结节,为指/趾垫出现的豌豆大小红色或紫色痛性结节,多见于亚急性者;⑤Janeway 损害,为手掌或足底处直径 1～4 mm 无痛性出血性红斑,多见于急性者。

六、辅助检查

(一)血培养

血培养是明确致病菌最主要的实验室方法,并为抗生素的选择提供可靠的依据。为了提高血培养的阳性率,应注意以下几个环节。

1.采血频次

多次血培养有助于提高阳性率,建议至少送检 3 次,每次采血时间间隔至少1 小时。

2.采血量

每次取血 5～10 mL,已使用抗生素的患者取血量不宜过多,否则血液中的抗生素不能被培养液稀释。

3.采血时间

有人建议取血时间以寒战或体温骤升时为佳,但 IE 的菌血症是持续的,研究发现,体温与血培养阳性率之间没有显著相关性,因此不需要专门在发热时取血。高热时大部分细菌被吞噬细胞吞噬,反而影响了培养效果。

4.采血部位

前瞻性研究表明,无论病原微生物是哪一种,静脉血培养阳性率均显著高于动脉血。因此,静脉血培养阴性的患者没有必要再采集动脉血培养。每次采血应更换穿刺部位,皮肤应严格消毒。

5.培养和分离技术

所有怀疑 IE 的患者,应同时做需氧菌培养和厌氧菌培养;人工瓣膜置换术后、长时间留置静脉导管或导尿管及静脉药物滥用患者,应加做真菌培养。结果阴性时应延长培养时间,并使用特殊分离技术。

6.采血之前已使用抗生素患者的处理

如果临床高度怀疑 IE 而患者已使用了抗生素治疗,应谨慎评估,病情允许时可以暂停用药数天后再次培养。

(二)超声心动图

所有临床上怀疑 IE 的患者均应接受超声心动图检查,首选经胸超声心动图(TTE);如果 TTE 结果阴性,而临床高度怀疑 IE,应加做经食管超声心动图(TEE);TEE 结果阴性,而仍高度怀疑，2～7 天后应重复 TEE 检查。如果是有经验的超声医师，且超声机器性能良好，多次 TEE 检查结果阴性基本可以排除 IE 诊断。

超声心动图诊断 IE 的主要证据包括：赘生物，附着于瓣膜、心腔内膜面或心内植入物的致密回声团块影，可活动，用其他解剖学因素无法解释；脓肿或瘘；新出现的人工瓣膜部分裂开。

临床怀疑 IE 的患者，其中约 50%经 TTE 可检出赘生物。在人工瓣膜，TTE 的诊断价值通常不大。TEE 又效弥补了这一不足，其诊断赘生物的敏感度为 88%～100%，特异度达 91%～100%。

（三）其他检查

IE 患者可出现血白细胞计数升高，核左移；血沉及 C 反应蛋白升高；高丙种球蛋白血症，循环中出现免疫复合物，类风湿因子升高，血清补体降低；贫血，血清铁及血清铁结合力下降；尿中出现蛋白和红细胞等。心电图和胸片检查也可能有相应的变化，但均不具有特异性。

七、诊断和鉴别诊断

（一）诊断

首先应根据患者的临床表现筛选出疑似病例。

1.高度怀疑

（1）新出现杂音或杂音性质、强度较前改变。

（2）来源不明的栓塞事件。

（3）感染源不明的败血症。

（4）血尿、肾小球肾炎或怀疑肾梗死。

（5）发热伴以下任何一项：①心内有植入物；②有 IE 的易患因素；③新出现的室性心律失常或传导障碍；④首次出现充血性心力衰竭的临床表现；⑤血培养阳性（为 IE 的典型病原微生物）；⑥皮肤或黏膜表现；⑦多发或多变的浸润性肺感染；⑧感染源不明的外周（肾、脾和脊柱）脓肿。

2.低度怀疑

发热，不伴有以上任何一项。对于疑似病例应立即进行超声心动图和血培养检查。

1994 年，Durack 及其同事提出了 Duke 标准，给 IE 的诊断提供了重要参考。后来经不断完善形成了目前的 Duke 标准修订版，包括 2 项主要标准和 6 项次要标准。具备 2 项主要标准，或 1 项主要标准＋3 项次要标准，或 5 项次要标准为明确诊断；具备 1 项主要标准＋1 项次要标准，或 3 项次要标准为疑似诊断。

（1）主要标准：①血培养阳性，2 次血培养结果一致，均为典型的 IE 病原微生物如溶血性链球菌、牛链球菌、HACEK 菌、无原发灶的社区获得性金黄色葡萄球菌或肠球菌。连续多次血培养阳性，且为同一病原微生物，这种情况包括：至少 2 次血培养阳性，且间隔时间＞12 小时；3 次血培养均阳性或≥4 次血培养中的多数均阳性，且首次与末次血培养间隔时间至少 1 小时。②心内膜受累证据，超声心动图阳性发现赘生物，附着于瓣膜、心腔内膜面或心内植入物的致密回声团块影，可活动，用其他解剖学因素无法解释；脓肿或瘘；新出现的人工瓣膜部分裂开。

（2）次要标准：①存在易患因素，如基础心脏病或静脉药物滥用。②发热，体温＞38 ℃。③血管栓塞表现，主要为动脉栓塞、感染性肺梗死、霉菌性动脉瘤、颅内出血、结膜出血及 Janeway 损害。④自身免疫反应的表现，肾小球肾炎、Osler 结节、Roth 斑及类风湿因子阳性。⑤病原微生物证据，血培养阳性，但不符合主要标准；或有 IE 病原微生物的血清学证据。⑥超声心动图证据，超声心动图符合 IE 表现，但不符合主要标准。

(二)鉴别诊断

IE 需要和以下疾病鉴别，包括心脏肿瘤、系统性红斑狼疮、Marantic 心内膜炎、抗磷脂综合征、类癌综合征、高心排血量肾细胞癌、血栓性血小板减少性紫癜及败血症等。

八、治疗

(一)治疗原则

(1)早期应用：连续采集 3～5 次血培养后即可开始经验性治疗，不必等待血培养结果。对于病情平稳的患者可延迟治疗 24～48 小时，对预后没有影响。

(2)充分用药：使用杀菌性而非抑菌性抗生素，大剂量，长疗程，旨在完全杀灭包裹在赘生物内的病原微生物。

(3)静脉给药为主：保持较高的血药浓度。

(4)病原微生物不明确的经验性治疗：急性者首选对金黄色葡萄球菌、链球菌和革兰阴性杆菌均有效的广谱抗生素，亚急性者首选对大多数链球菌(包括肠球菌)有效的广谱抗生素。

(5)病原微生物明确的针对性治疗：应根据药物敏感试验的结果选择针对性的抗生素，有条件时应测定最小抑菌浓度(minimum inhibitory concentration，MIC)以判定病原微生物对抗生素的敏感程度。

(6)部分患者需要外科手术治疗。

(二)病原微生物不明确的经验性治疗

治疗应基于临床及病原学证据。病原微生物未明确的患者，如果病情平稳，可在血培养 3～5 次后立即开始经验性治疗；如果过去的 8 天内患者已使用了抗生素治疗，可在病情允许的情况下延迟 24～48 小时再进行血培养，然后采取经验性治疗。《2004 年欧洲心脏协会(ESC)指南》推荐的方案以万古霉素和庆大霉素为基础。我国庆大霉素的耐药率较高，而且庆大霉素的肾毒性大，多选用阿米卡星(丁胺卡那霉素)替代庆大霉素，0.4～0.6 g 分次静脉给药或肌内注射。万古霉素费用较高，也可选用青霉素类，如青霉素320 万～400 万U 静脉给药，每 4～6 小时 1 次；或萘夫西林 2 g 静脉给药或静脉给药，每 4 小时 1 次。

病原微生物未明确的治疗流程图见图 10-1，经验性治疗方案见表 10-3。

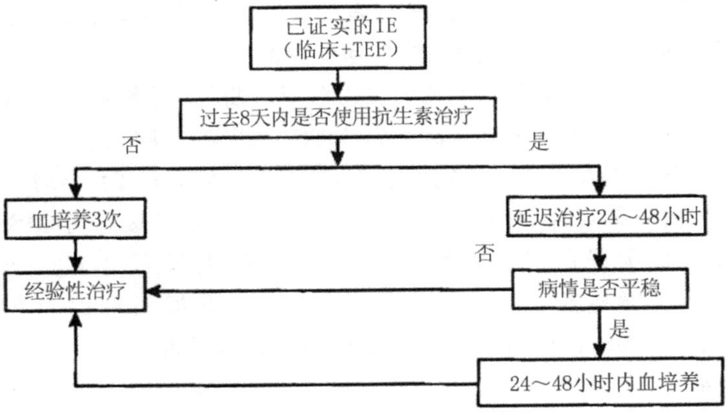

图 10-1　病原微生物未明确的治疗流程图

表 10-3　经验性治疗方案

疾病	药物	剂量	疗程
自体瓣膜 IE	万古霉素	15.0 mg/kg 静脉给药，每 12 小时 1 次	4～6 周
	＋庆大霉素	1.0 mg/kg 静脉给药，每 8 小时 1 次	2 周
人工瓣膜 IE	万古霉素	15.0 mg/kg 静脉给药，每 12 小时 1 次	4～6 周
	＋利福平	300～450 mg 口服，每 8 小时 1 次	4～6 周
	＋庆大霉素	1.0 mg/kg 静脉给药，每 8 小时 1 次	2 周

注：* 每天最大剂量 2 g，需要监测药物浓度，必要时可加用氨苄西林。

(三)病原微生物明确的针对性治疗

1.链球菌感染性心内膜炎

根据药物的敏感性程度选用青霉素、头孢曲松、万古霉素或替考拉宁。

(1)自体瓣膜 IE 且对青霉素完全敏感的链球菌感染(MIC≤0.1 mg/L)：年龄≤65 岁，血清肌酐正常的患者，给予青霉素 1 200 万～2 000 万 U/24 小时，分 4～6 次静脉给药，疗程 4 周；加庆大霉素3 mg/(kg・d)(最大剂量 240 mg/24 h)，分 2～3 次静脉给药，疗程 2 周。年龄＞65 岁，或血清肌酐升高的患者，根据肾功能调整青霉素的剂量，或使用头孢曲松 2 g/24 h，每天 1 次静脉给药，疗程均为 4 周。对青霉素和头孢菌素过敏的患者使用万古霉素 3 mg/(kg・d)，每天2 次静脉给药，疗程 4 周。

(2)自体瓣膜 IE 且对青霉素部分敏感的链球菌感染(MIC 0.1～0.5 mg/L)或人工瓣膜 IE：青霉素2 000 万～2 400 万 U/24 h，分 4～6 次静脉给药，或使用头孢曲松 2 g/24 h，每天 1 次静脉给药，疗程均为4 周；加庆大霉素 3 mg/(kg・d)，分 2～3 次静脉给药，疗程 2 周；之后继续使用头孢曲松 2 g/24 h，每天1 次静脉给药，疗程 2 周。对这类患者也可单独选用万古霉素，3 mg/(kg・d)，每天 2 次静脉给药，疗程 4 周。

(3)对青霉素耐药的链球菌感染(MIC＞0.5 mg/L)：治疗同肠球菌。

替考拉宁可作为万古霉素的替代选择，推荐用法为 10 mg/kg 静脉给药，每天 2 次，9 次以后改为每天 1 次，疗程 4 周。

2.葡萄球菌感染性心内膜炎

葡萄球菌感染性心内膜炎约占所有 IE 患者的 1/3，病情危重，有致死危险。90%的致病菌为金黄色葡萄球菌，其余 10%为凝固酶阴性的葡萄球菌。

(1)自体瓣膜 IE 的治疗方案有以下几种。①对甲氧西林(新青霉素)敏感的金黄色葡萄球菌(methicillin-susceptible staphylococcus aureus，MSSA)感染：苯唑西林 8～12 g/24 h，分 4 次静脉给药，疗程 4 周(静脉药物滥用患者用药 2 周)；加庆大霉素 24 小时 3 mg/kg(最大剂量 240 mg/24 h)，分 3 次静脉给药，疗程 3～5 天。②对青霉素过敏患者 MSSA 感染：万古霉素 3 mg/(kg・d)，每天 2 次静脉给药，疗程4～6 周；加庆大霉素 3 mg/(kg・d)(最大剂量 240 mg/24 h)，分 3 次静脉给药，疗程 3～5 天。③对甲氧西林耐药的金黄色葡萄球菌(methicillin-resistant staphylococcus aureus，MRSA)感染：万古霉素 30 mg/(kg・d)，每天 2 次静脉给药，疗程 6 周。

(2)人工瓣膜 IE 的治疗方案有以下几点。①MSSA 感染：苯唑西林 8～12 g/24 h，分 4 次静脉给药，加利福平 900 mg/24 h，分 3 次静脉给药，疗程均为 6～8 周；再加庆大霉素 3 mg/(kg・d)(最大剂量240 mg/24 h)，分 3 次静脉给药，疗程 2 周。②MRSA 及凝固酶阴性的葡萄球菌感染：万古霉素30 mg/(kg·d)，每天 2 次静脉给药，疗程 6 周；加利福平 300 mg/24 h，分 3 次静脉给药，再加庆大霉素3 mg/(kg·d)(最大剂量 240 mg/24 h)，分 3 次静脉给药，疗程均为 6～8 周。

3.肠球菌及青霉素耐药的链球菌感染性心内膜炎

与一般的链球菌不同，多数肠球菌对包括青霉素、头孢菌素、克林霉素和大环内酯类抗生素在内的许多抗生素耐药。甲氧嘧啶-磺胺异噁唑及新一代喹诺酮类抗生素的疗效也不确定。

(1)青霉素 MIC≤8 mg/L，庆大霉素 MIC＜500 mg/L：青霉素 1 600 万～2 000 万 U/24 h，分4～6 次静脉给药，疗程 4 周；加庆大霉素 3 mg/(kg·d)(最大剂量 240 mg/24 h)，分 2 次静脉给药，疗程 4 周。

(2)青霉素过敏或青霉素/庆大霉素部分敏感的肠球菌感染：万古霉素 30 mg/(kg·d)，每天 2 次静脉给药，加庆大霉素 3 mg/(kg·d)，分 2 次静脉给药，疗程均 6 周。

(3)青霉素耐药菌株(MIC＞8 mg/L)感染：万古霉素 30 mg/(kg·d)，每天 2 次静脉给药，加庆大霉素 3 mg/(kg·d)，分 2 次静脉给药，疗程均 6 周。

(4)万古霉素耐药或部分敏感菌株(MIC 4～16 mg/L)或庆大霉素高度耐药菌株感染：需要寻求微生物学家的帮助，如果抗生素治疗失败，应及早考虑瓣膜置换。

4.革兰阴性菌感染性心内膜炎

约 10%自体瓣膜 IE 和 15%人工瓣膜 IE，尤其是瓣膜置换术后 1 年发生者多由革兰阴性菌感染所致。其中 HACEK 菌属最常见，包括嗜血杆菌(Haemophilus)、放线杆菌(Actinobacillus)、心杆菌(Cardiobacterium)、埃肯菌(Eikenella)和金氏杆菌(Kingella)。常用治疗方案为头孢曲松 2 g/24 h静脉给药，每天 1 次，自体瓣膜 IE 疗程 4 周，人工瓣膜 IE 疗程 6 周。也可选用氨苄西林 12 g/24 h，分 3～4 次静脉给药，加庆大霉素 3 mg/(kg·d)，分 2～3 次静脉给药。

5.立克次体感染性心内膜炎

立克次体感染性心内膜炎可导致 Q 热，治疗选用多西环素(强力霉素)100 mg 静脉给药，每 12 小时1 次，加利福平。为预防复发，多数患者需要进行瓣膜置换。由于立克次体寄生在细胞内，因此术后抗生素治疗还需要至少 1 年，甚至终生。

6.真菌感染性心内膜炎

近年来，真菌感染性心内膜炎有增加趋势，尤其是念珠菌属感染。由于单独使用抗真菌药物死亡率较高，而手术的死亡率下降，因此真菌感染性心内膜炎首选外科手术治疗。药物治疗可选用两性霉素 B 或其脂质体，1 mg/kg，每天 1 次，连续静脉滴注有助减少不良反应。

(四)外科手术治疗

手术指征包括以下几点。

(1)急性瓣膜功能不全造成血流动力学不稳定或充血性心力衰竭。

(2)有瓣周感染扩散的证据。

(3)正确使用抗生素治疗 7～10 天后，感染仍然持续。

(4)病原微生物对抗生素反应不佳，如真菌、立克次体、布鲁杆菌、里昂葡萄球菌、对庆大霉素高度耐药的肠球菌、革兰阴性菌等。

(5)使用抗生素治疗前或治疗后 1 周内，超声心动图探测到赘生物直径＞10 mm，可以活动。

(6)正确使用抗生素治疗后，仍有栓塞事件复发。

(7)赘生物造成血流机械性梗阻。

(8)早期人工瓣膜 IE。

九、预后

影响预后的因素不仅包括患者的自身情况及病原微生物的毒力，还与诊断和治疗是否正确、及时有关。总体而言，住院患者出院后的长期预后尚可(10 年生存率 81%)，其中部分开始给予药物治疗的患者后期仍需要手术治疗。既往有 IE 病史的患者，再次感染的风险较高。人工瓣膜 IE 患者的长期预后较自体瓣膜 IE 患者差。

(王恒永)

第十一章
老年心血管疾病

第一节　老年心律失常

老年心律失常(ECA)是一种常见的疾病，主要有各种期前收缩、心动过速、心房颤动与扑动、各种房室传导阻滞及病态窦房结构综合征等。

一、期前收缩

期前收缩是在心脏基本节律中出现一个或几个期外收缩，按其起源可以分为室上性(房性与交界性)与室性期前收缩。

(一)病因

(1)期前收缩可发生于无器质性心脏病的正常老年人，称为功能性期前收缩。

(2)期前收缩常见于冠心病、高血压性心脏病、风湿性心脏病、肺源性心脏病、心肌病与心肌炎等器质性心脏病以及嗜铬细胞瘤、甲状腺功能亢进等疾病。老年人以冠心病、高血压最常见。

(3)可见于电解质紊乱，如低血钾。

(4)药物作用或中毒，如洋地黄、奎尼丁、肾上腺素等。

(5)心导管检查与心脏手术等机械性刺激。

(二)分型

1.室上性期前收缩

(1)概述：房性期前收缩P波提前出现，形态异于窦性P波，QRS形态多正常，有时伴室内差异性传导，房室交界性期前收缩QRS提前出现，形态多为正常，P波多掩盖于QRS中，或出现在QRS前。P-R间期小于0.12秒，在Ⅱ、Ⅲ、AVF导联P波倒置，此即逆行性P波，或出现在QRS之后，PR<0.12秒。老年人室上性期前收缩较常见。部分患者发展成房性心动过速和心房颤动。

(2)治疗：①室上性期前收缩无明显症状且对患者血流动力学影响甚微者，可以不治疗。②由于情绪激动及烟酒过度引起的期前收缩，应去除诱因，口服地西泮等镇静剂。③患者症状明显，心功能尚可，可以口服维拉帕米(异搏定)40～80 mg，每天3次，或口服β_1受体阻滞剂如美托洛尔(倍他乐克)12.5～50 mg,每天1次。严密观察心律,酌情减量。④如果患者心功能不良,口服地高辛0.125～0.25 mg,每天1次,或酌情调整剂量。

2.室性期前收缩

(1)概述:室性期前收缩QRS波群宽大畸形并提前出现。其前无相关P波。其后常有完全性代偿间歇期。室性期前收缩可以单个出现。也可以成对出现。或呈二联律、三联律及并行心律形式出现。

(2)治疗:①无明显症状的功能性期前收缩不必治疗。②室性期前收缩引起心悸、胸闷等临床症状者。可以口服美西律(慢心律)0.1～0.2 g,每天3次,或普罗帕酮(心律平)0.15 g,每天3次,或胺碘酮0.2 g,每天3次,达到总量5 g后减量维持。③洋地黄过量引起的室性期前收缩,应立即停用洋地黄,可用氯化钾2～3 g加入5%葡萄糖中滴注,同时口服氯化钾溶液,必要时缓慢推注苯妥英钠125 mg。④下述室性期前收缩对血流动力学影响较大,因为可能发展成室性心动过速或心室颤动,故应予以高度重视,严重器质性心脏病,尤其是患急性心肌梗死,严重心脏病瓣膜病患者;心功能不良,射血分数低于40%者;临床症状明显,有眩晕、黑矇或晕厥者;心电图:室性期前收缩呈Lown3级以上表现者(多源、成对、连续3个以上或有R-on-T现象);心肺复苏后出现室性期前收缩者;心电图伴有Q-T间期延长者。

紧急控制室性期前收缩可以推注利多卡因50～100 mg。有效后以1～4 mg/min速度维持滴注。或将普罗帕酮70 mg加入50%葡萄糖20 mL中滴注。或缓慢静脉注射10%硫酸镁10～20 mL。

二、心动过速

(一)窦性心动过速

1.概述

窦性心律超过100次/分者称为窦性心动过速,最高可180次/分。窦性心动过速时症状轻重不一,一般只有心率超过140次/分才需治疗,但二尖瓣狭窄及冠心病患者轻度窦性心动过速就可以引起明显症状,应及早治疗。再则健康老年人,最好心率随着年龄的增大而降低,平均心率在老年人也有下降的趋势,因此老年人出现窦性心动过速时,常比年轻人的症状更明显,常需要处理。

2.治疗

(1)若无明显的心肺功能不全,首选β受体阻滞剂,如阿替洛尔每次使用6.25～12.5 mg。每天1～2次。

(2)心力衰竭引起的窦性心动过速,口服地高辛0.125～0.25 mg,每天1次,或者静脉注射毛花苷C 0.2～0.4 mg。

(二)阵发性室上性心动过速

1.概述

阵发性室上性心动过速(PSVT)心率150～250次/分。节律齐整。QRS一般不增宽。偶尔合并束支传导阻滞。PSVT包括以下7种类型。

(1)窦房结折返性心动过速(SNRT)。

(2)心房内折返性心动过速(LART)。

(3)心房自律性心动过速(AAT)。

(4)房室结折返性心动过速(AVNRT)慢快型。

(5)房室结折返性心动过速(AVNRT)快慢型。

(6)预激综合征房室折返性心动过速(AVRT)顺向型。

(7)预激综合征房室折返性心动过速(AVRT)逆向型。

2.病因

PSVT 常见于无器质性心脏病患者,近年认为预激综合征及房室结双通道是 PSVT 常见原因,少数情况下 PSVT 可合并先天性心脏病,风湿性心脏病或冠心病。心房自律性心动过速可见于冠心病及洋地黄中毒等情况,在老年人较多见。

3.治疗

(1)终止 PSVT 发作:①刺激迷走神经的方法仍为首选措施,但老年人应以刺激咽部为宜,不宜按压颈动脉窦及眼球,否则可能导致心跳、呼吸停止。②如上述方法无效,患者无心力衰竭及低血压。可首选维拉帕米 5～10 mg 加入 50%葡萄糖 20 mL 中,缓慢静脉注射,或用普罗帕酮 70～150 mg 加入 50%葡萄糖 20 mL 中,静脉注射。③如患者有心力衰,可用毛花苷 C 0.4～0.8 mg加入 50%葡萄糖 20 mL 静脉推注,但是预激综合征合并心房颤动者。禁用毛花苷 C 和维拉帕米。④如果血压低,可用去氧肾上腺素(新福林)5 mg 或甲氧明 10 mg 加入 5%葡萄糖 100 mL 中静脉滴注,使血压升至 17.3～20.0 kPa,反射性刺激迷走神经而使 PSVT 终止。但应慎用。⑤对于血压低心功能不良的 PSVT 患者,或预激综合征合并逆向 AVRT 心房颤动患者。可用直流电转复。

(2)防止 PSVT 复发:①患者本人应掌握 1～2 种兴奋迷走神经而终止发作的方法,如刺激咽喉催吐、憋气等。②频繁发作期间可以口服维拉帕米(异搏定)40～80 mg,每天 3 次,或普罗帕酮 0.15 g。每天 3 次,以防止发作。③近年来,电消融治疗各型 PSVT 效果良好,成功率可达 90%,并发症少,已迅速推广普及。

三、室性心动过速

(一)概述

老年人室性心动过速有随年龄增高的趋势。据报告,健康老年人的室性期前收缩的发生率高达 64%～90%。其中 62%～80%为多源性。

室性心动过速是危险性心律失常,可致血流动力学严重障碍,心排血量减少,从而出现心力衰竭或休克,或者转变成心室颤动而致命。

室性心动过速可分为单形性与多形性两种。单形性室速是 3～6 个以上室性期前收缩连续出现。QRS 宽大畸形,但形态基本一致,在其中可见融合波与窦性夺获,使 QRS 波不整。房室传导大多数呈分离状态,多形性室速 QRS 形态多,围绕等电位线扭转,多伴有 Q-T 间期延长。称之尖端扭转型室速。

(二)病因

(1)老年人恶性心律失常,多见于器质性心脏病。75%死于冠心病,10%死于心肌病,10%死于心脏瓣膜病以及高血压性心脏病、心肌炎等。

(2)药物中毒或药物作用:洋地黄、奎尼丁与锑剂中毒等。

(3)心脏内操作机械刺激,见于心导管检查、心脏造影与心脏手术等。

(4)有些室速患者无器质性心脏病,称为特发性室速,如起源于右心室流出道与左心室心尖部的室速等,对血流动力学影响较小。

(三)治疗

1.终止单形性室速发作

(1)静脉推注利多卡因 50～100 mg。必要时 5～10 分钟后重复。但 20 分钟内总量不超过 250 mg 为宜。有效后以 1～4 mg/min 滴速维持。

(2)普罗帕酮 70～150 mg 加入 50%葡萄糖 20 mL 中静脉注。

(3)如果药物治疗无效。可用 100～200 J 直流电转复。

2.预防复发

(1)可以口服美西律 0.1～0.2 g。每天 3 次。

(2)如美西律无效,可选用普罗帕酮片 0.15 g,每天 3 次。或口服胺碘酮 0.2 g,每天 3 次,7 天后减量。长期口服注意其不良反应,胺碘酮的主要不良反应有皮疹、甲状腺功能紊乱、角膜后沉着物、肺硬化及视力障碍等,普罗帕酮的主要不良反应有眩晕、恶心、呕吐,并可能引起其他心律失常。

(3)某些类型特发性室速与单源性室速可试用电消融或外科治疗。

(4)消除不利因素。注意可能存在的低钾血症和(或)低镁血症、洋地黄中毒等。应予以纠正或消除;有无抗心律失常药物本身所诱发或加重的心律失常。如普托帕酮长期使用的老年人。促心律失常的发生率超过 10%;有无心肌梗死或失代偿的心功能不全;对有明显的左冠状动脉主干或三支冠状动脉病变者。应考虑作冠状动脉搭桥术。

3.尖端扭转型室速的治疗

(1)去除诱因,由药物引起者,停用奎尼丁、胺碘酮等致心律失常药物,低血钾者补充氯化钾,家族性 Q-T 延长综合征用 β 受体阻滞剂治疗。

(2)给予 10%硫酸镁 20 mL 加入 50%葡萄糖 20 mL 缓慢静脉注射,有效后用 8 mg/min 速度滴注维持。

(3)点滴异丙肾上腺素。1 mg 加 5%葡萄糖 500 mL 中。滴速从 1 mL/min 开始渐增,使心律维持在 100～120 次/分。改善心肌传导。缩短 Q-T 间期。可以终止室速,或者心脏起搏治疗。

(4)禁用ⅠA、ⅠC 及Ⅲ类抗心律失常药物。因为这些药物会延长 Q-T 间期,使尖端扭转型室速恶化。

四、颤动与扑动

(一)心房颤动

1.概述

心房失去协调收缩,呈快速乱颤,称为心房颤动。心房频率为 350 次/分左右,心室率快且极不整齐,为 100～160 次/分。临床检查可见心音强弱不等、有脉搏短绌等。心房颤动可呈阵发性,也可呈持续性,轻者无症状,重者可致心悸、气短及胸闷等。二尖瓣狭窄合并快速房颤可致肺水肿。心房颤动是老年人常见的心律失常,约占老年人心律失常的 20%。

2.病因

(1)常见于心脏及传导系统退行性病变(约占 60%)。

(2)肺源性心脏病引起的心房颤动约占 20%,若肺功能较差,则呼吸功能改善后可使心房颤动自然消失,否则即使复律,则心房颤动也极易复发。

(3)高血压心脏病(约占 10%)。

(4)冠心病、甲状腺功能亢进症、预激综合征等。

(5)由风湿性心脏病引起的心房颤动，若心脏明显扩大，并有心功能不全者，心房颤动不宜复律。

(6)无明显原因的特发性心房颤动。

3.治疗

(1)减慢心室律：①口服地高辛，使心室率降至100次/分以下，其中8%患者可以转成窦性心律。由于房颤时心排血量减少，具有正性肌力作用的洋地黄制剂常为首选。②心功能较好者可以口服维拉帕米40～80 mg，或阿替洛尔25 mg，或美托洛尔50 mg，每天3次。

(2)转复成窦性心律：①药物心律转复法对发病时间72小时以内，超声心动图证实无二尖瓣疾病和左心衰竭者，可用氟卡尼2.0 mg/kg，静脉注射1次。不低于15分钟完成。成功后口服索他洛尔80 mg，每天2次，维持窦性心律，或交替口服氟卡尼50～100 mg，和胺碘酮200 mg，每天1次。如用胺碘酮，按每公斤体重5 mg给药，一般先用150 mg加入5%葡萄糖50～100 mL中静脉滴注，若未复律，再加150 mg。据报道，每公斤体重5 mg给药不致心肌收缩力的抑制，而每公斤体重10 mg可致心功能减退。若有奎尼丁，则剂量宜小，以每天0.4～0.6 g为宜，无效时不必再加大剂量。老年人对奎尼丁的毒性作用较为敏感，使用时应慎重。②直流电心律转复对发病时间小于12个月。经超声心动图，甲状腺功能试验和胸部X线检查，证实无明显瓣膜疾病、左心室功能无严重障碍、左心房直径小于50 mm者，可选取进行一个月的抗凝治疗，然后用100～150 J电量进行直流电击，成功后，再按前述方法口服抗心律失常药物，随访2年。

(3)抗凝治疗：心房颤动不论是否伴有二尖瓣狭窄均易致动脉栓塞，尤其是脑动脉栓塞。动脉栓塞常见于房颤发生的数天至数周以及转复后，据报道，有卒中危险因素而未经抗凝治疗者，每年至少有4%～5%的人发生卒中。因老年房颤患者发生卒中的脑损害较重，约有半数以上患者致死或遗留严重残疾，故抗凝治疗用以预防房颤患者的卒中已成定论，抗凝剂可选用阿司匹林50～300 mg，每天1次口服。如果发生了动脉栓塞，急性期可以滴注肝素，恢复期常用醋硝香豆素或华法林等药物口服，使凝血酶原时间长至对照值的2倍。

(二)心房扑动

1.概述

心房扑动时P波消失，代之以规整的扑动波(F波)频率250～350次/分，房室传导比例不等，从2∶1至4∶1，心室率125～175次/分，QRS不增宽，药物治疗后室率可减慢，心房扑动常不稳定，有时可以转变成心房颤动。

2.病因

同心房颤动。

3.治疗

(1)减慢心室律，改善血液循环：主要使用延缓房室传导的药物。通常首选洋地黄制剂。如地高辛0.25 mg每天1～2次。或者静脉注射毛花苷C 0.4～0.8 mg。如果患者心功能尚好。也可使用维拉帕米口服或静脉注射。

(2)将心房扑动转变为窦性心律：给予较大剂量的洋地黄，地高辛首剂0.5 mg，以后每4小时0.25 mg，直至总量达3 mg，或者毛花苷C静脉注射，1天总量可达1.2 mg，可使部分心房扑动转变成窦性心律，但要谨防洋地黄中毒，心功能较好者，可以口服或静脉注射维拉帕米，或给予奎尼丁0.2 g，3次/天，最有效的转复方法是电转复律，可用20～40 J小量直流电同步转复，成功率达 90%。

(3)防止复发：转复成功后，要长期口服地高辛维持，0.125～0.25 mg。1 次/天，或口服奎尼丁 0.2 g，3 次/天，防止复发的根本方法是去除病因，如手术治疗风湿性心脏瓣膜病，顽固性心房扑动引起血流动力学障碍者可试用电消融治疗。

(三)心室扑动与颤动

1.概述

心室扑动与颤动均为致命性心律失常，多见于严重心脏病、中毒与临终状态，发作时血压迅速降至 0。继而意识丧失，应分秒必争进行抢救，心室扑动时，心电图 QRS-T 波消失，变成正弦样波形，每分钟 150～250 次，心室颤动是心电图变成振幅不等、大小不一的颤动波，每分钟 150～300次。

2.治疗

(1)现场急救：立即去除病因。及早进行心肺功能复苏及直流电非同步除颤。使用能量 300～400 J。

(2)预防复发：可长期口服有效抗心律失常药物，如胺碘酮，或者安装心脏自动转复除颤器(AICD 与 PCD)。

五、窦性过缓性心律失常

窦性过缓性心律失常包括窦性心动过缓、窦性停搏、窦房传导阻滞与病态窦房结合征，在老年人中多见。

(一)窦性心动过缓

心率每分钟低于 60 次称为窦性心动过缓(窦缓)。心电图 P 波形态正常。

1.病因

(1)生理性：心脏窦房结构中的起搏细胞随着年龄的增大而减少，故正常老年人的心率随着年龄增大而呈降低的趋势，老年人的心脏传导系统也发生退行性改变，60 岁时，左束支纤维束紧保留不到一半，代之以纤维组织增长，并且可见微小钙化。

(2)药物性：受体阻滞剂、维拉帕米、胺碘酮、利血平、吗啡、洋地黄、可乐定等药物可致窦缓。

(3)病理性：某些心肌梗死及缺血性心脏病、心肌病(如心肌淀粉样变)、病态窦房结综合征、颅内压升高、流感或伤寒等传染病，以及阻塞性黄疸等。

2.治疗

(1)无症状者不必治疗老年人心率在 55 次/分以上时常无症状，但心率降到 40 次/分时即引起眩晕，进一步降低时可致晕厥。

(2)阿托品口服 0.3 mg，或氨茶碱 0.1 g，每天 3 次，必要时静脉注射阿托品 0.5 mg，无心肌缺血时，滴注异丙基肾上腺素，滴速 1～2 μg/min，效果更好。

(3)烟酰胺：烟酰胺可增加呼吸链的逆氢作用，从而促进线粒体中能量的产生，有助于恢复窦房结和传导系统的功能，一般开始每天用 400 mg 静脉滴注，无不良反应后 600～1 000 mg/d 滴注。

(二)窦性停搏

窦性心律中有一段停顿，停搏时间不是 P-P 间期的倍数。见于某些心肌梗死、心肌纤维化及退行性变、洋地黄中毒，或者迷走神经张力亢进等情况，治疗上与窦性心动过缓相同。

(三)窦房传导阻滞

窦性心律中有一段停顿,其间期恰好是基础 P-P 间期的整数倍,即为窦房传导阻滞。窦房传导阻滞分为一度、二度与三度,在体表心电图上,只能诊断出二度窦房传导阻滞,对一度与三度窦房传导阻滞不能诊断。二度Ⅰ型窦传导房传导阻滞表现 P-P 间期逐渐缩短,之后出现间歇,间歇期小于两个 P-P 间期之和,窦房传导阻滞的原因与治疗与窦性心动过缓相同。

(四)病态窦房结综合征

1.概述

病态窦房结综合征系因窦房结与其周围心房肌器质性病变使窦房结功能障碍所致,迷走神经功能亢进加重窦房结功能失常。主要表现:①为持续性心动过缓,每分钟心率低于 50 次。②窦房传导阻滞与窦性停搏。③严重窦性心动过缓。窦性停搏或窦房传导阻滞与房性心动过速、心房颤动或扑动交替出现,即快慢综合征。上述异常可通过心电图、动态心电图进行诊断,有些病例在运动试验或静脉注射阿托品 1～2 mg 后,心率不能达到 90 次,必要时,进行食管心房调搏,测定窦房结恢复时间＞2 秒,均可以诊断为病态窦房结综合征。

2.治疗

(1)药物治疗:阿托品 0.3 mg,溴丙胺太林 15 mg,麻黄碱 30 mg,氨茶碱 0.1 g,均每天 3 次,可以暂时加快心率,缓解症状。必要时滴注异丙基肾上腺素,每分钟 1～2 μg,效果更好,但上述药物长期应用不良反应大,患者难以耐受。

(2)起搏治疗:出现下述情况者应考虑安装人工心脏起搏器:①严重心动过缓窦性停搏,以致出现阿斯综合征,威胁患者生命者。②严重心动过缓(心率小于 40 次/分)而致心力衰竭、晕厥等症状,药物治疗无效者。③慢性病窦综合征患者药物治疗困难者,因为加速心率的药物常易诱发房性心动过速,安装人工心脏起搏器后可使生活质量改善。

六、房室传导阻滞

(一)概述

当房室交界未处于不应期时心房激动向心室传导延缓或完全不能下传称房室传导阻滞。房室传导阻滞分为一度、二度与三度。一度房室传导阻滞心房激动向心室传导延缓。P-R 间期超过 0.20 秒,二度房室传导阻滞有两种类型,Ⅰ型又称文氏Ⅰ型传导阻滞,特点是 P-R 间期逐渐延长至脱落,R-P 间期逐渐缩短。Ⅱ型又称莫氏Ⅱ型传导阻滞,P 波突然脱落,其前 P-R 间期固定,二度Ⅰ型传导阻滞通常是良性的,很少进展到高度房室传导阻滞、二度Ⅱ型则容易发展成严重房室传导阻滞。三度房室传导阻滞又称完全房室传导阻滞,心房激动完全不能导入心室,因此房室分离,心室由交界区或室内异位自律节奏点控制,室率 30～60 次/分。异位起搏点位置越低,心率越慢,常发生心绞痛、晕厥等严重症状,甚至猝死。

(二)病因

(1)迷走神经张力升高。

(2)器质性心脏病,如冠心病(尤为心肌梗死)、心肌炎、心肌病等。

(3)心脏传导系统非特异纤维化。

(4)药物中毒或不良反应,如洋地黄、β受体阻滞剂等。

(5)心脏手术或心内操作(电消融、导管检查等)。

(三)治疗

1.药物治疗

(1)异丙肾上腺素 5～10 mg，每天 4～6 次口服，或 1～2 mg 加入 5%葡萄糖 500 mL 中静脉滴注，滴速 1～2 μg/min。

(2)阿托品 0.3～0.6 mg。每天 4～6 次，口服，或 0.5～1 mg 肌内注射或静脉注射，每天 4～6 次。

(3)麻黄碱 25 mg，每天 3 次。

(4)肾上腺皮质激素适于急性心肌炎、急性心肌梗死或心脏手术后的高度房室传导阻滞，可选用泼尼松 10～20 mg，每天 3 次。或地塞米松 10～20 mg，静脉滴注。

(5)克分子乳酸钠 10～20 mg 100 mL 静脉注射，适于高血钾及酸中毒所致三度房室传导阻。

但是，药物治疗完全性房室传导阻滞的价值有限，由于药物作用时间短暂，不良反应大，往往不能长期使用，在特殊情况下，如下壁心肌梗死伴有完全房室传导阻滞者，可以用药物治疗。或在安装人工心脏起搏器前。用药物治疗作为应急处理。

2.安装人工起搏器

对于二度Ⅱ型房室传导阻滞与阻滞点位于希氏束以下的三度房室传导阻滞，以及三束支传导阻滞造成的完全性房室传导阻滞，安装人工心脏起搏器是确实可靠的治疗方法。

(张田生)

第二节　老年心脏瓣膜病

心脏瓣膜病是我国常见的一种心脏病，常导致单个或多个瓣膜急性或慢性狭窄和(或)关闭不全，其中以风湿热导致的瓣膜损害最为常见。老年心脏瓣膜病是由于多种原因引起的单个或多个瓣膜结构或功能异常，造成瓣膜狭窄和(或)关闭不全，心脏血流动力学改变，最终导致一系列临床综合征。主要包括以下几种类型：老年退行性心脏瓣膜病(SDHVD)；延续至老年的心脏瓣膜病，如风湿性心脏瓣膜病；其他原因所致的心脏瓣膜损伤，如瓣膜先天畸形、缺血、感染、创伤等。其中，老年退行性心脏瓣膜病为老年人所特有，也是本章节介绍的重点。

老年退行性心脏瓣膜病是指随着年龄的增长，原本正常或轻度异常的心脏瓣膜，其结缔组织发生退行性病变及纤维化，使瓣膜增厚、变硬、变形及钙盐沉积，导致瓣膜狭窄和(或)闭锁不全。临床上以主动脉瓣及二尖瓣最常受累。心脏瓣膜的退行性变主要有 3 种形式：钙化、硬化和黏液性变。在 SDHVD 中最常见、最具有临床意义的是钙化性主动脉瓣狭窄(CAS)和二尖瓣环钙化(MAC)。因此，SDHVD 通常又称为老年钙化性心脏瓣膜病，其起病隐匿，进展缓慢，引起瓣膜狭窄和(或)关闭不全多不严重，对血流动力学影响较小，常缺乏特异性临床表现，易发生漏诊和误诊；而一旦出现症状，常伴随严重心力衰竭、心律失常、晕厥甚至猝死，因而是一种严重威胁老年人健康的心脏“隐形杀手”，应引起老年科临床医师的高度重视。

一、流行病学

SDHVD的发病率随着年龄增长而增高。国外报道，小于65岁的人群中钙化性心脏瓣膜病的发生率仅20%，而65岁以上老年人的发病率则为上述年龄组的3～4倍。国内报道老年钙化性心脏瓣膜病的发病率在60岁以上者为8.62%。SDHVD存在性别差异，主动脉瓣钙化者男女比例为4∶1，二尖瓣环钙化者男女比例为1∶4。

二、危险因素

SDHVD的主要危险因素有以下几种。

(一)增龄

年龄与该病的关系最为密切，且瓣膜钙化的程度随着增龄而加重，高龄者多瓣膜受累的发生率也明显增高。

(二)性别

主动脉瓣钙化多见于男性，而二尖瓣环钙化多见于女性。

(三)吸烟

吸烟能使本病危险性增加35%。

(四)高血压

有高血压史者危险性增加20%。可能与高血压易造成瓣环损伤引起组织变性，加速了钙化过程有关。

(五)遗传

钙化性主动脉瓣狭窄具有家族聚集性发病的特点。2005年Garg等在Nature上报道了两个患者群体存在NOTCH 1基因突变，其瓣膜发生严重异常钙化。此外，apoE缺失小鼠可发生主动脉瓣的硬化，异常钙化部位的成骨相关标记物呈阳性。

(六)骨质脱钙

骨质脱钙异位沉积于瓣膜及瓣环可能是导致本病发生的原因之一。二尖瓣环、主动脉瓣沉积的钙盐可能主要来源于椎骨脱钙。

(七)其他

如超重、高低密度胆固醇血症、糖尿病等。研究发现，代谢综合征与SDHVD存在着密切的关系，是瓣膜狭窄进展的独立预测因子及无事件生存的独立危险因素。

三、病理

主要表现为心脏瓣膜的内膜逐渐增厚，以主动脉瓣及二尖瓣为重。组织学上可见瓣膜的胶原纤维及弹力纤维增多，并可发生断裂、分解，弹力纤维染色不规则。钙化性主动脉瓣狭窄病变主要在瓣膜主动脉侧内膜下，表现为瓣膜不均匀增厚、硬化，无冠瓣最明显。钙化通常由主动脉面基底部逐渐向瓣膜游离缘扩展，钙化斑块轻者呈米粒状、针状，重者可填塞瓦氏窦。但瓣膜间一般不发生粘连、融合及固定。二尖瓣环钙化在二尖瓣后叶心室面及与其相应的左心室心内膜间，可沿瓣环形成“C”形钙化环，并可进一步累及左心房、左心室。通常瓣环钙化重于瓣叶。

光镜下瓣膜钙化可分为5级：0级，镜下无钙盐沉积，伴或不伴瓣膜纤维结缔组织变性；Ⅰ级，局灶性细小粉尘状钙盐沉积；Ⅱ级，局灶性密集粗大粉尘状钙盐沉积或多灶性钙盐沉积；

Ⅲ级，弥漫性或多灶性密集粗大粉尘状钙盐沉积，部分融合成小片状；Ⅳ级，无定形钙斑形成。根据瓣膜僵直与钙化程度也可将其分为轻、中、重3度。轻度：瓣膜轻度增厚、变硬，局灶性点片状钙盐沉积；中度：瓣膜增厚、硬化，瓦氏窦有弥漫性斑点状或针状钙盐沉积，瓣环多呈灶性钙化；重度：瓣叶明显增厚，僵硬变形，或瓣叶间粘连，瓦氏窦内结节状钙盐沉积，瓣环区域钙化灶融合成"C"形，或钙化累及周围的心肌组织。

四、病理生理

由于瓣膜纤维层退行性变、钙盐沉积导致瓣环钙化、僵硬，也由于瓣叶的变形、腱索的松弛而出现瓣膜关闭不全和(或)狭窄。此外，由于可能并存的心肌硬化引起顺应性降低，心室压力、容量负荷增加而导致心脏尤其是左房、左室扩大，左房、左室压力升高，进一步引起肺静脉和肺动脉高压，最终可累及右心，导致血流动力学改变。但是由于心室的代偿，可使左室收缩末期与舒张末期容量长期保持在相对正常范围，这可能是老年钙化性心脏瓣膜病可长期保持无症状的主要原因。

五、发病机制

目前，SDHVD的具体发病机制尚不清楚，可能是多种机制共同作用的结果。

(一)衰老变性学说

由于该病与增龄密切相关，而且随着年龄的增长，不仅是心脏瓣膜，其他器官组织也逐渐出现钙盐的沉积和纤维组织的变性，故推测该病可能是人体衰老过程一系列退行性变中的一个必然现象。

(二)血流动力学说

本病主要累及承受压力最高的左心瓣膜(主动脉瓣、二尖瓣)，又以主动脉瓣的主动脉面和二尖瓣的心室面最明显；此外，高循环阻力如高血压状况下，瓣膜钙化的发生率增高；临床还发现，先天性主动脉瓣二瓣化者，瓣膜分别承受的压力高于正常三瓣所承受的压力，其主动脉瓣钙化发生的年龄提前，病情进展更快。以上证据均提示，心脏瓣膜及其支架长期受血流冲击、磨损、机械应力作用是促进其钙化的重要因素。

(三)钙磷代谢异常学说

原发性甲状旁腺功能亢进人群主动脉瓣钙化的发病率为46%，二尖瓣环钙化的发病率为39%，复合病变者发病率为25%，远高于甲状旁腺功能正常的人群。在慢性肾功能不全并经血液或腹膜透析的患者中，老年钙化性心脏瓣膜病的发病率较高。研究发现，这类患者常继发性甲状旁腺功能亢进，血液中钙和磷酸钙产物及甲状旁腺激素水平明显升高，常引起钙磷代谢异常。一方面血钙升高可促进心脏瓣膜钙化，同时甲状旁腺激素还可直接促进钙离子进入组织细胞，加重瓣膜的钙化。

(四)钙调节蛋白学说

近年来研究表明，在损伤的主动脉瓣中常有骨桥蛋白的持续表达，提示骨桥蛋白可能是异位组织钙盐沉着的促进因子，在钙化结晶过程中起骨架作用。此外，基质金属蛋白酶-2(MMP-2)、基质Gla蛋白(MGP)、黏胶蛋白/肌腱蛋白-C(TN-C)等也有一定的调节病变部位钙化的作用。

(五)脂质异常学说

SDHVD在高脂血症尤其是高胆固醇血症患者中更易发生，在病变瓣膜的组织中可见脂质的异常沉积及吞噬脂质的泡沫细胞大量聚集，推测该病可能与脂质的异常沉积后引起瓣膜组织的变性、进一步导致钙盐沉积有关。此外，免疫组化研究发现，主动脉瓣损伤部位的脂质能与ApoB、Apo(A)、ApoE、修饰性LDL抗体反应，说明脂蛋白在主动脉瓣的积聚也可能是主动脉瓣狭窄的原因之一。

(六)慢性炎症学说

研究表明，SDHVD的病理进程与动脉粥样硬化相似，可能是一个慢性炎症过程，有细菌、衣原体等病原微生物参与，通过炎性细胞及细胞因子如肿瘤坏死因子-α(TNF-α)、转化生长因子-β(TGF-β)等，促进基质金属蛋白酶(MMP)的表达，启动瓣膜上的钙化过程，加重对心脏瓣膜的损伤。

六、临床表现

临床表现主要取决于瓣膜钙化的程度、部位以及心脏自身的代偿能力。SDHVD具有如下临床特点：①起病隐匿，进展缓慢，引起瓣膜狭窄和(或)关闭不全多不严重，对血流动力学影响较小，可长期无明显症状，甚至终生呈亚临床状态；②主要发生在左心瓣膜常导致主动脉瓣钙化和二尖瓣环钙化，引起主动脉狭窄和二尖瓣关闭不全；③常同时合并其他心肺疾病，如高血压、冠心病、肺心病等，可掩盖本病的症状和体征，易发生漏诊和误诊；④如出现心绞痛、晕厥及心力衰竭等临床症状时，常表明病变严重。

(一)常见症状

1.胸闷、心悸、气短

可能系钙化的二尖瓣环增加乳头肌机械环的张力，或合并有冠状动脉钙化引起心肌缺血或冠状动脉痉挛、心功能不全，心律失常及精神因素等所致。

2.晕厥甚至猝死

晕厥常为主动脉瓣狭窄所致，严重者可发生猝死。晕厥和猝死还可能与室性心律失常、传导阻滞等有关。

3.心律失常

老年退行性心脏瓣膜病中约80%发生心律失常，常见的心律失常主要有：房性心律失常，以房性期前收缩，心房颤动、心房扑动最多见，偶有室上性心动过速；房室传导阻滞；病态窦房结综合征。

4.心功能不全

35%～50%患者有充血性心力衰竭，心功能一般在Ⅱ～Ⅲ级。可能系由于瓣膜狭窄和(或)关闭不全引起心脏扩大，加之心律失常而影响心室收缩功能所致。

5.其他

部分老年患者可同时伴有右结肠血管病变，可引起下消化道出血。

(二)体征

老年钙化性心脏瓣膜病患者可以无异常体征。严重二尖瓣环钙化时，可听到舒张期杂音。研究发现，老年人心尖部如有舒张期杂音，其二尖瓣环钙化存在的可能性达90%，且其病变严重程度显著重于仅有收缩期杂音的患者。主动脉瓣狭窄患者在主动脉瓣区可听到收缩期杂音，其最佳听诊部位在心尖部，多向腋下传导而不向颈部传导，呈轻至中度乐音样；一般无收缩早期喷射音。脉压正常或增宽。主动脉第二音减弱或消失。若出现舒张期杂音则表明主动脉瓣钙化程度较重。

七、辅助检查

(一)心电图

可正常,亦可有 P-R 间期延长、左室肥厚、非特异性 ST-T 改变、心律失常如:心房颤动、房室传导阻滞、束支阻滞、病态窦房结综合征等。有条件者可行心电图运动负荷试验(EET),有利于评估患者的症状和功能状态,尤其对日常无症状或不能明确者意义更大。

(二)超声心动图

经胸超声心动图可见二尖瓣瓣下回声增强,二尖瓣环钙化;主动脉瓣叶增厚,反射增强、钙化,瓣叶活动度减低,跨瓣压差增大,瓣口面积减小;左室乳头肌反射增强、钙化。超声心动图诊断该病的敏感性为89.5%,特异性为97.7%,现已成为该病的首选检查方法。经食管超声心动图诊断早期老年性主动脉瓣周钙化的敏感性显著高于经胸超声心动图,特异性接近;二者联合应用可进一步提高敏感性。

(三)胸部 X 线

可见升主动脉扩张、主动脉弓有条状钙化影。侧位像若见到二尖瓣环钙化,对于该病的诊断有重要意义。

(四)CT

对主动脉瓣和主动脉钙化有较高的敏感性和特异性。与传统的 64 层 CT 相比,双源 CT 瓣膜图像能准确显示瓣膜和主动脉壁的微小钙化,在瓣膜疾病的诊断上更具优势。CT 仿真内镜技术则可较好地显示瓣叶的整体情况。

(五)磁共振(MR)

无创 MRI 技术除可提供准确、可重复的瓣膜形态学信息外,还可提供瓣膜狭窄和反流程度、心室大小、心肌质量和心功能等参数。流速编码 MR 电影(Velocity-encoded cine MR,VEC-MR)对心脏瓣膜病能够比多普勒超声更精确地进行定量评估,今后有可能应用于临床从而提高该病的诊断水平。

(六)核素心肌灌注显像

核素心肌灌注显像可观察心肌的血流灌注情况及心肌细胞的功能状态,具有简单、无创、安全、诊断准确性高等优点。运动或静态核素心肌灌注显像对于 SDHVD 的鉴别诊断有重要价值。

八、诊断

目前 SDHVD 尚缺乏统一的诊断标准,以下几点可供参考:①年龄 60 岁以上;②超声心动图有典型的瓣膜钙化或瓣环钙化,病变主要累及瓣环、瓣膜基底部和瓣体,而瓣尖和瓣叶交界处波及甚少;③X 线检查见瓣膜或瓣环的钙化影;④具有与瓣膜功能障碍相关的临床表现如近期出现的心脏杂音、心功能不全或心律失常尤其是心房颤动或房室传导阻滞者,或有其他临床检查证据;⑤除外其他原因所致的瓣膜病变,如风湿性、梅毒性、乳头肌功能不全、腱索断裂以及感染性心内膜炎等;⑥无先天性结缔组织异常和钙磷代谢异常的病史。因此,老年患者若既往无心脏病病史,近期内出现心脏杂音、心功能不全或心律失常尤其是心房颤动或房室传导阻滞者应排除 SDHVD 可能。

九、鉴别诊断

SDHVD应与以下心脏疾病相鉴别。

(一)风湿性心脏瓣膜病

主要侵犯二尖瓣叶,有瓣叶增厚,前后叶在舒张期呈同相运动。而退行性二尖瓣环钙化主要侵犯二尖瓣环,二尖瓣后叶活动正常,舒张期前、后叶仍呈反相运动。超声心动图容易鉴别。

(二)高血压性心脏病

高血压是SDHVD的易患因素之一,故高血压性心脏病可与退行性心脏瓣膜病同时存在。如果以左心室扩大为主或心电图上有左室肥厚劳损图形,常提示存在高血压性心脏病。

(三)冠心病

冠心病同样是SDHVD的易患因素之一,故SDHVD也可与冠心病并存。如果临床上有心绞痛和(或)心肌梗死发生,多提示冠心病。若仅表现为心律失常者,则多见于退行性心脏瓣膜病。必要时可行核素运动心肌灌注显像或冠状动脉造影相鉴别。

(四)扩张型心肌病

如果心脏显著扩大者应考虑合并有扩张型心肌病,可行核素静态心肌显像相鉴别。

十、治疗

SDHVD早期若无症状则无须治疗。若出现症状及体征时,则应给予相应处理。主要包括以下几个方面。

(一)内科药物治疗

考虑老年患者心功能及药代动力学特点,应选择合适的药物及剂量,注意用药的个体化原则。

1.他汀类药物

考虑到退行性瓣膜病变的发病机制和动脉粥样硬化类似,而他汀类药的多效性作用对动脉粥样硬化疾病的明显效果,故可将他汀类药物作为退行性瓣膜疾病的一种治疗选择。部分研究表明,他汀类药物可不同程度延缓瓣膜钙化的发展,但也存在与此结论不一致的研究报道。

2.ACE抑制剂/ARB

有研究表明,ACE抑制剂/ARB对退行性瓣膜病变有抑制和延缓作用,但回顾性资料未能发现其能抑制主动脉瓣狭窄的进展。

3.MMP抑制剂

MMP对于正常瓣膜的弹性和完整性具有重要意义。在瓣膜钙化性病变时,炎症介导的MMP呈过度表达,故认为MMP抑制剂理论上具有抑制瓣膜钙化的作用。

4.其他

主动脉瓣狭窄引起的心绞痛发作,可给予小剂量硝酸甘油或β受体阻滞剂,但有青光眼或颅内高压者不宜使用硝酸酯类药,有心动过缓、传导阻滞、哮喘患者应慎用或禁用β受体阻滞剂。

有研究认为改善钙磷代谢的药物和钙通道阻滞剂可用于治疗老年退行性心脏瓣膜病。

(二)加强基础疾病、易患因素及并发症的防治

积极治疗高血压、冠心病、高脂血症、肥胖等,并积极预防心力衰竭、心律失常、感染性心内膜炎、栓塞等各种并发症。应在明确病因的基础上加强晕厥的治疗。晕厥如果由严重心动过缓引

起者应置入起搏器;有快速心房颤动者应控制心室率;由严重主动脉瓣狭窄所致者则应考虑手术治疗以解除机械性梗阻。发生心力衰竭时按心力衰竭指南处理,但尽量避免使用强烈的利尿剂与血管扩张剂。

(三)手术治疗

人工心脏瓣膜置换术及瓣膜成形术是心脏瓣膜病的根治方法,对于已出现心力衰竭症状的心脏瓣膜病患者,应积极评价手术的适应证和禁忌证,争取手术治疗的机会。对于瓣膜置换术适应证,目前多主张跨瓣压差≥6.65 kPa(50 mmHg),瓣口面积≤0.75 cm^2为"金标准"。术前冠状动脉造影有冠状动脉病变者可同时行换瓣及旁路移植术。对二尖瓣环钙化而无症状的严重二尖瓣反流患者应进行运动耐量的评价。此外,判定左室的收缩功能对于决定是否行换瓣术是至关重要的。对有症状的轻到中度二尖瓣反流患者也应进行血流动力学监测。

影响瓣膜置换术预后的主要因素有以下几项。

1.年龄

高龄者病死率高,70 岁以上者其术后 1 年内病死率是 70 岁以下年龄组的 2.5 倍。

2.心功能

术前心功能明显减退者,其病死率是正常心功能患者的 5～20 倍。

3.冠心病

严重冠状动脉病变者(冠状动脉狭窄>70%)其术后病死率较非冠心病者增高 2.7 倍。

4.患有其他疾病

有肺、肝、肾疾病或糖尿病周围血管疾病者,其预后较差。

5.跨瓣压差

一般来说手术存活率与跨瓣压差呈反向关系,跨瓣压差越大术后存活率越低,反之越高。

(四)介入治疗

介入治疗操作相对简单,无须开胸,且费用相对较低。介入治疗主要包括经皮瓣膜球囊成形术和经皮瓣膜置换术。近年来由于材料和方法学的改进,成功率已明显提高。此外,高频超声消融主动脉瓣上的钙化斑块今后可能是非常有前途的治疗方法之一。

组织工程和干细胞治疗:组织工程学和干细胞的联合应用可能为退行性瓣膜疾病的治疗提供乐观的前景,但目前尚处于试验研究阶段,临床应用尚未成熟。

十一、预后

尽管部分 SDHVD 患者可长期无临床症状,预后良好,但随访发现,心脏瓣膜退行性病变处于一种持续进展状态,每年可使瓣口面积减少约 0.1 cm^2,是引起老年人心力衰竭和猝死的重要原因之一。目前尚无可靠的方法阻止本病的发生和发展。主动脉瓣硬化是最常见的心脏瓣膜退行性病变。有瓣膜硬化者心血管事件发生率明显高于无硬化者,其心血管性死亡、急性心肌梗死、心力衰竭的相对风险分别高达 66%、46%、33%。

加速病变的相关因素主要有:与患者相关的因素(如增龄、吸烟、高血压、肥胖/糖尿病、慢性肾衰竭、合并冠心病等);与血流动力学相关的因素(如左室收缩功能异常或低心排、运动时有血流动力学的改变、透析治疗等);与瓣膜本身相关的因素(如二尖瓣畸形、退行性主动脉瓣狭窄、瓣膜钙化合并反流、已存在轻至中度的狭窄等)。二尖瓣环钙化范围每增加 1 mm,其心血管疾病的风险、病死率和总死亡率经基线危险因素调整后约增加 10%。 **(岳宗升)**

第三节　老年慢性肺源性心脏病

患有多年慢性支气管炎的中老年人可并发阻塞性肺气肿，常可出现逐渐加重的呼吸困难，初时往往在活动后气短，渐至休息时也感气促，在寒冷季节常因呼吸道感染使症状加重，甚至发生发绀或呼吸衰竭。由于长期反复咳嗽使肺泡膨胀、压力增高、肺泡周围毛细血管受压而阻力加大，加重了心脏负担，久之可导致慢性肺源性心脏病。

慢性肺源性心脏病是老年常见病。慢性支气管炎反复发作，支气管黏膜充血、水肿，大量黏液性渗出物阻塞小气道，气道不通畅，造成肺泡间隔断裂，影响气体交换功能，就会出现肺气肿。由于支气管炎不断发作，甚至引起支气管周围炎和肺炎，炎症波及附近的肺动脉和支气管动脉，致使这些动脉的管壁增厚、管腔变得狭窄，就会引起肺动脉压力增高，进而引起右心室和右心房肥大。发展成为阻塞性肺气肿，最后导致慢性肺源性心脏病。

一、临床表现

（一）原有肺部疾病的表现

有长期的咳嗽、咯痰、气促和哮喘等症状和肺气肿体征，如桶状胸，肺部叩诊呈高清音，肺下界下移。听诊呼吸音减弱或有干湿性啰音，心浊音界不易叩出，心音遥远，某些患者可伴有杵状指。

（二）心脏受累的表现

肺部疾病累及心脏的过程是逐渐的长期的，早期仅为疲劳后感到心悸气短，以及肺动脉高压及右心室肥大，如肺动脉第二心音亢进。剑突下有较明显的心脏搏动。叩诊可能肺动脉及心浊音界扩大，但多数因伴有肺气肿而不易查出，随病程进展逐渐出现心悸，气急加重，或有发绀。后期可出现右心衰竭的表现，如颈静脉怒张、肝大和压痛、下肢水肿和腹水。心悸常增快，可有相对性二尖瓣关闭不全，在三尖瓣区或剑突下可闻及收缩期吹风样杂音，或心前区奔马律。

（三）呼吸衰竭的表现

病变后期如继发感染，往往出现严重的呼吸困难、咳喘加重。白黏痰增多或咳黄绿色脓痰，发绀明显，头痛，有时烦躁不安，有时神志模糊，或嗜睡，或谵语，四肢肌肉抖动即所谓“肺性脑病”；其原因是血氧减少，二氧化碳潴留中毒，酸碱平衡失调，电解质紊乱及脑组织 pH 下降等一系列内环境紊乱所致。

二、治疗要点

（一）基础疾病和发病诱因的治疗

在治疗肺实质性疾病引起的慢性肺源性心脏病时，应积极有效地控制感染。根据临床表现和痰细菌培养及药物敏感试验结果合理选用抗生素。感染细菌不明确时应使用兼顾球菌和杆菌的抗菌药物。保持呼吸道通畅，鼓励咯痰，气道局部湿化或用祛痰药排痰，应用支气管扩张药，包括β受体激动药、茶碱及抗胆碱药物等。合理实施氧疗，合并呼吸衰竭伴中度以上二氧化碳潴留的宜用持续性控制性给氧，以达到既能将血氧含量提高到生命安全水平，又能避免二氧化碳过度升高对呼吸的抑制。氧流量通常控制在 0.8～1.5 L/min，使氧分压调整在 6.7～8.0 kPa(50～60 mmHg)；往往病情越重，氧流量控制越严格。若在前述治疗过程中神志状态恶化，呼吸明显抑制，咳嗽反射减弱，二氧化碳分压>10.7 kPa(80 mmHg)时，可试用呼吸兴奋药。对其效果尚有不同的看法。常用药物的疗效依次为多沙普仑、香草酸二乙胺、氨苯噻唑、巴豆丙酰胺及尼可刹米。重症呼吸衰竭经保守治疗 12～24 小时无效时，应及时实施机械通气治疗。经鼻腔插管比经口腔或气管切开有更多的优点，已被普遍应用。在治疗肺血管病引起的慢性肺源性心脏病时，对肺血栓形成或栓塞宜应用口服抗凝药(如华法林)或肺动脉血栓摘除术治疗；活动性肺血管炎需抗炎或服用肾上腺皮质激素。

(二)肺动脉高压的降压治疗

降低肺动脉压为一辅助治疗，常用的血管扩张药有钙通道阻滞剂(硝苯地平)、肼屈嗪、肾上腺能受体阻断药(酚苄明、酚妥拉明、妥拉唑林、哌唑嗪)、硝酸盐制剂及血管紧张素转换酶抑制剂(后者只用于缺氧性肺源性心脏病)。血管扩张药可产生某些不良反应，特别在重症，可引起低血压、低氧加重、矛盾性肺动脉压升高，甚至猝死，因此，应在密切监护下使用。

(三)心力衰竭的治疗

与一般心力衰竭的治疗基本相同，可慎用地高辛，使用利尿药、血管扩张药和血管紧张素转换酶抑制剂(卡托普利、依那普利)等。当并存有重度呼吸衰竭时，应侧重于使呼吸通畅，注意防止过度利尿引起排痰困难。

(四)稳定期的康复治疗

康复治疗的目的是稳定情绪，逆转的心理和心理病理状态，并尽可能提高心肺功能和生活质量。常用的疗法如下。

1.教育

对及其家庭成员进行有关慢性肺源性心脏病的卫生常识教育和医护指导，以调动战胜疾病的主动精神。

2.长期家庭氧疗

每天吸氧至少 15 小时，长期坚持。这不仅能降低肺动脉压力，增加心排血量，缓解症状，增强体质，改善预后，甚至可使增厚的肺血管改变逆转。

3.预防感冒、及时控制肺部感染

可用肺炎球菌疫苗和流感病毒疫苗预防肺内感染，也可试服黄芪或间歇注射核酪以提高机体的免疫功能。继发于病毒感染的呼吸道细菌感染以流感嗜血杆菌、肺炎链球菌及部分革兰阴性杆菌最为常见，因此，应及时选用对这些细菌比较敏感的抗生素进行治疗。

4.改善心肺功能

常用的药物有肾上腺能受体激动药和茶碱类药物，部分可试用皮质激素。其他尚有气功疗法、呼吸治疗及物理治疗等。

三、保健

(1)严寒到来时，要及时增添衣服，尽量避免着凉，不能让自己有畏寒感，外出时更要注意穿暖。因一旦受凉，支气管黏膜血管收缩，加之慢性肺源性心脏病免疫功能低下，很容易引起病毒和细菌感染。一般先是上呼吸道，而后蔓延至下呼吸道，引起肺炎或支气管肺炎。此外，脚的保暖对慢性肺源性心脏病也十分重要，不可忽视。

(2)多参加一些户外活动,接触太阳光。天气晴朗时早上可到空气新鲜处如公园或树林里散散步,做一些力所能及的运动,如打太极拳、做腹式呼吸运动,以锻炼膈肌功能,并要持之以恒。出了汗及时用干毛巾擦干,并及时更换内衣。研究结果表明,长期坚持力所能及的运动,可提高机体免疫功能,能改善肺功能。运动量以不产生气促或其他不适为前提。避免到空气污浊的地方去。

(3)保持室内空气流通。早上应打开窗户,以换进新鲜空气。在卧室里烧炭火或煤火尤其是缺乏排气管时,对慢性肺源性心脏病不利,应尽量避免。

(4)生活要有规律。每天几点钟起床,几点钟睡觉,何时进餐,何时大便,何时外出散步,都要有规律。中午最好睡睡午觉。心情要舒畅,家庭成员要和睦相处。慢性肺源性心脏病由于长期受疾病折磨,火气难免大些,应尽量克制,不要发脾气。

(5)吸烟者要彻底戒烟,甚至不要和吸烟者一起叙谈、下棋、玩牌等,因被动吸烟对慢性肺源性心脏病同样有害。有痰要及时咳出,以保持气道清洁。

(6)要补充营养。慢性肺源性心脏病多有营养障碍,消瘦者较多,但又往往食欲不好。原则上应少食多餐,还可适当服一些健胃或助消化药。不宜进食太咸的食品。

(7)慢性肺源性心脏病并发下呼吸道感染的表现往往很不典型,发热、咳嗽等症状可能不明显,有时仅表现为气促加重、痰量增多或痰颜色变浓。这都应及时到医院就诊,不要耽误。

(8)自己不要滥用强心、利尿和普萘洛尔类药物。因用药不当可加重病情,甚至发生意外。

(9)有条件者可进行家庭氧疗,这对改善缺氧,提高生活质量和延长寿命都有所裨益。

(10)为提高机体免疫功能,在严寒到来之前可肌内注射卡介苗注射液,每次 1 mL,每周 2 次,共 3 个月。这样可减少感冒和上呼吸道感染发生。

(王恒永)

第十二章
心血管疾病的护理

第一节 高 血 压

一、一般护理

(一)休息

早期高血压患者可参加工作,但不要过度疲劳,坚持适当的锻炼,如骑自行车、跑步、做体操及打太极拳等。要有充足的睡眠,保持心情舒畅,避免精神紧张和情绪激动,消除恐惧、焦虑、悲观等不良情绪。晚期血压持续增高,伴有心、肾、脑病时应卧床休息。关心体贴患者,使其精神愉快,鼓励患者树立战胜疾病的信心。

(二)饮食

饮食方面应给低盐、低脂肪、低热量饮食,以减轻体重。因为摄入总热量太大超过消耗量,多余的热量转化为脂肪,身体就会发胖,体重增加,提高血液循环的要求,必定提高血压。鼓励患者多食水果、蔬菜、戒烟、控制饮酒、咖啡、浓茶等刺激性饮料。少吃胆固醇含量多的食物,对服用排钾利尿剂的患者应注意补充含钾高的食物如蘑菇、香蕉、橘子等。肥胖者应限制热能摄入,控制体重在理想范围之内。

(三)病房环境

病房环境应整洁、安静、舒适、安全。

二、对症护理及病情观察护理

(一)剧烈头痛

当出现剧烈头痛伴恶心、呕吐,常是血压突然升高、高血压脑病,应立即让患者卧床休息,并测量血压及脉搏、心率、心律,积极协助医师采取降压措施。

(二)呼吸困难、发绀

呼吸困难、发绀是由高血压引起的左心衰竭所致,应立即给予舒适的半卧位,及时给予氧气吸入。按医嘱应用洋地黄治疗。

(三)心悸

严密观察脉搏、心率、心律变化并作记录。安静休息，严禁下床，并安慰患者消除紧张情绪。

(四)水肿

晚期高血压伴心肾衰竭时可出现水肿。护理中注意严格记录出入量，限制钠盐和水分摄入。严格卧床休息，注意皮肤护理，严防压疮发生。

(五)昏迷、瘫痪

昏迷、瘫痪是由晚期高血压引起脑血管意外所引起。应注意安全护理，防止患者坠床、窒息、肢体烫伤等。

(六)病情观察护理

对血压持续增高的患者，应每天测量血压 2～3 次，并做好记录，必要时测立、坐、卧位血压，掌握血压变化规律。如血压波动过大，要警惕脑出血的发生。如在血压急剧增高的同时，出现头痛、视物模糊、恶心、呕吐、抽搐等症状，应考虑高血压脑病的发生。如出现端坐呼吸、喘憋、发绀、咳粉红色泡沫痰等，应考虑急性左心衰竭的发生。出现上述各种表现时均应立即送医院进行紧急救治。另外，在变换体位时也应动作缓慢，以免发生意外。有些降压药可引起水钠潴留。因此，需每天测体重，准确记录出入量，观察水肿情况，注意保持出入量的平衡。

三、用药观察与护理

(一)用药原则

终身用药，缓慢降压，从小剂量开始逐步增加剂量，即使血压降至理想水平后，也应服用维持量，老年患者服药期间改变体位要缓慢，以免发生意外，合理联合用药。

(二)药物不良反应观察

使用噻嗪类和袢利尿剂时应注意血钾、血钠的变化；用 β 受体阻滞剂应注意其抑制心肌收缩力、心动过缓、房室传导时间延长、支气管痉挛、低血糖、血脂升高的不良反应；钙离子拮抗剂硝苯地平的不良反应有头痛、面红、下肢水肿、心动过速；血管紧张素转换酶抑制剂可有头晕、乏力、咳嗽、肾功能损害等不良反应。

四、心理护理

患者多表现有易激动、焦虑及抑郁等心理特点，而精神紧张、情绪激动、不良刺激等因素均与高血压密切相关。因此，对待患者应耐心、亲切、和蔼、周到。根据患者特点，有针对性地进行心理疏导。同时，让患者了解控制血压的重要性，帮助患者训练自我控制的能力，参与自身治疗护理方案的制定和实施，指导患者坚持长期的饮食、药物、运动治疗，将血压控制在接近正常的水平，以减少对靶器官的进一步损害，定期复查。

五、出院指导

(一)饮食调节指导

强调高血压患者要以低盐、低脂肪、低热量、低胆固醇饮食为宜；少吃或不吃含饱和脂肪的动物脂肪，多食含维生素的食物，多摄入富含钾、钙的食物，食盐量应控制在 3～5 g/d，严重高血压病患者的食盐量控制在 1～2 g/d。饮食要定量、均衡、不暴饮暴食；同时适当地减轻体重，有利于降压。戒烟和控制酒量。

(二)休息和锻炼指导

高血压患者的休息和活动应根据患者的体质、病情适当调节,病重体弱者,应以休息为主。随着病情好转,血压稳定,每天适当从事一些工作、学习、劳动将有益身心健康;还可以增加一些适宜的体能锻炼,如散步、慢跑、打太极拳、体操等有氧活动。患者应在运动前了解自己的身体状况,以此来决定自己的运动种类、强度、频度和持续时间。注意规律生活,保证充足的休息和睡眠,对于睡眠差、易醒、早醒者,可在睡前饮热牛奶200 mL,或用40~50 ℃温水泡足30分钟,或选择自己喜爱的放松精神情绪的音乐协助入睡。总之,要注意劳逸结合,养成良好的生活习惯。

(三)心理健康指导

高血压病的发病机制是除躯体因素外,心理因素占主导地位,强烈的焦虑、紧张、愤怒以及压抑常为高血压病的诱发因素,因此教会患者自我调节和自我控制能力是关键。护士要鼓励患者保持豁达、开朗愉快的心境和稳定的情绪,培养广泛的爱好和兴趣。同时指导家属为患者创造良好的生活氛围,避免引起患者情绪紧张、激动和悲哀等不良刺激。

(四)血压监测指导

建议患者自行购买血压计,随时监测血压。指导患者和家属正确测量血压的方法,监测血压、做好记录,复诊时对医师加减药物剂量会有很好的参考依据。

(五)用药指导

由于高血压是一种慢性病,需要长期的、终身的服药治疗,而这种治疗要患者自己或家属配合进行,所以患者及家属要了解服用的药物种类及用药剂量、用药方法、药物的不良反应、服用药物的最佳时间,以便发挥药物的最佳效果和减少不良反应。出现不良反应,要及时报告主诊医师,以便调整药物及采取必要的处理措施。切不可血压降下来就停药,血压上升又服药,血压反复波动,对健康极为不利。由于这类患者大多是年纪较大,容易遗忘服药,可建议患者在家中醒目之处做标记,以起到提示作用。对血压显著增高多年的患者,血压不宜下降过快,因为患者往往不能适应,并可导致心、脑、肾血液的供应不足而引起脑血管意外,如使用可引起明显直立性低血压药物时,应向患者说明平卧起立或坐位起立时,动作要缓慢,以免血压突然下降,出现晕厥而发生意外。

(六)按时就医

服完药出现血压升高或过低;血压波动大;出现眼花、头晕、恶心呕吐、视物不清、偏瘫、失语、意识障碍、呼吸困难、肢体乏力等情况时立即到医院就医。如病情危重,可求助120急救中心。

(祭晓博)

第二节　慢性心力衰竭

一、一般护理

(一)休息与活动

休息是减轻心脏负荷的重要方法,包括体力的休息、精神的放松和充足的睡眠。应根据患者心功能分级及患者基本状况决定活动量。

Ⅰ级:不限制一般的体力活动,积极参加体育锻炼,但要避免剧烈运动和重体力劳动。

Ⅱ级：适当限制体力活动，增加午休，强调下午多休息，可不影响轻体力工作和家务劳动。

Ⅲ级：严格限制一般的体力活动，每天有充分的休息时间，但日常生活可以自理或在他人协助下自理。

Ⅳ级：绝对卧床休息，生活由他人照顾。可在床上做肢体被动运动，轻微的屈伸运动和翻身，逐步过渡到坐或下床活动。鼓励患者不要延长卧床时间，当病情好转后，应尽早做适量的活动，因为长期卧床易导致血栓形成、肺栓塞、便秘、虚弱、直立性低血压的发生。

（二）饮食

饮食给予低盐、低脂、低热量、高蛋白、高维生素、清淡易消化的饮食，少食多餐。

（1）限制食盐及含钠食物：Ⅰ度心力衰竭患者每天钠摄入量应限制在 2 g（相当于氯化钠 5 g）左右，Ⅱ度心力衰竭患者每天钠摄入量应限制在 1 g（相当于氯化钠 2.5 g）左右，Ⅲ度心力衰竭患者每天钠摄入量应限制在 0.4 g（相当于氯化钠 1 g）左右。但应注意在用强效利尿剂时，可放宽限制，以防发生电解质紊乱。

（2）限制饮水量，高度水肿或伴有腹水者，应限制饮水量，24 小时饮水量一般不超过 800 mL，应尽量安排在白天间歇饮水，避免大量饮水，以免增加心脏负担。

（三）排便的护理

指导患者养成按时排便的习惯，预防便秘。排便时切忌过度用力，以免增加心脏负担，诱发严重心律失常。

二、对症护理及病情观察护理

（一）呼吸困难

（1）休息与体位：让患者取半卧位或端坐卧位安静休息，鼓励患者多翻身、咳嗽，尽量做缓慢的深呼吸。

（2）吸氧：根据缺氧程度及病情选择氧流量。

（3）遵医嘱给予强心、利尿、扩血管药物，注意观察药物作用及不良反应，如血管扩张剂可致头痛及血压下降等；血管紧张素转换酶抑制剂的不良反应有直立性低血压、咳嗽等。

（4）病情观察：应观察呼吸困难的程度、发绀情况、肺部啰音的变化、血气分析和血氧饱和度等，以判断药物疗效和病情进展。

（二）水肿

（1）观察水肿的消长程度，每天测量体重，准确记录出入液量并适当控制液体摄入量。

（2）限制钠盐摄入，每天食盐摄入量少于 5 g，服利尿剂者可适当放宽。限制含钠高的食品、饮料和调味品如发酵面食、腌制品、味精、糖果、番茄酱、啤酒、汽水等。

（3）加强皮肤护理，协助患者经常更换体位，嘱患者穿质地柔软的衣服，经常按摩骨隆突处，预防压疮的发生。

（4）遵医嘱正确使用利尿剂，密切观察其不良反应，主要为水、电解质紊乱。利尿剂的应用时间选择早晨或日间为宜，避免夜间排尿过频而影响患者的休息。

三、用药观察与护理

（一）利尿剂

电解质紊乱是利尿剂最易出现的不良反应，应随时注意观察。氢氯噻嗪类排钾利尿剂，作用于肾远曲小管，抑制 Na^+ 的重吸收，并可通过 Na^+-K^+ 交换机制降低 K^+ 的吸收易出现低钾血症，应监测血钾浓度，给予含钾丰富的食物，遵医嘱及时补钾；氨苯蝶啶：直接作用于肾远曲小管远端，排钠保钾，利尿作用不强，常与排钾利尿剂合用，起保钾作用。出现高钾血症时，遵医嘱停用保钾利尿剂，嘱患者禁食含钾高的食物，严密观察心电监护变化，必要时予胰岛素等紧急降钾处理。

(二)血管紧张素转换酶抑制剂

ACE 抑制剂的不良反应有低血压、肾功能一过性恶化、高钾血症、干咳、血管神经性水肿以及少见的皮疹、味觉异常等。对无尿性肾衰竭、妊娠哺乳期妇女和对该类药物过敏者禁止应用，双侧肾动脉狭窄、血肌酐水平明显升高(＞225 μmol/L)、高钾血症(＞5.5 mmol/L)、低血压[收缩压 12.0 kPa(90 mmHg)]或不能耐受本药者也不宜应用本类药物。

(三)洋地黄类药物

洋地黄类药物可以加强心肌收缩力，减慢心率，从而改善心功能不全患者的血流动力学变化。其用药安全范围小，易发生中毒反应。

(1)严格按医嘱给药，教会患者服地高辛时应自测脉搏，如脉搏＜60 次/min 或节律不规则应暂停服药并告诉医师；毛花苷 C 或毒毛花苷 K 静脉给药时须稀释后缓慢静脉注射，并同时监测心率、心律及心电图变化。

(2)密切观察洋地黄中毒表现。①心律失常：洋地黄中毒最重要的反应是出现各种类型的心律失常，是由心肌兴奋性过强和传导系统传导阻滞所致，最常见者为室性期前收缩(多表现为二联律)、非阵发性交界区心动过速、房性期前收缩、心房颤动以及房室传导阻滞；快速房性心律失常伴房室传导阻滞是洋地黄中毒的特征性表现。洋地黄可引起心电图 ST-T 改变，但不能据此诊断为洋地黄中毒。②消化道症状：食欲减退、恶心、呕吐等(需与心力衰竭本身或其他药物所引起的胃肠道反应相鉴别)。③神经系统症状：头痛、头昏、忧郁、嗜睡、精神改变等。④视觉改变：视力模糊、黄视、绿视等。测定血药浓度有助于洋地黄中毒的诊断。

(3)洋地黄中毒的处理：①发生中毒后应立即停用洋地黄药物及排钾利尿剂。②单发室性期前收缩、一度房室传导阻滞等在停药后常自行消失。③对于快速性心律失常患者，若血钾浓度低则静脉补钾，如血钾不低可用利多卡因或苯妥英钠；有传导阻滞及缓慢性心律失常者，可用阿托品 0.5～1 mg 皮下或静脉注射，需要时安置临时心脏起搏器。

(四)β 受体阻滞剂

必须从极小剂量开始逐渐加大剂量，每次剂量增加的时间梯度不宜短于 5～7 天，同时严密监测血压、体重、脉搏及心率变化，防止出现传导阻滞和心力衰竭加重。

(五)血管扩张剂

1.硝普钠

用药过程中，要严密监测血压，根据血压调节滴速，一般剂量 0.72～4.32 mg/(kg·d)，连续用药不超过 7 天，嘱患者不要自行调节滴速，体位改变时动作宜缓慢，防止直立性低血压发生；注意避光，现配现用，液体配制后无论是否用完需 6～8 小时更换；长期用药者，应监测血氰化物浓度，防止氰化物中毒，临床用药过程中发现老年人易出现精神方面的症状，应注意观察。

2.硝酸甘油

用药过程中可出现头胀、头痛、面色潮红、心率加快等不良反应，改变体位时易出现直立性低血压。用药时从小剂量开始，严格控制输液速度，做好宣教工作，以取得配合。

四、心理护理

(1)护士自身应具备良好的心理素质,沉着、冷静,用积极乐观的态度影响患者及家属,使患者增强战胜疾病的信心。

(2)建立良好的护患关系,关心体贴患者,简要解释使用监测设备的必要性及作用,得到患者的充分信任。

(3)对患者及家属进行适时的健康指导,强调严格遵医嘱服药、不随意增减或撤换药物的重要性,如出现中毒反应,应立即就诊。

五、出院指导

(一)活动指导

患有慢性心力衰竭的患者,往往过分依赖药物治疗,而忽略运动保健。指导患者合理休息与活动,活动应循序渐进,活动量以不出现心悸、气急为原则。适应一段时间后再逐渐缓慢增加活动量。病情好转,可到室外活动。漫步、体操、太极拳、气功等都是适宜的保健方法。如活动不引起胸闷、气喘,表明活动量适度,以后根据各人的不同情况,逐渐增加活动时间。但必须以轻体力、小活动量、长期坚持为原则。

(二)饮食指导

坚持合理饮食,进食低盐、低脂、低热量、高蛋白、高维生素、清淡易消化的饮食。适当限制钠盐的摄入,可减轻体液的潴留,减轻心脏负担。一般钠盐(食盐、酱油、黄酱、咸菜等)可限制到每天 5 g 以下,病情严重者限制在每天不超过 3 g。但服用强力利尿剂的患者钠盐的限制不必过严;在严格限制钠摄入时,一般可不必严格限制水分,液体摄入量以每天 1.5～2 L 为宜,但重症心力衰竭的患者应严格限制钠盐及水的摄入。少量多餐,避免过饱。

(三)疾病知识指导

给患者讲解心力衰竭最常见的诱因有呼吸道感染、过重的体力劳动、心律失常、情绪激动、饮食不当等。因此一定要注意预防感冒,防止受凉,根据气温变化随时增减衣服;保持乐观情绪平时根据心功能情况适当参加体育锻炼,避免过度劳累。

(四)用药指导

告诉患者及家属强心药、利尿剂等药物的名称、服用方法、剂量、不良反应及注意事项。定期复查,如有不适,及时复诊。

(祭晓博)

第三节　心　绞　痛

一、一般护理

(一)休息与活动

保持适当的体力活动,以不引起心绞痛为度,一般不需卧床休息。但心绞痛发作时立即停止活动，卧床休息，协助患者取舒适体位；不稳定型心绞痛者，应卧床休息。缓解期可逐渐增加活动量，应尽量避免各种诱发因素如过度体力活动、情绪激动、饱餐等，冬天注意保暖。

(二)饮食

饮食原则为低盐、低脂低胆固醇、高维生素、易消化饮食。宣传饮食保健的重要性，进食不宜过饱，保持大便通畅、戒烟酒、肥胖者控制体重。

二、对症护理及病情观察护理

(一)缓解疼痛

心绞痛发作时指导患者停止活动，卧床休息；立即舌下含服硝酸甘油，必要时静脉滴注；吸氧；疼痛严重者给予哌替啶 50～100 mg 肌内注射；护士观察胸痛的部位、性质、程度、持续时间，严密监测血压、心率、心律、脉搏及心电图变化并嘱患者避免引起心绞痛的诱发因素。

(二)防止发生急性心肌梗死

指导患者避免心肌梗死的诱发因素，观察心肌梗死的先兆，如心绞痛发作频繁且加重、休息及含服硝酸甘油不能缓解及有无心律失常等。

(三)积极去除危险因素

治疗高血压、高血脂、糖尿病等与冠心病有关的疾病。定期复查心电图、血糖、血脂。

三、用药观察与护理

注意药物疗效及不良反应。心绞痛发作给予硝酸甘油舌下含服后 1～2 分钟起作用，若服药后 3～5 分钟仍不缓解，可再服 1 片。不良反应有头晕、头胀痛、头部跳动感、面红、心悸等，偶有血压下降，因此第 1 次用药患者宜平卧片刻，必要时吸氧。对于心绞痛发作频繁或含服硝酸甘油效果差的患者应警惕心肌梗死的发生，遵医嘱静脉滴注硝酸甘油，监测血压及心率变化及心电图的变化。静脉滴注硝酸酯类掌握好用药浓度和输液速度，并嘱患者及家属切不可擅自行调节滴速，以免造成低血压。部分患者用药后可出现面部潮红、头部胀痛、头昏、心动过速、心悸等不适，应告诉患者是由于药物导致血管扩张造成的，以解除其顾虑。第一次用药时，患者宜平卧片刻。β受体阻滞剂有减慢心率的不良反应，二度或以上房室传导阻滞者不宜应用。

四、心理护理

心绞痛发作时患者常感到焦虑，而焦虑能增强交感神经兴奋性，增加心肌需氧量，加重心绞痛，因此心绞痛发作时专人守护消除紧张、焦虑、恐惧情绪，避免各种诱发因素；指导患者正确使用心绞痛发作期及预防心绞痛的药物；若心绞痛发作较以往频繁、程度加重、用硝酸甘油无效，应立即来医院就诊，警惕急性心肌梗死发生。

五、出院指导

(1)合理安排休息与活动，活动应循序渐进，以不引起心绞痛为原则。避免重体力劳动、精神过度紧张的工作或过度劳累。

(2)指导患者遵医嘱正确用药，学会观察药物的作用和不良反应。

(3)教会心绞痛时的自救护理：立即就地休息，含服随身携带的硝酸甘油，可重复应用；若心绞痛频繁发作或持续不缓解及时到医院就诊。

(4)防止心绞痛再发作应避免各种诱发因素如过度体力活动、情绪激动、饱餐、便秘等，并积极减少危险因素如戒烟，选择低盐、低脂低胆固醇、高维生素、易消化饮食，维持理想体重；治疗高血压、高血脂、糖尿病等与冠心病有关的疾病。

(祭晓博)

第四节　心肌梗死

一、一般护理

(一)休息与活动

急性期宜卧床休息，保持环境安静，减少探视，防止不良刺激，解除焦虑，以减轻心脏负担。一般主张急性期卧床休息12～24小时，对有并发症者，可视病情适当延长卧床休息时间。若无再发心肌缺血、心力衰竭或严重心律失常等并发症，24小时内应鼓励患者在床上行肢体活动，第3天可在病房内走动，第4～5天逐步增加活动，直至每天3次步行100～150 m，以不感到疲劳为限，防止静脉血栓形成。

(二)饮食

第1天应给予清淡流质饮食，随后半流质饮食，2～3天后软食，选择低盐、低脂低胆固醇、高维生素、易消化饮食，少食多餐，不宜过饱。要给予必需的热量和营养。伴心功能不全者应适当限制钠盐。

(三)常规使用缓泻剂

预防便秘，防止大便用力引起心脏缺血缺氧甚至猝死。

(四)注意劳逸结合

当病程进入康复期后可适当进行康复锻炼，锻炼过程中应注意观察有否胸痛、呼吸困难、脉搏增快，甚至心律、血压及心电图的改变，一旦出现应停止活动，并及时就诊。

二、对症护理及病情观察护理

(1)在冠心病监护室进行心电图、血压、呼吸、神志、出入量、末梢循环的监测，及时发现心律失常、休克、心力衰竭等并发症的早期症状。备好各种急救药品和设备。

(2)疼痛可加重心肌缺血缺氧，使梗死面积扩大，应及早采取有效的止疼措施，给予吸氧，静脉滴注硝酸甘油，严重者可选用吗啡等。

(3)对于有适应证的患者，应配合医师积极做好各项准备工作，进行溶栓疗法和急诊PTCA，此举可以使闭塞的冠状动脉再通，心肌得到再灌注，是解除疼痛最根本的方法，近年来已在临床推广应用。

(4)积极治疗高血压、高脂血症、糖尿病等疾病。

(5)避免各种诱发因素，如紧张、劳累、情绪激动、便秘、感染等。

(6)并发症的观察及护理：①观察心律失常的发生，急性期患者持续心电监护，观察患者有无晕厥等表现，评估有无电解质紊乱的征象。②防止发生左心衰竭，严密观察患者有无咳嗽、咳痰及呼吸困难表现；避免一切可能加重心脏负担的因素，如饱餐、用力排便等；注意控制液体入量及速度。③休克的观察，监测生命体征及意识状况，如患者血压下降、表情淡漠、心率增快、四肢湿冷应及时通知医师并按休克处理。④观察心电图动态变化，注意室壁瘤的发生。⑤观察肢体活动情况，注意有无下肢静脉血栓的形成和栓塞表现。

三、用药观察与护理

按医嘱服药，随身常备硝酸甘油等扩张冠状动脉的药物，并定期复查、随访。尿激酶等溶栓药主要的不良反应是引起组织或器官出血，使用前应详细询问患者有无出血病史、近期有无出血倾向或潜在的出血危险。用药时应守护在患者身边，严格调节滴速，严密观察心电图情况，备除颤器于患者床旁，用药后注意观察溶栓效果及出血情况，及时配合医师处理。

四、心理护理

在配合医师抢救患者的同时，做好患者及家属的解释安慰工作，关心体贴患者，重视其感受，并有针对性的进行疏导及帮助。保持环境安静，避免不良刺激加重患者心理负担，帮助患者树立战胜疾病的信心。

五、出院指导

(一)运动

患者应根据自身情况逐渐增加活动量，出院后 3 个月内恢复日常生活，选择适合自己的有规则的运动项目，避免剧烈运动，防止疲劳。

(二)饮食

选择低盐、低脂低胆固醇、高维生素饮食，避免过饱，戒烟限酒，保持理想体重。

(三)避免诱发因素

避免紧张、劳累、情绪激动、便秘、感染等。积极治疗高血压、高脂血症、糖尿病等疾病。

(四)用药指导

坚持按医嘱服药，注意药物不良反应，定期复查。

(祭晓博)

第五节　扩张型心肌病

一、护理评估

(一)病史评估

详细询问患者起病情况，了解有无感染，过度劳累、情绪激动等诱因；了解患者心律失常的类型，评估发生栓塞和猝死的风险；了解患者既往健康状况，评估有无其他心血管疾病，如冠心病、风湿性心脏病等。

(二)身体状况

观察生命体征及意识状况，注意监测心律、心率、血压等变化。心脏扩大：听诊时常可闻及第三或第四心音，心率快时呈奔马律。肥厚性心肌病患者评估有无头晕、黑矇、心悸、胸痛、劳力性呼吸困难，了解肥厚梗阻情况评估猝死的风险。

(三)心理—社会状况评估

了解患者有无情绪低落、消沉、烦躁、焦虑、恐惧、绝望等心理；患者反复发作心力衰竭，经常住院治疗，了解患者亲属的心理压力和经济负担。

二、护理诊断

(一)心输出血量减少

与心功能不全有关。

(二)气体交换受损

与充血性心力衰竭、肺水肿有关。

(三)焦虑

与病程长、疗效差、病情逐渐加重有关。

(四)潜在并发症

栓塞。

三、护理目标

(1)能维持良好的气体交换状态，活动后呼吸困难减轻或消失。

(2)胸痛减轻或消失。

(3)活动耐力逐渐增加。

(4)情绪稳定，焦虑程度减轻或消失。

四、护理措施

(一)一般护理

急性期保证患者充足睡眠、休息，限制探视，促进躯体和心理恢复。随着病情好转，逐渐增加活动量，尽量满足生活需要。给予清淡、营养、易消化、低盐饮食。防止辛辣、刺激性食物和饮料摄入，戒烟、戒酒。

(二)病情观察

监测血压及血流动力学参数变化，注意有无咳嗽加剧，气促明显等心力衰竭发作先兆以及心排血量降低的早期表现，应随时观察有无偏瘫、失语、血尿、胸痛、咯血等症状，如有异常，马上报告医师，及时做出处理。

(三)对症护理

气促时需吸氧，保持鼻导管通畅。抬高床头 30°～60°，采用半坐位或端坐位利于呼吸。指导患者有效呼吸技巧，如腹式呼吸等。

(四)用药护理

遵医嘱给予洋地黄药物，药量要准确，密切观察有无洋地黄药物毒性反应；控制输液量及静脉输液速度，记录出水量；使用抗心律失常药时，要加强巡视，观察生命体征，必要时给予心电监护。

(五)心理护理

患者出现呼吸困难、胸闷不适时,守护在患者身旁,给予安全感;耐心解答患者提出的问题,进行健康教育;与患者和家属建立融洽关系,避免精神刺激,护理操作细致、耐心;尽量减少外界压力刺激、创造轻松和谐的气氛。

(六)健康宣教

1.指导患者合理安排休息与活动

应限制活动,督促其卧床休息。因休息可使轻度心力衰竭缓解,重度心力衰竭减轻。待心力衰竭控制后,仍需限制患者的活动量,使心脏大小恢复至正常。

2.合理饮食

宜低盐、高维生素及增加纤维食物饮食,少量多餐,避免高热量及刺激性食物。防止因饮食不当造成水钠潴留,心肌耗氧量、便秘等,导致心脏负荷增加。

3.避免诱因

向患者及家属讲解预防感染的知识,如定时开窗通风,洗手;因避免劳累、乙醇中毒及其他毒素对心肌的损害。

4.坚持药物治疗

注意洋地黄素和抗心律失常等药物的毒性反应,并定期复查,以便随时调整药物剂量。

5.密切观察病情变化

如症状加重时应立即就医。

五、护理评价

(1)活动后呼吸困难症状有无减轻或消失。

(2)心前区疼痛发作的次数是否减少或已消失。发作时疼痛程度是否减轻。

(3)乏力和活动后心悸、气促症状有无减轻或消失,心律和心率是否恢复正常。

(4)情绪是否稳定,烦躁不安或悲伤失望心理是否减轻。

(祭晓博)

第六节　肥厚型心肌病

一、护理评估

(一)病史评估

详细询问患者起病情况,了解有无感染,过度劳累、情绪激动等诱因;了解患者心律失常的类型,评估发生栓塞和猝死的风险;了解患者既往健康状况,评估有无其他心血管疾病,如冠心病、风湿性心脏病等。

(二)身体状况

观察生命体征及意识状况,注意监测心律、心率、血压等变化。心脏扩大:听诊时常可闻及第三或第四心音，心率快时呈奔马律；肥厚性心肌病患者评估有无头晕、黑矇、心悸、胸痛、劳力性呼吸困难，了解肥厚梗阻情况评估猝死的风险。

（三）心理-社会状况评估

了解患者有无情绪低落、消沉、烦躁、焦虑、恐惧、绝望等心理；患者反复发作心力衰竭，经常住院治疗，了解患者亲属的心理压力和经济负担。

二、护理诊断

（一）气体交换受损

与心力衰竭有关。

（二）活动无耐力

与心力衰竭、心律失常有关。

（三）体液过多

与心力衰竭引起水钠潴留有关。

（四）舒适的改变（心绞痛）

与肥厚心肌耗氧量增加，而冠脉供血相对不足有关。

（五）焦虑与慢性疾病

病情反复并逐渐加重，生活方式改变有关。

（六）潜在并发症

感染、栓塞、心律失常、猝死。

三、护理目标

（1）患者呼吸困难明显改善，发绀消失。

（2）能说出限制最大活动量的指征，遵循活动计划，主诉活动耐力增加。

（3）水肿、腹水减轻或消失。

（4）患者主诉心绞痛发作次数减少、患者能运用有效方法缓解心绞痛。

（5）患者焦虑情绪缓解。

（6）患者未发生相关并发症，或并发症发生后能得到及时治疗与处理。

四、护理措施

（一）心理护理

（1）对患者多关心体贴，予鼓励和安慰，帮助其消除悲观情绪，增强治疗信心。

（2）β受体阻滞剂容易引起抑郁，应注意患者的心理状态。

（3）注意保持休息环境安静、整洁和舒适，避免不良刺激。

（4）对失眠者酌情给予镇静药物。

（5）教会患者自我放松的方法。

（6）鼓励患者家属和朋友给予患者关心和支持。

（二）休息与活动

（1）根据患者心功能评估其活动的耐受水平，并制定活动计划。

（2）无明显症状的早期患者，可从事轻体力工作，避免紧张劳累。

(3)心力衰竭患者经药物治疗症状缓解后可轻微活动。

(4)合并严重心力衰竭、心律失常及阵发性晕厥的患者应绝对卧床休息。

(5)长期卧床及水肿患者应注意皮肤护理,防止压疮形成。

(三)饮食

(1)进食低脂、高蛋白和维生素的易消化饮食,忌刺激性食物。

(2)对心功能不全者应予低盐饮食。

(3)每餐不宜过饱。

(4)应戒除烟酒。

(5)同时耐心向患者讲解饮食治疗的重要性,以取得患者配合。

(四)病情观察

(1)观察患者有无心慌、气促等症状。

(2)密切观察生命体征,尤其是血压、心率及心律。

(3)心功能不全、水肿、使用利尿剂患者注意对出入量和电解质的观察。

(4)使用洋地黄者,密切注意洋地黄毒性反应,如恶心、呕吐,黄视、绿视及室性早搏和房室传导阻滞等心律失常情况。

(5)了解大便情况,保持大便通畅。

(五)吸氧护理

(1)呼吸困难者取半卧位,予以持续吸氧,氧流量视病情酌情调节。

(2)应每天清洁鼻腔和鼻导管,每天更换湿化液,每周更换鼻导管。

(3)注意观察用氧效果,必要时做血液气体分析。

(六)健康宣教

1.饮食

宜低盐、高蛋白、高维生素、含粗纤维多的食物;避免高热量和刺激性食物,忌烟酒,不宜过饱。

2.活动

根据心功能情况,适当活动。避免劳累、剧烈活动、情绪激动、突然用力或提取重物,有晕厥史者避免独自外出活动。

3.防感染

保持室内空气流通、防寒保暖,预防感冒。

4.复查

坚持药物治疗,定期复查,以便随时调整药物剂量。有病情变化,症状加重时立即就医。

(七)并发症的处理及护理

1.感染

(1)临床表现。①肺部感染:发热、咳嗽、咳痰。②感染性心内膜炎:发热、心脏杂音、动脉栓塞、脾大、贫血,周围体征,如淤点、指(趾)甲下线状出血、Roth 斑、Osler 结节、Janeways 结节。

(2)处理方法。①静脉滴注抗生素。②肺部感染应定时翻身、叩背,促进排痰。③感染性心内膜炎宜及时手术治疗。

2.栓塞

(1)临床表现。①脑栓塞:偏瘫、失语。②肺栓塞:胸痛、咯血。③肾栓塞:腰痛、血尿。④下肢动脉栓塞：足背动脉搏动减弱或消失。

(2)处理方法。①遵医嘱给予抗凝治疗。②指导患者正确服药。③观察疗效和不良反应。

3.心律失常

(1)临床表现：患者诉心悸不适，乏力、头昏。心电图示：室性早搏、房室传导阻滞、心动过缓等。

(2)处理方法：①洋地黄中毒者，及时停用。②用β受体阻滞剂和钙通道阻滞剂时，有心动过缓，减量或停用。③高度房室传导阻滞时，安置心脏起搏器。

4.猝死

(1)临床表现：突然站立或劳累后晕厥。

(2)处理方法：①猝死发生时行心肺复苏等抢救措施。②发生心室纤颤，立即电除颤。③快速性室上速必要时电转复律。

五、护理评价

(1)活动后呼吸困难症状有无减轻或消失。

(2)心前区病痛发作的次数是否减少或已消失，发作时病痛程度是否减轻。

(3)乏力和活动后心悸、气促症状有无减轻或消失，心律和心率是否恢复正常。

(4)情绪是否稳定，烦躁不安或悲伤失望心理是否减轻。

（周汉云）

第七节　心　肌　炎

一、护理评估

(一)病史评估

详细询问患者起病情况，了解有无感冒、病毒感染等病史；了解患者有无心律失常及类型：了解患者既往健康情况，评估有无其他心血管疾病，如冠心病，风湿性心脏病等。

(二)身体情况

观察生命体征及中毒情况，注意监测心律、心率、血压等变化。心脏扩大：听诊时有无闻及第三或第四心音，心率快时呈奔马律。

(三)心理-社会状况评估

心理状态随病情的轻重及不同时期、不同年龄、不同文化背景而有所不同。了解患者有无焦虑、孤独心理；家庭、学校、朋友、同学的关心有着积极的康复作用。

(四)辅助检查

常规心电图或24小时动态心电图检查，X线检查评估心脏大小，血液生化检查了解心肌酶学动态改变。

二、护理诊断

(一)活动无耐力

与心肌炎性病变、虚弱、疲劳有关。

(二)潜在并发症

心律失常、心力衰竭。

(三)知识缺乏

与未接受疾病相关教育有关。

(四)焦虑

与患者对疾病症状持续存在,对预后不了解有关。

三、护理目标

(1)患者积极配合休息与活动计划,进行活动时虚弱和疲劳感减轻或消失。

(2)患者理解心肌炎疾病过程,正确说出治疗和康复的影响因素。

(3)患者自诉对疾病的担心减轻,心理舒适程度增加。

四、护理措施

(一)休息与活动

心肌炎急性期、有并发症者需卧床休息。病情稳定后根据患者情况,与患者共同制定每天休息与活动计划,并实施计划。活动期间密切观察心率、心律的变化,倾听患者主诉,随时调整活动量。心肌炎患者一般需卧床休息至体温下降后3～4周,有心力衰竭或心脏扩大的患者应休息半年至1年,或至心脏大小恢复正常,红细胞沉降率正常之后。如无症状,可逐步恢复正常工作与学习,应注意避免劳累。

(二)健康教育

针对患者的顾虑和需求制定健康教育计划,进行疾病过程、治疗、康复和用药指导,并提供适合患者所需的学习资料,督促患者遵照医嘱,合理用药。此外,与患者共同讨论心肌炎的危险因素,使其理解控制疾病,定期复查,预防复发的重要性,告知患者出现心悸、气促症状加重时及时就医。健康教育的重点在于防治诱因,防止病毒侵犯机体,病毒感染往往与细菌感染同时存在或相继发生,且细菌感染常可使病毒活跃,机体抵抗力降低,心脏损害加重。一旦发现病毒感染后要注意充分休息,避免过度疲劳,注意测量体温、脉搏、呼吸等生命体征,如出现脉搏微弱、血压下降、烦躁不安、面色灰白等症状时,应立即就医。

(三)心理护理

倾听患者的主诉,理解患者的感受,耐心解答患者的疑问,通过解释与鼓励,解除患者的心理紧张和焦虑,使其积极配合治疗。协助患者寻求合适的支持系统,鼓励家人或同事给予患者关心,以降低紧张心理。

(四)并发症的处理与护理

心肌炎的并发症包括心律失常、心力衰竭甚至心源性休克,应及时处理。

1.心律失常

严密观察,及早发现及时处理。若发生多源性、频繁性或形成联律的室性期前收缩时,应遵医嘱用利多卡因、胺碘酮等药物治疗，必要时进行电复律；对于房性或交界性早搏可根据患者情况选用地高辛或普萘洛尔等肾上腺素能受体阻滞剂治疗。阵发性室上性心动过速可按压颈动脉窦、刺激咽部引起恶心等刺激迷走神经，也可给予快速洋地黄制剂或普罗帕酮治疗。在整个治疗过程中，应注意观察药物治疗的效果与不良反应，密切观察血压、心率和心电图的变化，询问患者有无不适主诉，根据患者情况，及时调整药物剂量和种类。

2.心力衰竭

一旦确诊心力衰竭，应及时给予强心、利尿、镇静、扩血管和吸氧等治疗。

(1)强心治疗：心肌炎时，心肌对洋地黄敏感性增高，耐受性差，易发生中毒，宜选用收效迅速及排泄快的制剂如毛花苷 C 或地高辛，且予小剂量(常用量的 1/2～2/3)。用药过程中应密切观察尿量，同时进行心电监护，观察心率、心律的变化，进行心脏听诊，观察心音的变化，在急性心力衰竭控制后数天即可停药。

(2)利尿治疗：选用速效强效利尿剂，以减少血容量，缓解肺循环的淤血症状，同时注意补钾，预防电解质紊乱。

(3)镇静治疗：若烦躁不安，予吗啡等镇静剂，在镇静作用的同时也扩张周围血管，减轻心脏负荷，使呼吸减慢，改善通气功能和降低耗氧量。对老年、神志不清、休克和呼吸抑制者慎用吗啡，可选用哌替啶。

(4)血管扩张剂：给予血管扩张剂降低心室前和(或)后负荷，改善心脏功能。常用制剂有硝普钠、硝酸甘油等，可单用也可与多巴胺或多巴酚丁胺等正性肌力药合用。

(5)给氧：给予高流量鼻导管给氧(6～8 L/min)，病情特别严重者应给予面罩用麻醉机加压给氧，使肺泡内压在吸气时增加，增强气体交换同时对抗组织液向肺泡内渗透。在吸氧的同时也可使用抗泡沫剂使肺泡内的泡沫消失，鼻导管给氧时可用 20%～30%的酒精湿化，以降低泡沫的表面张力使泡沫破裂，增加气体交换面积，促进通气改善缺氧。给氧过程中应进行氧饱和度的监测，并注意观察患者的体征，若出现呼吸困难缓解，心率下降，发绀减轻，表示纠正缺氧有效。

3.心源性休克

心源性休克是心脏功能极度减退，心室充盈或射血功能障碍，造成心排血量锐减，使各重要器官和周围组织灌注不足而发生的一系列代谢与功能障碍综合征。若患者出现血压下降、手足发冷等微循环障碍的早期表现，应及时处理。一旦确诊，立即给予镇痛、吸氧、纠正心律失常和酸碱平衡失调等抗休克治疗，每 15 分钟测量一次心率、血压和呼吸，观察意识状况、血氧饱和度以及血气分析的变化，同时给氧可增加心肌供氧量，以最大限度增加心排血量。若患者呼吸困难，低氧血症和严重肺水肿需使用机械通气。若患者疼痛或焦虑不安，给予镇静治疗。密切观察出入液量，注意补液量，不增加心脏负荷。出现肺水肿时应及时给予利尿剂，同时经静脉选择输注多巴酚丁胺或多巴胺等以增加心肌收缩力，也可酌情用血管扩张剂(硝普钠或硝酸甘油)以减轻左心室负荷。密切观察心电图的变化，发现异常及时处理。

五、护理评价

(1)活动后呼吸困难症状有无减轻或消失。

(2)心前区疼痛发作次数是否减少或已消失，发作时疼痛程度是否减轻。

(3)乏力和活动后心悸、气促症状有无减轻或消失，心律和心率是否恢复正常。

(4)情绪是否稳定，烦躁不安或悲观失望心理是否减轻。

（王伟丽）

第八节　急性心包炎

一、护理评估

(一)健康史

评估患者有无结核病史和近期有无纵隔、肺部或全身其他部位的感染史;有无风湿性疾病、心肾疾病及肿瘤、外伤、过敏、放射性损伤的病史。

(二)身体状况

1.全身症状

多由原发疾病或心包炎症本身引起,感染性心包炎常有畏寒、发热、肌肉酸痛、出汗等全身感染症状,结核性心包炎还有低热、盗汗、乏力等。

2.心前区疼痛

为最初出现的症状,是纤维蛋白性心包炎的重要表现,多见于急性非特异心包炎和感染性心包炎(不包括结核性心包炎)。部位常在心前区或胸骨后,呈锐痛或刺痛,可放射至颈部、左肩、左臂、左肩胛区或左上腹部,于体位改变、深呼吸、咳嗽、吞咽、左侧卧位时明显。

3.呼吸困难

呼吸困难是渗出性心包炎最突出的症状。心脏压塞时,可有端坐呼吸、呼吸浅快、身体前倾和口唇发绀等。

4.心包摩擦音

心包摩擦音是心包炎特征性体征,在胸骨左缘第3、4肋间听诊最清楚,呈抓刮样粗糙音,与心音的发生无相关性。部分患者可在胸壁触到心包摩擦感。

5.心包积液征及心脏压塞征

心浊音界向两侧扩大,并随体位改变而变化,心尖冲动弱而弥散或消失,心率快,心音低而遥远。颈静脉怒张、肝大、腹水、下肢水肿。血压下降、脉压变小、奇脉,甚至出现休克征象。

6.其他

气管、喉返神经、食管等受压,可出现刺激性咳嗽、声音嘶哑、吞咽困难等。

(三)心理状况

患者常因住院影响工作和生活,及心前区疼痛、呼吸困难而紧张、烦躁,急性心脏压塞时可出现晕厥,患者更感到恐慌不安。

二、护理诊断

(一)疼痛(心前区疼痛)

与心包纤维蛋白性炎症有关。

(二)气体交换受损

与肺淤血及肺组织受压有关。

(三)心排血量减少

与大量心包积液妨碍心室舒张充盈有关。

(四)体温过高

与感染有关。

(五)焦虑

与住院影响工作、生活及病情重有关。

三、护理目标

(1)疼痛减轻或消失。

(2)呼吸困难减轻或消失。

(3)心排血量能满足机体需要,心排血量减少症状和肺淤血症状减轻或消失。

(4)体温降至正常范围。

(5)焦虑感消失,情绪稳定。

四、护理措施

(一)一般护理

(1)保持病房环境安静、舒适、空气新鲜,温湿度适宜;安置患者取半卧位或前倾坐位休息,提供床头桌便于伏案休息,以减轻呼吸困难。

(2)给予低热量、低动物脂肪、低胆固醇、适量蛋白质和富含维生素的食物,少食多餐,避免饱餐及刺激性食物、烟酒;有肺淤血症状时给低盐饮食。

(3)出现呼吸困难或胸痛时立即给予氧气吸入,一般为1～2 L/min持续吸氧,嘱患者少说话,以减少耗氧。

(4)心前区疼痛时,遵医嘱适当给予镇静剂以减轻疼痛,嘱患者勿用力咳嗽或突然改变体位,以免诱发或加重心前区疼痛。

(5)畏寒或寒战时,注意保暖;高热时,给予物理降温或按医嘱给予小剂量退热剂,退热时需补充体液,以防虚脱,及时揩干汗液、更换衣服床单,防止受凉。

(6)鼓励患者说出内心的感受,向患者简要介绍病情和进行必要的解释,给予心理安慰,使患者产生信任、安全感。

(二)病情观察

(1)定时监测和记录生命体征了解患者心前区疼痛的变化情况,密切观察心脏压塞的表现。

(2)患者呼吸困难,血压明显下降、口唇发绀、面色苍白、心动过速,甚至休克时,应及时向医师报告,并做好心包穿刺的准备工作。

(3)对水肿明显和应用利尿剂治疗患者,需准确记录出入量,观察水肿部位的皮肤及有无乏力、恶心、呕吐、腹胀、心律不齐等低血钾表现,并定期复查血清钾,出现低血钾症时遵医嘱及时补充氯化钾。

(三)心包穿刺术护理

1.术前

应备好心包穿刺包,急救药品及器械;向患者做好解释工作,将治疗的意义、过程、术中配合等情况告诉患者(如术中勿剧烈咳嗽或深呼吸),必要时遵医嘱给予少量镇静剂。

2.术中

应陪伴患者，给予支持、安慰；熟练地配合医师进行穿刺治疗，配合医师观察心电图，如出现S-T段抬高或室性期前收缩提示针尖触及心室壁，出现PR段抬高和房性期前收缩，则提示针尖触及心房，应提醒医师立即退针。

3.术后

应记录抽液量和积液性质，按要求留标本送检；嘱患者绝对卧床4小时，可采取半卧位或平卧位；密切观察患者的血压、呼吸、脉搏、心率及心律的变化，并做好记录，发现异常及时进行处理；如患者因手术刺激出现胸痛或精神紧张影响休息时，可给予镇静剂。

(四)健康指导

告知急性心包炎患者，经积极病因治疗，大多数可以痊愈，仅极少数会演变成慢性缩窄性心包炎。因此，必须坚持足够疗程的有效药物治疗，以预防缩窄性心包炎的发生。指导患者充分休息，摄取高热量、高蛋白、高维生素的易消化饮食，限制钠盐摄入。防寒保暖，防止呼吸道感染。

五、护理评价

(1)心前区疼痛有无缓解，能否随意调整体位，深呼吸、咳嗽、吞咽是否受影响，心包摩擦音是否消失。

(2)呼吸的频率及深度是否已恢复正常，发绀有无消失。

(3)血压和脉压是否已恢复正常，水肿、肝大等心脏压塞征象是否好转或已消失。

(4)体温有无下降或已恢复正常，血白细胞计数是否正常。

(5)紧张、烦躁、恐慌不安等不良心理反应有无消失，情绪是否稳定。

(冯伟铭)

第九节　慢性缩窄性心包炎

一、护理评估

(一)健康史

评估急性心包炎病史和治疗情况。

(二)身体状况

起病缓慢，一般在急性心包炎后2～8个月逐渐出现明显的心脏压塞(体循环淤血和心排血量不足)征象。主要表现为不同程度的呼吸困难，头晕、乏力、衰弱、心悸、胸闷、咳嗽、腹胀、纳差、肝区疼痛等；体征主要有颈静脉怒张、肝大、腹腔积液、下肢水肿等；心脏听诊有心音低钝，心包叩击音及期前收缩、心房颤动等心律失常；晚期可有收缩压下降，脉压变小等。

(三)心理状况

患者因病程漫长、生活不能自理或需要做心包切开术等而焦虑不安。

二、护理诊断

(一)活动无耐力

与心排血量不足有关。

(二)体液过多

与体循环淤血有关。

三、护理目标

(1)活动耐力增强,能胜任正常体力活动。

(2)水肿减轻或消退。

四、护理措施

(一)一般护理

(1)患者需卧床休息至心慌、气短、水肿症状减轻后,方可起床轻微活动,并逐渐增加活动量。合理安排每日活动计划,以活动后不出现心慌、呼吸困难、水肿加重等为控制活动量的标准。

(2)给予高蛋白、高热量、高维生素饮食,适当限制钠盐摄入,防止因低蛋白血症及水钠潴留而加重腹腔积液及下肢水肿。

(3)因机体抵抗力低下及水肿部位循环不良、营养障碍,易形成压疮和继发感染,故应加强皮肤护理,以免产生压疮。

(4)加强与患者的心理沟通,体贴关怀患者,和家属共同做好思想疏导工作,消除患者的不良心理反应,使患者树立信心,以良好的精神状态配合各项治疗。

(二)病情观察

定时监测和记录生命体征,准确记录出入量,密切观察心脏压塞症状的变化,发现病情变化尽快向医师报告,以便及时处理。

(三)心包切开术的护理

心包切开引流术的目的是缓解压迫症状,防止心肌萎缩。

(1)术前向患者说明手术的意义和手术的必要性、可靠性,解除思想顾虑,使患者和家属增加对手术的心理适应性和对医护人员的信任感。

(2)术后做好引流管的护理,记录引流液的量和性质,并按要求留标本送检;同时严密观察患者的脉搏、心率、心律和血压变化,如有异常及时报告医师并协助处理。

(四)健康指导

教育缩窄性心包炎患者应注意充分休息,加强营养,注意防寒保暖,防止呼吸道感染。指出应尽早接受手术治疗,以获得持久的血流动力学恢复和临床症状明显改善。

五、护理评价

(1)活动后心慌、气短、乏力等症状有无减轻或缓解,日常生活能否自理。

(2)水肿有无减轻或已消失,颈静脉怒张、肝大、腹水等有无减轻或已恢复正常。

(张国芬)

第十节　感染性心内膜炎

一、护理目标

患者体温恢复正常，心功能改善，活动耐力增加；营养改善，抵抗力增强；焦虑减轻，未发生并发症或发生后被及时控制。

二、护理措施

（一）一般护理

1.休息与活动

急性感染性心内膜炎患者应卧床休息，限制活动，保持环境安静，空气新鲜，减少探视。亚急性者，可适当活动，但应避免剧烈运动及情绪激动。

2.饮食

给予清淡、高热量、高蛋白、高维生素、低胆固醇、易消化的半流质或软食，补充营养和水分。有心力衰竭者，适当限制钠盐的摄入。注意变换饮食口味，鼓励患者多饮水，做好口腔护理，以增进食欲。

（二）病情观察

1.观察体温及皮肤黏膜变化

4～6 小时测量体温 1 次，准确绘制体温曲线，以反映体温动态变化，判断病情进展及治疗效果。评估患者有无皮肤瘀点、指（趾）甲下线状出血、Osler 结节等皮肤黏膜病损。

2.栓塞的观察

注意观察脑、肾、肺、脾和肢体动脉等栓塞的表现，脑栓塞出现神志和精神改变、失语、偏瘫或抽搐等；肾栓塞出现腰痛、血尿等；肺栓塞发生突然胸痛、呼吸困难、发绀和咯血等；脾栓塞出现左上腹剧痛；肢体动脉栓塞表现为肢体变白或发绀、皮肤温度降低、动脉搏动减弱或消失等。有变化及时报告医师并协助处理。

（三）发热护理

高热患者应卧床休息，注意病室的温度和湿度适宜。给予冰袋物理降温或温水擦浴等，准确记录体温变化。出汗较多时可在衣服和皮肤之间垫上柔软毛巾，便于潮湿后及时更换，增强舒适感，并防止因频繁更衣而导致患者受凉。保证被服干燥清洁，以增加舒适感。

（四）用药护理

抗微生物药物治疗是最重要的治疗措施。遵医嘱给予抗生素治疗，观察用药效果。坚持大剂量全疗程长时间的抗生素治疗，严格按照时间点用药，以确保维持有效的血药浓度。注意保护静脉，可使用静脉留置针，避免多次穿刺而增加患者的痛苦。注意观察药物的不良反应。

（五）正确采集血培养标本

告诉患者暂时停用抗生素和反复多次采血培养的必要性，以取得患者的理解与配合。本病的菌血症为持续性，无须在体温升高时采血。每次采血量 10～20 mL 作需氧和厌氧菌培养，至少应培养 3 周。

(1)未经治疗的亚急性患者,应在第一天每间隔 1 小时采血 1 次,共 3 次。如次日未见细菌生长,重复采血 3 次后,开始抗生素治疗。

(2)用过抗生素者,停药 2～7 天后采血。

(3)急性患者应在入院后立即安排采血,在 3 小时内每隔 1 小时采血 1 次,共取 3 次血标本后,按医嘱开始治疗。

(六)心理护理

由于发热、感染不易控制,疗程长,甚至出现并发症,患者常出现情绪低落、恐惧心理,应加强与患者的沟通,耐心解释治疗目的与意义,安慰鼓励患者,给予心理支持,使其积极配合治疗。

(七)健康指导

告诉患者及家属有关本病的知识,坚持足够疗程的抗生素治疗的重要意义。患者在施行口腔手术、泌尿、生殖和消化道的侵入性检查或外科手术治疗前应预防性使用抗生素。嘱患者注意防寒保暖,保持口腔和皮肤清洁,少去公共场所,减少病原体入侵的机会。教会患者自我监测体温变化、有无栓塞表现,定期门诊随访。教育家属应给患者以生活照顾,精神支持,鼓励患者积极治疗。

三、护理评价

通过治疗和护理患者体温基本恢复正常,心功能得到改善,提高了活动耐力;营养状况改善,抵抗力增强;焦虑减轻,未发生并发症或发生后得到及时控制。

(张垒垒)

第十一节　心源性休克

一、急救护理

(1)护理人员熟练掌握常用仪器、抢救器材及药品。

(2)各抢救用物定点放置,定人保管,定量供应,定时核对,定期消毒,使其保持完好备用状态。

(3)患者一旦发生晕厥,应立即就地抢救并通知医师。

(4)应及时给予吸氧,建立静脉通道。

(5)按医嘱准、稳、快地使用各类药物。

(6)若患者出现心搏骤停,立即进行心、肺、脑复苏。

二、护理要点

(一)给氧用面罩或鼻导管给氧

面罩要严密,鼻导管吸氧时,导管插入要适宜,调节氧流量 4～6 L/min,每天更换鼻导管 1 次,以保持导管通畅。如发生急性肺水肿时,立即给患者端坐位,两腿下垂,以减少静脉回流,同时加用30%乙醇吸氧，降低肺泡表面张力，特别是患者咯大量粉红色泡沫样痰时，应及时用吸引器吸引，保持呼吸道通畅，以免发生窒息。

(二)建立静脉输液通道

迅速建立静脉通道。护士应建立静脉通道1～2条。在输液时，输液速度应控制，应当根据心率、血压等情况，随时调整输液速度，特别是当液体内有血管活性药物时，更应注意输液通畅，避免管道滑脱、输液外渗。

(三)尿量观察

单位时间内尿量的观察，对休克病情变化及治疗是十分敏感和有意义的指标。如果患者6小时无尿或每小时少于20 mL，说明肾小球滤过量不足，如无肾实质变说明血容量不足。相反，每小时尿量大于30 mL，表示微循环功能良好，肾血灌注好，是休克缓解的可靠指标。如果血压回升，而尿量仍很少，考虑发生急性肾衰竭，应及时处理。

(四)血压、脉搏、末梢循环的观察

血压变化直接标志着休克的病情变化及预后，因此，在发病几小时内应严密观察血压，15～30分钟1次，待病情稳定后1～2小时观察1次。若收缩压下降到10.7 kPa(约80 mmHg)以下，脉压小于2.7 kPa(约20 mmHg)或患者原有高血压，血压的数值较原血压下降2.7～4.0 kPa(20～30 mmHg)，要立即通知医师迅速给予处理。

脉搏的快慢取决于心率，其节律是否整齐，也与心搏节律有关，脉搏强弱与心肌收缩力及排血量有关。所以休克时脉搏在某种程度上反映心功能，同时，临床上脉搏的变化，往往早于血压变化。

心源性休克由于心排血量减少，末梢循环灌注量减少，血流留滞，末梢发生发绀，尤其以口唇、黏膜及甲床最明显，四肢也因血运障碍而冰冷，皮肤潮湿。这时，即使血压不低，也应按休克处理。当休克逐步好转时，末梢循环得到改善，发绀减轻，四肢转温。所以末梢的变化也是休克病情变化的一个标志。

(五)心电监护的护理

患者入院后立即建立心电监护，通过心电监护可及时发现致命的室速或室颤。当患者入院后一般监测24～48小时，有条件可直到休克缓解或心律失常纠正。常用标准Ⅱ导进行监测，必要时描记心电记录。在监测过程中，要严密观察心律、心率的变化，对于频发室早(每分钟5个以上)、多源性室早，室早呈二联律、三联律，室性心动过速，R-on-T、R-on-P(室早落在前一个P波或T波上)立即报告医师，积极配合抢救，准备各种抗心律失常药，随时做好除颤和起搏的准备，分秒必争，以挽救患者的生命。

此外，还必须做好患者的保温工作，防止呼吸道并发症和预防压疮等方面的基础护理工作。

(苗培培)

参考文献

[1] 张晓霞.心血管内科学[M].北京:中国纺织出版社,2023.
[2] 罗俊.心血管疾病诊疗[M].武汉:湖北科学技术出版社,2022.
[3] 代文静.现代心血管疾病诊断与治疗[M].哈尔滨:黑龙江科学技术出版社,2023.
[4] 张红梅,刘娜,李翔,等.心血管疾病与心电图检查[M].哈尔滨:黑龙江科学技术出版社,2022.
[5] 孟凡刚,亓民成,李超,等.心血管疾病鉴别诊断与治疗[M].长春:吉林科学技术出版社,2023.
[6] 张晓春,王永军,尚杰,等.临床心血管疾病诊疗精要[M].北京:科学技术文献出版社,2021.
[7] 杨德业,王宏宇,曲鹏.心血管内科实践[M].北京:科学出版社,2022.
[8] 余松平.心血管疾病预防与治疗实践[M].北京:科学技术文献出版社,2021.
[9] 鹿海旭,高秀珍,周亚.心血管疾病与危重症处理[M].上海:上海交通大学出版社,2023.
[10] 成少永,张芹,朱红光,等.心血管疾病诊断与手术治疗[M].哈尔滨:黑龙江科学技术出版社,2021.
[11] 张娟,吴雷,盛艳华.心血管内科治疗对策[M].沈阳:辽宁科学技术出版社,2022.
[12] 何振玉,韩晓庆,张映伟.现代心血管病与介入诊疗[M].上海:上海交通大学出版社,2023.
[13] 祝斌.心血管系统疾病诊治精要[M].北京:科学技术文献出版社,2021.
[14] 段胜利.呼吸与心血管疾病[M].长春:吉林科学技术出版社,2022.
[15] 杨慧宇.新编心血管内科学[M].长春:吉林科学技术出版社,2023.
[16] 王建军,潘海彦,李昌,等.心血管内科诊疗精要[M].北京:科学技术文献出版社,2021.
[17] 王均强.心血管内科疾病诊疗[M].北京:中医古籍出版社,2022.
[18] 贾辛未,陈春红,王占启,等.心血管内科疑难病例诊疗解析[M].郑州:河南科学技术出版社,2023.
[19] 贾辉辉,岳宝霞,张正利,等.心血管疾病诊治与重症监护[M].哈尔滨:黑龙江科学技术出版社,2022.
[20] 黄飞,赵渊.心血管内科常见病的沟通与技巧[M].昆明:云南科技出版社,2021.
[21] 黄志文,林杰,方毅,等.心血管疾病临床诊断思维[M].郑州:河南大学出版社,2022.

[22] 张莹莹.实用心血管内科疾病诊疗精要[M].昆明:云南科技出版社,2021.
[23] 赵洁.临床常见心血管疾病检查与治疗[M].上海:上海交通大学出版社,2023.
[24] 江科.临床内科疾病诊治与传染病防治[M].上海:上海交通大学出版社,2023.
[25] 曾敏.心血管与相关系统疾病的综合诊疗[M].南京:江苏凤凰科学技术出版社,2022.
[26] 宋明明.内科临床诊断治疗实践[M].汕头:汕头大学出版社,2023.
[27] 韩英.心血管疾病诊疗进展[M].沈阳:辽宁科学技术出版社,2021.
[28] 彭玲.临床常见心血管疾病诊疗学[M].长春:吉林科学技术出版社,2022.
[29] 冷立娟,苏保宏,刘虎.心血管内科常见疾病诊治实践[M].广州:世界图书出版广东有限公司,2023.
[30] 王增武.老年心血管病多学科诊疗共识[M].北京:科学技术文献出版社,2022.
[31] 孔小轶,南勇.心血管疾病诊断与鉴别诊断手册[M].北京:北京大学医学出版社,2022.
[32] 高成志.心内科疾病诊治精要[M].长春:吉林科学技术出版社,2023.
[33] 齐超,邵锦丽,娜日松,等.心血管内科常见病的诊断与治疗[M].北京:科学技术文献出版社,2022.
[34] 刘忠诚,孟庆燕,亓英姿,等.心血管常见病诊断与治疗[M].上海:上海科学普及出版社,2022.
[35] 张静华,曾超男,胡洁,等.心血管内科临床护理手册[M].昆明:云南科技出版社,2023.
[36] 张守帅.伊伐布雷定治疗中重度慢性心力衰竭伴窦性心动过速患者的临床疗效[J].临床合理用药杂志,2022,15(3):56-59.
[37] 王海彦,洪敏,杜晓培,等.双极与单极射频消融术治疗心脏瓣膜病合并心房颤动的有效性和安全性对照研究[J].中西医结合心脑血管病杂志,2023,21(13):2465-2469.
[38] 邓毅凡,朱米雪,刘娟,等.残粒脂蛋白胆固醇和血浆致动脉粥样硬化指数对青年初发急性心肌梗死的预测价值研究[J].中国全科医学,2023,26(6):659-664.
[39] 化晓凯,刘悦,鹿岩,等.常规抗高血压药联合硝苯地平缓释片治疗原发性高血压的有效性及安全性的 Meta 分析[J].中国医院用药评价与分析,2023,23(9):1119-1126.
[40] 于丰源,孙奇.希氏束不应期左心室刺激鉴别窄 QRS 波心动过速 1 例[J].中华心律失常学杂志,2022,26(4):395-397.